卫生部"十二五"规划教材　全国高等中医药院校教材

全国高等医药教材建设研究会规划教材

供康复治疗学专业用

作业治疗学

主　编　胡　军

副主编　李　丽　余　瑾

编　委（按姓氏笔画排序）

朱　毅（南京中医药大学第二临床医学院）　　余　瑾（广州中医药大学）

刘晓丹（上海中医药大学康复医学院）　　陈慧杰（黑龙江中医药大学附属第二医院）

李　丽（山东中医药大学第二附属医院）　　胡　军（上海中医药大学康复医学院）

李奎成（广东省工伤康复医院）　　胡　岱（昆明医学院第二附属医院）

李品梅（吉林大学中日联谊医院）　　董洪英（天津中医药大学）

杨珊莉（福建中医药大学）　　戴　玲（南京医科大学第一临床医学院）

秘书　刘晓丹（兼）

人民卫生出版社

图书在版编目（CIP）数据

作业治疗学/胡军主编. —北京：人民卫生出版社，
2012.7
　ISBN 978-7-117-16050-6

　Ⅰ.①作…　Ⅱ.①胡…　Ⅲ.①康复医学-高等学校-教
材　Ⅳ.①R49

　中国版本图书馆 CIP 数据核字（2012）第 114942 号

门户网：www. pmph. com	出版物查询、网上书店
卫人网：www. ipmph. com	护士、医师、药师、中医
	师、卫生资格考试培训

本书本印次封底贴有防伪标。请注意识别。

作业治疗学

主　　编：胡　军
出版发行：人民卫生出版社（中继线 010-59780011）
地　　址：北京市朝阳区潘家园南里 19 号
邮　　编：100021
E - mail：pmph @ pmph. com
购书热线：010-59787592　010-59787584　010-65264830
印　　刷：北京教图印刷有限公司
经　　销：新华书店
开　　本：787×1092　1/16　印张：28
字　　数：663 千字
版　　次：2012 年 7 月第 1 版　　2018 年 10 月第 1 版第 3 次印刷
标准书号：ISBN 978-7-117-16050-6/R·16051
定价(含光盘)：48.00 元

　打击盗版举报电话：**010-59787491**　**E-mail：WQ @ pmph. com**
　　（凡属印装质量问题请与本社市场营销中心联系退换）

出　版　说　明

在国家大力推进医药卫生体制改革,发展中医药事业和高等中医药教育教学改革的新形势下,为了更好地贯彻落实《国家中长期教育改革和发展规划纲要(2010—2020年)》和《医药卫生中长期人才发展规划(2011—2020年)》,培养传承中医药文明、创新中医药事业的复合型、创新型高等中医药专业人才,根据《教育部关于"十二五"普通高等教育本科教材建设的若干意见》,全国高等医药教材建设研究会、人民卫生出版社在教育部、卫生部、国家中医药管理局的领导下,全面组织和规划了全国高等中医药院校卫生部"十二五"规划教材的编写和修订工作。

为做好本轮教材的出版工作,在教育部高等学校中医学教学指导委员会和原全国高等中医药教材建设顾问委员会的大力支持下,全国高等医药教材建设研究会、人民卫生出版社成立了第二届全国高等中医药教育教材建设指导委员会和各专业教材评审委员会,以指导和组织教材的编写和评审工作,确保教材编写质量;在充分调研的基础上,先后召开数十次会议对目前我国高等中医药教育专业设置、课程设置、教材建设等进行了全方位的研讨和论证,并广泛听取了一线教师对教材的使用及编写意见,汲取以往教材建设的成功经验,分析历版教材存在的问题,并引以为鉴,力求在新版教材中有所创新,有所突破,藉以促进中医药教育教学发展。

根据高等中医药教育教学改革和高等中医药人才培养目标,在上述工作的基础上,全国高等医药教材建设研究会和人民卫生出版社规划、确定了全国高等中医药院校中医学(含骨伤方向)、中药学、针灸推拿学、中西医临床医学、护理学、康复治疗学7个专业(方向)133种卫生部"十二五"规划教材。教材主编、副主编和编者的遴选按照公开、公平、公正的原则,在全国74所高等院校2600余位专家和学者申报的基础上,近2000位申报者经全国高等中医药教育教材建设指导委员会、各专业教材评审委员会审定和全国高等医药教材建设研究会批准,被聘任为主审、主编、副主编、编委。

全国高等中医药院校卫生部"十二五"规划教材旨在构建具有中国特色的教材建设模式、运行机制,打造具有中国特色的中医药高等教育人才培养体系和质量保障体系;传承、创新、弘扬中医药特色优势,推进中医药事业发展;汲取中医药教育发展成果,体现中医药新进展、新方法、新趋势,适应新时期中医药教育的需要;立足于成为我国高等中医药教育的"核心教材、骨干教材、本底教材"和具有国际影响力的中医药学教材。

全套教材具有以下特色:

1. 坚持中医药教育发展方向,体现中医药教育教学基本规律

注重教学研究和课程体系研究,以适应我国高等中医药学教育的快速发展,满足21世纪对高素质中医药专业人才的基本要求作为教材建设的指导思想;顶层设计和具体方案的实施严格遵循我国国情和高等教育的教学规律、人才成长规律和中医药知识的传承规律,突出中医药特色,正确处理好中西医之间的关系。

2. 强化精品意识,体现中医药学学科发展与教改成果

全程全员坚持质量控制体系,把打造精品教材作为崇高的历史使命和历史责任,以科学严谨的治学精神,严把各个环节质量关,力保教材的精品属性;对课程体系进行科学设计,整体优化,基础学科与专业学科紧密衔接,主干学科与其他学科合理配置,应用研究与开发研究相互渗透,体现新时期中医药教育改革成果,满足 21 世纪复合型人才培养的需要。

3. 坚持"三基五性三特定"的原则,使知识点、创新点、执业点有机结合

将复合型、创新型高等中医药人才必需的基本知识、基本理论、基本技能作为教材建设的主体框架,将体现高等中医药教育教学所需的思想性、科学性、先进性、启发性、适用性作为教材建设的灵魂,将满足实现人才培养的特定学制、特定专业方向、特定对象作为教材建设的根本出发点和归宿,使"三基五性三特定"有机融合,相互渗透,贯穿教材编写始终。以基本知识点作为主体内容,适度增加新进展、新技术、新方法,并与卫生部门和劳动部门的资格认证或职业技能鉴定标准紧密衔接,避免理论与实践脱节、教学与临床脱节。

4. 突出实用性,注重实践技能的培养

增设实训内容及相关栏目,注重基本技能和临床实践能力的培养,适当增加实践教学学时数,并编写配套的实践技能(实训)教材,增强学生综合运用所学知识的能力和动手能力,体现医学生早临床、多临床、反复临床的特点。

5. 创新教材编写形式和出版形式

(1) 为了解决调研过程中教材编写形式存在的问题,除保障教材主体内容外,本套教材另设有"学习目的"和"学习要点"、"知识链接"、"知识拓展"、"病案分析(案例分析)"、"学习小结"、"复习思考题(计算题)"等模块,以增强学生学习的目的性和主动性及教材的可读性,强化知识的应用和实践技能的培养,提高学生分析问题、解决问题的能力。

(2) 本套教材注重数字多媒体技术,相关教材增加配套的课件光盘、病案(案例)讲授录像、手法演示等;陆续开放相关课程的网络资源等,以最为直观、形象的教学手段体现教材主体内容,提高学生学习效果。

本套教材的编写,教育部、卫生部、国家中医药管理局有关领导和教育部高等学校中医学教学指导委员会、中药学教学指导委员会相关专家给予了大力支持和指导,得到了全国近百所院校和部分医院、科研机构领导、专家和教师的积极支持和参与,谨此,向有关单位和个人表示衷心的感谢! 希望本套教材能够对全国高等中医药人才的培养和教育教学改革产生积极的推动作用,同时希望各高等院校在教学使用中以及在探索课程体系、课程标准和教材建设与改革的进程中,及时提出宝贵意见或建议,以便不断修订和完善,更好地满足中医药事业发展和中医药教育教学的需要。

全国高等医药教材建设研究会
第二届全国高等中医药教育教材建设指导委员会
人民卫生出版社
2012 年 5 月

第二届全国高等中医药教育教材建设指导委员会名单

顾　　问	王永炎	陈可冀	程莘农	石学敏	沈自尹	陈凯先
	石鹏建	王启明	何　维	金生国	李大宁	洪　净
	周　杰	邓铁涛	朱良春	陆广莘	张　琪	张灿玾
	张学文	周仲瑛	路志正	颜德馨	颜正华	严世芸
	李今庸	李任先	施　杞	晁恩祥	张炳厚	栗德林
	高学敏	鲁兆麟	王　琦	孙树椿	王和鸣	韩丽沙
主任委员	张伯礼					
副主任委员	高思华	吴勉华	谢建群	徐志伟	范昕建	匡海学
	欧阳兵					
常务委员	（以姓氏笔画为序）					
	王　华	王　键	王之虹	孙秋华	李玛琳	李金田
	杨关林	陈立典	范永昇	周　然	周永学	周桂桐
	郑玉玲	唐　农	梁光义	傅克刚	廖端芳	翟双庆
委　　员	（以姓氏笔画为序）					
	王彦晖	车念聪	牛　阳	文绍敦	孔令义	田宜春
	吕志平	杜惠兰	李永民	杨世忠	杨光华	杨思进
	吴范武	陈利国	陈锦秀	赵　越	赵清树	耿　直
	徐桂华	殷　军	黄桂成	曹文富	董尚朴	
秘 书 长	周桂桐（兼）	翟双庆（兼）				
秘　　书	刘跃光	胡鸿毅	梁沛华	刘旭光	谢　宁	滕佳林

全国高等中医药院校康复治疗学专业教材
评审委员会名单

前　言

作业治疗学是康复科学的重要组成部分,是康复治疗的核心课程之一,是对生活功能障碍和社会适应能力进行评估、治疗和研究的一门历史悠久的成熟学科。

本教材吸纳本领域国际前沿的专业理念和知识,编写理念与国际作业治疗学教育标准接轨,按照"基础理论、实践原则、临床实践"的顺序进行编写。侧重于理念与治疗技术的引入,将评定与治疗实践有机结合,使作业治疗教学更具有实践性和针对性。主要内容包括:作业治疗的历史发展与趋势;作业治疗常用模式;作业治疗评定;作业实践基础;基本作业训练;临床常见功能障碍的作业治疗;精神健康;职业康复与职业教育;家庭社区作业治疗与辅助器具;作业科学及作业公正等。配套教材包括光盘、《作业治疗学学习指导与习题集》。

本教材分为十八章,各编委分工如下:第一、二章:胡岱;第三、四章:胡军;第五章:刘晓丹;第六章:陈慧杰;第七章:杨珊莉;第八章:董洪英;第九章:李品梅、李奎成;第十章:朱毅;第十一章:胡军、戴玲;第十二章:戴玲、李奎成;第十三、十四章:李丽;第十五章:余瑾;第十六章:李奎成;第十七、十八章:余瑾。本教材适用于全国高等中医药院校康复治疗学专业本科生、针灸推拿学专业康复方向本科生、研究生等,也可供康复专科医师、康复专科治疗师、特殊学校教师,以及临床医师、护士等阅读参考。

本教材即将付梓之际,首先要感谢本专业教材评审委员会主任委员陈立典教授、副主任委员褚立希教授的支持与厚爱;感谢《作业治疗学》的编委们辛勤与不懈的努力。感谢美国 Towson University 作业治疗与作业科学系的 Janet DeLany 教授和 Maggie Reitz 教授对本书的悉心指导和无私帮助。南京医科大学的张勤、南京中医药大学的岳雨珊与俞君、上海中医药大学的施晓畅与吴嬿、福建中医药大学的韩平都参与了本书的编写工作,在此感谢他们的工作和贡献。也感谢所有参编者的家人对于本书编写的支持。

中国作业治疗起步较晚,前行的道路还很漫长,需要大家共同不懈的努力。为使本教材日臻完善,如在使用当中发现不当之处,望广大师生多提宝贵意见,以便不断修订完善。

编　者

2012 年 5 月

目　　录

第一章　作业治疗的概念 ……………………………………………… 1

　第一节　作业及作业治疗的定义与内涵 ……………………………… 1

　　一、作业和作业治疗 ………………………………………………… 1

　　二、作业定义的复杂性 ……………………………………………… 2

　第二节　作业治疗师专业要求 ………………………………………… 7

　第三节　作业治疗的范围、原则及治疗师角色 ……………………… 9

　　一、作业治疗服务领域 ……………………………………………… 9

　　二、作业治疗的原则 ………………………………………………… 11

　　三、作业治疗师的工作角色 ………………………………………… 13

第二章　健康与作业治疗的发展 ……………………………………… 15

　第一节　健康概念的演变 ……………………………………………… 15

　　一、古代健康理念 …………………………………………………… 15

　　二、近代健康理念的转变 …………………………………………… 17

　　三、现代全面的健康概念 …………………………………………… 18

　第二节　作业治疗的诞生及发展 ……………………………………… 19

　　一、作业治疗雏形的诞生 …………………………………………… 19

　　二、美国作业治疗促进会 …………………………………………… 20

　　三、发展历史 ………………………………………………………… 21

　第三节　全球作业治疗组织简介 ……………………………………… 25

　　一、世界作业治疗师联盟 …………………………………………… 25

　　二、美国作业治疗协会 ……………………………………………… 26

　　三、澳大利亚作业治疗协会 ………………………………………… 27

　　四、英国作业治疗师协会与作业治疗师学院 ……………………… 28

　　五、中国作业治疗康复组织 ………………………………………… 29

第三章　作业治疗的常用模式 ………………………………………… 31

　第一节　人-环境-作业模式 …………………………………………… 31

　　一、概述 ……………………………………………………………… 31

　　二、人-环境-作业模式的因素 ……………………………………… 32

　　三、人-环境-作业模式的动态变化 ………………………………… 33

第二节　人-环境-作业与表现模式 ……………………………… 34
　一、概述 …………………………………………………………… 34
　二、人的因素:作业表现的内在部分 …………………………… 35
　三、环境因素:作业表现的外在部分 …………………………… 36
　四、作业活动:每日生活所做的内容 …………………………… 37
第三节　人类作业模式 ……………………………………………… 38
　一、概述 …………………………………………………………… 38
　二、人的系统 ……………………………………………………… 38
　三、环境系统 ……………………………………………………… 40
　四、作业活动系统 ………………………………………………… 40
第四节　加拿大作业表现模式 ……………………………………… 42
　一、概述 …………………………………………………………… 42
　二、加拿大作业表现模式的组织结构 …………………………… 43
　三、加拿大作业表现模式的评估量表 …………………………… 45
第五节　河流模式 …………………………………………………… 46
　一、概述 …………………………………………………………… 46
　二、河流模式的意义 ……………………………………………… 47
第六节　运动控制模式 ……………………………………………… 48
　一、概述 …………………………………………………………… 48
　二、运动控制中的个人因素 ……………………………………… 50
　三、运动控制中的任务因素 ……………………………………… 50
　四、运动控制中的环境因素 ……………………………………… 51
第七节　感觉统合模式 ……………………………………………… 51
　一、概述 …………………………………………………………… 51
　二、基本理念 ……………………………………………………… 52

第四章　作业实践的基础 ………………………………………… 55
第一节　循证实践和以客户为中心的原则 ……………………… 55
　一、循证实践 ……………………………………………………… 55
　二、以客户为中心原则 …………………………………………… 56
第二节　国际功能、残疾和健康分类与作业治疗 ……………… 60
第三节　作业治疗的方法 ………………………………………… 61
　一、按照作业功能分类的作业方法 …………………………… 61
　二、按照作业技能分类的治疗方法 …………………………… 61

第五章　作业评定 ………………………………………………… 64
第一节　角色与动机的评定 ……………………………………… 64
　一、角色评定 …………………………………………………… 64

二、动机评定 ………………………………………………………… 65

第二节　日常生活活动评定 …………………………………………… 67
一、定义 ……………………………………………………………… 67
二、分类 ……………………………………………………………… 67
三、内容 ……………………………………………………………… 67
四、评定步骤 ………………………………………………………… 67
五、评定方法 ………………………………………………………… 68
六、评定场所 ………………………………………………………… 79

第三节　个体因素评定 ………………………………………………… 79
一、骨骼及肌肉评定 ………………………………………………… 79
二、活动能力及作业表现评定 ……………………………………… 83
三、社会功能评定 …………………………………………………… 84
四、心理功能评定 …………………………………………………… 87
五、认知评定 ………………………………………………………… 89
六、感觉评定 ………………………………………………………… 99

第四节　文化背景及环境因素评定 …………………………………… 101
一、文化背景评定 …………………………………………………… 101
二、环境因素评定 …………………………………………………… 101

第五节　生活质量评定 ………………………………………………… 106
一、定义 ……………………………………………………………… 106
二、内容 ……………………………………………………………… 106
三、评定方法 ………………………………………………………… 106

第六节　社区评估 ……………………………………………………… 112
一、社区及社区康复的概念 ………………………………………… 112
二、社区评定方法 …………………………………………………… 113
三、社区融合评定 …………………………………………………… 113

第六章　作业治疗流程 ………………………………………………… 115

第一节　交流 …………………………………………………………… 115
一、交流的概念 ……………………………………………………… 115
二、交流的重要性 …………………………………………………… 116

第二节　作业文件的完成及临床推理 ………………………………… 116
一、作业文件的完成 ………………………………………………… 116
二、临床推理 ………………………………………………………… 118

第三节　作业方案的制订及实施 ……………………………………… 121
一、作业方案的制订 ………………………………………………… 121
二、作业方案的实施 ………………………………………………… 122

第七章　基本作业训练 …………………………………………………… 126

第一节　基本日常生活活动能力训练 ……………………………………… 126
一、训练目的与原则 ……………………………………………………… 126
二、训练内容与步骤 ……………………………………………………… 127

第二节　部分工具性日常生活活动能力训练 ……………………………… 138
一、家务训练 ……………………………………………………………… 138
二、使用交通工具训练 …………………………………………………… 140
三、购物训练 ……………………………………………………………… 141
四、网络及电子系统使用 ………………………………………………… 141

第三节　其他作业训练(认知与知觉障碍) ………………………………… 142
一、概述 …………………………………………………………………… 142
二、注意力训练 …………………………………………………………… 142
三、记忆力训练 …………………………………………………………… 145
四、知觉训练 ……………………………………………………………… 149

第八章　成人神经系统疾病作业治疗 …………………………………… 154

第一节　脑卒中 ……………………………………………………………… 154
一、概述 …………………………………………………………………… 154
二、临床表现及功能障碍 ………………………………………………… 155
三、检查与评估 …………………………………………………………… 156
四、方案与实施 …………………………………………………………… 156
五、案例分析 ……………………………………………………………… 163
附:吞咽困难 ……………………………………………………………… 163

第二节　颅脑损伤 …………………………………………………………… 165
一、概述 …………………………………………………………………… 165
二、临床表现及功能障碍 ………………………………………………… 166
三、检查与评估 …………………………………………………………… 167
四、方案与实施 …………………………………………………………… 170
五、案例分析 ……………………………………………………………… 175

第三节　脊髓损伤 …………………………………………………………… 176
一、概述 …………………………………………………………………… 176
二、临床表现及功能障碍 ………………………………………………… 177
三、检查与评估 …………………………………………………………… 177
四、方案与实施 …………………………………………………………… 180
五、案例分析 ……………………………………………………………… 185

第九章　骨骼肌肉相关障碍的作业治疗 …………………………………… 187

第一节　类风湿关节炎 …………………………………………………… 187
一、概述 …………………………………………………………………… 187
二、临床表现及功能障碍 ………………………………………………… 187
三、检查与评估 …………………………………………………………… 188
四、方案与实施 …………………………………………………………… 191

第二节　骨关节炎 ………………………………………………………… 193
一、概述 …………………………………………………………………… 193
二、临床表现及功能障碍 ………………………………………………… 194
三、检查与评估 …………………………………………………………… 194
四、方案与实施 …………………………………………………………… 197
五、案例分析 ……………………………………………………………… 199

第三节　骨折 ……………………………………………………………… 199
一、概述 …………………………………………………………………… 199
二、临床表现及功能障碍 ………………………………………………… 200
三、检查与评估 …………………………………………………………… 200
四、方案与实施 …………………………………………………………… 201
五、案例分析 ……………………………………………………………… 205

第四节　手外伤 …………………………………………………………… 206
一、概述 …………………………………………………………………… 206
二、临床表现及功能障碍 ………………………………………………… 206
三、检查与评估 …………………………………………………………… 207
四、方案与实施 …………………………………………………………… 215
五、案例分析 ……………………………………………………………… 218

第五节　人工关节置换术后 ……………………………………………… 219
一、概述 …………………………………………………………………… 219
二、临床表现及功能障碍 ………………………………………………… 219
三、检查与评估 …………………………………………………………… 220
四、方案与实施 …………………………………………………………… 222
五、案例分析 ……………………………………………………………… 225

附：截肢 ……………………………………………………………………… 226
一、概述 …………………………………………………………………… 226
二、表现 …………………………………………………………………… 226
三、检查与评估 …………………………………………………………… 227
四、方案与实施 …………………………………………………………… 228

第十章 发育及发育障碍的作业治疗 ……………………………………………………… 230

  第一节 儿童脑性瘫痪…………………………………………………………………… 230

    一、概述 ………………………………………………………………………………… 230

    二、临床表现及功能障碍 ……………………………………………………………… 231

    三、检查与评估 ………………………………………………………………………… 232

    四、方案与实施 ………………………………………………………………………… 238

    五、案例分析 …………………………………………………………………………… 243

  第二节 自闭症…………………………………………………………………………… 244

    一、概述 ………………………………………………………………………………… 244

    二、临床表现及功能障碍 ……………………………………………………………… 244

    三、检查与评估 ………………………………………………………………………… 245

    四、方案与实施 ………………………………………………………………………… 251

    五、案例分析 …………………………………………………………………………… 254

  第三节 发育迟滞………………………………………………………………………… 254

    一、概述 ………………………………………………………………………………… 254

    二、检查与评估 ………………………………………………………………………… 255

    三、方案与实施 ………………………………………………………………………… 257

    四、案例分析 …………………………………………………………………………… 259

第十一章 老年健康促进与作业治疗 …………………………………………………… 261

  第一节 成功老龄化……………………………………………………………………… 261

    一、概述 ………………………………………………………………………………… 261

    二、国际功能、残疾和健康分类与老化 ……………………………………………… 262

    三、成功老龄化与作业治疗 …………………………………………………………… 263

  第二节 老年性痴呆……………………………………………………………………… 264

    一、概述 ………………………………………………………………………………… 264

    二、临床表现及功能障碍 ……………………………………………………………… 265

    三、检查与评估 ………………………………………………………………………… 266

    四、方案与实施 ………………………………………………………………………… 266

    五、案例分析 …………………………………………………………………………… 269

  第三节 老年人摔倒的预防……………………………………………………………… 269

    一、概述 ………………………………………………………………………………… 269

    二、摔倒的后果 ………………………………………………………………………… 270

    三、检查与评估 ………………………………………………………………………… 271

    四、方案与实施 ………………………………………………………………………… 272

    五、案例分析 …………………………………………………………………………… 274

第十二章　其他部分疾病的作业治疗 ……………………………………………… 276

第一节　烧伤 …………………………………………………………………… 276
一、概述 ……………………………………………………………………… 276
二、临床表现及功能障碍 ………………………………………………… 277
三、检查与评估 …………………………………………………………… 277
四、方案与实施 …………………………………………………………… 279
五、压力治疗 ……………………………………………………………… 283
六、案例分析 ……………………………………………………………… 288

第二节　冠心病 ………………………………………………………………… 289
一、概述 ……………………………………………………………………… 289
二、临床表现及功能障碍 ………………………………………………… 290
三、检查与评估 …………………………………………………………… 290
四、方案与实施 …………………………………………………………… 292
五、案例分析 ……………………………………………………………… 296

第三节　慢性阻塞性肺疾病 …………………………………………………… 297
一、概述 ……………………………………………………………………… 297
二、临床表现及功能障碍 ………………………………………………… 297
三、检查与评估 …………………………………………………………… 298
四、方案与实施 …………………………………………………………… 299
五、案例分析 ……………………………………………………………… 302

第四节　肥胖与体重管理 ……………………………………………………… 303
一、概述 ……………………………………………………………………… 303
二、临床表现及功能障碍 ………………………………………………… 305
三、检查与评估 …………………………………………………………… 305
四、方案与实施 …………………………………………………………… 307
五、案例分析 ……………………………………………………………… 314

第十三章　精神疾病的作业治疗 ……………………………………………… 316

第一节　概述 …………………………………………………………………… 316
一、精神疾病的病因和分类 ……………………………………………… 316
二、精神疾病作业疗法的发展 …………………………………………… 317
三、精神疾病作业治疗的理论模式 ……………………………………… 317
四、作业疗法的作用和治疗原则 ………………………………………… 317
五、精神疾病作业治疗的主要方法 ……………………………………… 317

第二节　常见精神疾病的作业治疗 …………………………………………… 318
一、创伤后精神压力综合征 ……………………………………………… 318
二、抑郁症 ………………………………………………………………… 323

三、边缘性人格障碍 ……………………………………………………………… 324

第十四章 职业康复 ……………………………………………………………… 327

第一节 概述 ……………………………………………………………………… 327
第二节 职业康复的主要内容 …………………………………………………… 329
附:职业教育 ……………………………………………………………………… 343
一、职业教育训练的目标 ……………………………………………………… 343
二、职业教育的基本内容 ……………………………………………………… 343
三、职业教育实施的阶段 ……………………………………………………… 344
四、职业教育的途径 …………………………………………………………… 344

第十五章 疼痛管理与临终关怀 ………………………………………………… 346

第一节 疼痛管理 ………………………………………………………………… 346
一、概述 ………………………………………………………………………… 346
二、疼痛管理中的作业治疗 …………………………………………………… 349
第二节 临终关怀 ………………………………………………………………… 352
一、概述 ………………………………………………………………………… 352
二、临终关怀中的作业治疗 …………………………………………………… 355

第十六章 环境、社区与辅助技术 ……………………………………………… 361

第一节 环境与改造 ……………………………………………………………… 361
一、环境的概念 ………………………………………………………………… 361
二、环境的分类 ………………………………………………………………… 362
三、环境的影响 ………………………………………………………………… 362
四、环境改造 …………………………………………………………………… 362
第二节 社区与家庭 ……………………………………………………………… 367
一、社区与社区康复 …………………………………………………………… 367
二、社区作业治疗 ……………………………………………………………… 371
三、家庭与家庭康复 …………………………………………………………… 372
第三节 辅助技术 ………………………………………………………………… 373
一、基本概念 …………………………………………………………………… 373
二、辅助技术的作用 …………………………………………………………… 374
三、辅助技术分类 ……………………………………………………………… 375
四、辅助技术应用流程 ………………………………………………………… 376
五、辅助技术应用注意事项 …………………………………………………… 378
六、常用辅助器具 ……………………………………………………………… 378

第十七章　健康促进与作业公正 ·················· 401

第一节　健康促进 ····························· 401
一、生存质量及健康相关生存质量 ··············· 401
二、健康促进 ······························ 403
第二节　作业公正 ····························· 406
一、概述 ·································· 406
二、作业公正 ······························ 406

第十八章　作业科学及中国传统文化 ················ 409

第一节　作业科学 ····························· 409
一、概述 ·································· 409
二、作业科学研究 ···························· 410
第二节　中国传统文化背景下的作业和作业治疗模式思考 ··· 412
一、作业活动中的中国文化 ····················· 412
二、中国传统文化背景下的作业模式思考 ············· 413

附录 ·································· 417
一、作业治疗创始人和对其发展有深远影响的人物 ········· 417
二、基础代谢与基础代谢率 ····················· 419

主要参考书目 ····························· 421

第一章 作业治疗的概念

第一节 作业及作业治疗的定义与内涵

一、作业和作业治疗

作业(occupations),也称作业活动,简而言之就是我们每天所做的事情,占用了一个人的时间,也构成了其生活的每一个部分。著名实用主义哲学家和教育家 John Dewey 把作业描述为具有目的的持续性活动,其他学者把作业定义为人们日常所做的普通且熟悉的事情。从事日常活动是人的特质,也是人类生存的基础,著名人类学家 Mary Catherine Bateson 指出:"无论是谋生、做饭还是在清晨穿上一双鞋,或是其他任何的技能……为自己和他人做一些事的能力是人的根本特性。"

每个人每天从早晨醒来到晚上入睡之间所完成的工作、上学、娱乐、自理(如洗漱、进食)等活动,都属于作业的范畴。通过作业,人得以生存并持续发展,对自身产生认识,并与周围的世界发生互动。同时作业活动帮助人们发展各种技能和技巧,使人能追求自己的兴趣爱好,同其他人产生人际关系,建立并表达自己的价值观。

每一项简单的日常活动从广义上说都具有特殊的原因,与社会生活的联系更赋予了其特殊意义。比如,在第一次工作面试的清晨穿上一双鞋,就不仅仅是穿衣服的作业活动,而是给雇主留下好印象从而获得工作机会的一部分,更是潜在的实现梦想和成就自我价值的一部分。因此作业不仅是人们认可且熟悉的日常活动,也是人们描述并传递相关信息的媒介,更是文化的一部分。因此,有学者将作业定义为存在于文化范畴中的日常活动。作业治疗专家 Kielhofner 把作业描述为在时间范畴、物理和社会背景下所做的具有文化意义的工作、娱乐及其他日常活动。

作业治疗的核心理念是:作业是人类的根本特质和发展基础,作业活动可以作为一种治疗手段,参与作业活动有利于恢复、保持和促进健康。由于作业的复杂性和多维性,参与作业活动不仅能促进肢体的康复,也能促进心理和社会层面的康复。

不同组织机构对作业治疗的定义基本相同,世界作业治疗师联盟(World Federation of

Occupational Therapists)的定义是"作业治疗是通过帮助人们参与作业活动而促进其健康和安适的专业",也就是以参与具有个人意义和目标的活动来提升健康的一门学科。简言之,作业治疗师以日常作业活动作为治疗手段,帮助各年龄阶段的人们参与并完成他们想要或是需要做的事情。作业治疗师面对的客户群体相当广泛,包括精神、肢体、发育发展和情感等领域有障碍的各类患者,例如,帮助残疾儿童正常上学和参与社会活动,辅助外伤患者恢复自理和工作能力等。治疗目标不仅仅是提升基本的运动和认知功能,还包括对永久失去功能的补偿。例如,对住所和工作单位的环境改造,辅助设备的制作和使用培训,以及对患者和家人的相关健康教育等。最终使患者拥有独立、高生产力和满意的生活。

刚刚进入康复治疗领域的学生常常对作业治疗和物理治疗产生混淆,物理治疗主要关注患者运动能力的康复,而作业治疗的核心主要在实用功能的恢复。比如,一个脑卒中后的患者出现了偏瘫,右手运动能力下降,物理治疗师利用各种物理因子(如声、光、电、冷、热疗法)、运动疗法和徒手疗法来促进右手的肌力、活动度和耐力的恢复;而作业治疗师则关注于右手生活功能的训练,例如使用右手吃饭、洗澡和写字等功能的重建。生活中功能的康复首先依赖于运动能力的恢复,但运动能力的恢复不一定和生活能力的恢复成正比,可见物理治疗和作业治疗是密不可分、相互依赖的两个专业。

以作业活动和健康互相影响、相互制约的关系为哲学基础,帮助和促进患者功能的康复,作业治疗师以其全面的健康整体观成为现代医疗服务团队的一员,其地位与医生、护士、物理治疗师、言语治疗师、营养师等工作人员同等重要。他们以分工合作的方式共同制订最有效的治疗方案。目前在西方国家,作业治疗师越来越多地参与到解决社会、政治和环境因素引起的健康问题,尤其是弱势群体所受的排斥和社会公正等问题中。

二、作业定义的复杂性

(一) 作业活动的目的和分类

根据人们每天作业活动的时间分配和目的的不同,作业活动有多种分类方法。最常见的分类方法包括工作、娱乐、自理和睡眠。该分类方法有利于作业领域知识的交流,无论来自何种社会文化背景,以上项目已将人们一天所有从事的活动都包含了进去。

1. 工作 传统意义上的工作指的是为维持生存而进行的活动。Primeau 在 1995 年对工作领域进行了分析,指出工作的定义广阔,包含了从有酬劳的劳动到一系列无酬劳的活动,且很难明确地区分。比如,家务劳动就属于无酬劳并具备一定自主性的工作。从事家务的工作者对具体做什么有很高的自主权,这种自主权一般仅见于玩耍、休息或休闲活动。而且,有一些人在完成家务劳动的时候能获得放松和娱乐,这也不是传统意义上工作的特性。又比如,各项体育活动对于职业运动员属于工作的范畴,他们向观众展示高超的技能,并获得较高的报酬。而对于业余爱好者就只是自由选择的娱乐活动。加拿大作业治疗师联盟 1995 年把工作定义为"人们生产商品或提供服务的活动,通过此类活动来支持自身、家庭或社区的发展"。

2. 娱乐与玩耍 选择权、自我表达和自我发展常常被用来描述娱乐的特性。玩耍作为儿童的主要作业活动,也常常与娱乐一词互换来描述成人非工作性的活动。但一些娱乐活动诸如读书和园艺,并没有玩耍嬉闹的特性。因此有人将玩耍定义为一类特殊的娱乐活动。娱乐是一类特别的活动,具有自由参与的特性,其主要目的是享受乐趣。一些学者指出娱乐能满足重要的心理需求,并试图根据满足需要的不同对娱乐进行分类。如Tinsley 和 Eldredge 试图将娱乐活动分成11类,但这些分类方法的有效性并未得到充分的证实。Stebbins 将娱乐分为认真型和休闲型两类。认真型娱乐是指作为业余爱好者或志愿者为获得相关技能、知识和经验而投入大量时间和精力的活动,如汽车发烧友。相反的,休闲型娱乐是指不需要通过特殊训练,短时间内就能产生乐趣的活动,比如公园散步、逛街和野餐。也有根据娱乐活动的激烈程度,将娱乐分为静态和动态娱乐(图1-1)。

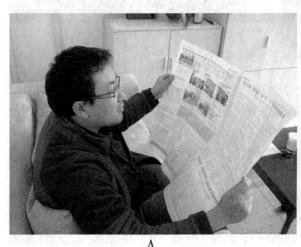
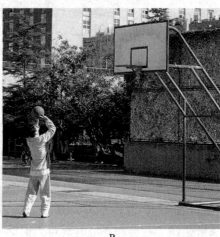

A   B

图1-1 静态和动态的娱乐
A. 阅读;B. 打篮球

3. 自理 自理是指个体在其生活环境中维护自身生存发展的必要活动,一般包括自我维持(self-maintenance),如进食、如厕和个人卫生等基本内容(图1-2),以及日常生活活动(activities of daily living)等。自理除了维持基本的生存之外,还具有社会的必需性。比如进食和卫生是生存和维持健康的基本条件。而穿衣和打扮则在社会互动中有重要地位。这是因为社会和文化对人们的外表和着装有各种要求,并影响着个体在生活中的角色以及他人对其的接受程度。如果达不到要求,个体有可能面临失去社会地位和来自他人的支持与合作可能。社会接受程度是健康的一部分,影响着生活中各方面的成败,包括择偶和事业的发展。

4. 睡眠 睡眠是维持健康的一种特殊的作业活动,人一生的时间大概有三分之一用在睡眠上。在进化的层面,许多科学家仍不理解为什么睡眠能以一种行为方式遗传下来,因为在睡眠中动物和人都不能对环境做出及时的反应,包括自我保护和生产等等。但睡眠在生理方面具有重要的恢复作用,包括修复组织、巩固记忆和保存能量等。

(二)完成作业活动的条件

若要成功地完成某一作业活动,就需要具备特定的能力和技巧。比如开车,司机需要一定程度的注意力、良好的视力和反应性、对交通规则和标志的充分认识、以及操作汽车

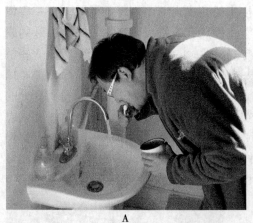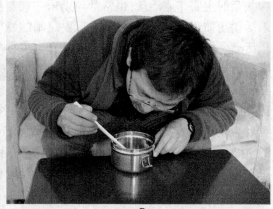

A   B

图1-2 自理是生存必要的活动

必需的灵活性和协调性。从生物学和医学角度,完成作业活动所需的能力和技能都是作业康复治疗的目标,包括肢体和心理功能的恢复。但一项作业活动的完成不仅仅依靠个人的能力和技能因素,还应考虑完成任务的条件和环境因素。以开车为例,即使具备以上提及的能力和技能也不一定能开车到达目的地,因为驾驶受环境的影响,如道路是否通畅,汽车有无故障等等。

2001年,世界卫生组织发布了新的疾病分类系统——国际功能、残疾和健康分类(*International Classification of Functioning,Disability and Health*,ICF),除个人因素之外,该系统强调了社会和环境因素对人们活动的影响。其中"活动"指个体完成某一项活动的表现;"参与"指个体在现实社会生活的情况完成这一活动。通过对活动多层面的分析,此系统加强了环境和社会对作业活动影响的解释。例如:对于使用轮椅的人,是否存在无障碍设施对完成上楼梯这项活动的影响是显而易见的(图1-3)。

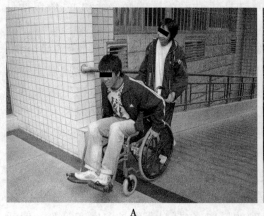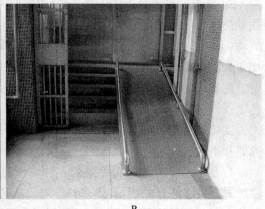

A   B

图1-3 环境对作业活动的影响

(三)作业活动完成的地点

作业活动一般在特定环境中发生,不论室内或是室外都与活动的特性有关,比如做饭和洗澡分别在厨房和浴室里进行,同时地理位置也对个体的移动、公共交通的使用、社会参与度和社会关系的发展产生影响。建筑和各种设施的设计核心应该是以支持人们完成作业活动为基础,增强人与各种物品的互动,改善设计并促进人在家庭、单位和其他环境的作业表现。因此近年来为促进残障人士的社会活动参与度,无障碍的设计理念也越来越受到重视和强调。人造的和自然环境的一些特性直接影响人进行活动的感受和经验,尤其是人的觉醒度和动机。比如宽敞明亮、色调严肃的房间适合进行学习和考试,而色彩丰富、感觉温馨的房间则适合放松和社交活动。地点的选择对作业活动的完成是有较大影响的。

(四) 作业活动完成的时间

作业与时间的关系紧密,人生不同的阶段从事的作业活动不尽相同,个体产生的经验与感受也可能随时间的推移而改变。由于作业具有时间性,作业活动的内容也随时间而变化,比如,上学、工作多数发生在白天的特定时段,而休息和夜生活一般在晚上进行;孩童的主要作业活动是玩耍,而成年人的主要作业活动则是工作。随着时间的改变,各种活动相互交织在一起,形成作业的等级。比如,夏天到体育馆学游泳可以被看做是一项作业活动,但可将其拆分成几个单独的活动,包括乘车去体育馆、换衣服、下水游泳等等。每一个活动又可分为若干步骤,比如查找乘车路线和步行至车站等等。由此可见,作业活动可根据所用时间长短和复杂程度而具备等级性,以上从查找乘车路线到整个夏天都去游泳就是不同等级的作业活动。越复杂、时间越长的活动对人们的意义也就越大。目前尚未有根据此类等级来对作业活动进行分级的方法。

(五) 作业活动的模式

日常生活有可预测性,由此反映了作业活动具备一定的模式性。不少生活必需的作业活动都是常规活动的重复,诸如自理、睡眠等。但是,一些活动如看电视和玩电脑,被个体过度重复和追求常常会对健康带来负面影响。而某些重复的活动具备自我推动力,不断鼓励个体参与其中,这使个体能真切地感受到朝某一重要目标前进而引起的进步,比如健身或者学习某一技能。由此导致的对活动的不断追求和参与的习惯明显不同。

1. 习惯 有些活动经过多次重复之后就变成习以为常、自动和潜意识的模式。习惯以一种半自动的方式影响行为,常常不需要有意识和刻意的行动,并发生于个体熟悉的环境中。其目的是通过一些自动化行为,在节省体力和注意力消耗的同时完成我们常规需要完成的某些活动,将资源用于更高级的作业活动的完成。比如,在刷牙的过程中,具体的操作是基本固定的程序,不需要特别刻意的控制就自动发生。

2. 常规 常规是具备一定稳定性和顺序性的作业活动,涉及某一时间段或情形下需完成的一系列活动。比如,每天早晨起床后要完成的梳洗和穿衣过程。有研究表明,德国的老年人的自理和生产活动多数在早晨和中午完成,而娱乐和休息活动则在下午和晚上进行。相似的活动节律在高等级和组织性的动物身上也被发现,比如非洲山地大猩猩。导致活动的常规性有两个原因:首先生物学研究发现人体生物钟对日常行为有一定影响;其次社会环境也对个体行为有一定的预期表现,诸如工作性质对雇员生活的影响、或信仰某宗教的信徒必须在一天中固定时段进行祷拜等。

习惯和常规是决定生活方式的重要部分,也对健康产生深远的影响。例如,有规律的锻炼和休息、健康的饮食、按时服药、按质按量完成康复治疗计划等都是受习惯和常规影响的。

3. 生活方式 习惯、常规、文化背景和个人作业活动喜好决定了生活方式,即个体可选择的、能被观察到的和能与他人区别开的生活模式。Elliott 指出,个体解决个人需求和应对环境压力的方式也是生活方式的重要特征。很多关于生活方式的研究主要集中于保持健康和预防疾病方面,并发现类似的生活方式行为常常一起出现,比如按要求佩戴安全带的人睡眠也有规律,并按时吃饭和锻炼,定期检查身体;而滥用毒品和酒精的人,也常常伴随有其他不良的行为。

(六) 作业活动的意义

作业活动的完成,包括相关的能力、技能和工具,同时也与完成的时间和环境有关,并成为人们生活经历的重要部分。作业活动对个人具有重要意义,塑造了人们的身份并促进对自我的认识。作业活动也具有社会层面的意义,人们通过对作业活动的描述、评价,促进自身与社会中其他个体的关系和交往的产生。也有学者提出作业活动和其他人类活动的主要区别在于社会和具体环境赋予的意义。比如,用祖母留下的菜谱做红烧肉这一作业活动,如果只是关注活动的完成,就仅仅是按照菜谱里的顺序完成炖肉所需的步骤和行为。但从复杂的层面理解,按祖母留下的菜谱做菜,将会引起对往事、家庭传统和家庭关系的回忆,并对作品充满美好的期待。同样,在同事聚会和电视台厨艺比赛上同时做这道菜,一个人投入的注意力和完成的质量都会是不同的。因为两个不同的场合赋予了这道菜不同的意义,尽管完成的菜谱和操作步骤是完全一样的。

(七) 作业活动与生命经历

通过对现在、过去和未来的探究,将人生故事一点点展开,是一种理解作业活动意义的重要方式,也是将生活描述并解释给自己和他人的叙事方式。作业活动的累积构成了生命经历。通过这种叙事方式,不断对生活中各种事件进行阐释,帮助人们获得相应的社会身份和生活目标。生命的经历因人们获得的不同作业活动机遇而发生着改变,在人们不断经历和感受的同时被记录和修改。

总之,作业活动具有目的性,与活动本身的特性和完成的场合有关,最重要的是它对参与完成的个体有特殊的含义,并且完成的时间和地点也会影响到它的意义。尽管作业活动的定义很多,但具备以下共性:

1. 目的性明确。
2. 完成的场合和环境会对活动和参与者产生影响。
3. 能被参与者和其他人识别。
4. 对参与者或其他人具有特殊含义。
5. 受一定的文化背景的影响。

通过以上对作业活动的定义和多个层面的简短介绍,不难发现作业活动的复杂性和其对人们社会身份和生活意义的影响。人们作为行为主体在环境中完成活动,所以环境、人和活动三要素以及它们之间互相影响的关系是了解作业本质的关键。只有充分掌握患者个人身体情况、需要完成的作业活动及在什么环境完成作业活动,才能提供全面和真正有效的作业治疗。随着各种信息技术的发展,各种统计和分析数据的方法的完善,作业科学的知识体系必将得到丰富,并帮助人们获得更健康幸福的生活方式。

第二节　作业治疗师专业要求

要成为一名合格的作业治疗师,需具备一系列执业必须的知识、技巧与态度。世界作业治疗师联盟在 2002 年出版的《最低教育标准》中提到五个领域的能力,它们是:人-作业-环境与健康的关系;治疗性与专业性关系;作业治疗的程序;专业分析能力与行为;以及执业的背景(图 1-4)。

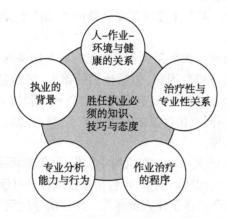

图 1-4　作业治疗师专业能力组成

当然,不同国家地区的作业治疗师所应具备的特殊知识、技巧与态度还取决于当地健康需求的特点;当地卫生、福利、残疾、与法律系统;当地促进健康的作业特性;以及教育课程的哲理与目的。以下将对五个专业技能领域的要求进行简述:

(一)人-作业-环境关系及其与健康的关系

1. 作业　对作业的理解是本专业的核心,治疗师应具备相应的知识,包括对作业的定义、形式、种类的理解;各类健康、物理、社会和文化因素对作业的影响;作业是怎样组织和执行的;以及时间对作业的影响;作业怎样影响健康,以及作业对个体的意义等。同时,治疗师还应具备对作业活动的分析、调整与分级的技能;能够对个人和团体的作业目标、作业表现、作业能力、影响因素及满意度进行评估;分析作业表现与环境因素之间关系的技能,和治疗性的使用作业活动的能力。由于作业活动的复杂性,治疗师还应认识到不同个人对参与作业的不同理解和文化差异,并持有对不同人群作业参与的专业态度。

2. 人　即作业治疗师对人的认识,与他人工作的技巧以及对待他人的态度。治疗师需掌握人是因作业而存在的本质,理解生命周期中作业与人类发展的关系,个人意义是怎样通过作业经历表达的,以及身体、文化和社会等因素如何影响人们参与作业。由此更清楚地处理身体结构或功能失衡,以保留参与作业的潜能;应用理论与研究发现来为个体、组织或社区提供作业治疗。治疗师应认识到每一个人的价值,及其适应力与改变能力的不同。

3. 环境　因为环境对作业活动的影响,作业治疗师应具备对当地社会与文化环境因素、环境中的资源以及地理因素、社会机构制度等有较好了解的能力。能够评估环境中促进与阻碍作业参与的因素,并据此调整人类与各种环境之间的关系以促进其参与的能力。同时,治疗师也需要尊重人们自由选择生活环境的权利。

4. 作业与健康的关系　即掌握作业与健康如何相互影响。当个体活动和作业参与受限时,如何影响健康,而健康状况与对健康有威胁的因素又如何影响作业参与。治疗师不仅要具备评估健康的能力还要有评估作业活动的技巧,尊重他人对健康的理解以及对作业的态度。

(二) 治疗性与专业性关系

指治疗师要与作业治疗服务接受者建立有效的工作关系,以及和其他健康工作者建立有效的团队工作关系。

1. 与作业治疗服务接受者的关系　不仅指治疗师与服务接受者之间的关系,还需要与构成服务接受者的人类环境的因素,包括他们的家人、照顾者或是有重要关系的其他人,建立有效的工作关系。治疗师需要有充分的沟通知识和技巧才能和患者建立良好的治疗性关系,包括与来自不同文化背景的人建立关系,以符合其文化的方式来进行沟通,尊重他人的文化信仰与行为。

2. 与团队和机构成员的关系　指在机构中工作,如何与团队成员建立有效的工作关系。团队可能包括医疗卫生团队的成员,也包括家庭成员及有重要关系的他人、作业治疗助理、消费者代表、教育者和社区工作人员等等。作业治疗过程中要理解团队合作的重要性、明确各团队成员的角色和拥有建立有效的工作关系的技巧和态度。

(三) 作业治疗过程

指作业治疗师和服务接受者工作时所遵循的过程。这个过程会依治疗背景和目的的不同而不同,不仅仅是解决健康问题,还可以是使能(enabling)、赋权(empowering)、合作与咨询的治疗模式,服务不仅着重于个体,还包括团体或社区的健康与福利需求。此过程是作业治疗师提供服务的过程,治疗师需筛查、评估作业需求,制订作业治疗计划,执行治疗并监督其成效,评估治疗成果的知识和技能,并具备以全面和专业的方式来执行作业治疗过程的态度。

(四) 专业推理与专业行为

指如何达到本地与国际上对合格健康工作者的要求,包括五项要素。

1. 研究/资料的搜寻过程　治疗师应有寻找理论知识与研究结果的知识和技能,有评估寻找到信息的相关性与可靠性的能力,可以在相矛盾的信息间做出判断。并有将信息应用于实践的技巧,包括使用理论与研究结果来证明实践工作的正当性。比如,当要应用一项新治疗技术于临床时,治疗师不是盲目开始,而是搜索与该技术相关的最新文献材料,评估文献材料应用于自己临床环境的可行性,最后用批判性的态度来检验使用的效果。

2. 符合道德的实践工作　掌握全国性与国际性的道德准则与理论,能分辨治疗过程中遇到的两难议题和困境,明确作为治疗师应负的责任与义务,以及应表现的道德情操。例如:当遇到一个手受伤的小偷患者,他来求治的目的就是治好双手去继续偷盗,作为治疗师是否施治就是一个道德问题。

3. 专业能力　治疗师应对自身的知识、技巧与态度有充分的了解,以及对自身的特性是否符合本地和国际要求有所了解。治疗师不仅需要评估自身现有知识、技巧与态度是否足够,还要能察觉到何时需要改进知识、技巧与态度。持续不断地改进自身的知识、技巧与态度,并接受督导,这才是一个专业的作业治疗师应有的素质。

4. 反思式的实践工作　反思是目前世界流行的工作方式,即要求健康工作者在工作中时时反省自己的表现,包括专业能力、态度等方面。通过不断的反思,治疗师可以持续地在工作环境中提高自己,不断进步。

5. 管理自己、他人与服务　即在工作中有责任与义务改善服务品质、推广作业治疗服务发展以及对于自己与他人的工作有所了解,能监控并保护在工作场所中自身与他人的健康。

(五) 专业实践的背景

作业治疗师在工作中,随时会碰到对工作产生影响的因素,包括物理的、态度的、社会的因素。治疗师应明确健康是基本的人权之一,应尊重不同文化背景的群体对健康的理解,了解有关卫生、福利、残疾、消费者与工作环境相关的法规,在充分了解影响因素的前提下,规划并提供可行的作业治疗。

第三节　作业治疗的范围、原则及治疗师角色

一、作业治疗服务领域

作业治疗是一门帮助客户发展、维持和恢复日常活动功能的学科,而日常活动常常又包括自理、工作和休闲娱乐等方面的内容,所以作业治疗师工作的范围非常广,需要具备各种专长才能服务于有不同需要的客户群体。也正是因为作业治疗的服务面广,尤其是在不同国家不同医疗卫生服务机制之下,要将现有的所有作业治疗执业领域进行统一的分类是比较困难的。以下根据作业治疗服务的地点,大致将其分成肢体健康、精神健康和社区服务三个领域,治疗师在每个领域之下根据客户人口学特点和诊断又各有所长。

(一) 肢体健康

不仅仅是单纯的骨骼肌肉康复,还包括认知(记忆力、专注力和分析解决问题等能力)和感觉(视觉、触觉和本体觉等等)的治疗。

1. 急重症治疗部门　急重症服务一般由医院的住院部或重症监护单位提供,患者因较严重的疾病就诊,如脑外伤和脊髓损伤等。急性期诊治的主要目标是稳定患者的生命体征,去除威胁生命的因素和减少功能的丢失。作业治疗师的主要任务是促进患者早期移动和转移、恢复功能、防止病情恶化、协调患者转科和制订出院计划。其次,治疗师还要根据患者的情况,制订后期恢复自理、工作和社区活动的治疗计划。

2. 康复中心和住院部　该部门一般收住已度过急性期和有残障需要康复的患者,如脑卒中、脊髓损伤和截肢等。不是所有的残障都能完全恢复,而残疾人也有权利过有意义和充实的生活,此时作业治疗师除了帮助患者恢复失去的功能,还需要训练患者适应和改造环境的能力,提升其应对日常作业的能力。

3. 康复门诊部　主要针对不需要住院的各种患者的日常康复训练,常见的有骨科、神经科、烧伤科和手科的患者。作业治疗师的诊疗计划除了恢复患者肢体的运动

功能之外,还关注日常自理和工作等方面能力的提高。例如:上肢和手功能康复是作业治疗师的专长领域,包括上肢的骨折、撕裂伤、截肢、烧伤、肌腱和神经外科修复术后、风湿和类风湿、腕管综合征等等一系列病症。作业治疗师不仅需要解决上肢存在的生物力学问题,还应根据患者的具体需要制订康复计划,帮助其完成需要完成的特定作业活动。

4. 养老院和临终关怀护理院　在这些机构中,治疗师的主要角色是提高老年人的生活质量,包括提高自理能力、提供辅助工具和进行环境改造,以促进患者的独立生活能力。对于临终关怀的患者,作业治疗师根据其剩余功能对作业活动进行分析并降低难度,同时给家人和看护者提供康复知识的教育。

5. 儿科　作业治疗师也服务于儿科门诊和住院患者,儿科就诊的常见病种有发育迟缓、感觉控制和处理障碍、脑瘫和自闭症等等,以及任何影响儿童日常作业表现的各种外伤和慢性疾病。由于儿童和成人的作业活动相差很大,治疗师提供给儿童的服务是完全不同于成人的,主要关注点包括玩耍、自理、家务和学校学习,最终目的是恢复肢体功能和促进学习能力,以保证患者能完成学校教育任务。

6. 工伤康复　治疗师为工伤残障人员提供康复服务,最大限度地恢复和提高其身体功能以及生活处理能力、劳动能力,并早日让其重返工作岗位。常常需要个性化、目标明确和组织结构清晰的治疗方案,以及真实或模拟的工作活动来恢复生物力学、神经肌肉、心肺和代谢等方面的功能,以达到返回工作岗位的目标(图 1-5)。工伤康复的治疗实际是伤员急性期和恢复工作之间的一个过渡时期。

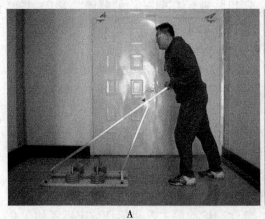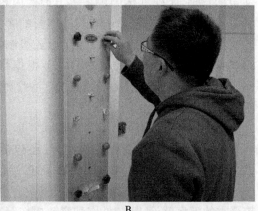

A　　　　　　　　　　　　　B

图 1-5　工伤康复模拟训练

(二)精神康复

精神健康障碍的问题主要集中在生活自理、自信心、与人正确交往互动和寻找并保持工作岗位的能力障碍。其人群多种多样,包括老年人、成年人、青少年和儿童,疾病种类繁多,常见的有精神分裂、毒品酒精成瘾、痴呆、情绪障碍、人格障碍、进食障碍和焦虑综合征等等。治疗师通过在实际情形中运用各种 1 对 1 治疗和(或)小组活动等方式,培养患者照顾自己和他人的能力、制订有规律的生活计划、增加社区生活参与度、培养社区资源使用能力(购物、银行等)、经济管理能力、发展个人爱好、增强社交能力和再就业能力等等,达到提高其生活质量的目的。治疗师还对患者家属和看护者提供教育服务,使其加深对疾病和患者的理解,利用患者本身的优势来产生积极的改变,尤其是改善患者与家人和看护者之间的关系。

作业治疗师常在医院住院部和社区提供精神康复服务:

1. 住院患者 指住院的急性期和康复期青少年、成人和老年患者。对于急性期的精神健康障碍患者,由于其病情不稳定,患者对治疗的理解和参与度可能受到限制,作业治疗师在此阶段主要提供的服务包括快速评估患者情况及需要、找到最需要优先解决的问题并制订治疗计划、发现患者的优势和现有资源、提供有效的短期治疗、制作后期治疗计划或出院计划。例如评估患者入院时精神状况,提供情绪控制等治疗手段等等。相对于急性期,康复患者病情稳定,对自身情况有一定了解,治疗师也相对易于接近患者开展治疗。这时的治疗主要关注于帮助患者恢复自信心、促进其参与各种生活活动、改善自我照顾和社会参与的能力。诸如心理治疗和生活能力的培训等等。

2. 社区患者 一般指不需要住院治疗的患者,这个群体常常回到家中和家人或独自生活。作业治疗师提供的服务包括:与患者一起制订康复和个人发展计划;定期对患者的生活功能、工作表现和住所条件进行评估;改善单位、家庭和学校环境以促进患者功能的最佳表现;组织培训课程或者是社区内的治疗活动;为非官方精神治疗机构提供帮助和咨询,对有工作或在寻找工作的患者给予就业咨询并和雇主进行有效沟通。在社区工作的作业治疗师常常在日间看护中心、社区精神科诊所、收容所和一些民办机构中工作。

(三) 社区服务

在社区提供服务的核心是作业治疗师和患者一起在其熟悉的环境中展开治疗,而非在医院或其他医疗机构的环境中进行治疗。治疗师可能需要综合运用肢体和精神康复的知识及技能,还需面对较少见的患者群体,如无家可归者或高度贫穷人群。

目前我国的社区作业治疗服务尚属于亟待发展的领域,而西方常见的社区工作可以成为我们借鉴的对象:

1. 家庭服务 上门为有需要而不能到医疗机构接受治疗的各类患者提供治疗服务、制作辅具和改造环境。

2. 健康促进和生活方式咨询 不管是正常人还是有残障的人都有保持健康的愿望。达到健康需要正确的生活方式和一定的自我管理技巧。作业治疗师从生活各个层面提供维持健康的咨询和训练,因此在有些国家也被称为生活方式治疗师。

3. 社区环境改造服务 专门为老年人的家、养老院、看护院等有需要的机构提供环境改造,从家具的摆放、扩宽门窗走廊、安装卫生间辅具到各种高科技电子设备的安装使用。

4. 低视力康复 帮助患者利用现存的视力完成日常作业活动。补偿技术和环境改造包括正确的光线应用、物品颜色对比度调整和辅助具的使用。

其他常见的社会工作还包括为一些有康复需要的社区机构提供服务,比如日间看护中心、早教中心和收容所等。

二、作业治疗的原则

在治疗师进行治疗的过程中,为能建立良好的医患关系、获得最佳治疗效果、以及达到保障公众健康安全的目的,有一系列基本原则是治疗师必须做到的。

（一）责任心

作为医疗卫生工作者,作业治疗师必须以患者的利益为服务的根本。责任心意味着治疗师必须对自己的行为负责,有义务向公众解释自己的医疗行为。一名有自知力和能胜任工作的治疗师,应该清楚自己的强项和不足,熟悉各种规章制度,在治疗过程中准确、谨慎地做出决策,并能全面清楚地解释某种决策的原因。

（二）专业界限

医患关系中,治疗师和患者是不平等的。由于治疗师自身所具备的知识和技能以及患者对此类知识技能的需求,治疗师经常处于相对更强势的地位,因此治疗师有责任主动建立并尽量保持平等的医患关系。为确保公众与本专业之间关系的良性发展,治疗师不应跨越界限错误或过度地使用自己的权力,同时应该保持自身的专业能力和可靠性。

（三）知情同意

维护患者的知情同意权保证了患者自由选择医疗卫生服务的权利,属于一种以患者为中心的服务模式,即以坦诚的态度来满足患者自身需要为根本目标。知情同意就是在执行医疗服务行为之前,获得患者的认可和同意,治疗师有义务提供与该行为相关的信息,并对患者提出的疑问进行解答,包括介绍可能有的其他选择。

（四）保密和隐私权

作业治疗师经常由于患者的信任而获得对方比较敏感的私人信息,治疗师有义务尊重和保护这类信息。当与法定有权获得此类信息的个人和机构进行分享时,所提供信息的量也应遵循适可而止的原则。

（五）有效的沟通

清楚的沟通是建立良好医患关系的核心,也是治疗师在执业过程中与患者和其他相关人员互动交流时必须具备的能力之一。有效的沟通包括恰当地使用语言、肢体和书面等交流方式,并建立良好的反馈机制,便于从患者和其他医疗团队成员处获取反馈信息,最终促进治疗师自身的发展。

（六）公开化

作业治疗的过程和其他医疗卫生专业一样必须透明和公开化,在医患关系中,交流应清楚、公开和全面。无论有意或无意,对患者隐瞒信息都是不恰当的,治疗师有义务保证与相关人员分享信息的质量。

（七）利益冲突

利益冲突出现在治疗师与患者存在不恰当的利益关系时,并因此影响了治疗师的专业判断和为患者根本利益服务的意愿及能力。比如,为科研目的或经济原因向患者推销某种治疗服务。利益冲突会以多种形式出现,无论是已经发生还是仅处于意识阶段都应该及时解决。

能否遵循以上原则,是治疗师建立良好医患关系并高质量完成治疗服务的关键。在实际工作中治疗师将会面对来自外界和自身的各种困难和挑战,只有严于律己和不断提高才能成为一名合格的作业治疗师。

三、作业治疗师的工作角色

刚毕业的作业治疗师大多从事的工作就是直接对患者进行个案管理,提供治疗服务,但随着工作年限的延长和对作业治疗不同领域经验的增加,作业治疗师可拥有多达 10 个与本专业相关的工作角色。这些角色包括临床工作者、教育者、科研人员、咨询者、行政管理人员、个体创业者等等,而一个作业治疗师往往拥有一个以上的角色,例如一个在医院工作的作业治疗师除了完成临床工作之外,还在某高等院校担任兼职教师,同时可能是医院治疗师部门主任,并因此担任行政管理工作。表 1-1 简单介绍作业治疗师常见的四个角色:

表 1-1　作业治疗师常见的角色

角色	主要职责
临床工作者	● 为患者提供高质量的作业治疗服务,包括评估、制订治疗计划、执行治疗计划、制订出院计划和各种相关记录文档的书写等 ● 临床作业治疗服务可以通过直接的方式提供,也可以以监督和咨询的方式提供
教育者	● 在院校担任作业治疗课程教师,并在临床环境中承担临床带教工作 ● 对患者及家属等相关人士提供相关疾病与作业治疗的知识教育和培训 ● 向同行和其他健康专业人士提供业务培训 ● 教育社会大众,促进作业治疗的影响力和发展
科研人员/学者	● 从事专业的学术工作,包括通过科研等方式来检验、发展和评估本专业的知识体系 ● 完善作业治疗的理论基础和哲学基础
咨询者	● 为个人和社会团体组织提供作业治疗咨询服务

学习小结

1. 学习内容

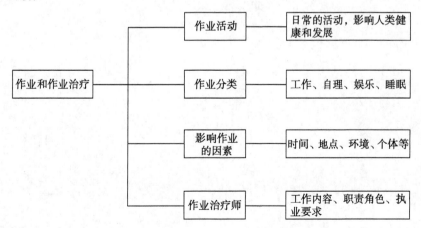

2. 学习方法

本章着重理解作业的基本含义及相关知识。结合实际,对日常活动的分类和其影响因素进行掌握,对国内外作业治疗发展和作业治疗师工作的不同进行讨论和了解。

（胡　岱）

复习思考题

1. 请把你一天所有的活动按自理、工作和休闲进行分类。

2. 请对比你儿时和现在的作业活动内容的不同。

3. 请说出对现在的你最重要的作业活动是什么,哪些因素促进你参与该活动? 哪些因素可能限制了你的参与?

4. 假设你是刚刚毕业的治疗师,想在单位开展新的作业治疗领域的服务。对新业务你有什么计划? 你预计会遇到什么阻力? 怎么解决?

第二章　健康与作业治疗的发展

学习目的

　　通过学习健康概念的演变、作业治疗的诞生和发展、全球作业治疗组织使学生了解国内外作业治疗行业及机构的发展,为后续专业知识的学习打下理论基础。

学习要点

　　各时期健康的理念,作业治疗的起源和基本发展过程,作业治疗行业机构的功能和发展。

第一节　健康概念的演变

　　健康是非常复杂的概念,不同经济、文化、哲学、社会阶层、医学发展水平和对病因的不同见解都会对健康的理解产生不同的影响。1946 年世界卫生组织提出了"健康是一种躯体上、心理上和社会上的完满状态,而不仅是没有疾病或虚弱"(Health is a state of complete physical, mental, social well-being and not merely the absence of disease or infirmity),这个健康的概念经过很长时间的考验,至今仍然对促进健康和预防疾病起着指导作用。

一、古代健康理念

　　中国作为十大文明古国之一,在古代科学、哲学、医学、甚至文学书籍中不乏对健康观的记载和诠释,健康概念受到三个客观因素的影响。一是社会文化,诸子百家之中,在中国社会里有主导地位的,在思想上、行为上和生活上影响深远的是儒道二家的思想。孔子、孟子、老子和庄子等人的理论占据主导地位,如"三纲五常"、"慎终追远"、"仁、义、礼、智、信"、"无为而治"等观念。二是政治结构,西周之后中国进入春秋战国时期,战争频发,人心惶惶,诸子百家争鸣,统治者试图用政治思想来整顿社会。儒家的"入世"思想认为国乱在于人乱,人乱在于缺乏生活原则和规范。人要修身养性才能推己及人,国家太平。其核心主张是返璞归真、顺其自然,这样的社会才是最理想的生活环境。三是自然环境,传统中国社会追求"天人合一"、"与大自然融合"、"与物相接",即是一种与自然和谐统一的关系。这与西方文化不同,西方强调对自然的征服。在这些因素的影响之下,中国人养成较为传统的顺其自然,修身养性的生活观念。有很大一部分古代论著把"健康"与"长寿"相提并论,追求健康的实质就是追求长寿。《黄帝内经·素问》中有一段关于黄帝与岐伯关于健康长寿的对话,黄帝问曰:"余闻上古之人,春秋皆度百岁,而动作不衰;今时之人,年半百而动作皆衰者,何也?"岐伯对曰:"上古之人,其知道者,法于阴阳,精于术数…而尽终其天年,度百岁而去…"。类似的论述以我国最古老的道教为多见,健康就是保全自我以求长生。

要达到长寿的目的,古人有许多养生保健的建议。比如生理方面,道家老子认为自然适度的锻炼和丰衣足食,才能有强健的体魄。儒家孔子在论及食物与健康的关系时,在《论语·乡党篇》里提到"食不厌精,脍不厌细。食饐而餲,鱼馁而肉败,不食。色恶,不食。臭恶,不食。失饪,不食。不时,不食,割不正,不食。不得其酱,不食。肉虽多,不使胜食气。唯酒无量,不及乱。沽酒市脯,不食。不撤姜食,不多食。"意思是吃饭越干净越细致越好,鱼肉切得越细越好,腐败的粮食和不新鲜的鱼肉不能吃;颜色气味不正,没有煮熟的都不要吃;不到吃饭时间不吃;切的乱七八糟的肉不吃;调味不当也不要吃;肉可以多吃,但不要超过主食;酒可以喝,但不要喝醉。在古时,一生漂泊的孔子能活到73岁,均衡的饮食是非常重要的。在心理方面,孔子在《中庸·素位章》里提出"君子素其位而行,不愿乎其外。素富贵,行乎富贵;素贫贱,行乎贫贱;素夷狄,行乎夷狄;素患难,行乎患难。君子无入而不自得焉。"意思是命不是人力可以改变的,芸芸众生,无论是什么人,总有一些问题无法解决和一些事情无法完成。人生有限定,总有失败和不如意,只有平静地接受那必然的结果,才能在精神上超越成败,知足常乐,达到君子坦荡荡的境界。

当时的治疗的手段,以中医和导引为主。强调从人体的整体入手进行调理,调动人体本来的免疫功能来抵抗疾病。中医利用自然界中的中药来调节人体内在的功能和平衡。其中阴阳五行理论很好地反映了古人对事物的理解,即万事万物皆有阴阳两面,两者间是一种平衡和互相转化发展的关系。

大约在秦汉时代,中国出现了传世医学理论著作《黄帝内经》。其理论基础是人体正常的生命活动过程体现了阴阳平衡,疾病就是因为内因和外因破坏了人体的阴阳平衡而导致的。"夫百病之生也,皆生于风寒暑湿燥火",风、寒、暑、湿、燥、火就是"六淫",六淫致病。同时,内伤七情也可致病。七情指喜、怒、忧、思、悲、恐、惊。七情在一般情况下属于正常生理现象,但波动过于激烈或持续时间过长,就会导致机体多种功能紊乱而生病。因此,治疗疾病必须"治病求本","调整阴阳","急则治其标,缓则治其本","治未病"和"扶正祛邪"等。

西方最早的有关健康的记录来自公元前6世纪的古希腊数学家Pythagoras的体液学说。他认为人体由四种元素构成:气、火、水和土,而健康是四种体液:血液、黏液、黑胆汁和黄胆汁的平衡,打乱任何一种液体的平衡将导致身体或精神疾病。还有六个构成健康的环境和活动因素:空气和环境、运动与休息、食物和饮料、睡眠和觉醒、排空和蓄积(包括各种生理需要)、情感因素(喜、怒、恐惧和压力),这些因素会根据个人选择和所处环境而出现平衡、缺乏或是滥用状态。其后,希波克拉底(Hippocrates)将体液学说和他自己的医学知识相结合,并发扬光大,到中世纪时形成了在欧洲广为流传的《健康法典》(Regimen Sanitatis)。体液学说在当时西方影响力巨大,在1830年以前,各地出现过160多种不同语言版本的《健康法典》,但没有固定的作者和统一的内容。法典让公众更清楚地了解健康,提供了预防和治疗疾病的方法,但也没有明确的为某一种诊断给出具体的治疗方法。其主要内容还是关于预防疾病。通过纠正以上六个活动因素的量和质,从而达到调整四种体液平衡的目的。当时,医生们根据法典为富人和贵族开出个性化的健康处方,法典的内容也被编入当时的医学教科书传授给学生。

无论中外哲人和医学家,他们的健康观都是一个整体的健康观,把人体视为一个整体,各种构成人体的元素和外部环境形成平衡。其核心是健康和长寿的关系,强调注意健康可以使人长寿。

二、近代健康理念的转变

19 世纪初工业的兴起改变了人们的生活方式,大量人口因为寻找工作涌入城市。环境拥挤,卫生条件差,加上工业发展带来的大量污染,导致传染病和流行病数量剧增。19 世纪初,西方四分之一的儿童活不过两岁,半数以上的儿童活不过十岁,婴儿死亡率居高不下。在美国,1912 年孕产妇死亡率超过 600/10 万,婴儿死亡率超过 1%。随着工业化和城市化的进展,传染病的威胁越来越大。1854 年,伦敦一条街周围霍乱暴发,曾经出现过 5 天内死亡 127 人,3 周内死亡 500 人的悲剧。

17 世纪显微镜出现以后,细菌学和病理学等学科飞跃发展,带来了医学的革命。主流社会逐渐抛弃了主导西方医学两千多年的体液平衡经验医学模式,"单因单病"和"病在细胞"的生物医学模式开始主导西方医学,即每个病都有相对应的精确病因和病变部位,及相应的治疗方法(疫苗、药物和手术)。二次世界大战后细菌学、免疫学和现代药物学的发展,以及后来抗生素的发明,为传染病的治疗提供了强有力的手段。于是就给人们带来了一个印象:似乎所有的疾病都是由细菌或病毒引起的。通过化学和生物学手段找到杀死细菌或病毒的药物就能解决问题。

工业革命和科学的发展也改变了人们的思维方式,人们不再推崇传统的医学和健康理念,转而依赖工具和科学来认识人类自身。过去认为人体是各部分有机的整合,人与环境的互相影响,躯体、精神和社会的和谐关系等等宝贵的整体观,在生物医学模式控制传染病后被渐渐的淡忘了。取而代之的是,健康和疾病的过程是一系列精明的机械和化学步骤的总和,生物和理化因素决定健康。此阶段的健康观,以微生物学、生理学和生物化学的实验结果为最佳判断标准;在工业化生产的影响下,对个人而言,健康是工作的前提,是一种身心没有病的状态。

然而,人并不是单纯的生物人,人的社会性决定了人的健康和疾病状态不会仅由生物属性决定,更多的是由其社会属性所左右。19 世纪中叶,西方国家意识到单纯发展医学水平不能完全解决社会整体的健康问题。许多改善健康的社会经济措施开始被实施,包括改善卫生条件、提供饮用水和住所、改善营养状况、解决拥挤、增加教育机会等等,随着社会经济因素对健康的影响日益彰显,公共卫生作为一门独立的学科也开始确立其地位。

公共卫生下的健康更多是针对社会群体而言的,而非某一个体的健康问题,世界卫生组织(World Health Organization,WHO)是全球公共卫生的倡导者。1946 年,世界卫生组织提出了躯体上、心理上和社会上的完满状态,而不仅是没有疾病或虚弱的健康概念。后来在渥太华发布的健康促进宪章把健康描述成一种生活资源,其中包括社会、个人资源和身体的功能,这是一个以维护社会群体健康为目标的定义。《渥太华健康促进宪章》进一步列出了获得和保持健康的一系列前提条件,包括:和平、收入、稳定的生态系统;可持续发展的资源;社会公正和平等;住所、教育以及食物等。WHO 的健康定义也一直饱受争议。有人认为涉及的目标太广,范围应该缩小到医学治疗手段能解决的范畴;也有人认为这种健康无法实现,因为 WHO 把疾病和健康当做两个互不包容的概念来看待;其他医学家同意这样的健康是理想化、不可能实现和进行评估的。这些反驳可能都是因为西方医学对疾病的关注胜于健康,忽略了此定义中包含的某些疾病是由社会引起的内涵。可能对医学家而言,争议最少的就是定义中关于"没有疾病和虚弱"的部分。在 20 世纪 70 年代欧美做过的多次调查中,多数人把没有疾病作为健康的重要指标之一。有意思的是,到了 20 世纪 90 年代后期,在英国的一次调查中,大约有 10% 的人无法描述健康及其特性,更多的人想不出周围的人有哪一个是健康的。身体没有疾病已经渐渐不能全面地代表人们对健康概念的理解和需求。

三、现代全面的健康概念

随着后工业时代的到来,计算机和互联网的问世,标志着信息社会的开始。信息交流变得十分便利,也使得人们对时间与空间的概念发生了变化,在政治经济和医学飞速发展的同时,社会竞争变得越发激烈,人们的生活节奏加快,新的健康问题油然而生。虽然抗生素的使用等医疗手段的发展使人类的死亡率大大降低,但由于现代生活方式的转变,人类的疾病谱在悄然发生着变化。现代人工作时间长、压力大、久坐、缺乏运动、不健康的饮食习惯、抽烟、酗酒、加上日益恶化的环境污染问题,使得非传染性疾病(non communicable disease)发病率急剧增高。常见的包括:高血压、冠心病、糖尿病、肿瘤和肺心病等等。也有很大一部分人在不良的生活习惯下,长期处于"亚健康"和"灰色健康"的状态。至此人们认识到,单纯的医学和生物学的方法和研究远远不能完全控制和诠释我们的健康。始于 20 世纪 40 年代的"健康危险因素"的概念和"多因多病的生物-心理-社会-环境新医学模式"在 20 世纪 70 年代基本成熟。

新医学模式认为,疾病的产生除了有生物学原因之外,人的心理、社会、环境因素也会发挥很大影响。过去被一度忽略的整体观再次被重视。因此,对于大众的健康来说,最重要的不仅仅是医疗,还包括改变自然和社会环境及调动人们维护自身健康的积极性。改变不健康的行为和习惯。人们追求的应该是健康,不应该仅仅是看病。在此理念的指导下,西方民众积极维护自己的健康,抽烟、酗酒、缺少运动、高胆固醇和高血压等健康危险因素已经成为西方家喻户晓的名词。通过预防和控制心血管疾病,从 1972 年到 2004 年,美国心血管病的死亡率下降了 58%。

WHO 的健康概念也随之发生了改变。现代社会的发展落后于科技的发展,一些国家滞后的经济发展导致贫富差距增大,人们物质欲望不断膨胀,使部分人为获取个人利益不择手段,道德失衡成为影响个人发展和社会健康发展的突出问题。WHO 在 1990 年,将道德健康加入到原来的健康概念中,成为"身体健康、心理健康、社会适应良好和道德健康"的四维概念。在 1998 年发表的文件"Health for All in the Twenty-First Century"中,WHO 指出健康的核心内容包括承认达到健康是基本人权、促进健康相关政策的制订、将性别平等的观念融入健康发展战略中等等。现代的健康不仅仅是没有疾病和寿命的延长,人们在追求自身在各领域发展的同时还渴望自我的实现。由于人与人之间的不良影响也影响健康,所以人们还关注他人乃至全社会的健康,以及自然环境、社会环境、政治环境对健康的影响。

要达到现代健康,作业的重要性是不可忽略的。人类几乎所有的发展和进步都得益于参与作业活动,例如每日捕获猎物和寻找住所锻炼了原始人的身体;为发现和获取高处的食物,人学会了直立行走;为了使用工具和照顾幼小,人解放了双手;由于使用工具占用了双手而无法进行手语,人发展出了语言……由此可见,与生存相关的作业活动是促进人类进化的原因之一。随着人类身体和认知功能的发展,作业活动被扩展到了生存以外的领域,人类开始在未知的环境中探寻新的作业活动,并逐渐改变了环境,这也是人类不同于其他动物的地方。随着人类作业活动范围的扩大,分工变细,各种职业慢慢诞生,最终产生了人类特有的社会、文化和经济环境。人的作业活动的熟练程度和科技性的不断的发展,持续改变着社会文化环境;同理,诞生在社会里的人由于受到社会性的约束,必须从事一些社会已经赋予价值的既定的活动(如接受教育,找一份工作等),可见作业不仅影响个体,同时也与社会相互促进、相互影响。很多学者指出,人是作业的生物,参与了作业活动人才有各方面的发展和社会的诞生,调整作业活动必然会对人的健康产生影响。

WHO 最新的健康概念指出,健康还包括承认每一个人的独特性,以及满足个人精神上对生命意义、目的和归属感的需求。而人类要达到自己的目标和实现生命的意义,只有通过作业活动才能实现,因此合理正确的使用作业活动不仅能促进患者的康复,也能帮助个人达到现代全面健康的要求。

第二节　作业治疗的诞生及发展

一、作业治疗雏形的诞生

对作业治疗历史有资深研究的美国作业治疗师 Robert Bing 曾提出:"我们生存在现在,但面向未来。为使现在和未来有意义,我们对过去必须有深入的了解和感受。"为了更清楚地了解目前作业治疗发展的现状和特征,回顾本专业诞生和变革的历史是很必要的。

根据保存下来的古老文献,在东西方社会都有以锻炼、工作、娱乐等作业活动来改善人们身体和精神健康的记录。北宋时期,文学家欧阳修因为遭受政治打击,郁愤难抒,患了臂指麻木的疾病,久治不愈。最后通过学习弹奏古琴,抒发内心的感受,慢慢的竟痊愈了。在公元前 2 世纪,希腊内科医生 Asclepiades 就提倡使用音乐、锻炼和工作来治疗精神疾病患者。古埃及人为朝拜土星,修建了巨大的神庙,并把患忧郁症的患者带到庙内接受治疗,通过修建果园和花园让患者在其间劳作,在尼罗河上乘船旅行,还有其他一些娱乐活动以分散患者的注意力。

随着时间的迁移,虽然医学在一定程度上得到了发展,但对精神疾病的原因的解释和治疗仍然缺乏手段。公元前 4 世纪,希腊内科医生希波克拉底提出精神疾病的发生是因为人体四种体液不平衡而导致,四种体液为黑胆汁、黄胆汁、血液和痰液。治疗的目的是恢复体液平衡,一般根据季节的不同对患者实施特殊饮食、放血、催吐、导泻和暴晒等方法。在中世纪比较流行的观点是,精神疾病患者是恶灵上身、被下了诅咒或是本人犯的罪过导致的,常见的治疗手段就是驱魔或是其他一些迷信的方法。以上的观念一直持续到18 世纪,当时富有的精神疾病患者可请私人医生或住在条件好的私立疯人院,但大多数的患者处境就完全不一样了。很多人被囚禁于监狱或是条件极差的医院里,被用手铐和铁链绑着,没有供暖和照明,有极少的食物和衣服,床上没有铺盖且卫生条件很差。

17 世纪末和 18 世纪初,西方社会对社会结构和文化因素导致的一些巨大的不平等产生不满,社会良知觉醒。一种新的意识形态诞生,即所有的人都有平等的权利享有幸福生活。以此引发了一系列变革,比如大作家狄更斯的小说作品体现的思想,各地福利机构的纷纷建立,以及美国为了黑人平等发动的内战等等。公众对精神病患者的看法也逐渐发生着改变,到1840年欧洲救济院的大量增加和道德运动的开始终于带来了变革。

在19世纪初期两所救济院因对精神疾病患者采取不一样的治疗而为人熟知,一所是在巴黎的Bicetre由Philippe Pinel医生(1745—1826)建立,另一所是位于英国约克的York Retreat由非医护背景的William Tuke(1732—1822)成立。他们对精神疾病患者应用了心理社会治疗方法而非传统的物理疗法,二人也因这种被称为道德疗法(moral treatment)的改革而闻名。Phillippe Pinel是一个法国医生,他提出运用作业活动,如运动、工作、音乐和文学等方法能让患者从障碍情绪中分散出来,并促进其心智的发展。William Tuke是教友派的一名富商,他发现英国的疯人院条件都比较糟糕,于是建立了一个救济院,聘请相信道德疗法胜于药物和禁锢的医生帮助运行。在他们的救济院里,患者们参与各种活动,例如开垦土地种植粮食和蔬菜,在木工房里工作,饲养家禽和宠物,在草地上进行体育运动,到救济院外为病友和员工购买日用品等等。定期的还有歌手和舞者被请到院内为患者表演,进行娱乐互动。Pinel和Tuke的方法在缓解患者情绪、改善症状方面非常有效,他们的成果和工作被文献报道后,美国和欧洲涌现了很多类似的收容所,许多医院也进行了相似的改革。道德运动的促进者和参与者向世人证实了让患者参与简单的工作活动可以改善健康,有组织的活动相比无结构的禁闭更让患者的生活充实和有目的性。道德运动一词在19世纪中叶开始逐渐淡出,但受它影响而产生的新观念一直持续着,对于人性的关怀和对收容患者采取的模拟正常生活的治疗模式,也正慢慢促进着作业治疗的诞生。

到19世纪末20世纪初,人类在科学、科技、医学和工业上取得了巨大的进步,尤其是工具和机器的使用大幅度增加,导致人们对艺术和手工艺品给予了更多的支持,即艺术及手工艺运动(Arts and Crafts Movement)。该运动由两名英国诗人和社会改革者John Ruskin和William Morris领导。他们带领英美两地的艺术及手工艺支持者来反对大规模的机器生产。他们认为大规模机器生产使人们与自然疏远,自我创意流失,用双手制作的东西可以和制作者的心灵相通,因此也更有益于身心健康。随着运动的发展,各地艺术和手工艺团体纷纷建立,那些因受伤或疾病被排除于主流生活之外的人渐渐引起人们的注意,他们面临除了"痊愈"就是被淘汰的两种境地,赋予他们其他的选择很必要的。在救济院和医院里,一种观念渐渐形成,即残障人士仍有生产力,并能参与到力所能及的手工艺品生产过程中去。这种观念和当时的艺术与手工艺运动相结合,对作业治疗的产生具有深远影响。

二、美国作业治疗促进会

作业治疗的正式诞生可追溯到1917年,一群相信作业活动能促进人类健康的专业人士在美国聚集,决定促成这门新学科的诞生。这些专业人士分别来自不同的背景,包括精神科、医学、建筑学、护理学、美术工艺、康复、教育和社会工作,也正因如此丰富的专业背景扩展了作业治疗的深度和广度。这一新兴的治疗方法在开始阶段有着各种各样的名称,如运动疗法、活动疗法、职业疗法、道德疗法和工作教育等等。而"作业治疗"这一名称来自其发起人之一——William Dunton,最后在另一位发起人George Barton的建议下定为"作业治疗"。3月15日,他们在纽约克里夫顿泉(Clifton Springs)召开初步的组建会议,并制作了美国作业治疗促进会的社团证书。参会的人有:乔治巴顿、威廉邓敦、埃莉诺斯莱格尔、苏珊约翰逊、托马斯科特纳和伊丽莎白牛顿(以上作业治疗创始人会在附录中有所介绍)。该促进会是现美国作业治疗协会(American Occupational Therapy Association, AOTA)的原型。当时促进会的章程包括"研究及提升用于伤残者和疗养者的治疗性作业活动;收集作业治疗发展的新知识并用于促进大众健康;鼓励科研;促进作业治疗组织和其他康复组织的合作"。

在1917年9月,26人参加了美国作业治疗促进会的第一次年会,并拟出初步的作业治疗原则,由William Dunton在次年的第二届会年会中发表,其主要内容如下:

1. 任何活动都应该具有治疗目的。
2. 活动应该使人感兴趣。
3. 活动除了引起患者注意和兴趣,还要有实用性。
4. 活动能促进对患者的了解。
5. 活动应该和他人一起进行,如一个小组。
6. 作业治疗师应对患者做详细的评估,尝试通过活动满足更多的需要。
7. 活动应在疲劳出现前停止。
8. 适当时候给予真诚的鼓励。
9. 工作好于懒惰,即使患者最后的工作产物品质不良或毫无用处。

三、发展历史

美国作为作业治疗的起源地,对专业的发展起了重要和深远的意义,以下以美国作业治疗发展为主线介绍整个专业的发展历史。

1. 第一次世界大战期间 道德运动之后,作业治疗被用于各种收容院和庇护所内精神科患者的康复上,其后第一次世界大战的重建过程也对专业发展起了重要作用。1917年美国宣布参战。同时军方也启动了一项重建计划,目的是帮助受伤的士兵重返军事岗位或从事文职工作。该计划由物理治疗师、作业治疗师和职业康复评估员参与。1918年初,该计划在华盛顿特区试运行,由一组非军人的妇女参加,多数为物理治疗师和作业治疗师。物理治疗师利用按摩和运动疗法为骨科患者提供服务;而作业治疗师则利用艺术和手工艺来治疗骨科和精神科的患者,恢复其身体和心智的功能。由于战争需要,军方实施了多次培训计划,有数百名妇女受训成为专业人员,并有一大批治疗师被派往海外服务。在条件恶劣的法国,治疗师们向军方证实了活动对住院士兵康复的效果,对作业治疗的需求也日益增加了。

由于对治疗师的需求增加,很多学校和医院成立了速成班,并因此建立了一批新学校。培训通常包括艺术和手工艺课程、医学课程、实习等内容,很多只有高中学历的妇女都被录取参与培训。在作业治疗界,一部分人认为这是扩大专业的好机会,也有人认为培训班是因战争而仓促成立的,对培养出来的人的专业能力持怀疑态度。1918年底战争结束,很多人离开了原先的岗位,只有少数人成为了真正的作业治疗师。通过战争的重建项目,作业治疗向社会证明了其价值。

2. 第一次世界大战结束到1949年 战争结束后,对于重建和士兵的康复并没有结束。期间美国颁布了两项法案,都是推动士兵职业康复和重返家园的。法案为康复提供了经费,强调为伤残人士提供必需的康复服务,促进其能从事"有收入的职业"。因为在职业训练和职业调整方面的作用,作业治疗越来越引起社会的重视。同时,在结核病的治疗和康复上,作业治疗也起了非常大的作用。当时美国各地的结核病院都雇有作业治疗师。

1921 年,美国作业治疗促进会改名为美国作业治疗协会(AOTA),也是全球第一个正式的作业治疗协会。当时,第一次世界大战时期紧急成立的培训学校还有一部分仍在运行,但不同的课程之间差别很大。为了促进专业的发展,建立统一的人才培养模式,在1923 年 AOTA 编著了第一部《作业治疗最低教育标准》(*Minimum Standards Adopted for Training*),规定了入学条件、修业年限和课程内容,其中修业至少为一年,包括 8 ~ 9 个月的医学和手工艺知识学习,以及 3 ~ 4 个月的临床实习。由于 AOTA 没有权力关闭达不到要求的学校,于是采取对符合要求的学校进行认证的方式予以认可。随后几年,AOTA 对这些标准进行了多次修改,每次都增加更多的教育要求。至 1938 年,共有 5 所学校达到要求被认证。1929 年,AOTA 开始建立一个作业治疗师注册制度,以区分从业人员是否从被认可的学校毕业,该制度于 1931 年开始实施并延续至今。

为提升新兴的作业治疗的影响力和专业性,AOTA 在成立不久便开始出版专业期刊,这是因为当时作业治疗只能在医学刊物发表文章,而医学刊物无法提供足够的篇幅给这个新专业。1921 年,William Dunton 主办了一本名为《作业治疗文刊》的杂志。4 年后更名为《作业治疗与康复》,1947 年这本杂志正式被命名为《美国作业治疗杂志》(*American Journal of Occupational Therapy*),至今在业内都有非常高的影响力。

第二次世界大战再次导致对作业治疗师的需求增加,军方的支持导致联邦政府对于作业治疗教育(OT 教育)的大量财政拨款。起初军方要求治疗师必须是被 AOTA 认证过的学校毕业的,但因为当时最低教育标准规定 18 个月才能完成学业,于是应急课程再次被启动。数据也显示,在此期间 AOTA 的会员数量大幅增加。鉴于此,AOTA 在 1945 年开始规定注册治疗师必须通过考试,以保证注册人员的专业能力。

3. 1950 ~ 1969 年　科学的进一步发展给社会及人类健康带来了重大变革,也直接影响了作业治疗的发展。1950 年,镇静剂和抗精神病药物的出现彻底改变了精神疾病的治疗模式,随着患者异常行为受到化学药物的控制,很多患者得以出院,因此作业治疗在精神科医院的角色被淡化,而社区精神卫生服务得以发展。随着新医疗技术和抗生素的出现,很多人能够带着伤残存活(如小儿麻痹),于是需要更多的设施和康复服务来满足残障人士的需求,美国政府相应地增加了康复设施和专业人员培训的经费,作业治疗师开始更多地介入肢体康复,包括教导患者日常活动自理、设计并使用辅具、训练假肢的使用、运用渐进式阻力运动和肌肉再教育技术恢复运动能力,并评估和训练职业技能。

在此期间,一位奥地利精神分析学家——西格蒙德·弗洛伊德(Sigmund Freud)(1856—1939)的心理学理论得以发展并引发争议。弗洛伊德认为人格主要分成三个基本部分,即本我(id)、自我(ego)和超我(superego)。他把人的动机归纳为饿、渴、睡、性等,其中性欲占主导地位(本我)。但本我往往受到道德、社会法规等现实条件的制约(超我),最终由自我来达到两者的调节和平衡。弗洛伊德相信,如果曾经的一些创伤性的事件引起心理问题,只要其能够知觉地将那事重演一次,并将本我、自我和超我平衡的处理,那么问题就会解决。弗洛伊德的理论至今备受争议,但一部分支持他的治疗师沿用或修改了该理论,发展出诸如心理动力学(psychodynamic)的治疗模式,对精神科的作业治疗产生了较大的影响。同时期还有很多理论和工作对作业治疗产生了深远影响。盖尔·费德勒(Gail Fidler)是一名美国作业治疗师,她的专长是精神科患者的治疗,是第一个使用弗洛伊德理论产生的心理动力学治疗模式的人,也是在精神科开展任务型小组活动和活动分析的创始人。她强调在作业治疗过程中非人类环境因素和肢体语言的重要性。同时作为一名教育家,她积极地推动了美国作业治疗师硕士准入级(即执业的最低学历为硕士)的进程。珍·埃尔斯(Jean Ayres)是感觉统合理论(sensory integration theory)的创始人,其理论基本框架是儿童的正常发育有赖于感觉系统(主要是平衡觉、触觉和本体觉)对外界刺激的输入、处理和输出,多数有发育问题的患儿都由以上感觉功能障碍引起,给予相应的感觉刺激能促进儿童的康复。埃尔斯还出版了一系列与此理论配套的评估工具和治疗手册,大大推进了作业治疗在儿科领域的应用。

同时,西方一些康复治疗人员在当时神经发育学、神经生理学的研究成果上开展了对脑损伤后运动控制障碍治疗技术及方法的临床研究,先后推出了不少治疗脑损伤运动障碍的技术与方法,并逐渐形成了一个治疗技术体系——神经发育促进技术(neuro-developmental treatment),其典型代表为Bobath技术、Brunnstrom技术、Rood技术和PNF技术等。该系列技术以中枢神经系统作为治疗的重点对象,按照个体发育的正常顺序,通过对外周(躯干和肢体)的良性控制,抑制异常的病理反射和病理运动模式,引出并促进正常的反射和建立正常的运动模式。强调多种感觉刺激(躯体的、语言的、视觉的等)对运动反应的重要性。并认为重复(强化)训练对动作的掌握、运动的控制及协调,都具有十分重要的作用。该系列技术主张把治疗与功能活动特别是日常生活活动(activities of daily life,ADL)结合起来,在治疗环境中学习动作,在实际环境中使用已经掌握的动作并进一步发展技巧性新动作。由英国物理治疗师Berta Bobath和她的丈夫Karel Bobath经过多年的康复治疗实践提出的Bobath技术被认为是20世纪治疗中枢神经系统损伤引起的运动障碍最有效的方法之一。在Bobath疗法中,主张利用反射抑制性运动模式,抑制异常的姿势和运动;然后通过头、肩胛、骨盆等所谓的关键点,引出平衡、翻正、防护等反应,引起运动和巩固抑制异常运动的疗效;在痉挛等高肌张力状态消失之后,采用触觉和本体感刺激,以进一步促进运动功能恢复。作业治疗师在神经系统疾病,尤其是评定和治疗小儿脑瘫以及成人偏瘫中广泛应用这一技术。各项新理论和技术为作业治疗的发展提供了新的理论和技术基础,也使作业治疗越来越趋近科学化和医学化。

随着AOTA的不断壮大,其管理结构也发生多次改变,以满足组织和会员的需求,1965年美国作业治疗基金会正式成立,主要作用是通过经费支持来发展作业治疗科研项目。但随着工作重心向肢体康复和重度残疾者转移,作业治疗师的技术和知识也发生改变,过去以职业康复和手工艺为主的服务,变成以肢体康复为主的技术服务。学校的课程也相应地减少了艺术和手工艺内容,增加了人体结构和肢体康复的教学。当时,一些人开始呼吁回归作业治疗的根源(back to the occupation),反对医学的还原式治疗理论和专科化进程,但影响甚小。随着其他康复机构对作业治疗师的需求增加,精神科作业治疗师开始出现短缺,而在治疗师监督下的助手和技术人员的专业知识也越来越丰富,引发了一个新的从业队伍的诞生:作业治疗师助理。这对专业内从业人员的级别划分具有重大意义。

4. 1970~1990年 这段时期内美国再次颁布多项法规,如规定残障人士在接受康复服务时享有优先权;康复治疗计划需涵盖身体康复、教育准备、工作调整和职业训练等内容;提供给残障者的服务应该包括辅助器具;无论是何种程度残障的儿童都有接受正规教育的权利。这些立法刺激了作业治疗服务的需求,也加速了一些专业化领域的出现,如专门制作辅具的治疗师和儿科治疗师。在此期间,AOTA迁进了自己的大楼,出版物也越加的丰富,包括一本新的科研期刊《作业治疗研究期刊》,越来越多的院校也开始提供研究型的学位。

从20世纪70年代起,出现了很多作业治疗师的代表人物,如Mary Reilly,Phil Shannon和Gail Fidler等。当时的作业治疗界弥漫着一种状况:原来专业基于道德治疗的哲学,即人的整体观和人本主义观念,已经开始被现代医学还原主义逐渐取代,人体被看做是用科学技术可以操控和被操控的机械生物。这些优秀作业治疗师认为作业治疗已经"出轨",如果继续这样发展,作业治疗独特而伟大的思想将被医学的技术哲学一扫而空。他们呼吁治疗师拒绝还原主义并回归道德治疗和作业康复的原则。他们认为如果缺乏以自身独特专业理念为基础的科学、实践理论和科研,作业治疗专业很难在医疗卫生界有立足之地。这些呼吁使得作业治疗界意识到必须要有改变,回归本源的运动开始兴起,各种作业治疗的理论和模式纷纷应运而生。

作业科学(occupation science)———一门支持作业治疗实践的基础科学也在这一时期开始萌生,并于1989年由美国南加州大学的Elizabeth Yerxa教授正式提出,并成为了大学专业课程。作业科学强调日常作业活动的参与是健康生活的基本元素之一,并系统地分析了日常作业与健康和安适生活之间的关系,逐渐成为现代作业治疗的哲学基础之一。加拿大作业治疗师联盟和马克马斯特大学(McMaster University)的学者推出了"以客户为中心"(client-centered approach)的治疗理念,指出治疗过程中治疗师和患者是平等的关系,整个治疗过程从评估、治疗到出院都应该有患者参与,以患者的治疗目标为主,双方共同协商达到一致。这种理念改变了以往医务人员是专家,患者是被动接受者的医患关系,大大改善了患者对治疗的依从性和效果。其他,如Kielbhofner等发展出来的人类作业模式(model of human occupation,MOHO),将人类作业过程系统地分成人的动机、习惯、作业能力和环境等子系统,通过分析子系统以确定治疗方向和目标。在纷纷涌现的新理论的支持下,作业治疗作为一门独立学科的基础得以巩固。

5. 1990年至今 西方社会从工业时代开始进入信息时代,其特点是信息科技,包括移动电话、电脑和网络的大规模应用。在作业治疗领域,治疗师可以通过网络方便快捷地获得各种信息,电脑技术也被运用于很多治疗当中(比如认知康复的软件),就连病历也可在电脑上输入。但随之而来的是因生活习惯改变而患上非传染疾病人数的增加,如高血压、糖尿病、肥胖等,精神障碍的发病率也逐年增多,人口老龄化的问题也越来越明显。对作业治疗的服务要求也有了变化,比如对精神科和老年科治疗师的需求开始增加,治疗师在对人们生活方式的教育和改进方面的作用也越发重要,因各种残障人口数量的增加,社区将是另外一个发展的重点。

20世纪90年代以后,作业治疗相关理论也继续得到发展和完善。马克马斯特大学的Mary Law教授等开发了人-环境-作业模式(person-environment-occupation model,

PEO),并由 Christiansen 在 1997 年进行了修改。该模式强调了人、环境和作业之间的关系,个人的作业表现是由三者共同作用之后产生的。PEO 模式将复杂的作业活动关系用简单明了的方式进行了阐述,适用于不同个人和团体客户,并秉承了以客户为治疗中心的理念,模式在使用过程中由患者指出自理、工作和娱乐等方面需要改进的地方。Mary Law 在同一时期也推出了作业表现过程模式(occupational performance process model),将治疗过程归纳为一系列清楚的阶段,为治疗师制订、选择治疗方案提供了有效的依据。

由于服务领域和需求量的增加,作业治疗也面临着一系列自身的问题:没有足够的临床和学术人员开展科研;收集和传播现有科研成果的能力有限;提升从业人员的循证执业能力等等。美国在 1999 年通过一项决议,正式要求将作业治疗师的入门级学历提升到硕士级,也就意味着要考试成为注册治疗师,学士学历是不够的,必须要达到硕士学历水平。到 2007 年,大多数的学士课程已经被淘汰,而且现在已经有以博士作为入门级学历的趋势。但是,同时也应注意到:在提升从业人员的学历和能力的同时,大量高学历治疗师也导致医疗成本增加,给政府和个人带来了额外的负担。

随着专业的科研和临床技能发展,作业的丰富性和复杂性以及其对健康的影响已经得到证实。学者们也一直致力于发展并完善作业科学,用理论来指导实践,大力推广循证医学来确定最佳的治疗,并不断进行科研来证明服务的效果。在医疗健康领域,作业治疗一直在寻求自己与其他专业不同的独立身份。其实从作业治疗诞生发展至今,就是基于整体功能的观点,强调作业是健康的需要,有目的的活动能够促进健康和个体的发展,这也是对 20 世纪 70 年代回归专业本源呼声的回应。正如其发展过程所示,作业治疗是一个动态的不断演变的专业,治疗方法和服务领域会持续对社会、文化及政治的需求做出反应。在《美国作业治疗杂志》50 周年的特刊中,著名治疗师 Margaret Rerek 指出,"在作业治疗发展的历史过程中,最引人注目的就是通过工作和休闲能达到一个人的自我实现,这一基本假设在各个社会当中都有戏剧性的一致性。当科技多年来有了大幅度的进步,而以纠正和改善妨碍自我实现的因素为目标的理念却始终如一⋯⋯作业治疗从诞生以来一直以此为目的:关注健康与功能"。

第三节 全球作业治疗组织简介

一、世界作业治疗师联盟

世界作业治疗师联盟(World Federation of Occupational Therapists,WFOT)是唯一权威的作业治疗师全球性机构,其目的和任务是在全球范围内推广作业治疗,支持作业治疗作为一门艺术和科学在各国发展和应用,向大众证明其对社会的贡献。为促进作业治疗的全球化,WFOT 在治疗师的教育、执业能力和道德规范等方面发表了一系列相关文件,例如学历要得到 WFOT 的认可,任何国家的作业治疗教育课程都要达到其颁布的《作业治疗师最低教育标准》。个人和国家级的作业治疗协会都可以成为 WFOT 的会员(需付年费),但作为国家级协会要加入的必备条件之一,就是该国至少有一个通过最低教育标准的作业治疗师教育课程。

最早关于 WFOT 成立的讨论始于 1951 年的英格兰,当时有来自不同国家的 28 个代表参加,同年在瑞典的斯德哥尔摩的世界康复大会上进行了更深入的探讨。1952 年,在英国利物浦的成立大会上,共有来自 10 个国家的作业治疗协会参与。同时,WFOT 第一部章程也编写完成,包括以下工作目标:

1. 作为正式的国际组织促进作业治疗的全球性发展。
2. 促进作业治疗师协会、作业治疗师和其他辅助医疗专业团体之间的国际合作。
3. 推进作业治疗执业的国际化标准。
4. 保持服务的职业态度,保障作业治疗专业的权益。
5. 促进作业治疗师和学生的国际化交流。
6. 促进信息的交换。
7. 加强治疗师的培训和教育。
8. 举办国际会议。

到 1959 年,世界卫生组织正式与 WFOT 形成官方合作关系,1963 年 WFOT 成为联合国认可的非政府组织机构。1960 年 WFOT 向各会员国征集会标,最终由专业设计师将两个会标合并成为现在山峰状的标志,并于 1962 年正式启用。

目前,WFOT 下设五个项目组,相互分工合作完成整个机构的任务和目标,分别是:促进与发展项目组、管理项目组、国际合作项目组、教育与科研项目组和执业质量与标准项目组。每年的 10 月 27 日被 WFOT 设定为"世界作业治疗日",当天将在全球范围内组织各种与作业治疗相关的活动,鼓励各地学生作为组织者和参与者开展活动,并且通过这些活动筹集基金,用于作业治疗发展的公益活动、教育或是科研项目。

在 WFOT 的官方网站(www.wfot.org)上可以查阅相关各种与教育和执业相关的信息,例如全球通过 WFOT 教育认证的所有学校名单(到 2011 年我国有两所学校获得该认证);及全球范围内与作业治疗相关的重大事件和新闻;WFOT 历年来发布的各种文件和书籍,其中很多实用的资源都是免费阅读的。

二、美国作业治疗协会

美国作业治疗协会(AOTA)成立于 1917 年,是全球最早成立的作业治疗专业协会,代表着美国作业治疗师和作业治疗学生的利益,并改善作业治疗服务的质量。目前 AOTA 的会员有近 42 000 名,包括作业治疗师、作业治疗师助理和作业治疗学生,主要来自美国 50 个州(以及哥伦比亚特区和波多黎各)和少部分国际会员。AOTA 的核心项目和活动是保障作业治疗服务质量,促进公众平等获得健康服务资源,以及不断提升成员的专业能力。AOTA 通过提供各种资源、设立执业和教育标准来教育大众,扩大作业治疗对公众的影响,也提升了公众对作业治疗的认可程度。

美国作业治疗协会的宣言:促进作业治疗服务质量、保证公众享有服务的平等权利;通过设立各项标准、担任专业代言人、领导教育和科研的开展等措施促进专业的不断发展。积极推广作业治疗对公众的影响力,因其作为先进的卫生服务专业,通过治疗性的使用作业活动,能有效提高个人和社会的健康状态、生产力和生活质量。未来的作业治疗必将成为强有力的、被广泛认可的、以科学为本的、循证的医疗卫生专业;

在全球范围内有广泛业务和学术联系的网络,并能在多样化的执业环境中满足社会的作业需求。

加入 AOTA 成为其会员每年需缴纳会费,学生会员有一定优惠,成为会员将获得:

1. 执业、教育和科研相关的免费资源和工作。

2. 免费阅读 AOTA 出版的杂志。

3. 协会提供给会员的法律支持。

4. 继续教育机会和治疗师执照更新。

5. 专业证书。

6. 各种 OT 论坛和治疗师小组网络。

7. 大量求职和招聘信息。

AOTA 旗下有多本出版物,包括纸质、电子版的刊物以及书籍著作。《美国作业治疗杂志》(*American Journal of Occupational Therapy*)是正式的付费专业刊物,每 2 个月出版 1 本,1 年还有 1 本在线增刊。该杂志主要关注作业治疗领域中的教育、科研、执业过程中的各种现象和问题,以及新兴治疗方法和专业发展趋势的讨论。SIS 季刊(*Special Interest Section Quarterly Newsletters*)是关注作业治疗 11 个不同领域的付费刊物,每年出版 4 次。它为对某个领域有专长或是特殊兴趣的作业治疗工作者提供丰富的资源,例如感觉统合季刊、工伤康复季刊和精神康复季刊等等。《作业治疗实践杂志》(*OT Practice Magazine*)是一本免费的在线杂志,每月两期,内容学术性相对较低,但包括大量实用技术、继续教育、最新专业新闻和招聘信息。

在其网站(www. aota. org)上还专门针对治疗师、教育科研工作者和学生开设了专区。治疗师专区包含了各执业领域、法律法规、专业发展等方面的内容;教育科研专区有教学资源、循证医学和科研合作等信息;学生专区则有学校介绍、学生代表和奖学金等内容。此外,网站还有大量关于各种会议、活动、新闻和论坛的内容和链接。

三、澳大利亚作业治疗协会

澳大利亚作业治疗协会(Occupational Therapy Australia Limited)是本地作业治疗师的专业协会,服务于公立或私立健康机构的注册作业治疗师,主要提供专业支持和各种相关资源以促进专业水平的进一步卓越化,根据会员需要提供高质量、目的性强和公平的服务。为保证作业治疗各个领域的专业服务质量,协会每年都举办各种学习班、工作坊和讲座,以不断提高治疗师的专业能力。协会根据作业治疗师的专长,成立了针对各种病种、服务环境和技术的兴趣小组,这些小组可以通过各自的论坛讨论和分享经验,并促进循证医学的应用。同时,该协会还积极和各战略伙伴和利益相关者建立联系,以提升作业治疗的公众认可程度和影响力。其官方网站:www. otaus. com. au。

作为一个自我管理的专业协会,所有会员都自愿遵守协会制定的各种专业、技术和职业道德准则,以确保治疗师能保持高专业水准并赢得公众的信任。对此,该组织专门设立了一个向大众开放的投诉平台,针对投诉进行调查并采取严肃的管理措施(最高可吊销治疗师执照),以达到对治疗师的监管作用。

澳大利亚作业治疗协会还提出以下价值标准:

1. 员工和会员是协会最重要的资源。
2. 协会是会员专业需要和愿望的代言人。
3. 作业治疗对澳大利亚公民的健康有巨大的贡献。
4. 本专业的成功取决于强有力的全国性领导团队,和会员间的相互信任与合作。
5. 协会具有社会责任,有积极参与解决人权和环境问题的义务。
6. 协会致力于对消费者、社会变迁和社区发展做出相关反应。
7. 协会有义务促进作业治疗的国际化发展。

具备世界作业治疗师联盟认可的学历者都可以注册成为会员,如果是非澳大利亚学校毕业的学生则还需提供自己能达到当地执业要求的各种证明,方可成为会员。注册时根据自己所在的地理位置加入协会的各个分会(如昆士兰地区分会和维多利亚地区分会),一旦成为会员就表示愿意遵守各种专业和职业道德标准,会员需每年缴纳会费。

《澳大利亚作业治疗杂志》(*Australian Occupational Therapy Journal*)是该协会的正式出版期刊,每 2 个月出版 1 期,主要关注与作业治疗相关的理论、执业、科研和教育相关的内容。会员有免费阅读所有文章全文的权限。在澳大利亚作业治疗协会的官方网站上,还有澳大利亚各作业治疗教育课程的信息、全国范围内的招聘信息、兴趣小组论坛、培训资源、各项技术和科研的相关资源等信息。

四、英国作业治疗师协会与作业治疗师学院

英国作业治疗师协会与作业治疗师学院(British Association of Occupational Therapy,BAOT)是英国所有作业治疗工作人员的专业组织,成立于 1936 年,其官方网站是www. baot. com. uk。英国作业治疗师学院(College of Occupational Therapists,COT)是BAOT 下属的一个慈善机构。

BAOT 包含四个不同管理和顾问功能的委员会,其成员来自 BAOT 和 COT 会员,分别指导协会不同领域的工作。教育与发展委员会负责所有会员的个人发展和专业教育,主要包括:对新出台的影响教育的政府政策的解读;针对政府政策与 COT 官员共同制定行动计划;监督计划的执行。会员与外部事物委员会负责会员相关政策及服务、出版物、对外联系、市场营销和国际事务,研究制定各种运营计划以满足会员个人需求和协会的市场运作需求。专业化执业委员会负责解读英国政府健康政策的改变和执业过程中出现的新问题,为保障作业治疗服务的治疗和专业性,其成员来自作业治疗服务的各个领域。科研发展委员会负责指导与科研相关的管理和发展工作,并提供图书和信息服务。

COT 作为 BAOT 的下属单位,目的是促进专业的影响力和满足英国作业治疗工作人员的发展需要。其主要职能包括:
1. 认证入门级作业治疗教育课程。
2. 提供培训机会。
3. 支持有利于专业发展的科研。
4. 与英国政府机构协商专业事宜。
5. 为 BAOT 会员提供继续教育机会。
6. 支持成员在各地区进行专业活动。
7. 负责出版发行专业刊物,如《英国作业治疗杂志》和《作业治疗新闻》。

　　BAOT 和 COT 明确指出,近年来需要建立并巩固合作关系的战略目标,包括国家各部委和国会成员、卫生部、辅助医疗专业联盟和志愿者组织等,并强调在精神健康、职业康复和学习障碍等方向加强工作力度。

　　作为其主要职能之一,COT 每年出版大量关于作业治疗和其他医疗卫生专业相关书籍和杂志,内容涵盖执业标准、道德规范、科研管理和教育发展等领域。《英国作业治疗杂志》(*British Journal of Occupational Therapy*, BJOT) 是 COT 正式出版物之一,在国际范围内发表与作业治疗相关的理论、执业、科研、教育和管理的文章,每月出版一期。

　　同大多数其他专业协会一样,要成为英国作业治疗师协会会员同样需要付费。一旦注册就能免费获取其主页上的很多资源,包括《英国作业治疗杂志》及其他刊物的阅读权限,并可成为各种兴趣小组的成员。除此之外,在其主页还有招聘信息、继续教育课程、科研合作项目和在线图书馆等内容。

五、中国作业治疗康复组织

　　随着我国大陆康复事业的发展,作业治疗的地位也越发重要,由于我国大陆作业治疗起步较晚,国内一直没有国家学会级的作业治疗行业组织。2011 年 10 月底,在中国康复医学会的牵头下,在广州成立了康复治疗专业委员会作业治疗学组,学组委员共 53 名,其中治疗师和作业治疗教师 43 名,分别来自 24 个省市自治区。作为我国作业治疗第一个行业组织,康复治疗专业委员会作业治疗学组的目标是促进作业治疗在国内的教育和执业的发展,并为未来成立中国作业治疗协会作准备。

　　其短期目标是在国内倡导作业治疗的发展,包括各种组织从业人员、教学师资的培训,举办全国各类作业治疗专业会议和讲座等等。未来将发展出属于国内的会员制、专业刊物、并以独立的机构形式管理全国作业治疗教育和从业事务。但目前作业治疗在国内大部分地区的发展还属于早期阶段,面临从业人员资质良莠不齐、毕业生学历不统一、临床服务领域相对局限等等困难,作业治疗学组面临的任务任重而道远。

　　作业治疗在中国香港被称为职业治疗。1949 年,一名住院的精神科患者成为第一个被雇佣的手工艺工作者,揭开了香港作业治疗的发展史。次年,由物理治疗师 Wallace Turner 建立了一个职业治疗委员会,旨在帮助手工艺患者的工作和促进作业治疗在香港的发展。到 1953 年,香港政府正式批准在医疗部门设立职业治疗师的职位,由政府拨款发放工资,随着作业治疗被公众的认可,患者数量也越来越多。1956 年第一个作业治疗部门在香港成立,随后的几年中由于殖民地的特性,一批英国作业治疗师进入香港确保了专业的健康发展。至 20 世纪 70 年代中期,已经发展出 24 名作业治疗师,到 1978 年香港职业治疗协会成立时,有 40 名成员。同年,香港理工大学的作业治疗课程被世界作业治疗师联盟认证,本地机构自此可以聘用拥有国际认证学历的本地学生,进一步刺激了专业的发展。发展至今,香港已有 1400 多名注册治疗师,分别在近 100 家机构中工作。

　　香港职业治疗协会(官网:www. hkota. org. hk)已发展成比较完善的专业协会机构,本着为促进香港市民健康、生产力和生活质量的目的,保障会员专业能力的提升和相应的专业权力。在其网站主页上可以找到中英文的学会、专科、学生等方面的信息,并定期出版一本《香港职业治疗期刊》。

　　中国台湾的作业治疗始于 1945 年左右,当时几所历史比较久的精神科医院已经有以手工艺活动为主的作业治疗雏形,比如锡口医院和仁济医院。至 1956 年,在国际妇女会的帮助下,台湾大学精神科首先成立了第一个作业治疗部门。1967 年,第一个名为振兴的专门康复中心成立,作业治疗开始应用于精神科之外的小儿麻痹、脑卒中和脊髓损伤等领域。台湾大学医学院康复医学系于 1970 年成立,并分别建立了物理治疗和作业治疗专业,并正式在台湾地区把作业治疗更名为职能治疗。20 世纪 80 年代其他台湾院校也纷纷开始设立作业治疗课程,1982 年台湾职能治疗学会成立(官网:www. ot- roc. org. tw),并于 1986 年正式加入 WFOT。台湾大学康复医学系于 2002 年开始作业治疗硕士课程教育,目前台湾大学和成功大学已经开办博士学位课程教育,执业职能治疗师达 2000 人左右。和其他国家的专业组织类似,台湾职能治疗学会为会员提供专业资质认证、专业培训、在职人员继续教育和专业期刊的出版等服务。

学习小结

1. 学习内容

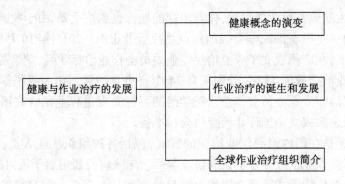

2. 学习方法

本章着重理解健康概念演变的过程以及对作业治疗诞生和发展的影响。通过了解西方作业治疗的发展过程以及其行业机构的功能,对我国作业治疗未来的发展有所启发和展望。

(胡 岱)

复习思考题

1. 对你个人而言,什么才是满意的健康状态?

2. 结合第一章和上一个问题,哪些作业活动能促进你的个人健康?

3. 参考美国作业治疗发展的历史,请指出我国正处于初级阶段的作业治疗发展面对的挑战和有利条件是什么?

4. 如果中国作业治疗协会成立,作为会员,你想得到什么样的服务?

第三章 作业治疗的常用模式

 学习目的

　　通过学习模式的概念、不同常用模式的理念及对人类作业活动的不同认识,为本教材后续作业治疗的评定、临床推理、治疗干预等章的学习奠定理论基础。

学习要点

　　对 PEO 模式中人、环境、作业活动三因素的认识;PEOP 模式中对作业表现因素的认识;MOHO 模式中对人类、环境、作业活动三系统的认识;CMOP 模式中以客户为中心的理念及其实践运用;KAWA 模式中基于东方文化对生命和人类作业活动的认识;运动控制模式中对人类运动及作业活动的认识;感觉统合模式中对儿童成长发育的认识。

　　作业治疗实践工作需要大量而特定的专业知识,许多由患者处反映而来的问题要求作业治疗师在理论知识的指引下进行分析解决,因此大量解决实践中问题的理念被提炼和创造,这便形成了各种不同的作业模式。

　　每个作业模式都有其独特的发展历程,一般都始于实践中技能和想法的提炼——对实践行为的观察并剔除错误实践经历——最终形成理论。它包含了一系列知识发展的动态过程。作业模式是一种反复认定、不断修改思考及实践的方式,提供在治疗过程中所涉及现象的解释和合理的治疗方法。模式必须是可实践的,包含足够受群众所期望的、能提供实践及高效服务的观念及工具。理论性及实践性阐述并存形成了作业模式独特的组织形式。不同的模式都对不同的现象做各种解释,比如运动控制过程、感觉统合过程、作业活动表现的动态变化等等。本章围绕各种常见作业模式的不同理论架构展开,旨在阐明常见作业模式对人类作业活动中各种现象的解释。

　　作业模式是作业治疗学中极其重要的理论基础。对作业模式的理解在很大程度上决定了作业治疗师的专业水平,而学会灵活使用并将不同的作业模式用于治疗干预中体现了作业治疗师的专业技能。

第一节　人-环境-作业模式

一、概　　述

　　人-环境-作业模式(person-environment-occupation model,PEO)首见于 1996 年 Mary Law 在加拿大作业治疗杂志(*Canadian Journal of Occupational Therapy*)上发表的文章——《人-环境-作业模式:一种作业表现的交互性方式》(*The Person-Environment-Occupation Model:A trans-active approach to occupational performance*)。在此模式中,作业表现被认为是人、环境及作业活动动态而不间断的相互联系的产物。无法被分割的时间因素、物理环

31

境及心理特征影响了个体行为。个体有一种探索、控制、改变自己及环境的天性，在日常生活中的活动被视为是人与环境的互动，这个互动过程是通过作业活动而进行的。这个过程是动态的，不断根据现实情况而改变，而三者互相影响（图3-1）。

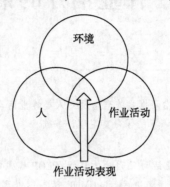

图3-1　作业活动表现的过程

二、人-环境-作业模式的因素

（一）人的因素

　　此处的人被认为是个体，甚至包括某些团体。每个个体都拥有身体、情感、精神等方面独特的属性。每个个体可以被假设同时承担各种角色，比如：父母、工作者及朋友。角色随时间的长短、内容的重要程度而变化。

　　人的属性包括自我定义、人性、文化背景及技能。个人因素、蕴含个人参与的作业活动及环境因素共同影响了如何在任何时间内表现出这些属性。个人因素包括一般健康状况、应激敏感程度、技巧能力和过往的经历。比如，一个人在大庭广众下演奏钢琴可能会感到不舒服并容易出错，但在家里为家人演奏同样的章节便容易许多。一个人可能在某种场合缺乏自信和参与作业活动的技能，但在另一个场合下表现良好。因此，影响人-环境-作业活动的较为重要的部分是个人及他们的行为。

　　价值及信念形成了个体怎样看待自身与作业活动及外界环境的关系，影响到个体如何看待及探求世界的方式。同时，这些内在的心理活动也影响到了个体与团体及团体其他成员的关系。在团体中，个体成员的个人特征得以体现。反之，团体中的相互关系也左右了个体的行为。正式或者非正式的团体基于一些共同的兴趣（比如摄影）、共同的背景（比如宗教）、共同的经历（比如一起吃饭）、共同的观点（比如妇女维权）而形成。在相关的团体中，认同及自省的过程可以使个人学习到许多关于个人因素的内容，可将其视为个体认识自我的极佳途径。

(二) 环境的因素

环境被定义为在个体外界发生情况时,这一部分能够引出个体对其的反馈。环境常被狭义的认定为物理性特征,比如房屋楼宇、自然风景和污染的外界。然而,作业治疗师对环境的认识中将包括社会的、政策的、经济的、机构的、文化的内涵等更多内容。

在过去的作业治疗领域中,体现个人及环境关系的归类模型将环境认定为环境性因素(文化、经济、结构、物理及社会因素)和个人性因素(个体、家庭、邻里、社区、州县及国家)。这个模式使作业治疗师在思考患者的日常活动经历时,不仅仅关注于他们即时所处的环境,还关注于所谓更大的环境影响的集合。环境提供了个人参与作业活动的背景,引导个人选择某一确定的方式体现出自己的行为。

(三) 作业活动因素

简而言之,作业活动就是人们所做的事。作业治疗师认为这些做事情的经历对个体的健康及社会的影响是十分重要的。人们基于个人的目的参与作业活动,同时也迎合了社会的要求和期待。作业治疗实践对于作业活动中的特定知识和技能的研究是独特的。

作业活动被描述为一组有功能性的任务及角色扮演。个体在一生中可以有极多有目的的任务,比如保持自身的基本生理需求、满足个人对自我的期待等。这些任务承载了许多的环境因素来满足个人的角色需求。作业活动的基本组成是行动。个体参与的某个特定意义的活动便是行动,比如切菜,切菜是为了完成一个砂锅料理做准备。任务是一系列包含有其特定含义的行动的组合,各种任务组合填充进入拥有许多角色的每个个人的作业活动中,比如,准备午餐这一作业活动由一系列的任务组成,包括准备砂锅、准备主菜及辅食、准备饮料及酒水等等。

作业活动是多元化而复杂的,也是生活的基本功能。参与有意义的作业活动形成了个人对自身的定位及认同感。同时,人们也明晰了自身能力,测试了自己的技能。作业治疗师通过规范个体的活动及任务来帮助服务对象在目前的损伤水平及现有条件下获得成功。成功的经历将帮助个体获得动力继续投身到作业活动中去。任何个体的生活质量都是受其所处环境下所体现出的作业活动表现影响的。作业治疗便是遵循了这样的信念。

三、人-环境-作业模式的动态变化

作业表现随着人生的不同阶段而改变,而这种改变是人、环境与作业活动相互影响的互动结果,这三者关系密切。PEO模式对分析环境障碍及改造,分析文化对人的影响,分析社会环境对人的支持及残疾人士的参与有很大的指导作用。比如儿童自幼从游戏中学习,游戏便是一种作业活动。通过游戏,促进儿童身心和性格的发展,通过与环境的互动了解自己的能力及兴趣,培养各种信念及价值观,逐渐形成个体的成长目标。如果把儿童放在一个容易且简单的环境中,会导致其失去学习兴趣,不利于成长。但一个太困难及复杂的环境会带来太多失败,形成逃避心理,打击儿童自信心的建立,亦不利于有效的学习。比如脑卒中患者,可通过参与作业活动,即参与一个重新学习的过程,帮助其恢复肢体活动能力,重新掌握自理方法,尝试新的工作及休闲活动,建立新的生活方式。然而,这个过程不是自然发生的。很多脑卒中患者并没有重新建立新的生活方式,原因是没有适合的作业环境可以使其有效地重新学习。他们需要一套按照康复过程每一阶段的需要而安排的作业活动,配合精神、情感、身体结构及认知能力等方面的需求。最重要的是需要一个适合的环境对其进行辅助及改造,使其循序渐进地建立新的生活。

对于新生婴儿、孩童及学生,环境因素在 PEO 模式内占有最大的空间。他们处于学习及求学阶段,需要重塑新的环境及自己身处的空间,从而找到自己在这个环境下的作业模式。与之不同的是,环境因素对成人的影响较小,但人的因素(包括精神、情感、身体及认知)却渐渐扩大,作业能力因个人能力增加而增强。个体找寻自身事业、工作、兴趣、娱乐、伴侣、朋友及心灵的需要,从而进一步肯定自我在家庭及社会上的角色,或更认识及了解自身需求。而对于老年人而言,随着年龄日增,个人能力下降、作业活动角色减轻、重要性下降,个人因素将逐渐占有较小作用地位,环境再次成为主导作业活动水平的因素。退休、远离工作及经济收入减少使老年人需要亲属及照顾者的照看。在文化环境下寻找自我的根,回忆往事及达到社会认同感是这一年龄段作业活动的特点。

第二节　人-环境-作业与表现模式

一、概　述

人-环境-作业与表现模式(the person environment occupation performance model, PEOP)发展于 1985 年,并由 Charles Christiansen 和 Carolyn Baum 于 1991 年的书籍《作业治疗:克服人类表现的缺失》(*Occupational Therapy: Overcoming human performance deficits*)中首次提出。其后经过不断改进完善,在他们 2005 年出版的著作《作业治疗:表现,参与及良好状态》(*Occupational Therapy: Performance, participation, and well-being*)中有了系统性的描述。PEOP 是一个以客户为中心的模式,它提出改善个人、团体及机构的那些可行而又有价值的作业活动表现,并且促进个人、团体和机构参与到他们周围的世界中去。

正如其名称所示,PEOP 模式的主要内容包括个人因素、环境因素、以及作业活动的特征,包括作业活动和作业活动表现。

PEOP 模式描述人们想要什么或者需要在日常生活中做的(作业活动);在作业活动方面的实际行动(表现);如何将心理、生理、神经行为、认知和精神因素(人)等与进行工作的地方(环境)结合,从而发挥作用。交互能力、环境和选择的活动将直接影响作业活动的表现和参与(图 3-2)。

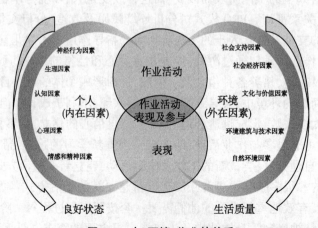

图 3-2　人-环境-作业的关系

PEOP 模式的一个基本信念是,人自然的动机是探索他们的世界,并证明它在自己的掌握中。为了满足自我需求而必须去做的事反映出一个人的能力和技巧,这是对个人能力的一种衡量。要做到这一点,一个人必须有效地利用居住环境内(个人、社会和物质)的资源。如果一个人拥有必要的情绪控制和解决问题的能力,他或她将有能力去学习、确定和实现目标,以助于实现生活满意度的提升。

PEOP 模式的第二个重要的信念是,人们的成功经验帮助他们提高自我感觉,这促使他们以更大的信心面对新的挑战。PEOP 模式认为,通过日常作业,人们形成自我认同,并从中获得满足感。情绪上的完整以及目标的实现体现出的满足感有个人的意义。随着时间的推移,这些有意义的经验帮助人们了解他们是谁,以及他们在这个世界上的定位。

知识链接 ↘

Charles Christiansen 博士及 Carolyn Baum 博士

Charles Christiansen 博士是 Minnesota 大学健康科学和专职医疗中心的创始主任,副教务长,并在 Twin Cities 和 Rochester 学院中担任职务。从 1993 年至 2006 年,Christiansen 博士在 Texas 医科大学担任院长,与 George T. Bryan 同事。更早年,在 British Columbia 大学康复治疗科学学院担任教授兼主任。他的学术生涯超过三十年。Christiansen 在 Houston 大学获得教育博士学位,并在 Texas 州 Baylor 医学院完成了博士后。他还得到心理学和作业治疗学位,并出版了大量的专业书籍和论文。Christiansen 博士是美国职业治疗协会的资深会员,并担任多个专业组织的董事会成员。

Carolyn Baum 博士在 Kansas 大学获得职业治疗学士学位;在 Webster 大学获得卫生管理硕士学位;在 Washington 大学 George Warren Brown 学院的社会政策和老龄化项目中获得博士学位。Baum 博士在 Washington 大学医学院支持作业治疗课程,并教授 MSOT 和 OTD 课程。Baum 博士自 1996 年以来成为该校认知康复研究组(cognitive rehabilitation research group,CRRG)的首席研究员,这是一个更好地了解脑卒中患者的大脑功能、行为、表现的跨学科的研究小组。这项研究的目标是设计干预措施,最大限度地提高脑卒中后的个人恢复。

二、人的因素:作业表现的内在部分

一般能力和技能是被各种称之为表现赋能(performance enablers)的因素支持着。在这些因素中,与人有关的被分为以下几类:神经行为、生理、认知、心理、情感和精神因素。这些因素存在于人自身之中,因此也称为内在因素。

(一) 神经行为学的因素

神经行为学对作业表现具有潜在的支持或者促进作用。移动控制、调节感觉输入、协调和整合感觉信息、弥补感觉缺失并通过神经结构进行修正的能力是影响和支持所有作业活动表现的重要神经行为学特征。治疗性干预必须遵循的基本神经行为原则,使个人可以从治疗中获得最佳效益。

(二) 生理因素

对于那些导致中等劳累程度并且压力持续不断的作业活动,身体健康和健壮是必要的要求。一些能力例如:耐力、柔韧性、运动和力量是一些任务的表现的关键,也是维持健康所必需的。久坐不动的生活方式和体质的虚弱,往往会导致在整个生命周期中的主要健康问题。从事作业活动可吸引个人使用他们的运动和记忆技巧,这将反过来增强他们在任务、活动和角色承担中的表现,并同时维持他们健康的生理状态。

（三）认知因素

认知涉及语言的理解和生产机制、识别模式、任务组织、推理、注意力和记忆。当这些功能是正常的，它们支持人的学习、交流、移动和观察。当这些功能有缺陷时，它们会对人的生活造成影响与限制。认知康复和认知的适应变化是使个人去学着适应规避不足或对缺失进行补救。治疗作业师的目标是了解如何减少脑损伤的后果，使患者可以继续追求日常生活、社会交往、家庭生活、职业和教育活动。当一个人有认知障碍时，不仅仅要考虑认知功能的恢复，治疗师还应该了解在整个生命周期中，如何通过特定的作业活动促进和维护认知能力的适应性。

（四）心理因素和情感因素

心理因素是行动的基础。心理因素描述人格特质；动机的影响；影响个人做什么的思想过程；如何解释这些事件；以及它们如何有助于自我的心智健全。人格可以被描述为兴趣、价值观和一种个人的态度，会影响他们的注意力、行为以及对新事件的解释。经验对情绪状态（或情绪波动）的影响对于自我概念、自尊以及个人的认同感有促进作用。自信心是一个重要的心理因素，因为过去成功的经验使人们能够主动地审视他们自身。研究显示，那些自信的人们往往能更顺利地实现整体康复。因此，除了要了解心理因素如何影响动机、影响身份、对有效的表现作出贡献外，作业治疗师还要关注的是一个人的作业活动如何有助于提升他/她的幸福感。

三、环境因素：作业表现的外在部分

环境的特性始终参与影响。有研究表明，一个积极的环境可以加快康复的进程。作业治疗师可以用环境的力量来影响与作业活动相关的表现和意义。在过去10年，基于对残疾的普遍认识的深刻变化，环境的作用已经成为不断修正的国际功能、残疾和健康分类（ICF）的核心。这种变化正好与PEOP模型在作业治疗上的发展应用一致。事实上，所有的康复计划的核心仍是功能恢复，但功能恢复不是唯一的目标。康复领域的所有专业人士的关键任务是理解致残的基本性质，也就是说，要理解残疾条件下如何发展、进步和适应，以及如何让生物、行为和环境因素影响这些变化。

（一）环境建筑与技术因素

环境的物理特性是最明显的。因此，当讨论对作业表现的影响因素时最有可能要考虑的是环境。如果利用环境来支持个人的作业表现，环境设计上的考虑应该包括可接近性、可管理性，以及安全和美观，以支持残障人士参与作业活动。作业工具在设计上，除了必须可以让残障人士有能力使用外，还必须与使用环境相适应。符合这种描述的工具或设备，有时被归入辅助技术设备的类别。

（二）自然环境因素

自然生态环境，包括地形等地理特征、阳光、气候和空气质量，可以在许多方面影响一个人的作业活动表现。地理因素可以创建调整作业活动需要的因素（铲雪或保持凉爽），影响需要的任务、所需的能力、舒适度或方便程度。过敏引发的不适可以危及生命。发生在山区的迁移性的挑战，没有在平原地区发现。对于有功能障碍的人，自然的环境会造成作业活动的差异：在炎热的夏季或寒冷的冬天，他们是否可以上学，工作或从事休闲活动，这些环境对他们来说很重要。

(三) 文化与价值因素

文化是指从一代传递到下一代的价值、信仰、习俗和行为。这包括社会上传播的行为模式、艺术、信仰、机构和人类工作的所有成果和思想。文化影响着许多方面,包括时间和空间的使用规范,信仰决定各项工作任务的重要性,传递有关工作的态度和价值观的表现和发挥。文化因素也影响了预期的社会职责,如父亲、母亲、子女、户主等社会角色的社会责任都会受到文化背景的影响。文化背景会影响到人们的选择,如人们要做什么、怎样做、以及它对人们如何重要。患者的文化偏好在作业治疗师提出干预计划时必须受到尊重和照顾。文化在作业活动表现方面的影响的知识和敏感度,对提供有效的服务是至关重要的,因为其会影响结果。这些影响通过人们对于干预的目的和重要性的认识而发生,进而影响到患者的合作和遵守。

(四) 社会支持因素

人类有社会属性,他们所做的通常会涉及他人或自我内心的社会目的。社会支持并影响着作业活动的成果,并对健康和康复作出贡献。作业治疗师必须了解社会的支持机制,帮助他人学习有效地使用社会资源。同时要了解支持的类型和来源,以及如何评估服务对象所使用的社会支持的模式。基本上有三种类型的社会支持使人们能够做他们需要的及想要做的。这些措施包括:实际支持(包括仪器、援助和切实的支持)、信息支持(包括咨询、指导、知识或技能培训)和情感上的支持(包括交流、使之产生自尊和归属感)。

(五) 社会经济因素

经济条件和资源的可用性可能决定残障人士是否得到医生或其专业人士的服务;可以拥有在他/她的环境中行动的手段;甚至可以在他/她的支持网络中联系其他人。政府和就业政策往往决定了可能性资源的使用,这些可能性资源应该包括个人援助、医疗保健、禁止歧视、平等的就业机会、获得为残疾人设计的辅助技术以及充分参与政府进程的权利。作业治疗师可以参与改变那些限制作业表现的社会和经济政策,这将使我们国家大多数健康的人都能参与其中,并对国民经济作出贡献。

四、作业活动:每日生活所做的内容

该模型的第三个组成部分是作业活动,它是人和环境之间的桥梁。在日常生活职业的表现中,通过个人代理的过程或者当在环境中因个人目的发生行为时的处理来体现。人类作业的许多方面,基于时间和个人意向可以进行选择。作业有着复杂的层次,受社会和文化的影响。

作业活动都具有目的性。不同的结果关系到对有报酬的工作和生产力的追求,如教育或上门维修,相关的娱乐等,个人护理和休息。作业活动总是涉及社会层面,无论是直接的或间接的。作业活动的表现和参与是通过作业活动的经历表现出来的。作业活动的表现可以在人的职业类型方面,根据其复杂程度来描述。选定的任务和参与的作业活动的表现反映个人的个性、不同社会角色的期望、以及在生命过程的不同阶段或时期的挑战和角色。作业活动的选择也受生活方式偏好的影响,这是基于现有的资源、利益、价值观和个人哲学所体现出来的。

第三节 人类作业模式

一、概　述

人类作业模式(the model of human occupation, MOHO)由 Gary Kielhofner 创立,1980 年该理论首次出现于美国作业治疗学杂志(*American Journal of Occupational Therapy*),由 4 篇文章组成一系列。并在 2008 年 Gary Kielhofner 的著作《人类作业模式:理论与应用》(*A Model of Human Occupational Therapy: Theory and Application*)的第 4 版中有更完整的描述。

MOHO 是一种以客户为中心的理论模式,也是当今作业治疗领域应用最多的基于作业的模式。它专注于理解服务对象个体的价值、兴趣及能力,思考服务对象的角色定位和习惯,在环境里分析服务对象的与作业表现相关的经历。它强调服务对象的信仰、立场、生活方式、经历以及背景的重要性,认为每一个人独特的特性决定了康复目标和治疗策略。同时它认为每个服务对象的作业行为(如:他/她的行动、思考和感受)都是康复治疗的动态的中心。

知识链接 ↘

Gary Kielhofner

Gary Kielhofner 生于 1949 年,2010 年 9 月因癌症逝世于芝加哥 Mercy 医院。Gary 一生努力推动作业治疗领域的梦想,以帮助伴随慢性疾患和残障的人士,使他们的生活充实,拥有美满的生活。他创建了人类作业模式(也被称为 MOHO),启发和影响了成千上万的治疗师、学生、客户和同事的生活。Gary 一生发表了 19 本专著和 140 余篇专业论文。他和他的同事创造了 13 种作业评估工具。作为一个有远见的专业人士,他认为在一个和平的世界里,社会正义主导和个人作业表现的需求理应得到满足。因为他的远见和对作业治疗领域的卓越贡献,他在芝加哥伊利诺伊大学建立的作业治疗部成为世界上最好的典范之一,他们的研究得到广泛的承认并被评价为新发展开始的集聚地。

二、人的系统(human system)

每个个体在选择去做什么样的事情时,都有驱动自己的动力。MOHO 通过一个普遍的途径去理解和解释人是如何选择、组织和实施他/她的作业活动的。在 MOHO 中,人通常被定义为是由三个相关的部分所组成的系统:

(一)意愿(volition)

人类拥有复杂的神经系统,它提供意图和持续性的对活动的需求。同时,个体拥有具备活动能力的身体和去"做"事情的潜力的认识。这些因素导致了潜在的、渴望去完成某种作业活动的动力。

意愿是人类关于作业活动深刻思考和感受的过程,被过往的经历影响并与未来相关联。每个人都对作业活动有不同的思考和感受,因此意愿是最为基础的。这些思考和感受与以下问题有关:是否擅长这个活动? 是否值得去做? 是否喜欢这个活动? 因而,意愿过程中的思考和感受可以归纳为以下三点:个人能力及所能达到的效果、有重要或者值得去尝试的理由及在活动中体会欢愉和满足感。这三点指向三个基本概念：

1. 个人因素（personal causation）　个人因素意味着个体对自我能力的认识和对在活动中能够达到的结果的预想。它受个人的背景和层次所影响，也被连续发展中不断变化着的对能力的要求所影响。个人因素联系着个人能力、个人表现以及对结果的思考和感受，这种思考和感受的过程是动态的、延续性的。

2. 价值（values）　价值是社会文化背景下个体对世界的理解。价值决定了什么值得去做、个人应该怎样去表现、什么目标和心愿值得去承诺。这些对价值的观念来自各自不同的文化背景。带有文化的信息引领个体处于不同的生活方式，并对所处的生活有共同的感受和理解。因此，价值是承载了个体进行相应活动的强大的信仰力量。重要的是，价值在个体在进行特定的活动时对决定自我价值有所影响。当个人处于无法与价值观保持一致的行为时，会产生失望、悔恨、挫败感及对自身的不满足。以此可以体现出价值观对个人行为的矫正作用。

3. 兴趣（interests）　兴趣是人类在进行作业活动时感受到欢愉或者满足感的过程。因此，兴趣不仅表现为在进行作业活动时的欢愉感，也表现为做特定事情时不同于他人的偏爱。对某种作业活动"有兴趣"，意味着个体感受到了投身此次积极经历的某种吸引力。这种吸引力可能来自于参与其中对自我能力的体现、心身的自我挑战、伙伴间的合作关系等各方面的积极感受。同时，对感觉经历的拓展、审美品位的提升、技能的增强等方面也是欢愉感的来源。许多作业活动产出成果及产品，满足感便从产出和创造中释放而来。某个作业活动对个人特定的吸引力代表了个体化差异及社会多样化潜在的形成基础。

4. 关于意愿的思考及感受　个体需要一套复杂的神经系统以应对来自活动的持之以恒的需求。同时，个体也对身体活动的能力有所要求。另外，人类对自身可做之事有潜在的自我意识。这些因素集合在一起导致了作业活动潜在的动力，这是一种对于活动的需求。对活动的渴望通过作业活动和主导的动力得以表现出来。

每个人都拥有对所做的事直观的思考及感受，这些都是意愿的基础。意愿的思考及感受渗透在参与、选择、经历作业活动的循环中。某些作业活动对于个体的吸引、对于能力的信念及对于表现的信仰影响了人类如何在世界立足、得到机会满足各种作业活动的需求。意愿同样影响到个体参与作业活动及如何经历及协调作业活动。个体参与、选择、经历作业活动及对自己所做的有所认识都基于每个人独特的意愿和自主力。

（二）习惯（habituation）

许多人所做的事都是一种以任务为导向的日常生活路径。大部分人每天重复了许多相同的事，比如：起床、洗漱、前往学习或工作的地点等等，每个工作日的早晨大概都是如此。同时，人们在行走、骑自行车、开车时走过一样的路线或是上同一班火车、地铁或者公共汽车时都没有仔细地去想在这个过程中都做了些什么。但是处于这样的状况，我们便开始用以往多次参与作业活动的某种方式投入其中，并清晰地理解这些事是和以前一样的。这些作业活动是被个体以条件反射的方式来完成的，在经历这些事时，个人感觉熟悉平常，在日常的以任务为导向的生活中找到自身的定位。

"习惯"将这些作业活动以一种特定的形式编入每日常规的活动路径。这些形式使个体融入现有的、物理的、社会的、时间及空间的世界中去，并符合其特有的节奏和容量。

通过这些物理的、社会的、时间及空间的内容,习惯与每个人相关并使之具有功能。同时,习惯化也依靠并运用环境中的一些规律指导活动的进程,使个人意识到空间和时间的框架——比如日期及周数的规律性;他人活动的形式——比如学习、工作、娱乐;稳定的物理环境因素——比如家庭周围环境、工作场地、学校及社区;社会风俗及产生文化的形式——比如圣诞节、中国春节。环顾人类的世界,人类的栖息地存在一种稳态,而人类便拥有一种相对应的习惯化的趋势,以保持持续的形式。个体的角色及习惯决定了习惯化的形式,这两者也提供了关于个体做什么、如何做的规律、特征及要求。

1. 习惯　通过重复性的经历,个体在相似的环境下得到了提升和表现的机会。习惯是在作业活动中自我生发而被学习的,一旦所需的集中注意力变为自动化的过程,习惯便产生了。这其中与习惯相关的有两点:人必须进行有效而重复的活动以建立某种形式;持续的环境性的因素必须存在。

2. 内在化的角色　活动的方式同样反映了内在化的角色。个人定义及表现出不同的方式都与特定的社会地位及认同感有关。个体展现出与某个角色相应的行为,这体现了内在化的态度及方式。一旦被内在化,角色便提供了个体看待世界及采取活动的框架。角色的建立可通过个体的衣着、谈吐风度及行为内涵反映出来。

(三) 表现能力(performance capacity)

进行作业活动的能力,依靠在活动时共同参与的肌肉骨骼系统、神经系统、心肺系统等控制身体结构系统的能力和心理及认知方面(比如记忆和制订计划)的能力来实现。

许多作业方面的理论都意识到了潜在表现元素的重要性。然而与其他模式对物理及心理元素进行特定的注解,并把两者与表现相结合不同,在 MOHO 中,表现能力被定义为在进行作业活动时提供潜在客观性的物理心理元素及对应的主观经历的能力。个体蕴含的所有可供客观性描述的能力和局限都是其正在经历的,关注个体怎样形成表现的经历能够丰富和补充对表现能力的客观性认识。

三、环境系统(environment)

在 MOHO 模式中,环境被认为是提供机会、资源、需求和约束。环境如何影响每个个体取决于个人的价值观、兴趣、个人因素、角色、兴趣及表现能力。环境系统包括物理性及社会性环境(physical and social environment)。物理性环境是指自然及人为的空间及在此空间内的所有事物。社会性环境包括由个体形成的团体及个体所在其中时的作业活动形式。团体塑造成员的社会角色并为这些角色按照团体的性质、气氛及规范,发挥自身作用提供空间。作业活动形式(occupational forms)是为了追求某个目标、保持统一的知识、文化认同及定义的有规则约束的序列。简而言之,作业活动形式是在任何社会背景下都可以去做的事。

作业活动设置(occupational settings)提供了独特的配置(包括空间、事物、作业活动形式及社会团体)以帮助个体构成一个有意义的作业活动的内容。

四、作业活动系统(occupation system)

在 MOHO 模式中,作业活动被定义为三个层面:参与(participation)、表现(performance)和技巧(skills)。

（一）参与（participation）

作业活动参与是指参与到体现个体文化社会背景,并对保持其良好身心状态必不可少的工作、娱乐或者日常活动中。这里的参与不仅包含表现,更蕴含主观性经历。因此,作业活动参与意味着对做事情的个体及社会的重要性。每个方面的作业活动参与涵盖了所做事情的相关性集合。比如,保持个体的生活空间可以包括付房租、修理家具、装饰并清理家居环境和每月定期参加业主会议等等。

（二）作业活动表现（performance）

在过去的理论中,参与某个作业活动包含了许多的事情。比如,作为一个修理工的个体,他的工作不仅包括换轮胎还包括各种形式和内容的任务,比如启动机器、加汽油等等。同时,他的休闲活动包括每周一次的打牌、钓鱼、骑自行车、与朋友一起做运动。他的日常自理活动包括洗澡、修饰、理财、准备食品。在所有直接参与作业活动的过程中,这个个体都在表现(完成或经历某种方式)。作业活动表现是指完成某个作业活动的形式。既然大部分的作业活动表现都包含了日常活动轨迹,习惯化便成为影响作业活动表现的重要因素之一。作业活动表现也常常被环境所影响。环境因素在损伤是否影响或怎样影响作业活动表现方面至关重要。

（三）技巧（skills）

在一个作业活动表现中,许多具有目的性的行动可以被逐一剥离并分辨出来。这些组成作业活动的行动与技巧有关。技巧是个体在作业活动表现中所需要使用的以明确任务为导向的行动。作业表现能力（performance capacity）多指潜在的能力,而技巧更偏向于在完成某个作业活动形式中具体所呈现的行动。人类系统(包括意愿、习惯化及表现能力)与环境相关联都是影响技巧的因素。技巧可分为三种:运动性技巧、过程性技巧及沟通合作性技巧。许多评定量表基于以上三种技巧分类而制定。

1. 运动性技巧是指身体完成任务性运动的能力,包括稳定或者移动身体和完成事物的操作、升降及转移的动作。

2. 过程性技巧是使行动呈逻辑性的序列,选择或者使用适当的工具和材料,当遭遇问题时采取适应性的作业表现。

3. 交流合作性技巧是传递自己的意图和需求,与他人通过联系共同完成社会性行动,包括打手势、通过肢体语言与人交流、交谈、与他人合作和为自己辩解。

（四）作业活动的适应（occupational adaptation）

在作业治疗学领域,适应一般指通过所经历的作业活动,个体得以发展,并在面对新的挑战时转变应对策略,取得好的结果和状态。在早期的 MOHO 模式中,作业活动的适应是在有原因可循的环境期待下通过作业活动迎合个人的需求和渴望。但在 1998 年的一份关于生活历史的研究中展现的证据认为:个人的适应是由两个不同的概念组成:作业活动认同感及作业活动能力。

1. 作业活动认同感（identity）　Chistiansen 认为认同感是个体对自己的完整定义,包括角色及各类关系、价值、自我定义、个人的追求和渴望。他还认为参与作业活动有助于创造认同感。基于他和其他相关的理论,现在的作业活动认同感被定义为:产生于个体作业活动的参与史中的,个体对自身的定义。在动态的人类系统中,一个人的意愿、兴趣及经历都是作业活动认同感的一部分。

2. 作业活动能力(competence)　作业活动能力是对作业活动的参与度的维持,一旦通过作业活动的参与,创造了对其的认同感,不断参与此作业活动的稳态维持便成了影响作业活动参与度的因素之一。

第四节　加拿大作业表现模式

一、概　　述

加拿大作业表现模式(the Canadian model of occupational performance,CMOP)首次出现于 1986 年,由加拿大国家健康福利部和加拿大作业治疗师协会(Department of National Health and Welfare & Canadian of Association of Occupational Therapists)出版的文章:《以客户为中心的作业治疗指南》(*Guidelines of Client-Centered Practice of Occupational Therapy*)中。该理论包含了两个关键特性:以客户为中心的理论以及作业表现的概念。关于本模式的详细阐述和讨论可见于 2001 年由加拿大作业治疗师协会(Canadian of Association of Occupational Therapists,CAOT)出版的书籍:《赋能的作业活动:作业治疗的展望》(*Enabling Occupation:An occupational therapy perspective*)。

知识链接

加拿大作业治疗师协会

"作业治疗师不仅正在经历变革,也在其中参与并使之发展繁荣。和加拿大的人们一起,把作业治疗作为一个事业,构建作业治疗的历史和加拿大作业治疗师协会(CAOT)"。

——Sandra Bressler,加拿大作业治疗师协会主席,1997 年 6 月

加拿大作业治疗师协会(CAOT)提供服务、产品、项目和网络的机会,以帮助作业治疗师在他们的专业实践中表现卓越。此外 CAOT 统筹以客户为中心的作业治疗在加拿大的发展及促进,并使之国际化。

从 1926 年开始,CAOT 已有超过 7200 个成员,13 个分支机构,在国家机构任职 14 人,并拥有超过 200 万美元的年度经费预算。2001 年,CAOT 庆祝其成立 75 周年。

CMOP 模式最关注的是治疗对象及作业治疗师之间连续的相关联系。与其相关的三个方面为:以客户为中心的理论及其资源、影响作业活动表现这一因素的概念体系和在实践中实施以客户为中心及作业活动表现理论的具体过程。

因为初衷是为规范实践指南而设计,所以 CMOP 模式最初没有创造自己的理论系统。然而指南(*Guidelines of Client-Centered Practice of Occupational Therapy*)中确定了该模式所关注的领域,而后逐渐发展出了现在概念化的模式。

CMOP 模式中以客户为中心的基础理念是基于心理学家 Carl Rogers 建立的以客户为中心的实践观(client-centered practice),这一理念关乎整个治疗过程及治疗师与治疗对象的关系(相关理论可见第四章第一节)。同时,CMOP 模式的作者还借鉴了 Reed 和 Sanderson 在作业治疗学方面的认识,将作业表现(occupational performance)作为基础理念。该理念被定义为"一种让人们能够选择、组织、去做有文化底蕴且与年龄相适应的作业活动的能力,使这样的作业活动满足自我照料、享受生活、迎合社会和经济架构的要求。"

二、加拿大作业表现模式的组织结构

加拿大作业表现模式（CMOP）基于 Reed 和 Sanderson 在 1980 年创建的作业表现模式（the model of occupational performance）完成了自己的组织结构。1980 年的作业表现模式将个体作业活动的三大领域——自理活动、生产性活动及休闲活动作为治疗干预的专注点。个体的作业表现被认为是最核心的内容。作业表现中的精神、物理、社会文化及道德的部分使得个体呈现独特的光彩。因此有必要在作业表现中得到足够关注并值得讨论。一个健康并具有功能的个体的本质便是经过以上四部分的协调整合展现出良好的整体（图 3-3）。

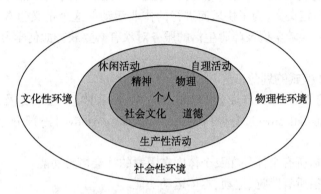

图 3-3　早期 CMOP 的组织结构

随着理论的不断探索和发展，CMOP 有了不断的更新。在原先模式的基础上，当今的 CMOP 模式涵盖了更多新的系统性的价值和信念、作业活动表现概念及影响作业活动表现的各因素，并创造出了更进一步的模式图。

首先，CMOP 模式将价值和信念与作业活动、个体、环境、健康及以客户为中心的实践观相联系。比如，关于作业活动的价值被认为是：给予生活意义；对健康和良好状态至关重要；组织行为、发展并使时间发生改变；塑造环境或被环境所塑造；具有治疗价值等等。

其次，CMOP 模式包括作业活动表现概念和它与以客户为中心实践观之间的关系。模式中的主要认识有：个体与环境紧密联系，个体是环境中的一部分而不是将环境置身于个体以外；作业活动是个体与环境间相互作用的产物；在个体-环境-作业活动中，任何一方条件的改变都会影响到其他两者，并左右作业活动表现；个体是以客户为中心的实践观中最至关重要的部分；精神（spirituality）是个体的核心，它被环境所塑造同时也带给作业活动以意义。

随后，CMOP 模式解释了一些核心内容的定义并对其进行了完整的表述。

（一）作业活动由自理活动、生产性活动及休闲活动组成

1. 自理性活动通常被认为是为了个体在环境中保持健康及良好身心状态而去完成有规律性的任务或者活动。而在 CMOP 模式中，自理活动被定义为：为了照顾自我而进行的作业活动。自理活动比自我料理蕴涵更多意义。比如，一个因为车祸而不得不与轮椅为伴的服务对象必须学习怎样调整时间来适应路程上的改变。她也必须思考环境中可

能改变的部分,以适应新的出行方式,得到或者重新得到个人的满足感。

2. 生产性活动通常被认为是为了具备维持自我、家庭及社会的能力,通过产出实质性产品及服务而去完成的任务或者活动。而在 CMOP 模式中生产性活动被定义为:对社会或者经济作出贡献或者提供经济保证的作业活动。生产性活动不仅仅是有经济回报的职业活动,也包括个体有生产性感受的活动,可以是在家中或者社区进行的义务性活动。比如,有一位在一生中都作为护理助手的单身女性在 56 岁时退休无事可做,而她选择去从事没有报酬的义工工作并从中得到与以往相似的生产性感受。这其中的挑战便是选择适当的活动以使其投入其中,并获得满足。

3. 休闲活动通常被认为包括非自理活动及生产性活动的生活部分。而在 CMOP 模式中则更简单的被定义为:为了快乐而进行的作业活动。这个定义包含了许多作业治疗师所关心的领域。伴随疾病及障碍生活的服务对象有必要获得如何学习与家人共度家庭生活的指导。

(二) CMOP 模式的划分

CMOP 模式将 1980 年的作业表现模式中的精神、身体、社会文化及道德四个作业表现内容转换为情感(affective)、身体(physical)、认知(cognitive)三部分,并做出了各自的解释:

1. 情感　包括所有个体外在及个体内在因素的社会情感功能。

2. 身体　包括所有感觉、运动、本体运动功能。

3. 认知　包括所有知觉、注意力、记忆力、理解力、判断力及循因的心理过程及功能。

除以上三部分之外,CMOP 模式还创造了精神(spirituality)这个定义。精神代表了个体的核心,被认为是:一种到处释放的生命力量、对自我提出更高的要求、意愿及自我野心之源;一种在所处的环境下个体经历世事的目的和意义。CMOP 模式认为治疗师应该关注帮助服务对象保持自我功能并勇于面对逆境及挑战的内在力量。对这种内在力量即精神的研究有助于对服务对象的信念——能量与制衡及生活意义的理解。

(三) 在 CMOP 模式中环境的定义

在 CMOP 模式中,环境是指在个体之外所发生的景象及情况,并引起个体对其的反应。分为文化性、物理性、社会性及机构性环境。

1. 文化性　基于特定人群社会思潮及价值系统,与民族、种族、仪式、规范相关的实践。

2. 物理性　组成楼房、道路、园艺、交通、基础设施、天气及其他事物的自然及人为结构。

3. 社会性　人们居住于特定社会环境下,作为有相似兴趣、价值观、态度及信仰的社会群体所反映出的所有社会性特征。

4. 机构性　所有社会经济、法律法规等政府性机构及实践,包括政策、质量控制及其他组织性实践。

值得注意的是,在 CMOP 模式中有许多关于一个核心内容的不同解释,在不同治疗师和学者的立场上,这些解释不同,同时,模式中也随着这些解释不断发展发扬。

三、加拿大作业表现模式的评估量表

加拿大作业表现模式评估量表(the Canadian occupational performance measure,COPM)是基于 CMOP 模式而设计的,体现了以客户为中心的作业实践特点的实用性量表。它是一个半结构化的面谈过程,在过程中帮助患者与作业治疗师一起了解自身在自理活动、生产性活动及休闲活动中的表现及对自己的满意程度,共同思考造成患者生活不便的原因。对作业治疗师而言,进行这种半结构性的面谈,能真实了解患者对自身需求的感知,建立正确的作业活动表现目标,在特定的作业活动类型及范围内做出客观有效的治疗干预。COPM 量表的设计是基于对客户为中心的作业实践的认识,认为:要找出对象真正想要的,必须询问他本人。该量表的原则有:个体化,以客户为中心;考虑客户的社会角色及对其角色的期待值;考虑客户的生活环境;通用型评估,而非限制年龄及诊断;考虑作业活动的重要性、满足感及表现;并可以评估多种效果。

COPM 量表设计将作业治疗师、患者及其照顾者几方聚拢在一起,按照五个步骤循序渐进地进行半结构化的面谈过程。这五个步骤为:

(一) 定义"问题"(problem definition)

在这一步骤中,作业治疗师约见患者及其照顾者,并决定服务对象是否存在作业活动表现上的问题。量表中设定了作业活动的范围(包括自理活动、生产性活动及休闲活动),及每个范围内大致的内容(比如,自理活动包括个人自理活动,功能性转移及社区性管理)。作业治疗师需要做的便是给出患者有关作业活动范围的相关提示,并询问患者是否"需要","想要"及"期待"参与某些作业活动。如果这三种问法中的任意一个得到了肯定的答案,那就进一步询问患者"是否能做","现在正在做"及"是否对表现满意"。如果患者有完成某一作业活动的需求,但是对自己参与这个作业活动的完成度感到不满意,那么这部分作业活动表现便定义为一个"问题"。从这一步骤可以帮助作业治疗师找到患者个人化的日常活动中特定的有困难的作业活动。反之,如果患者没有表现出对完成某一作业活动有需求,或对完成这个作业活动感到满意,这部分的作业活动表现便不需要列入考虑的范畴。

(二) 决定"问题"的重要程度(problem weighting)

一旦特定的问题被定义并筛选出来,那就进入下一步骤,询问患者对于其自身而言,这些"问题"有多重要,重要程度用 1~10 分的量化自评分表示,10 分为极其重要,1 分为不重要。重要程度评分是衡量患者作业活动表现及对这一活动的满意度的一个指标。

(三) 评分(scoring)

基于第二个步骤对所有"问题"重要程度的自我评分,患者将被询问选出自身目前最迫切需要解决的五个问题,并对这五部分进行深入的评分,评价自己的作业活动表现如何(1~10 分,10 分为表现极其好,1 分为表现极其不好)和对自己所做的活动的满意程度(1~10 分,10 分为极其满意,1 分为极其不满意)。

通过第三步骤,作业治疗师及患者必须决定出治疗目标。如果这一目标使得功能保持或增长,那么患者在作业活动表现及满意度的自我评分应有所增加;反之,则对作业活动表现及满意度评分无影响。

（四）再评估(re- assessment)

第四步骤紧随着治疗干预的进行，在初次评估之后选择适当时机来实施。作业治疗师针对第一步骤中的"问题"，再次询问患者及其照顾者有关作业活动表现及满意度的自我评分。这些重复评价的得分与相应的原始得分一起总结、比较，便能显示出患者在这一段时间内的改变，以帮助患者及作业治疗师了解治疗过程中的确实效益。

（五）后续工作(follow- up)

最后一个步骤是为了延续治疗计划，是继续治疗还是合理转归。使用一份新的COPM量表，作业治疗师询问患者及其照顾者和第一步骤中相同的问题（即是否"需要"，"想要"及"期待"参与某些作业活动；"是否能做"，"现在正在做"及"是否对表现满意"）以查看是否有新的作业活动表现方面的"问题"出现或者原来的"问题"依然存在。

第五节　河流(KAWA)模式

一、概　　述

河流(KAWA)模式(the KAWA model)发展于 2000 年，正式面世于 2006 年的书籍《河流模式：文化相关性的作业疗法》(*The Kawa Model*；*Culturally Relevant Occupational Therapy*)中。这本书展现了该模式的创立者 Michael Iwama 在模式研究中基于东方文化背景的探索。河流模式尝试解释在患者的特定的社会和文化背景下针对一个患者的客观环境的作业治疗策略，并阐明基本原理以及作业理论的基本运用。

▶ 知识链接 ↘

Michael Iwama 博士

Michael Iwama 博士因其在作业治疗领域的知识、理论和实践的文化及内涵而获得全球性的声誉。他是里程碑式的著作 *The Kawa Model*；*Culturally Relevant Occupational Therapy* 的唯一作者。作为作业治疗领域的一个领先的理论家，他参与专题讨论会，并在北美洲、欧洲、澳洲、亚洲、南美洲和非洲做了 30 多个主题演讲。2011 年 11 月，在泰国清迈举办的亚太作业治疗国际会议上，Iwama 博士主持两个主题。他除了被任命为 Toronto 大学作业科学及治疗学专业和康复科学专业的副教授，还担任了澳洲 Queensland 大学、加拿大 Alberta 大学、英国 Salford 大学及 Plymouth 大学的名誉教授。

Kawa（日语意义为河流）模型运用了对于一条河流的隐喻或者说是概念，实际上它重现了一种关于生命的象征性的描述。在框架范围内所有元素中，重点关注于自我，并将其运用于治疗中。其中的观点包括作业活动、成败、健康状况及功能障碍。周围的社会和物质环境，可以在很大程度上影响某个动作或现象的意义和价值，这些可以看做是构成身心的最优或不良状态的定义之一。因此，周围的背景在确定一个人的身心状态时被更多地考虑到。

生命是一个复杂的、深刻的旅程，像一条河流，流经时间和空间。一个人生命或河流的最佳状态，可以用一个形象的、强烈的、深沉的、畅通的流动比喻。环境的样子和一些显著的情况，无疑像是一条河流中的某些构造，可以控制和影响它的流动。岩石（生活环境)、河床和底部(自然环境)、浮木(资产和负债)是所有河流的不可分割的一部分,决定它的边界、形状和流动(图3-4)。

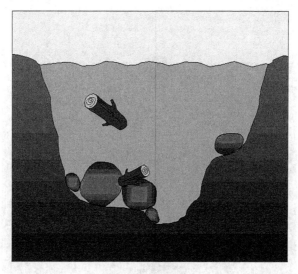

图3-4　河流模式

二、河流模式的意义

正如人们的生命是有限制的并且适应他们周围的环境、周围的人和自然环境一样,河流中的水在流动时也会触及岩石和河岸以及所有其他因素组成的环境。当生命能量或流动减弱时,作业治疗对象(无论是定义为个人的或者集体的)都可以被描述为不适,或在一个不和谐的状态。当生命能量完全停止流动时,就像河流流进了一个巨大的海洋,标志着生命的终结。

周围社会的主体框架可以影响河流的整体流量(体积和速率)。和谐的人际关系,可以实现和补充生活的流动。流量的增加可以作用在困难的情况和问题下,就像水的力量可以移走通道中的岩石一样,甚至通过流动创造新的路线。相反,当其他元素占用通道空间时,流量的减少起到负面的影响。

用一条河流的比喻描绘出个体的生命流程和情况的目的是使描述更清晰,注意力可以集中在岩石、浮木、河堤和底部之间的空间。在确定对患者适用和直接的作业治疗时,这些空间与河的其他元素同样重要。在河流模式中,空间是患者的生命能量(水)明显流动通过的点。水通过这些空间自然地奔驰,可以侵蚀岩石和河流的墙壁和底部,并随着时间的推移,把它们转化为能容纳生命流动的更大的通道。这种效应反映了自然特有的、不可分割的、潜在的愈合潜力。

自然设计,灵活和适应性强是河流模式的特点。在特定的时间和地点,每个服务对象的河流都有其重要的概念和配置。对于不同患者来说,在他们的世界里问题和情况的定义是广泛多样的。反过来看,这些关于个体特别的定义揭示了在特定的文化背景下广阔的视野和作业疗法的干涉范围。"这是什么作业?作业治疗师做些什么?"在一些文化中,患者可能会理解和解释说:"作业是生命流动,而作业治疗师是人的生命流动的推动者"。作业治疗师帮助患者着眼于河流中的阻塞,寻求更大的拓展空间,最大限度地加强并提高患者生命的流动(图3-5)。

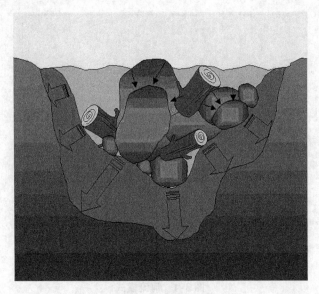

图 3-5　一个患者的河流

第六节　运动控制模式

一、概　　述

运动控制模式(the motor control model)是由一些针对中枢神经损伤的相似的治疗理论逐渐形成的。其中传统的运动控制理论包括:Rood 理论,Bobath 理论,Brunnstrom 理论和 PNF 理论,这些理论大都建立在有关反射及层级性运动控制理论的假定之上,而随着对中枢神经损伤的认识发展,现代运动模式经历了从生态学方法到认知行为学方法的转变。在 2007 年出版的《运动控制:从研究转换到临床实践》(*Motor control: translating research into clinical practice*)对现代运动控制模式有更具体的阐述。

> **知识链接** ↘
>
> ### Bobath 理论
>
> Karel Bobath 博士与他的妻子物理治疗师 Berta Bobath 在 20 世纪 50 年代初率先提出了 Bobath 概念。曾学习过舞蹈体操的 Berta Bobath 将她熟知的运动训练及放松等手段作为治疗的基础理念;而 Karel Bobath 博士从事矫形外科等 2～3 个专业,并担任儿科医生,他们共同对儿童及成人的神经疾患产生兴趣,走上了治疗神经疾患的道路,于 1943 年在伦敦开设了脑瘫中心,集中训练和治疗神经疾患患者,从而开创了神经疾患的康复新纪元。

运动(movement)是生活中的一个重要环节,是行走、奔跑、游戏能力的基础,是去寻找所必需食物的基础,是联系朋友和家人的基础,总之是支撑人类生存的必要条件。运动控制理论是针对涵盖运动概念的领域的研究。

运动控制(motor control)被定义为一种通过发出指令或调节使机体具备基础性的运动能力。这一定义与以下问题有关:中枢神经系统(central nervous system,CNS)如何组织各个肌肉关节参与具有协调性和功能性的运动;怎样从外界环境(environment)中获取感觉信息;机体如何选择并使用这些信息对运动进行控制;人类如何感知自己的身体、如何完成任务(task);人类运动所处的环境如何影响人类的运动行为。学习运动最好的方法是向运动本身学习。

(一)传统的运动控制理论

传统的运动控制理论认为,中枢神经系统是层级性组织性的系统,由高位神经中枢控制低位神经中枢。低位神经感觉输入后,高位神经中枢组织运动程序的编码并向肌肉关节发出指令从而形成运动。人类学习主宰自己的运动并使自身完成一定的任务,这样运动控制便出现了。运动技能的发展和学习是基于中枢神经系统的物理性改变,并且是呈现固定序列的(比如,高位神经中枢调控低位神经中枢的方式决定了随意运动是建立在反射性姿势控制的基础之上的)。

根据神经发育理论的研究,中枢神经系统的功能紊乱被认为是导致异常的运动模式的直接原因。中枢神经系统的损害将中断或干扰感知觉的输入、运动程序和正常的运动控制体系。因而,产生了异常的肌张力、异常的本体反射及异常的运动方式。

(二)现代的运动控制理论

现代的运动控制理论认为,运动控制是一个自我调控的现象,它摆脱了物理性人体系统的概念(中枢神经系统和肌肉、骨骼、关节组织的总和),而产生于人类(human)与环境(environment)及任务(task)因素相互作用(图3-6)。

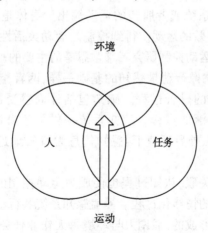

图3-6　现代控制理论

这个作用是动态的,不仅仅依赖于中枢神经系统的调控。而中枢神经系统则被认为不单纯由高位神经中枢和低位神经中枢相互合作联系而组成,并且同时与骨骼肌肉系统一起构建了一个有层级性协调性的结构(coordinative structure)。当高位神经中枢对肌肉发出收缩的指令后,低位神经中枢有机会调整命令,下位神经中枢也会收到来自周围神经的反馈。这样对肌肉的命令会根据运动背景和低位神经中枢的影响程度不同而发生变化。这个认识改变了原有层级性的理论架构,指出运动模式并不是凭借不变的路径传入中枢系统的。

现代运动控制理论认为,每时每刻环境及作业活动的要求不同导致了独特的运动表现及特征,但同时,这种表现是经过选择的、以完成作业活动为目的的。人类选择最适合的方法去完成一个作业活动时运动控制便得到了学习。这样的学习过程也依靠实施者的特性、学习的内容和作业活动本身所体现的目标而表现出对运动的控制,并不断对运动模式进行完善。因为控制参数的多与少,在广义的环境条件下比在狭义的环境条件下所获得的运动模式更稳定和娴熟。一旦这样的运动控制常态化时,每当环境、作业活动及个体这三个因素发生改变,经过选择的运动模式就会表现出并给予有效的反馈。尽管个人有多种自由度和完成任务的方法,但通常会使用相对稳定的运动行为模式。现代运动控制理论强调运动控制不是一个固有的发展的程序。运动技能的发展取决于个人独特的特质和环境因素的变化,而这些不定因素展现了个体稳定而独特的运动行为。可以说,这就是自我组织的证据所在。

运动取决于三因素的相互作用:个人、任务及环境——个人产生运动,在特定环境条件下表现,并迎合任务的要求。换言之,运动的产生是由个人、任务及环境所构成的。

二、运动控制中的个人因素

在个人因素方面,运动被认为参与了多元互动的过程,包括感知(perception)、认知(cognition)和行动(action)三方面。

运动经常会被描述为在生理活动范围内去完成某一个特定行动。与此同时,运动控制常与特定的行动(action)或活动(activity)有关联,比如步行。理解行动的控制需要理解从神经系统到身体效应系统或者肌肉的运动输出。身体是由许多肌肉和关节所构成的,这些组织必须在协调有效的运动中得到控制。运动灵活性的问题一般都指向肌肉关节的协调问题。这部分是运动控制研究者常常思考的主要的难题。

感知是行动的基础,就像行动是感知的基础一样,两者相辅相成。感知是感觉印象到对心理具有影响的信息的融合过程。感知包括外周感受器和较高层面上对传入信息分析解释赋予意义和内涵的过程。感知系统提供关于身体的信息和外界环境的特征,这些是运动的关键。在外界环境下,感知信息为有效地运动加分,使运动能力得以提升。

运动一般都与意图相关联,认知过程也便成为运动控制的基础,被定义为包括注意力、动力、生发意图和目的的情绪化过程。涵盖感知系统和行动系统的运动控制是为达到某个意图和目的而被组织形成的,强调人与环境每天作业任务中相互作用以及认知和行为有密切的关系(即有目的的活动)。

三、运动控制中的任务因素

在每天日常的生活中,大量具有功能性的任务要求人处于运动状态。任务的性质决定了需要怎样的运动模式参与其中。因此,理解运动控制模式需要对任务因素怎样调控运动机制来控制运动的理论有所了解。

中枢神经损伤的功能恢复要求患者在感知觉、运动及认知损伤的情形下发展符合功能性任务要求的运动模式。因此,治疗性措施将潜在的损伤考虑在内,并帮助患者学习或者重新学习怎样完成功能性任务。这是达到最大化恢复功能性独立的基础。但是什么类型的任务应该被学习和再学习,是为了怎样的目的,在什么契机下学习更恰当?对任务属性的理解能够提供一个有关任务因素的框架。

对任务进行功能性的分类,一种方法是按照调控运动机制来控制运动的特有属性进行分类。运动任务可以被分为连续性任务和离散性任务。离散性运动任务比如踢球,具有一个标志性的开始和结束。在连续性运动任务中,比如步行和奔跑,在任务的末端没有固有的任务特征,但执行者认为是个任务。

运动任务还可以按照支持面稳定与否来分类。"稳定性"的运动任务(stability),比如站立和坐,处于非运动的支持面上;而"运动性"的运动任务,比如奔跑、步行,处于运动的支持面上。临床实践中,因为任务中对稳定的要求少于对运动的要求,作为前提,"稳定性"的运动任务经常被安排在"运动性"的运动任务之前加以练习。在非运动的支持面上的运动任务需要较多的姿势控制,比如坐、站,而"运动性"任务对注意力要求更多些,比如奔跑和行走。"操作性"的运动任务是随人类运动形式的发展而逐渐增加的。同时,"操作性"运动任务是个协同的过程,常与另两类任务同时出现,比如行走时看报纸。

四、运动控制中的环境因素

任务在极大范围内的环境下被执行。和任务属性相同,运动也与环境属性相关联。作业治疗师在安排计划执行特定运动任务时必须将环境因素考虑进来。影响运动的环境属性被划分为两类:规范性特征(regulatory features)和非规范性特征(non regulatory features)。规范性特征是指在环境中能够产生运动的部分,为了达到任务的目标,以任务为导向的运动必须符合环境中的规范性特征。比如,行走时支撑面的表面特征。非规范性特征是指在环境中影响运动表现,但与运动产生没有必然联系,不必完全符合的部分,比如:环境中的嘈杂的声音。理解环境的特征规范或影响运动行为是设计一个有效干预手段的基础。

第七节 感觉统合模式

一、概　述

感觉统合模式(the sensory integration model)由 A. Jean Ayres 创立。首见于她 1972 年的书籍《感觉统合与学习障碍》(*Sensory Integration and Learning Disabilities*)。Ayres 的研究关注于儿童的学习障碍与其对身体及环境的感受之间的关系。她的另外一本重要著作是 1979 年的《感觉统合与儿童》(*Sensory Integration and the Child*)。在其 2005 年再版的书籍《感觉统合与儿童:理解隐藏的感觉挑战》(*Sensory Integration and the Child: Understanding hidden sensory challenges*)中对感觉统合模式有更深入的探讨。

知识链接 ➘

Anna Jean Ayres 博士

Anna Jean Ayres 博士(1920—1989),是感觉统合失调方面的作业治疗师及发展心理学家,她创造了在 20 世纪 60 年代作业治疗的一种理论。她是许多书籍包括《感觉统合和儿童》的作者。Ayres 博士也创造了几种测试方法用于帮助识别与功能障碍有关的问题。根据作业治疗动态,她的部分理论仍然存在争议。为了奖励在作业治疗中努力实践、发展及检验理论科学性的作业治疗临床实践者、教育工作者和研究人员,A. Jean Ayres 奖由美国作业治疗协会设立于 1988 年。该奖项的设立代表了对 Ayres 博士在作业治疗专业领域中获得成就的肯定。

感觉统合(the sensory integration)是人类的大脑为了使用信息而进行的组织整合。各种感受器官提供人体关于自己身体的物理性功能和外界环境的信息。感觉信息就像小溪流入湖泊般流入大脑,任何时候无数细节性的感觉信息都会进入大脑,途径不仅仅是眼、耳,还有各种身体上可能存在的感受器官。

为了让人类移动、学习和行为处于合理化的表现中,大脑必须对所有感觉进行组织整合。大脑定位、收集及应对感觉信息的过程类似于交通警察指挥移动的车辆。当感觉的输入处于良好组织和整合下时,大脑便具备了使用这些信息形成感知、行为和学习的能力。当感觉的输入处于混乱状态时,生活便像经历了一次巨大的堵车,这种状况被定义为感觉统合障碍(sensory integration disorder or sensory integration dysfunction)。近年来,相关学者更倾向于使用感觉进行性障碍(sensory processing disorder)来描述,以期变成更为民众普遍接受的"医疗诊断",从而应用于保险报销的评估和治疗。

二、基本理念

对感觉统合的确切定义,有关学者研究认为:感觉统合是一个神经学意义上的过程,组织从自身身体和外界环境而来的各种感觉信息,使身体在各种外界环境下得到有效的使用。感觉统合是感觉输入、感觉整合和组织、形成适应性的作业行为的螺旋上升型的发展过程。

(一) 它是大脑的无意识性过程

感觉统合是神经系统自发的活动。神经系统是遍布全身,由神经细胞所组成的与外界相关联的网络。超过 80% 的神经系统都参与或者组织了感觉的输入。感觉统合发生在任何时间、地点和活动中而不需要个人意识的参与。比如在洗澡时,皮肤对水温的触觉,耳朵对水声的听觉,冲洗头发上的泡沫闭上眼睛时对身体移动的感觉等等。

感觉统合是最重要的感觉过程的形式。类似于食物给予身体营养,感觉信息也可视为给予大脑营养的"食物"。它们提供指挥身体和头脑的知识,但若缺乏组织的感觉过程,感觉信息是不能被消化并营养大脑的。

(二) 信息的组织全部来源于个人的感觉器官

五大感觉系统为触觉(tactile)、听觉(auditory)、视觉(visual)、味觉(gustatory)和嗅觉(olfactory)。另外还有两种特殊感觉系统:前庭觉(vestibular)和本体感觉(proprioception)。这两种特殊感觉系统是感觉统合的理论中十分关注的部分。

1. 前庭觉　与重力相关的位置觉和平衡觉。提供关于头和身体处在相对于地球表面及空间的位置的信息。

2. 本体感觉 与关节肌肉的运动学相关。提供关于身体部位相对于自身的位置和运动时的感觉的信息。

前庭觉及本体感觉组成了对自我身体在动态运动中的感觉统合,这些感觉信息可作为控制运动模式的重要参照。当其他感觉信息缺失时两者构成了一个持续的关于个体及身体结构在空间中位置的输入系统,并有助于对其他感觉信息的理解。

(三)通过筛选所有信息,选择关注部分的过程是被赋予意义的

感觉输入必须被整合并赋予意义。因为大脑整合了输入的感觉信息成为有意义的形式和关系,人类能够感受自己的身体、其他人及外界事物和环境。比如,当看到一个橘子的时候,大脑整合了通过眼睛输入的信息得到了橘子的形状和颜色;当摸到这个橘子的时候,通过手指和手掌输入的信息得到了橘子粗糙的表面和湿润的内里;通过鼻子输入的信息得到了橘子特有的气味。

同时,外界环境对感觉器官的刺激经常是多方面、同时段的。感觉输入后的多种信息经过大脑的筛选和选择,得到与作业活动有关的元素。比如在课堂听课时,为了专心听课,而忽略教室外的噪声。

(四)促使各种正在经历的有目的的行为进行反馈

对于一个个体,感觉统合开始于作为胚胎在母亲腹中身体移动的感觉输入。大量的感觉统合在攀爬和直立的学习中发生发展。孩子通过身体的移动、空间的转移和对外界环境刺激等多方面感觉信息的采集进行了多次的感觉统合的实践。这些都处于人的早期发育阶段。随着年龄的增长、身体的发育,身体的行动力提升带来的所处环境的拓展,感觉信息更为丰富多样。童年时代许多蕴含感觉统合的活动使孩子发展了较以往更精密的感觉统合能力。比如,阅读便是一个复杂的感觉统合过程,要求来自眼睛、眼肌和颈肌与内耳中的特殊感觉器官的参与。然而,尽管每个孩子天生都有这样的能力,但仍需通过联系外界的各种事物发展感觉统合,并适应和面对童年时代许多物理性的挑战。这样潜在的巨大发展发生于适应性的反馈(adaptive responses)中。

适应性的反馈是对感觉过程的有目的性的反馈。一个婴儿看到一个玩具,向前去抓住它,这便是一个适应性的反馈。如果这个玩具距离太远,需要爬过去才能抓住它,这便成为更复杂、需要感觉到身体移动及距离的适应性反馈。在适应性反馈中,孩子体验了从未有过的挑战,并学习了新的有关外界环境的知识。同时,适应性反馈帮助大脑发展和组织自己,以获得更多感觉统合实践的机会。在感觉统合模式中,意识和大脑是相互关联的。这样相互依存的关系要求儿童在感觉输入和组织上有积极的经历以促使儿童有去寻找更多适应的感觉经历的内在动力。因此,经历和内在动力是感觉统合过程必要的元素。

游戏是感觉统合过程中最初的媒介,由一系列的适应性反馈所组成。当大脑中感觉统合的能力足够应付环境的要求时,孩子的适应性反馈就会变得丰富多样、充满创造力和令人满意了。当这个反馈十分成功时,孩子便得到了"乐趣"——这是孩子对于感觉统合过程的理解。取得乐趣的过程给予了比以往任何做过的适应性反馈更成熟、更复杂的感觉输入和更多的满足感。人类被认为通过促进大脑的发育而获得快乐,因此儿童具有去寻找可以帮助组织大脑的感觉经历的内在动力。这就是为什么婴儿普遍喜欢被抱起、脱离地面并晃动,而更大的孩子喜欢在操场及沙滩上奔跑跳跃。

（五）形成系统性学习和社会表现的潜在的基础

随着感觉统合的发展，更好的组织能力和更复杂的技巧变成了可能。儿童学习组织自己的游戏，通过游戏发展技巧，变得更有能力组织自己的学校生活，在不断的挑战中获得成功。

学习小结

1. 学习内容

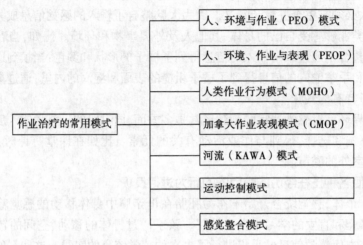

2. 学习方法

学生通过了解相关的作业治疗的常用模式：人、环境与作业（PEO）模式、人、环境、作业与表现（PEOP）、人类作业行为模式（MOHO）、加拿大作业表现模式（CMOP）、河流（KAWA）模式、运动控制模式、感觉整合模式等，使学生掌握相关治疗实践中的思路。

（胡　军）

复习思考题

1. 常见的作业治疗模式有哪些？
2. 各种模式间有何相似之处？
3. 各种模式间有何不同之处？
4. 请对常见的作业治疗模式如何运用到实践中发表你的看法。
5. 根据 Kawa 模式的思想启发，试述如何在东方思想体系下创造有本土特色的模式。

第四章　作业实践的基础

第一节　循证实践和以客户为中心的原则

一、循证实践

(一) 概述

关于循证实践(evidence-based practice,EBP)有许多定义。然而,从本质上讲,这些定义所说的是同一样东西。目前,最为人们所熟知的定义是由 David Sackett 和他的同事在 1996 年提出的:"循证医学是最佳研究证据与临床技术、患者价值观念的综合。"

近年来,循证实践被许多专业组织强调,比如美国心理学协会、美国作业治疗协会、加拿大作业治疗协会等。这些协会也强烈推荐其会员通过调查来获得证据支持或者反对某些特殊干预措施的使用。在专业实践的领域中,如医学、心理学、精神病学、康复治疗学等,在过去相当长一段时间内,实践是建立在不牢固的人体知识上的。一部分知识只是前辈们经验的总结,且大部分的知识还没有有效的科学证据来验证其可行性。因此,这也让那些从未经过专业系统学习的江湖游医有了可乘之机。由于人们逐渐意识到引经据典是一种科学的方法,所以循证医学逐渐诞生,它既能保存完整的专业领域,又能保护公众远离这些假医生的"治疗"。此外,即使没有医疗欺骗行为出现,仍然有许多工作需要通过循证的手段来验证其意义,并以此作为促进这些工作发展的依据。

循证实践涉及复杂、谨慎的决策制订,不仅要考虑手边的证据,还要考虑患者的特质、环境以及其意向。因此在循证实践的理论中认为康复治疗应当是个体化的,并且在不断变化而具有不确定性和可能性。

循证实践发展出了一套独有的个体化实践指导方针。现实中依赖于"过去我们一直是这样做的"这样想法的例子比比皆是,而且有些操作与新发现、学科进展相互矛盾。因此,循证实践是明智的处理方法,并且对于遵循经验法则、习俗和传统这样的做法有了再思考。

循证实践的哲学基础包括以下几方面:①临床技术或者专家的建议;②外部的科学依

据;③客户/患者/看护者期待接受高质量的服务,这种服务(往往)受到服务对象的兴趣、价值观、需求及选择的影响。

由于循证实践是以客户/患者/其家庭为中心的,因此临床工作者的首要任务就是向客户/患者介绍目前相关系统研究中最好的证据,包括个人的选择、环境、文化背景、对于健康和幸福的价值观念。根本上,循证实践的目的就是在个人的基础上向客户/患者提供最佳的临床服务。

(二) 循证实践的重要性

1. 大量的文献信息的处理 临床实践文献资料出版很快,海量的信息让专业人员很难跟上它们的更新速度。运用综合、严谨的循证实践资源,临床治疗师可以用一种有目的且有效率的方法为患者做出循证决策。

2. 对知识需求的满足 从业者对于专业知识的需求是无法得到满足的。由于缺少实践、信息资源和较弱的检索技巧,很多问题无法在患者访问期间得到解答。综合运用循证实践资源能够帮助治疗师快速地找到解决临床问题的循证方法。

3. 实施的延迟性 研究结果经常会被推迟应用到临床实践中。基于科学的严谨性,有新发现或想法诞生时,需要大量的实验、理论论证。临床研究要完全运用到每天的实践中大约会推迟 17 年的时间。例如:尽管在 20 世纪 70 年代就有证据表明,婴儿俯睡更易引起婴儿猝死综合征(sudden infant death syndrome,SIDS),但是直到 20 世纪 90 年代早期这一观点才被人们所认可。运用循证实践从广泛的领域中寻找证据,可以为临床工作者提供更全面、更及时的临床证据。

二、以客户为中心原则

(一) 概述

以客户为中心(client-centered)是一种服务理念,就是在作业治疗过程中尊重并与客户合作的理念。

Mary Law 第一次正式提出了在作业治疗实践中的"以客户为中心"的概念。从 20 世纪 80 年代早期开始,"以客户为中心"的服务理念已经成为了加拿大作业治疗师服务的核心理念。并且这个理念被逐步在全球作业治疗领域推广开来。在 1995 年,Mary Law 及其同事将"以客户为中心"定义为"包含着尊重、与服务对象合作的哲学观念的服务形式。"加拿大方面在以客户为中心的作业治疗的实践准则中,给"以客户为中心"下了这样的定义:"一种目的在于让客户赋能的合作方法。客户可以是个人、团体、机构、政府或其他。作业治疗师表现出尊敬客户,让客户参与决策制订,考虑并满足他们的需要,以及认可他们的经历和学识。"

在作业治疗领域,加拿大的作业治疗师们从 20 世纪 80 年代早期开始就是以客户为中心这一作业治疗实践方式的先驱者。他们在众多文献中讨论客户在介入治疗过程中的参与度,并如何促进实践。在增强"以客户为中心"实践的同时,也要增加实践中角色的灵活性,因为治疗师关注的是客户在接受作业治疗时能否发现日常作业活动的意义。这一观点也被美国作业治疗师协会接受,并在关于临床推理的研究中多次提出。Schwartz 认为作业治疗师们需要了解客户的个人生活经历,以及找出他/她认为有意义的作业活动,帮助人们了解他们的价值观念和对日常生活的期望。

康复治疗的目标在于个人具有完全的参与性。以客户为中心的哲学基础就是创造一种有同情心的、有尊严的和赋权的环境,在此环境中患者主导治疗过程并利用内在力量加速康复过程。"这个理论承认个体的自主性,以及患者在治疗过程中带来的帮助,还有患者选择权的重要性和患者-治疗师合作的益处。在这个理念中,治疗师应该承认患者和家人最了解自身问题;每一位患者和家人都是独特的;在一个有支持性的家庭和社会环境下,患者能够达到最大功能的恢复。在以客户为中心的协作模式下,客户和治疗师一起参与到治疗过程中,提高个人自我管理的能力,并共同评估疗效。

(二)"以客户为中心"的发展历史

"以客户为中心"理论框架基础由学习理论和自身及动态人际关系的观点演变而来。"以客户为中心"这一概念是由 Carl Rogers 在 20 世纪 40 年代提出的"以个体为中心"的概念转化而来。Rogers 用它描述了一种非指向性的实践方式,更关注接受服务的患者所关心的那一部分。"以客户为中心"的一个关键要素就是承认患者独一无二的文化价值观念。"深入地说,这一要素建立在密切而独特的观察人类在特定关系下的行为之上。这样的观察在某种程度上可以说超越了现有文化的限制和影响。"Rogers 认为,服务对象有能力在康复实践中扮演一个活动角色,并以此来提出和解决问题。依照 Rogers 的观点,治疗师所扮演的角色是通过刺激个人的愿望和理解问题的能力来帮助客户促进问题的解决,并提出适合他/她生活方式的解决方法。

"以客户为中心"的一个重要特色就是治疗师的不定向性。当治疗师或顾问满足于自身的价值,并能够用非评判的方法和客户一起工作时,他们是非常有帮助的。他们能够看到客户对于发展的需求,并乐于分享知识、提供相关信息来帮助客户解决他/她自身的问题。治疗过程的重点不应当放在治疗方法上,虽然治疗师和患者也会讨论解决方法,但是当治疗的焦点集中在技术及方法上时,患者更多的还是被动接受。

以客户为中心的另一特色是它的基于现象的特性。有一个重要的假设就是从这一特性上提出的:客户是描述他们经历和现状的最佳人选。因此,对于治疗师们来说最重要的是用足够的时间去聆听并了解客户的生活经历。

(三)"以客户为中心"的作业治疗

时至今日,许多学者都尝试着在他们的文章中描述他们所理解的"以客户为中心"的概念。这里将他们所提倡概念中的核心部分整理出来(表 4-1)。在这框架里,虽然每个人对于"以客户为中心"强调的观点不同,但也有些相同的地方。这些相同的观点也许可以用来定义"以客户为中心"的作业治疗。

"以客户为中心"的作业治疗的一般概念包括:尊重客户、他们的家庭以及他们所做出的决定;客户及家庭有最终的决定权,选择日常作业活动和作业治疗服务;提供信息、物理环境(physical comfort)和社会环境支持;强调以人为本的交流方式;促进客户全方面地参与作业治疗;提供灵活的、个性化的作业治疗服务;客户赋能以解决作业表现的问题;关注于人-环境-作业活动之间的关系。

1. 尊重客户、他们的家庭以及他们所做出的决定　所有"以客户为中心"、"以人为本"和"以家庭为中心"的服务框架都是从强调尊重客户及其家庭开始的。作业治疗的客户都来自不同的背景,遭遇不同的生活经历,每个人所生活的环境以及选择的作业活动都是独一无二的。客户已经在每日生活中形成他自己的处理挑战的模式。"以客户为中心"

表4-1 以客户为中心的概念

Law, Baptise&Mills (1995)	Blank, Horowitz, &Matza (1995)	Gerteis, Edgman, Levitan, Daley & Delbanco (1993)	Rosenbaum, King, Law, King & Evans (1998)	儿童健康护理协会 (1987)	加拿大职业治疗师协会 (1997)
• 客户的自主性与选择性 • 尊重差异性 • 合作与责任 • 赋能 • 情景融合 • 可达性与灵活性	• 患者是服务中的主动参与者 • 患者参与治疗方案的确定 • 设计医院环境以提高舒适度 • 需要家庭的参与 • 提供可获得的信息，增加交流	• 尊重患者价值观念、表现及需求 • 关注协调与整合 • 提供信息与教育；重视交流 • 提供物理环境上的便捷 • 提供环境支持 • 让亲友参与康复过程 • 服务的连续性；将协助向交流和（或）其他服务过渡	• 鼓励患者制订方案 • 家庭决策参与的层次 • 父母对于他们的核心责任 • 不同家庭的期望及差异性 • 考虑所有家庭成员的需求 • 鼓励运用社会支持 • 鼓励所有家庭成员的参与 • 提供个性化服务 • 合作 • 可达到性 (accessibility)	• 在儿童生活中，家庭是不变的 • 父母-专业人员合作模式 • 信息分享 • 满足家庭需求的全面的政策/规划 • 认可来自家庭的力量及个性化；尊重不同的处理方法 • 理解并吸收儿童、青少年和家庭的发展需求、 • 鼓励父母间的支持 • 灵活的、可获得的、负责任的健康关注提供系统	• 聆听客户的价值、意图及选择 • 帮助客户预见可能发生的事 • 为客户的成功、失败提供支持；尊重客户的缺点和优势 • 促使客户明确自己的需求和有意义的结果 • 促使客户全方面参与到作业治疗服务 • 提供信息 • 绝不用制度约束式开放式交流 • 强调开放式交流

作业治疗的一个基本理念就是治疗师要尊重客户做出或将要做出的决定以及他们个人处理问题的方法。

2. 客户及其家庭有选择日常作业活动和作业治疗服务的最终的决定权 一旦表现出对于客户以及他们的问题多种性质的尊敬,那么客户和其家庭就有特殊义务讨论他们的日常作业活动以及其所接受的作业治疗服务。客户掌握了多数关于他们自身需求的重要信息。我们应当鼓励他们做出选择,评价需要作业治疗介入的作业活动表现。

3. 提供信息、物理环境(physical comfort)和环境支持 物理环境、环境支持、信息提供以及强调交流的规定目前时常在以客户为中心的框架中提及。客户需要在作业治疗设置中感到舒适,无论是在医院或社区。如果把关于客户作业表现和潜在的解决方法的信息用一种可理解的方法告诉客户,这会帮助他们在干预过程中做出决定。现在作业治疗师应当比过去更加重视和客户之间的关系及相互作用。在一个开放的、有同情心的环境里——作业治疗师能倾听人们的故事,聆听他/她关于需求的描述,能够增强客户与治疗师合作解决作业表现问题的能力。

4. 促进客户全方位地参与作业治疗 以客户为中心实践的另一基本概念是客户的参与度能够促进客户与治疗师之间形成合作伙伴关系。客户与治疗师间合作关系的发展通常由权力的意识转移所促进,这种转移应当是由治疗师向客户转移。这种权力的转移通常发生在客户明确了介入治疗的作业表现、积极参与决定介入的方法、评定作业治疗结果的时候。在提供者-客户的相互作用中,客户的参与度可分为不同层次。连贯的参与度可以分为三种模式:客户依赖型、客户合作模式和相互参与。以客户为中心作业治疗的目标就是确保治疗师与客户之间的关系是相互参与的模式。

(1)提供灵活的、个性化的作业治疗服务:所有以客户为中心、家庭为中心或者以人为本模式的框架都关注于使健康护理系统得以结构化的方式。要形成以客户为中心,服务系统必定十分灵活,只有这样,客户的个性化需求以及他/她的家庭才能在服务规定的各方面被考虑到。服务只有在触手可及且可协调时,客户才能理解治疗过程并很容易地参与到服务中。

(2)客户赋能以解决作业表现的问题:以客户为中心的本质就是关注赋能并促进客户的参与度和提供他所需要的结果。在这一理念中,治疗师并不是提供解决各种作业表现问题方法的专家。治疗师所扮演的仅仅是促进者的角色,使客户赋能产生并实施解决方法。在解决某一作业表现问题的过程中,客户习得技巧,这样当他们在以后的日常生活遇到相似的问题时才可以独立解决。

(3)关注于人-环境-作业活动之间的关系:在以客户为中心的作业治疗原则中,有一个独特的观点,即认为客户的认知与他们的工作、生活、娱乐的环境和社会是分不开的。基于人类-环境行为理论,环境对个人的角色和日常作业活动不仅有促进作用,也有压抑的作用。现在新兴的作业治疗实践模式强调人类-环境-作业活动间的关系,以及作业治疗干预的能力,期望通过改变环境来促进作业表现。

在作业治疗师与客户共同实施"以客户为中心"的作业治疗实践时会遇到各种挑战。治疗师与客户共同合作完成作业治疗本身就是一项挑战。每一位客户都来自不同的生活背景,有着不同的经历。也许每一次的治疗合作都是一次全新的体验与尝试。此外,有限的治疗时间与资源也是在实施以客户为中心的作业治疗中会遇到的问题。如何充分利用每一次的治疗时间？如何在有限的资源中为每位客户提供个性化的治疗服务？如何改变客户的"患者"角色，使客户赋能而主动参与？……许多问题需要作业治疗师在今后的学习工作中自己领会。

第二节　国际功能、残疾和健康分类与作业治疗

在过去，医疗模式是生物医学模式，其所关注的重点仅仅着眼于疾病，认为残疾是直接由于疾病、创伤或其他健康问题所致，仅仅是个体的特征，需要专业业务人员对个体提供治疗和照顾，以矫治个体的问题。随着社会的不断发展，对残疾的关注重心从个体的身体层面转移到社会活动、参与的层次上。如今的医学模式已经变为了生物-心理-社会模式（ICF 模式）。对于残疾的理解也不断加深。残疾作为一个复杂的现象，既是个体身体的问题，也是复杂的社会问题。

在新版国际功能、残疾和健康分类 ICF（ICIDH2）中，同时定义了一些新的概念。活动是指个人在日常生活中实际进行着的行动、工作（不包括潜在能力），参与是指与社会相联接，并赋予了价值观的活动。此外，功能障碍中的"障碍"与诸多背景因素有着较复杂的关系。ICF 分类能让作业治疗师们在一定程度上描述客户的现状（功能形态障碍、活动受限及参与受限）。Haglund L. 等在 2003 年研究得出结论，ICF 分类可以作为作业治疗师之间交流的工具，但是无法成为作业治疗的一个专业术语。

国际功能、残疾和健康分类（ICF）是一种描述而不是一个评估工具，它不是一种对疾病的测量。适用于所有的人而不只是残疾人。ICF 不是对残疾的等级分类模式，是研究方面可用于交流的共同语言工具，可用于数据的描述和标准化。国际功能分类与作业表现的概念是兼容的。在 ICF 中，健康被看成是环境因素、健康状况和个体功能之间的互动的结果（图 4-1）。残疾是社会环境与个人障碍的综合的结果。国际功能分类与传统的理念有一个本质上的区别，就是把重点从注重健康与残疾的原因转移到其影响上面来，所关注的是个体在他们所处的环境中所面对的问题，而不是他们的医疗诊断。因此，它是以人为中心的，与作业治疗的哲学理念与传统也是相吻合的。

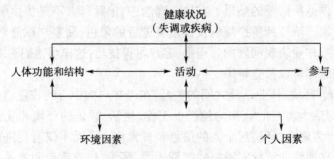

图 4-1　ICF 理论

国际功能分类使作业治疗服务更深入地去了解是什么妨碍了人们融入到生活当中或回到工作岗位（受薪或义工）、是什么妨碍了家人的支持或个人目标的实现。残疾是个体的特性与个体生活的情景特性互动的结果。残疾与健康应当是生物、个体与社会三方面的整体观。

同时,这些也是作业治疗所关心的重点。在作业表现模式中,可以看到作业活动是离不开环境因素的。环境可以是与人有关的,比如家庭成员;也可以是与人无关的,比如设施,家具,器具等等。任何日常活动都是在一定的环境中发生的,换句话说就是人与环境的互动。

从 ICF 的观点看来,作业治疗所关注的项目可以归纳为如下几项:

1. 健康、幸福及人们参与自我照顾和家庭活动的关系;人际互动与关系;重要生活领域包括教育、工作及休闲;以及在社区中的社会及公民性作业活动。

2. 支持或阻碍参与这些作业的环境因素。

作业治疗与 ICF 的主要差异:

1. 作业治疗特别强调影响人们健康与福利的个人因素。

2. 强调客户对于作业及参与作业治疗的主观经验的重要性。

3. 作业治疗与 ICF 皆考虑到健康与环境中相关因素对于参与的影响,除此之外,作业治疗还关心社会、文化与经济对参与及福利的影响。

第三节　作业治疗的方法

常用的作业治疗方法有多种,根据不同的分类方法大致有以下几种。

一、按照作业功能分类的作业方法

(一) 日常生活活动

生活技能含义较为广泛,它既包括与患者日常生活密切相关的一些生活技能,又包括与患者回归社会相关的一些高级生活技能,相当于基本日常活动能力(BADL)和工具性日常活动能力(IADL)。大致有以下几类:

自我照料如:穿衣、进食、洗漱、转移、如厕、自我清洁等。

家务活动:扫地、洗碗、做饭、使用家电等。

社会活动:使用交通工具、去超市购物等。

(二) 生产性作业(productive activities)

可包括基本劳动和工作技巧以及就业前培训。如木工、纺织、车缝、金工、皮工、黏土、制陶、机电装配与维修、办公室作业(打字、资料分类归档)、驾驶、烹饪等。

(三) 文娱作业(leisure activities)

文娱作业活动是指所有能产生新奇、愉快、高兴等情绪,并对日常生活与工作不产生不良影响的活动。比如唱歌、舞蹈、钓鱼、体育活动等。

二、按照作业技能分类的治疗方法

按作业活动所需的技能分可分为:

1. 运动功能训练　改善肌力、肌张力,维持关节活动度,促进运动协调性等。

2. 感觉功能训练　主要有训练或改善患者的单个或多种感觉,包括感觉再认、感觉脱敏和感觉替代。

3. 感知功能训练　主要训练患者辨别各种实物、图形、颜色、前后背景等。

4. 认知功能训练　包括注意力、理解力、复杂操作能力、解题能力等方面的训练。

　　5. 心理社会功能训练　调整自己的心态和情绪,鼓励患者选择自己愿意从事的作业活动,并同时表达自己的情绪或感受。此外还包括人际交往关系,参与社会活动等。

　　在实际操作中,作业治疗师在选择具体的作业治疗方法时要考虑到以下几个因素:

　　1. 患者的个体因素　患者的兴趣、爱好、性格、年龄等。患者的个体因素上的区别导致每一位患者的作业治疗方法的不同。性格开朗外向的患者,适合多人小组式的治疗方式,在与不同患者、工作人员的交流中进步;对于爱好打牌的患者,治疗师可以选择打牌这一文娱作业治疗方法进行治疗。

　　2. 患者的生活背景　职业、家庭情况、生活习惯、在生活中所扮演的角色(父母、工人、女儿、厨师等等)了解这些信息,可以帮助治疗师更深入的知晓患者的情况,且能帮助治疗师确定适合患者的治疗方法。

　　3. 患者的病情及预后　根据病情及患者的恢复程度可以作为确定治疗的难易程度、强度及频率的参考依据。而根据预后可以决定是否继续进行康复治疗,或者使用支具/辅具、环境改造等措施进行替代或代偿。

　　4. 作业治疗方法的禁忌证、适应证。

　　5. 治疗场所等条件限制　在选择治疗方法时,治疗师也要考虑在患者所处的环境下,治疗方法的可行性。

学习小结

1. 学习内容

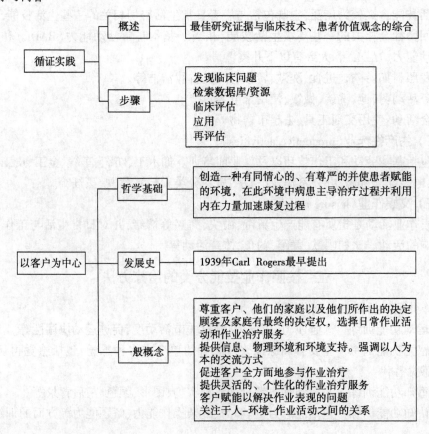

2. 学习方法

通过了解相关的理论知识,体会以客户为中心的理念,并掌握循证实践。

(胡 军)

复习思考题

1. 循证实践的优势和劣势有哪些?
2. 循证实践有哪些步骤?
3. 以客户为中心的核心概念是?
4. 简述 OT 与 ICF 模式的关系。

第五章　作业评定

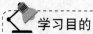

作业评定是一个系统地收集那些影响人们作业表现的信息的过程,通过作业评定,获取患者作业能力信息,并发现问题、形成想法、提出治疗目标和计划的过程。一个完整的作业评价应当包含三个方面:①作业治疗师有责任找到人们想要的和最需要的;②在哪里人们可以完成他们感兴趣的活动;③对于可能影响其作业表现的运动感觉、认知、社会心理等方面进行不同评估。评定的形式主要有访谈、问卷调查、直接观察、量表评定等,虽然形式多种多样,但评定的基本要求是一致的,即:①全面性;②可信性;③敏感性;④适应性;⑤实用性;⑥统一性。

作业评定的意义:①了解机体的功能障碍及作业能力;②为制订作业治疗计划提供依据;③动态观察机体功能障碍的发展进程及预后;④让患者及时了解自身功能障碍的情况。

作业评定的目标:作业评定贯穿于治疗的整个过程中,开始的评定是为了了解患者的功能障碍的情况,制订治疗方案;过程中的评定是为了判断疗效,以及时修正治疗方案;终期评定是为了判定患者的康复结局,以确定患者以后的生活方式。

作业评定的层次:①功能障碍水平的评定(主要是肌力、肌张力、关节活动度等);②能力障碍水平的评定(主要是日常生活活动、认知、生活质量等);③社会障碍水平的评定(主要是文化背景及社会环境、社区等)。

本章就作业评定中的角色与动机的评定、日常生活活动评定、个体因素评定、文化背景及环境因素评定、生活质量评定、社区评定等方面进行阐述。

第一节　角色与动机的评定

一、角色评定

作业治疗的目标是作业活动表现的提高及个人所期望的角色任务的发展,人的角色包含三个方面:自我维持、自我提升、自我发展。角色不同,其期望完成的作业活动表现不同,因此,在评定中首先要对角色进行评价。角色评定常用的量表是 role checklist,该量表将角色分为学生、工人、志愿者、护理人员、家庭维护者、朋友、家庭成员、宗教参与者、爱好者、组织者、其他等共 11 个方面,主要反映患者对于自身角色的定位及对所定位角色的价值观念,完成该表大约需要 15 分钟,有效性好,两周内重复可靠指数为 0.82,其优点是适合于各种年龄的患者,目前已经被翻译为十种不同的语言(表 5-1)。

表 5-1 角色评定量表(role checklist)

角色	角色身份			价值定位		
	过去	现在	将来	无价值	一般价值	非常有价值
学生						
工人						
志愿者						
看护人						
家庭维持者						
朋友						
家庭成员						
宗教参与者						
业余爱好者						
参加组织者						
其他						

二、动机评定

动机是激励和维持人的行动,并使其行动导向某一目标,以满足个体某种需要的内部动因。在作业评定中,动机是通过人们对于其所从事的作业活动的兴趣来表达的,兴趣是人类在进行作业活动时感受到欢愉或者满足感的过程。因此,兴趣不仅表现为在进行作业活动时的欢愉感,也表现为做特定事情时不同于他人的偏爱。对某种作业活动"有兴趣"意味着个体感受到了投身此次积极经历的某种吸引力,意味着其对这种作业活动的动机,当然,这种吸引力可能来自于参与其中对自我能力体现、身心的自我挑战、伙伴间的合作关系等方面的积极感受。同时,感觉经历拓展、审美品位的提升、技能的增强等方面也是欢愉感的来源。许多作业活动产出成果及产品,满足感便是从产出和创造中释放而来。某个作业活动对个人特定的吸引力代表了个体化差异及社会多样化潜在的形成基础。

动机评定常采用量表(interest checklist)进行,它是一份调查问卷,包含了 80 个条目内容,收集患者过去、现在、将来三个不同时间段对不同作业活动的兴趣,修订后的量表包含了 68 个项目,并被应用在 MOHO 理论模式中,这份量表可以用于青少年或成人。完成整份问卷需时 10 ~ 15 分钟,有效性未见报道,重复可靠性为 0.92,优点是便于管理,参与者有很大范围的活动可供被评估,也为作业治疗计划提供很多思路。缺点是未见有效性和敏感性报道。患者可能误解有些条目(如参与的水平不清楚),那些有身体功能障碍或心理障碍的患者在使用此表时是受限制的(表 5-2)。

表 5-2 动机评定量表(interest checklist)

活动	你的兴趣水平						你目前参与此项活动吗		你将来会参与这项活动吗	
	过去十年			过去一年						
	强烈	一般	从不	强烈	一般	从不	是	否	是	否
园艺工作										
针线活										
玩牌										
学习外语										
教会活动										
听收音机										
散步										
汽车修理										
写字										
跳舞										
打高尔夫										
踢足球										
听流行音乐										
爵士										
假期活动										
养宠物										
看电影										
听古典音乐										
演讲										
游泳										
参观										
修补										
检查										
烧烤										
其他										

第二节　日常生活活动评定

一、定　义

日常生活活动(activities of daily living,ADL)是指人们为了维持生存及适应生存环境而每天必须反复进行的、最基本的、具有共同性的身体活动,即进行衣食住行及个人卫生等的基本动作和技巧。日常生活活动能力是个体在发育过程中逐步习得,可通过反复实践来完善。对于一般人,这种能力是极为普通的,但对于残疾者却往往是难以进行的高超技能。

二、分　类

日常生活活动分为躯体的日常生活活动(physical ADL,PADL)或基本的日常生活活动(basic ADL,BADL)及复杂性或工具性 ADL(instrumental ADL,IADL)两个方面。BADL的内容主要包含在家的移动、饮食、穿衣、洗澡、基本的交流和个人卫生等。虽然很多IADL 评价也包含了一部分的自我照顾内容,但 IADL 主要的焦点仍然是家庭管理任务,如:饮食计划;准备、购买和清洁;洗衣;购物;家庭季节性护理;花园打理等。

三、内　容

日常生活活动的内容包含自理、运动、交流、家务、娱乐活动五个方面。自理活动主要包含进食、更衣、如厕、洗刷、修饰等;运动包含床上体位保持、床上体位转换、床上转移等;交流包含电话、阅读、书写、使用电视、电脑等;家务活动包含购物、拖地、洗衣、晾晒、购物、照顾孩子、安全使用家电、使用环境控制器及收支预算等;娱乐活动包含打牌、下棋、摄影、旅游、社交等。

四、评定步骤

(一)收集资料

可通过阅读病历,参加查房,及与其他医师、护士、治疗师交谈等来获取。主要包括以下内容:

1. 患者的性别、年龄、职业、诊断,所处的环境及其在社会中所承担的角色。
2. 患者残疾前的功能状况。
3. 患者残余的功能及其潜能。
4. 由疾病和(或)残疾而出现的其他生理和心理的问题。
5. 患者使用或不使用辅助器、支具和设备的实际的或潜在的能力。
6. 患者的一般情况　处于急性期还是慢性期;有无肌萎缩、肌痉挛;(局部)关节情况或活动范围;有无关节肿胀、畸形等;有无浅感觉和(或)本体感觉丧失;有无感知及认知障碍等。

(二)交谈

通过与患者交谈,确认所获得的资料是否准确,交谈时患者家人最好参加以辅助患者,具体交谈方式可参考 COPM 问卷模式。

(三) 开始评定

如交谈后患者未表现焦虑、疲劳等症状,可开始评定。

五、评 定 方 法

日常生活活动的评定可采用直接观察法和间接评定法等进行。直接观察法主要是通过直接观察患者的实际操作能力进行评定,该方法可客观地反映患者的实际操作能力,但耗时耗力;间接评定法是通过询问的方式进行评定,该方法简单、快捷,但缺乏可信性。为了弥补两种方法的缺点,我们在进行日常生活活动能力评定时常采用两种方法结合。过去,评定的方法多为定性,即非标准化的评定方法,直到 20 世纪 70 年代,大量的评定量表出现,定量的标准化量表开始大量使用。

(一) 非标准化的评定方法(以穿上衣为例)

1. 详细了解受检者发病或受伤前的穿衣活动情况。

2. 评定前选择适合的上衣、辅助器具及评定环境,并就正常的穿上衣活动进行活动分析,以作为评定时的参考和对照。

3. 向受检者解释穿上衣活动评定的目的和过程,并取得配合。

4. 按照活动分析的步骤对受检者进行穿上衣活动的评定,并就受检者完成活动所需帮助的类型和量、完成活动的能力、效率、安全性等方面进行观察并作适当的记录。

5. 对评定结果进行分析、总结,并向受检者解释结果。

(二) 标准化量表评定法

1. 基本的日常生活活动标准化量表 常用的基本的日常生活活动的标准化量表主要有:Barthel 指数(Barthel index)、功能独立性评定(functional independence measure,FIM)、Katz 指数(Katz index of independent in activities of daily living)、Klein 日常活动量表(Klein-Bell activities of daily living scale)、Kenny 自理评定(the Kenny self-care evaluation)、A-ONE 量表(Arnadottir OT-ADL neurobehavioral evaluation)。

(1)Barthel 指数:该量表是由 Florence Mahoney 和 Dorothy Barthel 于 1965 年设计并应用于临床,包含大便控制、小便控制、修饰、如厕、进食、上楼梯、洗澡、转移、步行、穿着 10 项内容。根据需要帮助的程度分为 0、5、10、15 分四个等级。总分为 100 分,得分越高,独立性越强,依赖性越小。若总分达到 100 分,表示患者不需要照顾,日常生活可以自理,但并不意味着患者能独立生活,他可能不能烹饪、料理家务和与他人接触。评出分数后,可以按下列标准判断患者 ADL 独立程度:60 分以上者为虽然有轻度残疾,但生活基本自理;40~60 分者为中度残疾,生活需要帮助;20~40 分者为重度残疾,生活需要很大帮助;20 分以下者为完全残疾,生活完全依赖。1995 年,国外学者 Korner-Bitensk 和 Wood-Dauphinee 提出改良的 BI 量表,称为 MBI(modified Barthel index),将量表评分更加细化,并被认为可以预测患者将来的恢复。

如果是患者自己测评,需时 5~10 分钟,若是直接观察需时 20~60 分钟,据国外研究报道,其有效性同 Katz 指数相比 k=0.77,与 kenny 自理评定量表相比 k=0.42,可靠性高,重复可靠性指数 k=0.98。优点是可靠性、有效性较好,被广泛使用,易于管理;缺点是对于较高水平功能的患者会产生天花板效应(表 5-3)。

表5-3 Barthel 指数评分标准

项目		评分标准
大便	0分	失禁;或无失禁,但有昏迷
	5分	偶尔失禁(每周≤1次),或需要在帮助下使用灌肠剂或栓剂,或需要器具帮助
	10分	能控制;如果需要,能使用灌肠剂或栓剂
小便	0分	失禁;或需由他人导尿;或无失禁,但有昏迷
	5分	偶尔失禁(每24小时≤1次,每周>1次),或需要器具帮助
	10分	能控制;如果需要,能使用集尿器或其他用具,并清洗;如无须帮助,自行导尿,并清洗导尿管,视为能控制
修饰(个人卫生)	0分	依赖或需要帮助
	5分	自理:在提供器具的情况下,可独立完成洗脸、刷牙、梳头、剃须(如需要用电则应会用插头)
如厕	0分	依赖
	5分	需部分帮助:指在穿脱衣裤,使用卫生纸擦净会阴,保持平衡或便后清洁时需要帮助
	10分	自理:指能独立地进出厕所,使用厕所或便盆,并能穿脱衣裤、使用卫生纸,擦净会阴和冲洗排泄物,或倒掉并清洗便盆
进食	0分	依赖
	5分	需部分帮助:指能吃任何正常食物,但在切割、搅拌食物或夹菜、盛饭时需要帮助,或较长时间才能完成
	10分	自理:指能使用任何必要的装置,在适当的时间内独立地完成包括夹菜、盛饭在内的进食过程
转移	0分	依赖:不能坐起,需两人以上帮助,或使用提升机
	5分	需大量帮助:能坐,需两个人或一个强壮且动作娴熟的人帮助
	10分	需小量帮助:为保安全,需一人搀扶或言语指导、监督
	15分	自理:指能独立地从床上转移到椅子上并返回。独立地从轮椅到床,再从床回到轮椅,包括从床上坐起,刹住轮椅,抬起脚踏板
平地步行	0分	依赖:不能步行
	5分	需大量帮助:如果不能行走,能使用轮椅行走45m,并能向各方向移动以及进出厕所
	10分	需小量帮助:指在一人帮助下行走45m以上,帮助可以是体力或言语指导、监督。如坐轮椅,必须是无须帮助,能使用轮椅行走45m以上,并能拐弯。任何帮助都应由未经特殊训练者提供
	15分	自理:指能在家中或病房周围水平路面上独自行走45m以上,可以用辅助装置,但不包括带轮的助行器

续表

项目		评分标准
穿着	0分	依赖
	5分	需要帮助:指在适当的时间内至少做完一半的工作
	10分	自理:在无人指导的情况下能独立穿脱适合自己身体的各类衣裤,包括穿鞋、系鞋带、扣、解纽扣、开关拉链、穿脱矫形器和各类护具等
上楼梯	0分	依赖:不能上下楼梯
	5分	需要帮助:在体力帮助或言语指导、监督上、下一层楼
	10分	自理(包括使用辅助器):指能独立地上、下一层楼,可以使用扶手或用手杖、腋杖等辅助用具
洗澡(池浴、盆浴或淋浴)	0分	依赖或需要帮助
	5分	自理:指无须指导和投入帮助能安全进出浴池,并完成洗澡全过程

> **知识链接**
>
> **天花板效应(ceiling effect)和地板效应(floor effect)**
>
> 在影响指标有效性的各种因素里,天花板效应和地板效应是尤其典型的情况。这两种效应是指反应指标的量程不够大,而造成反应停留在指标量表的最顶端或最低端,从而使指标的有效性遭受损失。应用在评定里,即是测试量表题目过于容易,致使大部分个体得分普遍较高的现象为天花板效应;反过来,测试量表题目过难,致使大部分个体得分普遍较低的现象,称为地板效应。
>
> 天花板效应举例:假设有一个研究者想要比较游泳和跑步的减肥效果。他找来两个肥胖的人作被试者,首先用一架台秤称他们的体重,发现两个被试者的体重正好都是300磅(136.2kg)。然后,这两个被试开始减肥,一个跑步减肥,另一个游泳减肥。几个月后,两个人又一次用同一架台秤称体重,结果发现两个人的体重都是250磅(113.5kg)。研究者认为两个人都减重50磅(22.7kg),因此断定跑步和游泳的减肥效果一样好。但是研究者忽视了一个严重的问题,那就是它所用台秤的量程是0~300磅(0~136.2kg),不能称出这两个人的确切体重[如果用一个范围足够大的秤去称的话,一个被试是300磅(136.2kg),而另一个是350磅(158.9kg)。通过跑步减肥的被试者减重50磅(22.7kg),而通过游泳的被试者减重了100磅(45.4kg)]。由于两个被试者的体重都已经到达了反应指标量程的最顶端,致使他们各自的减肥效果没有真正地体现出来。这就是一个天花板效应的问题。
>
> 地板效应举例:假如你教一个动作不太协调的朋友打保龄球。你认为奖赏可以提高作业水平,因此每当他打一个全中你就为他买一杯啤酒。然而你的朋友将球都扔到沟里去了。这样,你不能提供奖赏了,而且你还预期他的作业水平会随着练习次数的增加而降低。但由于再没有比沟里球更低的水平了,所以你观察不到成绩的任何下降,此时你朋友的作业水平已经到了反应指标量程的最底端。这就是地板效应。

(2)功能独立性评定(FIM):该量表是由 Grange 和 Hamilton 于1983年提出的可以全面、客观地反映患者 ADL 能力的评定方法,其包含了6个方面18项功能(13项运动功能及5项认知功能)。其中自理活动6项、括约肌控制2项、转移3项、行走2项、交流2项和社会认知3项。每项分7级,最低得1分,最高得7分,总积分最高126分,最低18分,得分越高,独立水平越好,反之越差。得分是基于临床观察,随访的数据可以通过电话获得。需时约45分钟,依赖于患者的能力。有效性好,可以预测患者83%运动功能及77%认知功能;可靠性已被大量研究所证实,内部可靠性及重复可靠性均在0.90以上。优点是有效性及可靠性高,可应用于残疾患者测评,缺点是缺少一些可能影响患者作业表现的内容如身体功能、环境支持等方面评定(表5-4)。

表5-4　FIM的评分标准

功能独立:独立完成所有活动		7分	完全独立	能独立完成所有活动,活动完成规范,无须矫正,不需要辅助设备和帮助,并在合理的时间内完成
功能独立:有条件地完成活动		6分	有条件的独立(帮助独立)	能独立完成所有活动,但活动中需要辅助设备(假肢、支具、辅助具),或超过合理的时间,或活动中不够安全
功能依赖:需要有人监护或身体方面的帮助,或不能活动	部分依赖:患者可以承担≥50%的活动,并需要不同程度的帮助	5分	监护、准备或示范	患者在没有身体接触性帮助的前提下,能完成活动,但由于认知缺陷、平衡差等,需要他人监护、口头提示或引导;或者需要他人准备或传递必要的用品如支具、衣物等
		4分	最小帮助	患者完成活动时,需最小的身体接触性帮助,其主动用力程度≥75%(帮助<25%)
		3分	中等帮助	患者在活动中要求中等的接触性帮助,其主动用力程度达到50%～74%(帮助达到25%～49%)
	完全依赖:患者用力<50%,需要最大或全部帮助	2分	大量帮助	患者在活动中要求最大的体力帮助,其主动用力程度为25%～49%(帮助达到50%～74%)
		1分	完全依赖	患者在活动的主动用力程度为<25%,不能做任何活动

(3)Katz指数:该量表是由Katz等人于1963年提出的,他们通过大量的临床观察发现ADL能力的下降是按照一定的顺序发生的,复杂的功能往往先受到影响,他把ADL由难到易分为6项:洗澡、穿衣、转移、上厕所、大小便控制和进食,并将功能状况分A、B、C、D、E、F、G 7个等级,A级完全自理,G级完全依赖。完成该量表需时约5分钟,如果直接观察则需时更长,有效性为0.3～0.5,内在可靠性较低,没有关于重复可靠性报道。优点是迅速并便于管理,缺点是结果太一般不能用于治疗计划(表5-5)。

表 5-5   Katz 指数评分标准

项目	完全独立	需要帮助	依赖
洗澡: 包括海绵擦浴、盆浴或淋浴	无须帮助,能自己进出澡盆或浴室洗澡	只需帮助洗身体的一个部位(背部或腿),或进出澡盆时需要帮助	需要帮助洗身体的一个以上的部分,或不能洗澡
穿着: 包括从衣柜或抽屉里取出衣服(包括内衣,外套),使用扣件(包括穿戴支具)	完全不需帮助,能自己取衣服,穿衣服(包括使用扣件)	除系鞋带需要帮助外,取衣服和穿衣服不需帮助	取衣服或穿衣服需要帮助,或只能穿部分衣服,或完全不能穿衣
上厕所: 包括进厕所,解大小便,便后自我清洁,整理衣裤	进厕所,解大小便,自我清洁和整理衣裤的所有动作,无须帮助(可以用支持物如拐杖、步行器,或轮椅),夜里可以用便盆或便桶,早上倒干净	进厕所,或便后自我清洁,或整理衣裤,或夜里用便盆、便桶时需要帮助	不能走进厕所解大小便或不能便后自我清洁,或不能整理衣裤,或夜里用便盆、便桶时需要帮助
转移: 包括上下床和进出轮椅	上下床及进出轮椅无须帮助(可以用支持物如拐杖和步行器)	上下床及进出轮椅需要帮助	不能下床
控制大小便	大小便完全自控	大小便偶有失禁	大小便完全失禁,需要监护,或使用导尿管、灌肠及有规律地使用尿壶或便盆管理大小便
进食	自我进食,无须帮助	能自我进食,但夹菜、盛饭切肉,给面包涂黄油等准备性活动需要帮助	需帮助进食,部分地或完全地依赖鼻饲或静脉输液补充营养

(4)Klein 日常活动量表:该量表是由 Klein 和 Bell 于 1982 年发表的,主要用于测评患者 6 个方面的能力:穿衣、移动、洗澡、个人卫生、饮食和应急电话交流。这些 ADL 能力被分解为 170 个条目,由于条目多使得该量表成为敏感性最好的 ADL 评价量表之一,每个条目的得分是 1~3 分,需时约 30 分钟,依赖于患者的能力及疲劳水平。有效性为 0.86,内部可靠性为 0.92。优点是敏感性高,有效性及可靠性好,适合于临床研究。缺点是对于高水平患者会产生天花板效应。

(5)修订的 Kenny 自理评定量表:该量表是 Schoening 和 Kenny 于 1965 年提出的,并于 1973 年进行修订,评定的内容主要包括 6 个方面(床上活动、移动、体位转移、个人卫生、穿着、进食)共计 17 项。每个方面内容分为 5 个功能等级,记分标准为 0~4 分,6 项总分为 0~24 分,0 分表示完全依赖,24 分表示完全独立(表 5-6)。

表 5-6　Kenny 自理评定记录表

评定次数		1	2	3	4
	评定日期				
床上活动	床上移动				
	床上坐起				
体位转移	坐位				
	站位				
	进厕所				
	进浴盆				
运动	行走				
	上下楼梯				
	驱动轮椅				
穿着	衣				
	裤				
	鞋袜				
个人卫生	洗脸、头发、手臂				
	洗躯干、会阴				
	洗下肢				
二便	大便控制				
	小便控制				
	照料导尿管				
	进食				
	合计				

(6)PULSES 评定量表:该量表是由 Moskowitz 和 Mccann 于 1957 年提出的,主要用来评定慢性疾患、老年人和住院患者的 6 个方面的 ADL 能力:躯体状况、上肢功能、下肢功能、感官功能、排泄功能、精神和情感状况。1975 年 Granger 对原评定表进行了修订,修订后的评定表仍然按 6 项 4 级评分,但评定具体内容有所改变(表 5-7、表 5-8)。

表 5-7　改良 PULSES 评定记录表

评定次数	1	2	3	4
评定日期				
P(躯体状况)				
U(上肢功能)				
L(下肢功能)				
S(感官功能)				
E(排泄功能)				
S(精神、情感)				
合计				

表 5-8　改良 PULSES 评分标准

P　　身体状况:指内脏器官如心脏病、呼吸、消化、泌尿、内分泌和神经系统疾患情况

　1分　内科情况稳定,只需每隔 3 个月复查 1 次

　2分　内科情况尚属稳定,需每隔 2~10 周复查 1 次

　3分　内科情况不太稳定,最低限度每周需复查 1 次

　4分　内科情况不稳定,每日需严密进行医疗监护

U　　上肢功能及日常生活自理情况:指进食、穿衣、穿戴假肢或矫形器、梳洗等

　1分　生活自理、上肢无残损

　2分　生活自理、但上肢有一定残损

　3分　生活不能自理、需别人扶助或指导,上肢有残损或无残损

　4分　生活完全不能自理、上肢有明显残损

L　　下肢功能及行动:指步行、上下楼梯、使用楼梯、使用轮椅、床椅转移、如厕情况

　1分　独立步行、转移,下肢无残损

　2分　基本上能独立行动,下肢有一定残损,需使用步行辅助器械、矫形器或假肢,或利用轮椅能
　　　　在无梯级的地方充分行动

　3分　在扶助或指导下才能行动,下肢有残损或无残损,利用轮椅能做部分活动

　4分　完全不能独立行动,下肢有严重残损

S　　感官功能:包括语言、听觉和视觉

　1分　能独自做语言交流,视力无残损

　2分　基本上能进行语言交流,视力基本无碍,但感官及语言交流功能有一定缺陷,例如轻度构音
　　　　障碍,轻度失语,要戴眼镜或助听器,或经常要用药物治疗

　3分　在别人帮助或指导下能进行语言交流,视力严重障碍

　4分　聋、盲、哑,不能进行语言交流,无有用的视力

E　　排泄功能:指大小便自理和控制程度

　1分　大小便完全能自控

　2分　基本上能控制膀胱及肛门括约肌,虽然有尿急或急于解便,但尚能控制,因此可参加社交活
　　　　动或工作;虽需插导尿管,但能自理

　3分　在别人帮助下,能处理好大小便排泄问题,偶尔有尿床或溢便

　4分　大小便失禁,常有尿床或溢便

S　　精神和情绪状况

　1分　能完成日常任务,并能尽家庭和社会职责

　2分　基本上适应,但需在环境上、工作性质和要求上稍作调整和改变

　3分　适应程度差,需在别人指导、帮助和鼓励下,才稍能适应集体和社会环境,进行极小量力所
　　　　能及的家务或工作

　4分　完全不适应家庭和社会环境,需长期住院治疗或修养

（7）A-ONE量表:该量表是由Arnadottir于1990年提出的,主要用于评价神经行为功能障碍及ADL功能水平,是为16岁以上中枢神经系统损伤的患者设计的量表,该量表包含4个方面内容:特殊神经行为功能缺失次表、特殊神经行为功能缺失检核表、普通神经行为功能缺失次表、普通神经行为功能缺失检核表。该量表可靠性高,内部可靠性为0.84,重复可靠性0.85;有效性未见数据报道。优点是基于作业治疗理论,对ADL及神经行为学功能均有评价。缺点是临床医师需要培训40小时才可以有资质进行评定,有效性需要进一步研究确认。

2. 工具性的日常生活活动标准化量表 常用的工具性的日常生活活动评定的标准化量表有:快速残疾评定量表(a rapid disability rating scale,RDRS)、Frenchay活动指数、功能活动问卷(the functional activities questionnaire,FAQ)、日常活动状况测试(ADL situational test)、运动及活动技巧评估表(assessment of motor and process skills,AMPS)、厨房活动任务评估表(kitchen task assessment,KTA)。

（1）快速残疾评定量表:该量表是Linn于1967年提出的,可用于住院和社区中的老年患者。其评定内容包括日常生活需要帮助的程度、残疾的程度、特殊问题的严重程度3个方面,共18个评定项目,按其程度分0~3分4个级别打分,最高分54分,分数越高表示残疾越重,完全正常为0分(表5-9)。

表5-9 快速残疾评定量表(RDRS)

内容	评分及其标准			
	0分	1分	2分	3分
Ⅰ.日常生活需要帮助的程度				
（1）进食	完全独立	需一点帮助	需较多帮助	喂食或经静脉供给营养
（2）行走(可用拐杖或助行器)	完全独立	需一点帮助	需较多帮助	不能在
（3）活动(外出可用轮椅)	完全独立	需一点帮助	需较多帮助	不能离家外出
（4）洗澡(要提供用品及监护)	完全独立	需一点帮助	需较多帮助	由别人帮助洗
（5）穿着(包括帮助选择衣物)	完全独立	需一点帮助	需较多帮助	由别人帮助穿
（6）如厕(穿脱衣裤、清洁、造瘘管护理)	完全独立	需一点帮助	需较多帮助	只能用便盆,不能护理造瘘管
（7）整洁修饰(剃胡子、梳头、修饰指/趾甲、刷牙)	完全独立	需一点帮助	需较多帮助	由别人帮助洗梳修饰
（8）适应性项目(钱币或财产管理,使用电话,买报纸、卫生纸和点心)	完全独立	需一点帮助	需较多帮助	自己无法处理
Ⅱ.残疾的程度				
（1）言语交流(自我表达)	正常	需一点帮助	需较多帮助	不能交流
（2）听力(可用助听器)	正常	需一点帮助	需较多帮助	听力丧失

续表

内容	评分及其标准			
	0分	1分	2分	3分
Ⅱ. 残疾的程度				
(3)视力(可戴眼镜)	正常	需一点帮助	需较多帮助	视力丧失
(4)饮食不正常	没有	轻	较重	需经静脉输入营养液
(5)大小便失禁	没有	有时有	常常有	无法控制
(6)白天卧床(按医嘱或自行卧床)	没有	有,较短时间(3小时以内)	较长时间	大部分或全部时间
(7)用药	没有	有时有	每日服药	每日注射或加口服
Ⅲ. 特殊问题的严重程度				
(1)精神错乱	没有	轻	重	极重
(2)不合作,对医疗持敌对态度	没有	轻	重	极重
(3)抑郁	没有	轻	重	极重

(2)Frenchay 活动指数:该量表共有 15 个项目,主要内容包括准备主餐、洗餐具、洗衣服、轻度家务活、重度家务活、当地购物、偶尔社交活动、外出散步、能进行喜爱的活动、开车或坐车外出、外出旅游、园艺、操持/汽车维护、读书、工作等。每一项活动均给予 0~3 分,0 分表示的是最差的程度,3 分表示的是最好的程度。主要用于社区中脑卒中患者的 IADL 的评定。该量表内部可靠性为 0.87,重复可靠性为 0.79;有效性未见数据报道。优点是简单、便捷、评定者不必进行专业培训(表 5-10)。

表 5-10　Frenchay 活动指数内容及评分标准

项目	说明	评分标准
1. 准备主餐	需要参与组织、准备与烹调主餐的大部分活动,不仅仅是做快餐	近三个月来: 0 = 从来不 1 = <1 次/周
2. 洗餐具	必须做全部的工作,或每样都做,如洗、擦和放置,而不是偶尔冲洗一件	2 = 1~2 次/周 3 = 几乎每天
3. 洗衣服	组织洗衣服和风干衣服(用洗衣机、用手洗或送洗衣店洗)	
4. 轻度家务活	打扫、擦拭或整理小物件	近三个月来: 0 = 从来不 1 = 1~2 次/3 个月
5. 重度家务活	所有家务活,包括整理床铺、擦地板和收拾炉子、搬椅子等	2 = 3~12 次/3 个月 3 = 至少 1 次/周
6. 当地购物	无论购物的多少,应在组织与购买中起实质性的作用,必须到商店去,而且不仅仅是推推手推车而已	

续表

项目	说明	评分标准
7. 偶尔社交活动	去俱乐部、上教堂、上电影院、上戏院、喝酒、与朋友聚餐等。如果到达目的地后能主动参与活动，也可以让他人将其送至目的地	近三个月来： 0 = 从来不 1 = 1 ~ 2 次/3 个月 2 = 3 ~ 12 次/3 个月 3 = 至少 1 次/周
8. 外出散步 >15 分钟	持续步行至少 15 分钟(允许为缓口气而短暂地停顿)，约 1 英里(1609m)。如可以步行足够长的距离，包括步行去购物	
9. 能进行喜爱的活动	需要有一定程度的主动参与和思考的嗜好，如在家栽花种草、针织、画画、游戏、运动等，不仅仅是看电视中的运动节目	
10. 开车或坐车外出	需要驾车(不仅仅是坐在车里)或登上公共汽车/长途汽车并且乘车外出	
11. 外出旅游/开车兜风	乘长途汽车或火车，或驾车去某地游玩，不是常规的社会性外出(即购物或拜访本地的朋友)。患者必须参与组织与决策。由机构组织的被动性的旅游除外，除非患者试图决定去与不去	近六个月来： 0 = 从来不 1 = 1 ~ 2 次/6 个月 2 = 3 ~ 12 次/6 个月 3 = 至少 2 次/周
12. 园艺	屋外的园丁活:轻度:偶尔除草;中度:经常除草、修剪等;重度:所有必须的活动，包括重体力的挖掘	近六个月来： 0 = 从来不 1 = 轻度的 2 = 中度的 3 = 所有必需的活
13. 操持/汽车维护	轻度:修理小物件;中度:某些装饰活、常规的汽车养护	
14. 读书	必须是完整较厚的书籍，不是杂志、期刊和报纸	近六个月来： 0 = 没有 1 = 1 次/6 个月 2 ≤1 次/2 周 3 ≥1 次/2 周
15. 工作	指有报酬的工作，而不是志愿性的工作	近六个月来： 0 = 没有 1 ≤10 小时/周 2 = 10 ~ 30 小时/周 3 ≥30 小时/周

(3)功能活动问卷:该问卷又称为 Pfeffer 门诊患者功能缺损调查表，是由 Pfeffer 于 1982 年提出的，主要用于社区老年人的独立性和轻症老年性痴呆患者的评定。1984 年进

行了修订。该问卷的主要内容包括 10 项:支票平衡、填写表格、自行购物、技巧性活动、使用炉子、准备饭菜、新鲜事物了解、注意和理解、遵守编写、独自外出等。评分采用 0~2 分三级评分,0 分表示的是最好的程度,3 分表示的是最差的程度(表 5-11)。

表 5-11 功能活动问卷(FAQ)(问患者家属)

项目	评分标准			
	0 分	1 分	2 分	3 分
	正常或从未做过,但能做	困难,但可单独完成或从未做过	需要帮助	完全依赖他人
Ⅰ. 每月平衡收支的能力				
Ⅱ. 工作能力				
Ⅲ. 能否到商店买衣服、杂货和家庭用品				
Ⅳ. 有无爱好,会不会下棋和打扑克				
Ⅴ. 会不会做简单的事,如点炉子、泡茶等				
Ⅵ. 会不会准备饭菜				
Ⅶ. 能否了解最近发生的事件(时事)				
Ⅷ. 能否有参加讨论和了解的事、书和杂志的内容				
Ⅸ. 能否记住约会时间、家庭节日和吃药				
Ⅹ. 能否拜访邻居,自己乘公共汽车				

(4)日常活动状况测试:该量表是 Skurla 和 Rogers 于 1988 年提出的,主要是用于痴呆患者作业表现的测评,这些测评主要内容有 4 项:穿衣、饮食准备、购物、电话,每项内容又分为子项目:穿衣 10 项;饮食准备 9 项;购物 8 项;电话 11 项。评分采用 0~4 分 5 级评分,分数越低代表能力越差,穿衣最高得分 40 分,饮食准备 36 分,购物 32 分,电话 44 分。完成该测试需要的时间随着个人作业表现能力不同而有长有短。可靠性、有效性未见数据报道。优点是为痴呆患者提供了作业表现内容的测评。

(5)运动及活动技巧评估量表(AMPS):该量表是由 Fisher 于 1993 年提出的,主要用于患者运动技能和处理技能的评定,包含 56 个 IADL 任务,患者可选择 2~3 个 IADL 任务来执行,在每一个任务里,均有 15 个运动技能和 20 个处理技巧被评估。评分采用 1 ~ 4 分 4 级评分,分数越高代表作业表现越好。需时约 30 ~ 60 分钟,有效性较好,可靠性高。内在可靠性为 0.74 ~ 0.93,重复可靠性为 0.70 ~ 0.91。优点是可靠性及有效性较好,且可评估的任务可以根据每个人的情况进行选择,适合的群体可以是 3 岁以上的儿童和成年人。缺点是评定者需进行专门的培训,限制了它的临床使用。

(6)厨房活动任务评估量表(KTA):该量表是由 Baum 等人于 1994 年提出的,主要是用于阿尔茨海默病型老年痴呆症患者在烹饪任务完成过程中的认知评定。主要包括在制作布丁过程中 6 个方面的评定:动机、组织、步骤、测序、安全性、完成情况。评分采用 0 ~ 3 分 4 级评分,总分 18 分。分数越高代表作业表现越差。需时约在 30 分钟以内。有效性好,可靠性高,在 0.85 左右。优点是有效性及可靠性好,完成时间短,并易于管理。缺点是功能较好的患者会出现天花板效应。

六、评定场所

尽量选择患者较熟悉的环境,可以是患者实际居住的场所,也可以是医院模拟的环境或场所,无论是哪种环境,应尽量贴近患者的实际生活环境。

第三节 个体因素评定

作为作业评定中的主体,患者的个体因素对作业表现起到了至关重要的作用,因此,对于个体因素的评定也是很重要的,通过对患者个体因素的评定,可以及时把患者的作业能力的改善情况反馈给患者,以提高患者对自身功能状态的认识,增进对个体参与作业活动能力的了解。个体因素的评价主要包括骨骼肌肉评定、活动能力及作业表现评定、社会功能评定、心理功能评定、认知评定、感觉评定等方面。

一、骨骼与肌肉评定

人体骨骼与肌肉的评定主要包含三个方面的评定:肌力评定、关节活动度评定、肌张力评定。

(一)肌力评定

肌力是指肌肉收缩产生最大的力量,也称绝对肌力。肌肉持续性维持一定强度的收缩的能力又叫耐力。肌力与耐力的大小与肌纤维的类型、代谢特点等因素有关。肌力评定的目的主要有:判断有无肌力低下及低下的范围和程度、发现导致肌力低下的原因、为制订治疗及训练计划提供依据、检验治疗及训练的效果等。肌力评定主要用于骨科伤病、神经系统疾病、人体体质强弱三个方面的评定。肌力测定的方法主要有两大类:徒手肌力检查和仪器肌力检查。

1. 徒手肌力检查(manual muscle testing,MMT) 是一种不借助任何器材,仅靠检查者徒手对受试者进行肌力测定的方法,这种方法简便易行,在临床中应用广泛。检查时要求受试者在特定的体位下,分别在减重力、抗重力和抗阻力的条件下完成标准动作。测试者通过触摸肌腹、观察肌肉的运动情况和关节的活动范围以及克服阻力的能力,来确定肌力的大小。评级的标准见表 5-12。

表 5-12　肌力分级（Lovett、MRC、Kendall）标准

测试结果	Lovett 分级	MRC 分级	Kendall 分级
能抗重力及正常阻力运动至测试姿位或维持此姿位	正常（Normal，N）	5	100
	正常⁻（Normal⁻，N⁻）	5⁻	95
能抗重力及阻力运动至测试姿位或维持此姿位，但仅能抗中等阻力	良⁺（Good⁺，G⁺）	4⁺	90
	良（Good，G）	4	80
能抗重力及阻力运动至测试姿位或维持此姿位，但仅能抗小阻力	良⁻（Good⁻，G⁻）	4⁻	70
	好⁺（Fair⁺，F⁺）	3⁺	60
能抗肢体重力运动至测试姿位或维持此姿位	好（Fair，F）	3	50
抗肢体重力运动至接近测试姿位，消除重力时运动至测试姿位	好⁻（Fair⁻，F⁻）	3⁻	40
在消除重力姿位做中等幅度运动	差⁺（Poor⁺，P⁺）	2⁺	30
在消除重力姿位做小幅度运动	差（Poor，P）	2	20
无关节活动，可触及肌肉轻微收缩	差⁻（Poor⁻，P⁻）	2⁻	10
	微（Trace，T）	1	5
无可测知的肌收缩	零（Zero，Z）	0	0

　　徒手肌力检查各部位肌肉包括：

　　躯干肌力检查：屈颈肌、伸颈肌、躯干屈肌、躯干伸肌、躯干旋转肌、骨盆侧向倾斜肌。

　　上肢肌力检查：肩胛内收肌、肩胛下降肌、肩胛上提肌、肩胛外展肌、肩前屈肌、肩后伸肌、肩外展肌、肩水平屈曲肌、肩水平后伸肌、肩外旋肌、肩内旋肌、肘屈肌、肘伸肌、前臂旋转肌、尺侧腕屈肌、桡侧腕屈肌、尺侧腕伸肌、桡侧腕伸肌、掌指关节屈伸肌、掌指关节内收肌、掌指关节外展肌、远近端指间关节屈肌、拇指腕掌关节内收外展肌、拇指腕掌关节对掌肌、拇指掌指关节屈伸肌、拇指指间关节屈伸肌。

　　下肢肌力检查：髋关节屈伸肌、髋关节内收外展肌、髋关节内外旋肌、膝关节屈伸肌、踝背屈跖屈肌、踝内翻外翻肌、姆趾屈伸肌、姆趾内收外展肌、趾屈伸肌。

　　具体检查方法见《康复评定学》相关章节。

　　2. 仪器肌力检查　一般来说低于 3 级的肌力不用仪器检测，主要依靠徒手肌力测试。当肌力超过 3 级时可采用专用的器械和设备进行定量测试。仪器测试较徒手测试的分级量化指标更客观、更具有可比性，因此在临床实践和体育运动中应用广泛。仪器肌力测试主要包含 3 种方法：等长肌力测试、等张肌力测试、等速肌力测试。具体测试方法见《康复评定学》相关章节。

　　（二）关节活动度评定

　　关节活动度又称关节活动范围（range of motion，ROM），是指一个关节从起始端至终末端的正常运动范围。具体而言是指关节的移动骨在靠近或远离固定骨的运动过程中，

移动骨所达到的新位置与起始位置之间的夹角。关节活动度评定是指运用一定的工具测量特定体位下关节的最大活动范围,从而对关节的功能做出判断。关节活动度评定主要用于关节炎、骨折、烧伤以及手外伤等疾患的评定。ROM 分为主动 ROM 和被动 ROM。主动 ROM 是指被检查者在没有外力的作用下通过支配某关节的肌肉收缩来完成 ROM。被动 ROM 则是指被检查者肌肉无收缩而是在外力的作用下完成 ROM。通常被动 ROM 比主动 ROM 的活动范围稍微大一点。关节活动度评定的目的主要有:确定关节功能状况、明确关节活动异常的原因、指导康复治疗。

测量关节活动度的主要工具为量角器,它是由移动臂、固定臂和一个中心组成。长度有 7.5 ~ 40cm 不等,测量时应根据关节大小选择适当的量角器。

测量关节活动度的步骤主要包括:①患者处于舒适的位置;②露出将要测量的关节;③确定测量关节的骨性标志;④稳定测量关节的近侧端;⑤被动活动该关节以了解可能的活动范围和有无抵抗感;⑥使关节处于起始位;⑦量角器的轴心对准关节轴,固定臂与构成关节的近端骨轴线平行,活动臂与构成关节的远端骨轴线平行,避免采用使角度针偏离角度计的运动方向;⑧记录关节起始位的角度后移走量角器,不要尝试在关节运动过程中固定量器;⑨可能的 ROM 范围之内,治疗师应小心、轻柔地移动关节,以确定完全的被动ROM;测量时千万不可用暴力,并注意观察患者有无疼痛或不适感;⑩重新摆放量角器并记录终末位的角度;⑪移走量角器让患者的肢体处于休息位。

在测量关节活动度前之前治疗师应先了解各个关节活动度的正常平均值(表5-13)。

表 5-13 正常关节活动度

关节	活动度(°)	关节	活动度(°)
颈椎		旋转	0 ~ 45
屈曲	0 ~ 45	肩	
伸展	0 ~ 45	屈曲	0 ~ 170
侧屈	0 ~ 45	后伸	0 ~ 60
旋转	0 ~ 60	外展	0 ~ 170
胸腰椎		水平外展	0 ~ 40
屈曲	0 ~ 80	水平内收	0 ~ 130
伸展	0 ~ 30	内旋	0 ~ 70
侧屈	0 ~ 40	外旋	0 ~ 90
旋转	0 ~ 45	指间关节屈曲	0 ~ 80/90
肩		外展	0 ~ 50
屈曲	0 ~ 170	髋	
后伸	0 ~ 60	屈曲	0 ~ 120
外展	0 ~ 170	伸展	0 ~ 30
水平外展	0 ~ 40	外展	0 ~ 40
水平内收	0 ~ 130	内收	0 ~ 35
内旋	0 ~ 70	内旋	0 ~ 45
外旋	0 ~ 90	外旋	0 ~ 45

续表

关节	活动度(°)	关节	活动度(°)
肘和前臂		膝	
屈曲	0~135/150	屈曲	0~135
旋后	0~80/90	踝	
旋前	0~80/90	背屈	0~15
腕		跖屈	0~50
掌屈	0~80	内翻	0~35
背伸	0~70	外翻	0~20
尺偏	0~30		

各关节 ROM 测量方法见《康复评定学》相关章节。

(三) 肌张力评定

肌张力(muscle tone)是指肌肉组织在静息状态下的一种不随意的、持续的、微小的收缩。肌张力的本质是紧张性牵张反射。正常人体的骨骼肌处于轻度的持续收缩状态,产生一定的张力即肌张力。必要的肌张力是维持肢体位置、支撑体重所必需的,也是保证肢体运动控制能力、空间位置、进行各种复杂运动所必需的条件。正常肌张力有赖于完整的外周和中枢神经系统调节机制以及肌肉本身的特性如收缩能力、弹性、延展性等。

正常的肌张力分为三类:静止性肌张力、姿势性肌张力、运动性肌张力。异常肌张力同样分为三大类:肌张力减低(迟缓)、肌张力增高(痉挛)、肌张力障碍。

肌张力评定的目的主要有:确定病变部位、预测康复疗效、为制订治疗计划提供依据、及时治疗,避免并发症的发生。

肌张力的测试方法主要包括:

病史采集:(痉挛发生的频率、受累肌肉及数目、原因、程度等)

1. 视诊　注意观察患者肢体或躯体异常的姿势(面具脸、静止性震颤、搓丸样动作等)。

2. 触摸　肌张力低下,手感柔软、松弛,手指按压抵抗较少;肌张力正常,手感柔软适中,结实而有弹性;肌张力增高时手感紧张,手指按压时有较大的抵抗。

3. 反射检查　①被动运动:通过检查者的手感觉到肌肉的抵抗反映肌张力的情况;②摆动检查:肌张力下降时摆动振幅增大,肌张力增高时摆动振幅减小;③肌肉僵硬的检查及伸展性检查。

4. 姿势性肌张力的检查法　让患者变换各种姿势或体位。①正常姿势张力:反应迅速,姿势调整立即完成;②痉挛或肌僵硬:过度抵抗,姿势调整迟缓;③手足徐动:过度抵抗或抵抗消失交替出现;④弛缓型:无肌张力变化,关节过伸展。

5. 生物力学评定方法　钟摆试验、屈曲维持试验、便携式测力计方法、等速装置评定方法。

6. 电生理评定方法　①表面电极肌电图;②H 反射;③F 波反应;④紧张性振动反射;⑤屈肌反射反应。

具体测试方法见《康复评定学》相关章节。

二、活动能力及作业表现评定

鉴别患者的活动能力与作业表现的问题是评价实践中最重要的因素,并指导接下来的评价及干预计划,关于个体的愿望或期望的作业表现的最佳获得途径是去询问个体、家庭、组织或者所服务的机构,但这并不总是可行的,一些个体无法交流,一些组织并不清楚他们想要什么或需要什么,但患者想要什么需要什么是评价过程中最重要的,因为这体现了以客户为中心的思想。目前国际上常用的活动能力及作业表现的评定量表有 COPM 量表(Canadian occupational performance measure)、OPH- II 量表(occupational performance history interview II)、SPSQ 量表(satisfaction with performance skilled questionnaire)、OSA 量表(occupational self- assessment)。

(一) COPM 量表

该量表是由 Law 等于 1998 年提出的,主要是用于评价个体对于自身的作业表现及日常生活活动的满意度,主要包含三方面的内容:自理、生产活动、休闲活动,是由治疗师实施的半开放式的问卷,需时约 30 ~ 40 分钟,有效性好,可靠性高,重复可靠性为 0.75 ~ 0.89。优点是使用广泛,已被翻译成 20 种语言,在世界 35 个国家均有使用。

(二) OPHI- II 量表

该量表是由 Kielhofner 等人于 1997 年提出的,主要是对个体生活史的广泛、详细的描述,及残疾对生活的影响程度和人们希望生活的未来走向等方面进行评价,该量表包含三个内容:作业表现、身份、行为的评价。量表为半开放式的,完成该量表需时约 45 ~ 60 分钟。量表中的三部分内容的有效性均非常好,内部可靠性为 0.38 ~ 0.73,重复可靠性为 0.80 ~ 0.89。优点是评价标准及分析非常清晰,也已进行了 Rasch 分析。缺点是评分者可靠性未见报道(表 5-14)。

表 5-14 OPHI- II 量表

作业身份方面	1	2	3	4
个人目标或计划				
期望的作业生活方式				
期望成功				
接受责任				
评价能力和限制				
是否有承诺和价值				
确认身份和义务				
是否有兴趣				
是否感到有效				
找到意义和生活满意度				
是否有作业活动选择				

续表

作业表现方面	1	2	3	4
保持满意的生活方式				
满足角色期望				
工作目标				
满足个人的作业表现标准				
组织时间				
参与有兴趣的事				
满意角色				
保持习惯				
取得满意				
作业行为方面	1	2	3	4
家庭生活作业形式				
主要的生产性的角色				
休闲作业形式				
家庭生活的社会群				
主要的生产性的社会群				
休闲社会群				
家庭生活物理空间、客体、资源				
主要的生产性的物理空间、客体、资源				
休闲的物理空间、客体、资源				

4 = 相当好的作业功能;3 = 一般满意的作业功能;2 = 有些许作业表现障碍;1 = 有很多作业表现障碍

（三）SPSQ 量表

该量表是 Yerxa 等于 1988 年提出的,主要是评价患者对于其在所生活的家庭、社区及社会中的作业表现的满意度,需时未见报道。有效性及可靠性未见报道。

（四）OSA 量表

该量表是由 Baron 等于 2001 年提出的,主要是用于患者对于作业表现及环境适应性的自我评价,需时 10~20 分钟。有效性被很多研究用 Rasch 分析法报道过,可靠性未见报道。

三、社会功能评定

康复医学的最终目标就是提高患者生活质量,回归社会。而回归社会除了要求患者有良好的躯体功能外,还需有较好的社会功能,因此,有必要对社会功能进行评定。社会功能是指个人能够在社会上发挥一个公民应有的功能及其在社会上发挥作用的大小。常用的评价方法主要是问卷及量表,主要包括:社会功能缺陷筛选量表(SDSS)、功能状态问卷(function status questionnaire)、社会行为计划量表(social behaviour schedule)。

(一)社会功能缺陷筛选量表

该量表是 WHO 制定的用于评定社区慢性病患者及精神病患者的社会功能缺陷程度的量表。该量表包含 10 项内容的评估:职业和工作、婚姻职能、父母职能、社会性退缩、家庭外的社会活动、家庭内活动过少、家庭职能、个人生活自理、对外界的兴趣和关心、责任心和计划性。每项的评分为 0 ~ 2 分。0 分为无异常或仅有不引起抱怨或问题的极轻微缺陷;1 分为确有功能缺陷;2 分为严重功能缺陷。完成该量表需时约 5 ~ 10 分钟。可靠性好,评分者可靠性为 0.85 ~ 0.99;有效性高,为 0.72 ~ 0.83。优点是有效性及可靠性好。缺点是该量表不适合于住院期间的评定(表 5-15)。

表 5-15 社会功能缺陷筛选量表

项目	内容	1 分	2 分
职业和工作	指工作和职业活动的能力、质量和效率,遵守劳动纪律和规章制度,完成生产任务,在工作中与他人合作等	水平明显下降,出现问题,或需减轻工作	无法工作,或工作中发生严重问题。可能或已经被处分
婚姻职能	仅评已婚者。指夫妻间相互交流,共同处理家务,对对方负责,相互间的爱、支持和鼓励	有争吵,不交流,不支持,逃避责任	经常争吵,完全不理对方,或夫妻关系濒于破裂
父母职能	仅评有子女者,指对子女的生活照顾,情感交流,共同活动,以及关心子女的健康和成长	对子女不关心或缺乏兴趣	根本不负责任,或不得不由别人照顾孩子
社会性退缩	指主动回避和他人交往	确有回避他人的情况,经说服仍可克服	严重退缩,说服无效
家庭外的社会活动	指和其他家庭及社会的接触和活动,以及参加集体活动的情况	不参加某些应该且可能参加的社会活动	不参加任何社会活动
家庭内活动过少	指在家庭中不干事也不与人说话的情况	多数日子至少每天 2 小时什么都不干	几乎整天什么都不干
家庭职能	指日常家庭活动中应起的作用,如分担家务,参加家庭娱乐,讨论家庭事务等	不履行家庭义务,较少参加家庭活动	几乎不参加家庭活动,不理家人
个人生活自理	指保持个人身体、衣饰、住处的整洁,大小便习惯,进食等	生活自理差	生活不能自理,影响自己和他人
对外界的兴趣和关心	了解和关心单位、周围、当地和全国的重要消息和新闻	不太关心	完全不闻不问
责任心和计划性	关心本人及家庭成员的进步,努力完成任务,发展新的兴趣或计划	对进步和未来不关心	完全不关心进步和未来,没有主动性,对未来不考虑

(二) 功能状态问卷

该量表主要是用于调查个体近 1~2 个月的社会功能状况,具体内容有三项:工作行为、社会行为和其他人的相互作用,其中工作行为和社会行为评分级别为 0~4 分,5 级;和其他人的相互作用评分级别为 1~6 分,6 级(表5-16)。

表5-16　社会生活能力近况评定

在过去一个月中你	
Ⅰ. 工作行为	ⅰ. 在相同的工作中你和其他人干得一样多吗?
	ⅱ. 你由于健康状态而缩短工作时间或增加中途的休息次数吗?
	ⅲ. 每日工作的小时数和常规的一样多吗?
	ⅳ. 在相同的工作中,你干活的细心与准确性和其他人一样吗?
	ⅴ. 你由于健康的缘故虽然仍可从事通常的工作,但已做出了某些改变了吗?
	ⅵ. 由于你的健康缘故害怕不能工作吗?
评分:所有时间均如此:1 分;大多数时间如此:2 分;有些时间如此:3 分;任何时间均不如此:4 分	
Ⅱ. 社会活动	ⅰ. 访亲探友有困难吗?
	ⅱ. 在街道中参加社会活动或义务工作有困难吗?
	ⅲ. 照料其他家庭成员有困难吗?
评分:通常无困难:4 分;有些困难:2 分;由于健康原因通常不这样做:1 分;通常由于其他原因而不这样做:0 分	
Ⅲ. 和其他人的相互作用	ⅰ. 你将自己从周围的人群中孤立出来吗?
	ⅱ. 你对他人有深厚感情吗?
	ⅲ. 你对周围的人易发怒吗?
	ⅳ. 你对你的家人和朋友提出无理的要求吗?
	ⅴ. 你和其他人相处很好吗?
评分:所有时间均如此:1 分;大多数时间如此:2 分;较多时间如此:3 分;有时如此:4 分;极少时间如此:5 分;任何时候也不如此:6 分	

评分的等级标准为:极重度缺陷,11~24 分;重度缺陷:25~38 分;中度缺陷:39~51 分;轻度缺陷:52~62 分;正常:63~66 分。

(三) 社会行为计划量表

该量表主要是用于个体先前一个月的行为测评,主要测评行为的频度与程度,主要考虑频度。评分级别为 0~4 分,5 级(表5-17)。

表5-17　社会行为计划量表

1. 交流:主动开始交流

2. 交流:不着边际

3. 交谈:怪异/不恰当

4. 社会融合:以适当方式进行社会接触

5. 社会融合:具有敌意的社会接触的比例

6. 社会融合:寻求被注意的行为

7. 自杀和自我伤害的意念与行为

8. 惊恐和恐惧

9. 多动不安

10. 大笑和自语

11. 因怪异念头而起的行动(仅仅 0~2 分)

12. 作态和装相

13. 不为社会接受的习惯和方式

14. 破坏性行为(针对财物)

15. 抑郁(仅仅 0~3 分)

16. 不当性行为

17. 个人外表和卫生

18. 迟缓

19. 少动

20. 专注力(仅仅 0~2 分)

21. 妨碍进步的行为

22. 上班日职业类型(0~5 分)

23. 闲暇活动

四、心理功能评定

心理是人脑对客观现实的主观反映,心理功能属于高级神经功能,心理功能的障碍会对机体其他功能恢复有着不可忽视的影响。因此,评定患者是否存在心理功能障碍以及主要表现在哪些方面、严重程度如何将有助于制订全面有效的康复治疗计划,并合理地判断康复的预后。

心理评定是指应用多种方法所获得的信息,对个体某一心理现象作全面、系统和深入的客观描述的过程。心理评定的方法主要有:观察法、调查法、实验法。具体评定见《康复评定学》相关章节,本书仅介绍作业治疗中常用的量表:抑郁自评量表(self- rating depression scale,SDS)、焦虑自评量表(self- rating anxiety scale,SAS)。

(一)抑郁自评量表

该量表(SDS)是由 Zung 于 1965 年提出的,可全面、准确、迅速地反映被试者的抑郁状态及有关症状的严重程度和变化。该量表包含 4 项主要内容:精神病性情感症状(2 个项目)、躯体性障碍(8 个项目)、精神运动性障碍(2 个项目)、抑郁的心理障碍(8 个项目)。该量表采用 4 级评分,主要评定症状出现的频度,A 计 1 分,B 计 2 分,C 计 3 分,D 计 4 分。然而,要注意 20 道题目中有 10 题为反向计分题,它们是 2、5、6、11、12、14、16、17、18 和 20,其计分方式为 A 计 4 分,B 计 3 分,C 计 2 分,D 计 1 分。SDS 的主要统计指标为总分。把 20 题的得分相加为粗分,粗分乘以 1.25,四舍五入取整数,即得到标准分。

抑郁评定的分界值为 50 分,分数越高,抑郁倾向越明显。该表的优点是使用简单,不需专门训练即可进行,且不受年龄、性别、经济状况等因素影响,适用于各种职业、文化阶层及年龄段的正常人或各类神经症、精神病患者,应用广泛(表 5-18)。

表 5-18 抑郁自评量表

问题	没有或很少时间	小部分时间	相当多时间	绝大部分或全部时间
1. 我觉得闷闷不乐,情绪低沉	A	B	C	D
2. 我觉得一天之中早晨最好	A	B	C	D
3. 我一阵阵地哭出来或是想哭	A	B	C	D
4. 我晚上睡眠不好	A	B	C	D
5. 我吃的和平时一样多	A	B	C	D
6. 我与异性接触时和以往一样感到愉快	A	B	C	D
7. 我发觉我的体重在下降	A	B	C	D
8. 我有便秘的苦恼	A	B	C	D
9. 我心跳比平时快	A	B	C	D
10. 我无缘无故感到疲乏	A	B	C	D
11. 我的头脑和平时一样清楚	A	B	C	D
12. 我觉得经常做的事情并没有困难	A	B	C	D
13. 我觉得不安而平静不下来	A	B	C	D
14. 我对将来抱有希望	A	B	C	D
15. 我比平常容易激动	A	B	C	D
16. 我觉得做出决定是容易的	A	B	C	D
17. 我觉得自己是个有用的人,有人需要我	A	B	C	D
18. 我的生活过得很有意思	A	B	C	D
19. 我认为如果我死了别人会生活的更好些	A	B	C	D
20. 平常感兴趣的事我仍然感兴趣	A	B	C	D

(二) 焦虑自评量表

该量表由 Zung 于 1971 年提出,从量表构造的形式到具体评定的方法,都与抑郁自评量表(SDS)十分相似,它也是一个含有 20 道题目,分为 4 级评分的自评量表,用于评价当事人的主观焦虑感受。SAS 采用 4 级评分,主要评定症状出现的频度,A 计 1 分,B 计 2 分,C 计 3 分,D 计 4 分,但 20 道题目中有 5 题为反向计分题,它们是 5、9、13、17、19,其计分方式为 A 计 4 分,B 计 3 分,C 计 2 分,D 计 1 分。SAS 的主要统计指标为总分。把 20 题的得分相加为粗分,粗分乘以 1.25,四舍五入取整数,即得到标准分。焦虑评定的分界值为 50 分,分数越高,焦虑倾向越明显。该表优点是有非常广泛的适用性,并能准确而迅速地反映伴有焦虑倾向的被试者的主观感受(表 5-19)。

表 5-19 焦虑自评量表

问题	没有或很少时间	小部分时间	相当多时间	绝大部分或全部时间
1. 我觉得比平时容易紧张或着急	A	B	C	D
2. 我无缘无故感到害怕	A	B	C	D
3. 我容易心里烦乱或感到惊恐	A	B	C	D
4. 我觉得我可能将要发疯	A	B	C	D
5. 我觉得一切都很好,也不会发生什么不幸	A	B	C	D
6. 我手脚发抖打颤	A	B	C	D
7. 我因为头疼、颈痛和背痛而苦恼	A	B	C	D
8. 我感觉容易衰弱和疲乏	A	B	C	D
9. 我觉得心平气和,并且容易安静坐着	A	B	C	D
10. 我觉得心跳很快	A	B	C	D
11. 我因为一阵阵头晕而苦恼	A	B	C	D
12. 我有晕倒发作或觉得要晕倒似的	A	B	C	D
13. 我呼气吸气都感到很容易	A	B	C	D
14. 我手脚麻木和刺痛	A	B	C	D
15. 我因为胃痛和消化不良而苦恼	A	B	C	D
16. 我常常要小便	A	B	C	D
17. 我的手常常是干燥温暖的	A	B	C	D
18. 我脸红发热	A	B	C	D
19. 我容易入睡并且一夜睡得很好	A	B	C	D
20. 我做噩梦	A	B	C	D

五、认 知 评 定

认知是指认识活动或认知过程,即个体对感觉信号的接受、检测、转换、简约、合成、编码、储存、提取、重建、概念形成、判断和问题解决等信息加工的过程,属于高级脑功能活动。认知功能主要涉及记忆、注意、思维、推理、智力等,是人类高级神经活动中最为重要的过程。各种原因导致的脑损伤均可引起不同程度和形式的认知功能障碍。认知功能的障碍一般包括记忆、注意、知觉等障碍,认知功能的障碍评定包括一般筛查评定及专项评定两个方面。

在评定患者的认知状态时,需要考虑到几个因素:患者的受教育程度以及语言的流利程度;有无听觉和视觉的缺损,或表现为与痴呆相似的症状,如幻觉和视觉或妄想;是否有抑郁症的表现及近期是否遭受精神刺激。

（一）认知功能筛查评定

1. 简易精神状态评定（mini mental status examination，MMSE） 该量表是由 Folstein 于 1975 提出的,为神经科和康复医学科采用的简易的精神状态量表,主要用于神经系统疾患患者的早期进行性痴呆的筛选,共测试 8 项内容:时间定向、空间定向、语言能力中复述、命名、理解指令及表达能力、记忆能力中瞬时记忆及短时记忆、心算能力、结构模仿能力,量表由 20 个问题共 30 项组成,每项回答正确计 1 分,错误或不知道计 0 分,不适合计 9 分,拒绝回答或不理解计 8 分。在积累总分时,8 分和 9 分均按 0 分计算。最高分为 30 分。文盲小于 17 分、小学小于 20 分、中学以上小于 24 分为痴呆。应用得较多,范围较广,不仅可用于临床认知障碍检查,还可以用于社区人群中痴呆的筛选。各国在引进该量表时,对其在不同文化背景下的效度和信度,以及影响评定结果的因素也进行过较为系统的研究,认为 MMSE 作为认知障碍的初步检查方法,具有简单、易行、效度较理想等优点（表 5-20）。

表 5-20　简易精神状态检查表

题号	检查内容	评分	项目号
1	现在是哪一年?	□	1
2	现在是什么季节?	□	2
3	现在是几月份?	□	3
4	今天是几号?	□	4
5	今天是星期几?	□	5
6	我们现在是在哪个国家?	□	6
7	我们现在是在哪个城市?	□	7
8	我们现在是在哪个城区?	□	8
9	这里是哪个医院(胡同)?	□	9
10	这里是第几层楼(门牌号是多少)?	□	10
11	我告诉你三样东西,在我说完之后请你重复一遍它们的名字,"树"、"钟"、"汽车"。请你记住,过一会儿我还要你回忆出它们的名字来。	树□ 钟□ 汽车□	11 12 13
12	请你算算下面几组算术:		
	100 − 7 =	□	14
	93 − 7 =	□	15
	86 − 7 =	□	16
	79 − 7 =	□	17
	72 − 7 =	□	18
13	现在请你说出刚才我让你记住的那三种东西的名字。	树□ 钟□ 汽车□	19 20 21

题号	检查内容	评分	项目号
14	(出示手表)这个东西叫什么?	☐	22
15	(出示铅笔)这个东西叫什么?	☐	23
16	请你跟我说"如果、并且、但是"。	☐	24
17	我给你一张纸,请你按我说的去做,现在开始:"用右手拿着张纸"	☐	25
	"用两只手将它对折起来""放在你的左腿上"。	☐	26
18	请你念念这句话,并按上面的意思去做。	☐	27
	"闭上你的眼睛"	☐	28
19	请你给我写一个完整的句子。	☐	29
20	(出示图案)请你按这个样子把它画下来。	☐	30
	(图在下面)		

2. LOTCA 认知功能评定(Loewenstein occupational therapy coginitive assessment,LOT-CA) 该量表是由 Katz 和 Rahmani 于 1974 年提出的,可用于脑损伤后患者认知功能的评定。该量表内容分为四大类:定向检查、知觉检查、视运动组织检查、思维运作检查。需时约 30~40 分钟。优点是有效性及可靠性好,操作简便、应用方便和可靠(表 5-21)。

表 5-21 LOTCA 认知功能评定量表

测试对象姓名: 评定者: 测试日期:

测试项	分数			备注
	低		高	
定向				
1. 地点定向	(OP) 1 2 3 4 5 6 7 8			
2. 时间定向	(OT) 1 2 3 4 5 6 7 8			
视知觉				
3. 物体识别	(OI) 1	2	3	4
4. 形状识别能力	(SI) 1	2	3	4
5. 图形重叠识别	(OF) 1	2	3	4
6. 物体一致性识别	(OC) 1	2	3	4
空间知觉				
7. 身体方向	(SP1) 1	2	3	4
8. 与周围物体的空间关系	(SP2) 1	2	3	4
9. 图片中的空间关系	(SP3) 1	2	3	4
动作运用				
10. 动作模仿	(P1) 1	2	3	4

续表

测试对象姓名：		评定者：			测试日期：		
测试项			分数			备注	
		低		高			
11. 物品使用	(P2)	1	2	3	4		
12. 象征性动作	(P3)	1	2	3	4		
视运动组织							
13. 复绘几何图形	(GF)	1	2	3	4		
14. 复绘二维图形	(TM)	1	2	3	4		
15. 插孔拼图	(PC)	1	2	3	4		
16. 彩色方块拼图	(CB)	1	2	3	4		
17. 无色方块拼图	(PB)	1	2	3	4		
18. 碎图复原	(RP)	1	2	3	4		
19. 画钟	(DC)	1	2	3	4		
思维操作							
20. 物品分类	(CA)	1	2	3	4	5	
21. Riska 无组织的图形分类	(RU)	1	2	3	4	5	
22. Riska 有组织的图形分类	(RS)	1	2	3	4	5	
23. 图片排序 A	(PS1)	1	2	3	4		
24. 图片排序 B	(PS2)	1	2	3	4		
25. 几何图形排序推理	(GS)	1	2	3	4		
26. 逻辑问题	(LQ)	1	2	3	4		
注意力及专注力		1	2	3	4		
评估所需时间：							
评估过程完成：		一次完成			两次或以上完成		

（二）认知功能专项评定

1. 注意功能的评定　注意是指心理活动指向一个符合当前活动需要的特定刺激，同时忽略或抑制无关刺激的能力。注意是一切意识活动的基础，与皮质觉醒程度有关。常见的注意力障碍包括：觉醒状态低下、选择注意障碍、保持注意障碍、转移注意障碍、分配注意障碍。长久的注意功能障碍可能在伤后持续很长一段时间，从而影响患者的日常生活。常用的测试包括：

（1）日常注意力测验（test of everyday attention，TEA）：该测验由 Roberson 等于 1994 年制定，是唯一有正常参考值的注意力测验。该测验把日常活动作为测试项目，可以量度

5 种不同类型的注意力,有 3 个平衡版本。测试内容涉及注意的各个方面以及定向力、警觉性等。共有 8 个测验项目:即阅读地图、数电梯上升的层数、在分散注意力的情况下数电梯上升的层数、看电梯、双向数电梯上升或下降的层数、数数及查阅电话、核对彩票。

(2)William 数字顺背及逆背测验(William's digit span test forward and backward):韦氏数字认记法是一个非常简单的测试方法,它可分为 2 种方法,即顺背和逆背,按读的前后次序背述的为顺背,按读的前后次序完全相反背述的为逆背。评定者按评定表中的数字,每 1 秒读 1 行数字的速度读,然后让患者重复说出来。一般成年人能够顺背 6~8 位,逆背 4~5 位为正常。

2. 记忆功能的评定 记忆是使贮存于脑内的信息复呈于意识中的功能,是保存和回忆以往经验的过程,主要由对输入信息的编码、储存和提取三部分组成,记忆功能是人脑的基本认知功能之一,记忆障碍是指个人处于一种不能记住或回忆信息或技能的状态。常用的测试包括:

(1)韦氏记忆评分表:该评分表是第一份记忆检查量表,是由 Wechsler 于 1945 年提出的,包括经历、定向、数字顺序、再认、图片回忆、视觉提取、联想学习、触觉记忆、逻辑记忆和背诵数目 10 项内容,本量表有 7 个分测试,4 种版本,现用的修订版只需要 5 分钟即可完成。由于该量表方便易用,至今在全世界广泛应用(表5-22)。

表 5-22 韦氏记忆量表测试内容和评分方法

测试项目	内容	评分方法
A. 经历	5 个与个人经历有关的问题	每回答正确一题记 1 分,最高 5 分
B. 定向	5 个有关时间和空间的问题	同上
C. 数字顺序关系		
(A)顺数从 1 到 100	限时记错、记漏或退数次数	分别按记分公式算出原始分
(B)倒数从 100 到 1	同(A)	同(A)
(C)累加从 1 起每次加 3,至 49 为止	同(A)	同(A)
D. 再认	每套识记卡片有 8 项内容,呈现给受试者 30 秒后,让受试者再认	根据受试者再认内容与呈现内容的相关性分别记 2,1,0 分或 -1 分,最高分 16 分
E. 图片回忆	每套图片中有 20 项内容,呈现 1 分 30 秒后,要求受试者说出呈现内容	正确回忆记 1 分,错误扣 1 分,最高得分为 20 分
F. 视觉提取	每套图片中有 3 张,每张上有 1~2 个图形,呈现 10 秒后让受试者画出来	按所画图形的准确度计分,最高为 1~4 分
G. 联想学习	每套卡片上各有 10 对词,读给受试者听,每组呈现 2 秒后停 5 秒,再读每对词的前一词,要求说出后一词	5 秒内正确回答一词记 1 分,联想中有困难和容易两种,3 遍测试的内容联想分相加后除以 2,与困难联想分之和即为测验总分,最高分为 20 分

续表

测试项目	内容	评分方法
H. 触觉记忆	使用一副槽板,上有 9 个图形,让受试者蒙眼用利手、非利手和双手分别将 3 个木块放入相应的槽中。再睁眼,将各木块的图形及其位置默画出来	计时并计算正确回忆图形和位置的数目,根据公式推算出测验原始分
I. 逻辑记忆	3 个故事包含 14 个、20 个和 30 个内容。将故事讲给受试者听,同时让其看着卡片上的故事,念完后要求其复述	回忆每一内容记 0.5 分,最高分为 25 分和 17 分
J. 背诵数目	要求顺背 3 ~ 9 位数,倒背 2 ~ 8 位数	以能背诵的最高位数为准,最高分分别为 9 分和 11 分,共计 20 分

注:评分将 10 个分测验的粗分(raw score)转换为量表分(scale score),相加即为全量表分。将全量表分按年龄组查全量表分的等值 MQ 表,可得到受试者的记忆商数(memory quotient,MQ)。以上量表中,测试 A ~ C 测长时记忆,测试 D ~ I 测短时记忆,J 测瞬时记忆。MQ 表示记忆的总水平

（2）Rivermead 行为记忆测试(the Rivermead behavioral memory test,RBMT):该测试是由英国牛津 Rivermead 康复中心于 1987 年编制而成的,有儿童至成年等共 4 个版本,每个版本均有 11 个项目,检测患者对具体行为的记忆能力。主要内容包括回忆人名、自发地记住某样物品被藏的地方、问 1 个对某线索反应的特殊问题、识别 10 幅刚看过的图片、即时和延迟忆述 1 个故事,识别 5 张不熟悉面貌照片、即时和延迟忆述 1 条路线、记住 1 个信封、对时间地点及人物定向力的提问等。完成测试需时约 25 分钟,患者在此项行为记忆能力测验中的表现,可帮助治疗师了解患者在日常常生活中因记忆力受损所带来的影响(表 5-23)。

表 5-23　Rivermead 行为记忆测试

评定内容及内容示例
(1)记姓名:给患者看一张照片,"他叫 XXX,把名字复述一遍,请记住他的姓名,等会儿我再问你。"
(2)记被藏物品:选择一件患者带来的东西(避免贵重的),"现在我把你的这个东西藏起来,等检查都完了以后,你向我要回你的东西,请你记住它是什么东西,我藏在哪儿了。"
(3)记约定:"我现在把闹钟定在 20 分钟后的位置,等会儿铃响的时候,你就问我:'下次我什么时候再来',明白了吗?"
(4)图片再认:"我给你看一组图片,你要一边看,一边记,同时说出它是什么。"给患者呈现 10 张图片,每张 5 秒"等会儿我再给你看图片,有的是你刚才看过的,有的是没看过的,请你告诉我哪张是看过的,哪张是没看过的。"
(5)故事即时回忆:"现在我给你念一个小故事,你注意听,等我念完了以后,请你尽可能完整地重复我的故事。"给患者念故事。
(6)图片再认:将第(4)步看过的图片(10 张)再混入未看过的 10 张中,顺序是任意的,"现在我给你看一些图片,有的是你刚才看过的,有的是没看过的,请你告诉我哪张是看过的?"请患者再认。
(7)照片再认:"现在我给你看几个人的照片,请你注意看,并记住你看过他们,等会儿我还要问你的。"给患者看 5 张照片,每张呈现 5 秒。

续表

评定内容及内容示例

(8)路径即时回忆:"现在我要在这屋子里走一下,带上这个信封,请你注意看我走的路线,等我完成了这套动作后,请你重复我的动作,明白了吗?现在开始。"坐在一个椅子上,起立,拿桌上信封,走到门口-窗户-回到桌子-放信封-坐到椅子上。"好,现在请你重复一下我刚才的动作。"

(9)照片再认:将第(7)步看过的5张照片混入未看过的5张,顺序是任意的,"现在我给你看一些照片,有的是刚才看过的,有的是没看过的,请你告诉我哪些是看过的。"

(10)定向和日期:

    A. 今年是哪一年?

    B. 现在是几月份?

    C. 今天是星期几?

    D. 今天是几号?

    E. 我们现在在哪儿?

    F. 我们现在在哪个城市?

    G. 你多大年纪?

    H. 你是哪一年出生的?

    I. 现在我们国家的总理是谁?

    J. 现在美国的总统是谁?

(11)记约定:

    铃响时,若患者主动问预定时间的话,计2分。

    铃响时,若患者主动想起了有事儿,但忘了其内容计1分。

    铃响时,经提示,患者才想起问预定时间计1分。

    铃响时,经提示,仍想不起要问什么计0分。

(12)故事延迟回忆:"刚才我给你念的那个小故事,你还记得吗?现在请你再尽可能完整地把那个故事讲一遍。"若患者想不起来,检查者提示开头,并予以记录。

路径延迟回忆:"你还记得我刚才在屋子里走的路径吗?若记得的话,请你再按我刚才的顺序走一遍。"若患者没想起拿信封,予以提示:"想一想,你应该拿什么?"若患者不可能想起来,告诉患者:"应该拿上这个信封走。"

    椅子、桌子、门口、窗户、椅子。5个点各计1分。

(13)记姓名:给患者看第(1)步看过的照片"你还记得这个人的姓名吗?"

(14)记被藏物品:"这个检查就到此为止了。"检查者说完后等5秒。

(15)学习新技术:口述并示范一遍电子定时钟(或计算器)的使用方法,允许患者试行3次。

合计: 分

3. 知觉功能评定 是客观事物的整体在人脑中的直接反映,它是客观事物的个别属性或个别部分在大脑中综合起来,并借助以往的类似表象与记忆经验而形成的一种综合映象。知觉功能是脑部的高级功能,主要包括脑部对各种外界事物识别和处理的过程。知觉包括视觉、听觉、空间觉、触觉等感觉功能。常见的知觉障碍有视觉空间认知障碍、失认症和失用症。

(1)视觉空间认知障碍(visual spatial cognitive disorder):包括空间定位障碍、方向距离的判断障碍、地理性定向障碍、半侧空间忽略、Balint综合征等。最常见的是半侧空间忽略。半侧空间忽略(hemi-spatial neglect)也称为半侧空间失认、单侧忽略、单侧不注意,是脑部损伤尤其是脑卒中最常见的行为认知障碍。

半侧空间忽略是指对来自损伤半球对侧的刺激无反应,主要表现在视觉形式上。此种失认与偏盲不同。偏盲是视束和视觉中枢受损所致,患者有主动转头的代偿动作出现。

常用的测评方法:

1)二等分试验:在纸的中央画数条水平直线,患者目测找出并画出中点。

2)Albert 线段划消测验:在一张 16 开白纸上均匀分布多条线段,每条线段长 2.5cm(图 5-1)。请受检者在所看见的每一条线段上划一道。不能在所有线段上都划道,并且被划道的线段均偏在纸的一侧为阳性。也可通过对漏划线段计数来评定半侧空间失认的程度。例如,当整张纸上线段数为 40 条时,则漏划 1~2 条可忽略,漏划 3~23 条为可疑半侧空间失认,漏划 23 条以上为半侧空间失认。如采用 30 条线断来测验,则可将

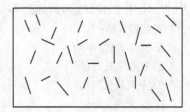

图5-1 Albert 线段划消测验

线段按左 1/3,中 1/3,右 1/3 各 10 条分布,只划掉 1/3 或更少者为重度半侧空间失认,只剩下一侧的 1/3 或更少未划掉为轻度。

3)自由画:选择大致左右对称的图形自由画出。用口头命令让患者画人脸及身体四肢等图形,左侧空间忽略的患者其画的左侧,即画面人物的右侧上肢、下肢、手、足、眼等器官被省掉了或被简化。或让患者画大的表盘(直径大于 5cm 以上的表盘绘画,容易检出)等,如果患者将表盘中左侧的 7~11 的时间数字都漏掉,或将所有数字全部写在右侧表盘内,可以诊断为半侧空间忽略。

4)绘图测验(图 5-2):检查者将画好的表盘或房子等,大致左右对称的图画出示给受检者,要求其临摹。也可以要求受检者在画好的圆圈内填写表盘上的数字和指针,要求指向十点一刻。只画图形的一半或将表盘数字均填写在圆圈一侧者为异常。

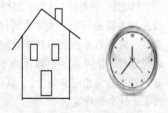

图5-2 绘图测验

(2)失认症(agnosia):失认症是指在没有感官功能不全、智力衰退、意识不清、注意力不集中的情况下,不能通过器官认识身体部位和熟悉物体的临床症状,包括视觉、听觉、触觉和身体部位的认识能力缺失。

1)视觉失认:视觉失认是指在没有语言障碍、智力障碍、视觉障碍等情况下,不能通过视觉认识原来熟悉物品的质、形和名称,也不能说明物品的功能、用途等,即有视觉感受存在,但不知物品为何物。例如:桌子上放着一块肥皂,看过之后却不知道是什么,但当他用手摸一下,再拿起嗅一嗅时才知道这是肥皂。

测评方法:①配对测试:请患者看一张图片,同时另外交给患者多张图片,要求其从中找出与单独出示的图片完全相同的一张;②画物品图形:出示一件结构较简单的物品,请患者在一张纸上画出该物品;③描述物品的性状:要求患者对实物或照片上的物品做特征性描述,包括形状、颜色、表面特征及用途;④借助视觉以外的感觉通路可以准确地认知和命名物体。

2)听觉失认:听觉失认是指没有听力下降或是丧失,能判断声音的存在,但不能识别

其意义。

听觉检查,目的是除外听力障碍所引起的对声音的辨别障碍;非言语听觉认知,检查者在患者背后发出各种不同的声响,如敲门、杯子碰撞、拍手等,要求其辨别;言语听觉试验,检查项目包括听理解、阅读理解、书写、自发言语、复述、听写等。

3)触觉失认:触觉失认是指在触觉、温度觉、本体感觉以及注意力正常的情况下,不能通过触摸识别原已熟悉的物品,也不能说明物品的功能、用途。

测评方法:①深、浅感觉及复合感觉检查:目的是除外感觉异常所造成的不能通过触觉辨别物体;②命名检查:请患者看几件日常用品并为其命名,目的是除外命名性失语;③物品的触觉性选择:在桌上摆放若干日常用品,先请患者闭眼或用屏风遮挡视线,由检查者选择其中任意一件物品请患者用手触摸,然后交还给检查者放回桌上,这时请患者睁开眼或移开屏风,在桌上物品中找出刚才触摸过的那一件;④物品的触觉性命名:先请患者闭眼或用屏风遮挡视线,用手触摸一件日常用品后为其命名并说明其用途;⑤几何图形的触觉性选择:准备10个用塑料片制成的几何图形,如正方形、三角形、椭圆形等,同时在一张纸上绘出10个分别与每个塑料片相同的几何图形,在用塑料片制成的几何图形中任选一片请患者闭目触摸,然后再睁开眼,从若干绘画图形中找出与刚才触摸过的塑料片相同的图形。以上触摸检查均须左右手分别测试,再同时用双手触摸。

(3)失用症:失用症(apraxia)即运用不能,是在无运动或感觉障碍时,在作出有目的或精细动作时表现无能为力的状况,有时也意味着不能在全身动作的配合下,正确地使用一部分肢体去做已形成习惯的动作,但要在临床所能诊断的限度内排除麻痹、肌张力异常、共济失调、不随意运动、听力障碍、理解障碍等情况。常见的失用症的分类:肢体运动性失用、意念运动性失用、意念性失用、结构失用、穿衣失用、口面失用、步行失用、言语失用、失用性失写。

1)肢体运动性失用(limb-kinetic apraxia):运动性失用是指在排除通常的麻痹、共济失调、感觉障碍、不随意运动、异常反射等运动障碍的基础上,出现的失去执行精巧、熟练动作的能力,不能完成精细动作如写字、穿针、弹乐器等。一般限于肢体,多见于上肢。因患者对运动的记忆发生障碍,致使动作笨拙,精细动作能力缺失,但对于动作的观念保持完整。重者不能做任何动作,对检查者的要求作出毫无意义的若干运动,如由卧位坐起时,将两下肢举起而无躯干参与。损害部位与缘上回右部、或运动皮质4及6区,和该区发出的神经纤维或胼胝体前部有关。

可通过检查精细运动试验进行判定,试验方法如下:

手指敲击试验:让患者一侧手指快速连续敲击桌面或足趾叩击地面等。①手指模仿试验:让患者用手指模仿治疗师的手指动作;②手的轮替试验:嘱患者以前臂快速地做旋前旋后动作;③手指屈曲试验:嘱患者用示指做快速屈伸的动作;④集团屈伸速度试验:嘱患者做手的快速集团的屈曲和伸展动作。

2)意念性失用(ideational apraxia):意念性失用是动作意念或概念的形成障碍,其表现为可以正确完成复杂动作中的每一个分解动作,但是不能把分解动作按照一定的顺序排列成为协调的功能活动,也不能描述一项复杂活动的实施步骤。如知道手里的物品是什么,却不能针对其功能和用途进行使用,如钢笔的使用;或是两种以上物品同时操作障碍,不能将复数的用具按准确的顺序达到使用目的。损害部位多见于左侧顶叶后部、缘上回及胼胝体。

可以使用几种简单的办法进行评定,观察其误反应、出现操作或程序错误,如:①备好信纸、信封、邮票、糨糊等,让其折叠信纸放入信封,贴好邮票写上地址;②将蜡烛立起,从火柴盒中拿出火柴棒,将火柴点燃,再吹灭;③打开牙膏盒,从牙杯中取出牙刷,将牙膏涂在牙刷上。

3)意念运动性失用(ideomotor apraxia):兼有上述两种情况,患者虽然能理解被命令的旨意,能做简单的和自发性动作,但不能完成复杂随意动作和模仿动作。患有这种失用症者不能准确执行曾经学过的运动动作,其特征是:在其无意识的状态下可充分进行的运动,在指令条件下却无法完成或无法模仿。如:令其指鼻,却摸耳朵。损害部位为顶叶意想中枢与运动前区皮质的联系纤维。

意念运动性失用可用下述检查评定:

A. 口颜面部的检查:请患者将检查者所说的内容用动作表示出来。"吹灭火柴":控制短呼吸有困难,口形的动作和保持及吸气保持等有困难;"伸出舌头":不能伸出舌头,舌头在口腔中活动,舌尖抵住前齿出不来;"用吸管喝水":不能收拢口唇,变成吹气的动作,有探索样口唇动作。

B. 四肢动作的检查:请患者将检查者所说的内容用动作表示出来。"敬礼":手举过头顶,晃动手臂,手的位置不固定;"使用牙刷":不能正确抓握,不能张口,明显偏离口,用手指碰牙刷;"弹硬币":抛硬币,手旋内旋外,不用拇指和示指弹而是弯手腕;"用锤子钉钉子":手水平方向前后动,用拳头用力叩击;"使用梳子":用手当梳子,用手梳头发,手的动作不确切;"踢球":原地踏步,脚尖蹭地等。

C. 全身动作的检查:请患者将检查者所说的内容用动作表示出来。"拳击的架势":身体各个部位不正确,双手并在一起;"用棒球棒击球":双手同时握棒较难,做敲击动作;"鞠躬":躯干动作不协调。

以上三种失用症状均可用 Goodglss 失用测试评定,该检查法是让患者具体完成一系列课题,当患者不能完成时,治疗者示范给患者看,让患者模仿,若仍不能完成时,让患者进行实际操作来完成课题。分别检查以下动作的完成情况:

口腔/面部的动作:咳嗽动作;用鼻子呼吸(用鼻子吭吭出气);吹灭火柴;用吸管吸;鼓腮。

肢体动作:摆手做再见动作;做手势模仿;将手指放在口唇做嘘状;敬礼;作停止手势;刷牙动作;梳头;钉钉子;用锯锯木头;拧螺丝。

全身动作:摆拳击架势;摆打高尔夫姿势、做士兵步行状;做出用铁锹铲雪的样子;站立,转身两圈再坐下。

评定标准:正常:患者不用实物,仅听语言性命令即可理解课题并完成;轻、中度失用:给予实物才可以正确完成的情况;重度失用:给予实物也完全不能完成的情况。

4)结构失用(constructional apraxia)测评方法:结构性失用是涉及空间关系的结构性运用障碍,由 Kleist 于 1934 年提出。表现为缺乏对空间结构的认识,丧失对空间的排列和组合能力。如患者在画图时出现左右倒置、比例失调、笔画长短不一等。结构失用是在日常生活中不容易被发现的一种症状,只有在特定的作业情况下(绘图、建筑、手语、组装玩具或模型工作等)才可能成为问题。

常用的评定方法是让患者复制某种图形等,如:立体模型组合;用火柴棒组合图形;模仿画出几何图形(图5-3)。

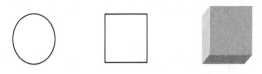

图5-3　画图测验

也可以利用其他的检查方法进行评定,如:自发地画房子、人物、钟表等;自发地写物体的名字、听写、抄写等。

5)穿衣失用(dressing apraxia)测评方法:穿衣失用由 Brain 于1941年提出,指患者不能认知衣服与人体的空间关系,出现穿衣的一系列动作行为异常及障碍。穿衣时,常弄错左右、里外、上下,自己不能将手穿过袖口,不能系领带,出现将两脚均穿入一侧裤腿中,或仅穿右半侧衣服等现象。评定穿衣失用的方法是:具体观察患者穿脱衬衫或套头衫的实际情况:观察患者首先从何处开始,能否区分衣袖、前襟、后背,能否找到要穿过的袖口,有无忘记左侧穿衣,或者将里外穿反、前后穿反,能否正确系衣扣,能否整理好穿上衣服,有无顺序错误,有无遗忘部分等。

如果只有一侧不能穿衣而另一侧正常,提示可能与半侧忽视有关,要作这一方面的进一步检查,找出失用的真正原因。

六、感 觉 评 定

感觉是人们对客观事物个别属性的反映,是客观事物个别属性作用于感官,引起感受器活动而产生的最原始的主观映象。感觉障碍主要有两大类:刺激性症状(感觉过敏、感觉倒错、感觉过度、感觉异常、感觉错位、疼痛);抑制性症状(感觉缺失、感觉倒退)。躯体感觉评定主要包括浅感觉、深感觉、复合感觉三方面的检查。

(一)浅感觉检查

脊髓节段性感觉支配及检查部位见表5-24。

表5-24　脊髓节段性感觉支配及检查部位

节段性感觉支配	检查部位	节段性感觉支配	检查部位
C_2	枕外隆凸	T_8	第八肋间
C_3	锁骨上窝	T_9	第九肋间
C_4	肩锁关节的顶部	T_{10}	第十肋间
C_5	肘窝的桡侧面	T_{11}	第十一肋间
C_6	拇指	T_{12}	腹股沟韧带中部
C_7	中指	L_1	T_{12} 与 L_2 之间上 1/3 处
C_8	小指	L_2	大腿前中部

节段性感觉支配	检查部位	节段性感觉支配	检查部位
T_1	肘窝的尺侧面	L_3	股骨内上髁
T_2	腋窝	L_4	内踝
T_3	第三肋间	L_5	足背第三跖趾关节
T_4	第四肋间	S_1	足跟外侧
T_5	第五肋间	S_2	腘窝中点
T_6	第六肋间	S_3	坐骨结节
T_7	第七肋间	$S_4 \sim S_5$	肛门周围

1. 触觉检查　患者闭目,检查者用棉签或软毛笔轻触患者皮肤,让患者回答有无轻痒的感觉。

注意两侧对称部位的比较,刺激动作要轻,刺激不应过频。

检查四肢时,刺激走向应与长轴平行。

检查腹部时,刺激走向应与肋骨平行。

检查顺序为面部、颈部、上肢、躯干、下肢。

2. 痛觉检查　通常用大头针的针尖以均匀的力量轻刺患者的皮肤,让患者立即陈述具体的感受及部位。

麻木患者从障碍部位向正常部位逐步移行。

过敏患者从正常部位向障碍部位逐步移行。

患者应闭目接受测试,注意两侧对比。

有障碍时,记录类型、部位和范围。

3. 温度觉检查　用盛有热水(40～50℃)及冷水(5～10℃)的试管测试,让患者回答自己的感受。

患者应在闭目情况下交替进行,试管的直径要小,接触的时间以2～3秒为宜。

应注意两侧对称部位的比较。

（二）深感觉检查

1. 关节觉　包括运动觉和位置觉

运动觉:患者闭目,检查者被动活动患者四肢,让患者说出肢体运动的方向。

位置觉:患者闭目,检查者将其肢体放置在某种位置上,让患者说出肢体所处的位置,或让另一侧肢体模仿出相同的角度。

2. 振动觉　用每秒震动128次的音叉柄端置于患者肢体的骨隆起处。常选择的骨隆起的部位有胸骨、锁骨、肩峰、鹰嘴、尺桡骨茎突、棘突、髂前上棘、股骨粗隆、腓骨小头及内外踝等。询问患者有无振动觉,并注意感受的时间,两侧对比。

（三）复合感觉的检查

1. 两点辨别觉　患者闭目,用分开的两脚规刺激两点皮肤,若患者有两点感觉,再缩小两脚规的距离,直到患者感觉为一点为止,测出两点间最小的距离。

正常上臂及大腿两点最小距离为 75mm，背部为 40～50mm，前胸为 40mm，手背、足背为 30mm，手掌、足底为 15～20mm，指尖最敏感，为 3～6mm。

2. 图形觉　患者闭目，用铅笔或火柴棒在其皮肤上写数字或画图形(圆形、方形、三角形等)，询问患者能否辨别。

3. 实体觉　患者闭目，将日常生活中熟悉的物品放置于患者手中，让其抚摸后，说出该物的名称、大小、形状等。先测患侧。

第四节　文化背景及环境因素评定

一、文化背景评定

文化是一种指导人们与其他人或与环境之间相互作用的信息化系统。人们的价值观、信仰及行为方式都受文化的影响。同时，文化是新兴的、动态的、互动的。文化由生物遗传或基因决定，也与种族有关，它影响经济、社会及政治，也影响着治疗师对患者个体的理解。进一步来说，医生对于患者在医院的种族记录的可靠性和准确性应持谨慎态度，因为不同的种族群体之间区别明显，一个人的种族背景同他的文化特征密切相关。

文化背景对于个体经历的影响是多种多样的，并且是动态的，这就要求康复医师在面对来自不同种族、不同地区的患者时不能特征化或刻板化，作业治疗师也要跳出自己的文化背景的限制与每一个患者分享不同的价值观与信仰，同时，在选择评定工具时要考虑不同的文化背景的个体，比如要考虑所有文化背景下的知识、经历及技术。

文化背景的评定：Lipson 建议对患者进行文化背景评估时可通过询问一些问题来获得，这些问题可以在医疗记录里获得或者通过直接和患者对话来获得，这些问题主要包括：

1. 出生地点是哪里？如果是移民，那么移民在这个国家多长时间了？
2. 患者属于哪一个民族？他对于自身的民族认同感有多强烈？
3. 患者的主要支持者是来自家庭还是来自朋友？这些支持者住在同一个国家吗？
4. 患者主要的读写第一语言和第二语言是什么？
5. 患者怎样区分非语言交流形式？
6. 患者的宗教信仰是什么？这种信仰在日常生活中重要吗？
7. 患者喜欢的食物和不喜欢的食物是什么？
8. 患者的经济状况怎样？其收入是否足以满足自身和家庭的需要？
9. 患者对于健康和疾病的认识是怎样的？
10. 患者是怎样看待人的生老病死的？

二、环境因素评定

(一) 环境与无障碍环境的定义

环境是指围绕着人群的空间以及其中可以直接、间接影响人类生活和发展的各种自然要素和社会要素的总体，由各种自然环境要素和社会环境要素所构成。2001 年世界卫生组织发布了国际功能、残疾和健康分类(ICF)报告，根据 ICF 观点，残疾人所遇到的活动受限和参与限制是残疾人的损伤(功能、结构)和环境障碍交互作用的结果，对环境在残疾人康复的过程中所起的作用给予充分肯定。当患者的某些损伤无法改变时,就需要通过改变环境来适应残疾人的损伤,从而从根本上解决残疾人的困难。在作业治疗里,环境会影响患者的行为,也会影响患者的作业表现。环境包含的范围较广,包括物理环境、社会环境、文化环境及经济环境等。现代社会,人们每天都会与不同的环境包括家庭环境、工作环境和社会环境等接触,而这些环境大多数是为非残疾人设计的,并未考虑到对运动、视、听觉障碍的残疾人是否便利。环境评定是指按照残疾人自身的功能水平,对其即将回归的环境进行实地考察、分析,找出影响其日常生活活动的因素,并提出修改方案,最大限度地提高其独立性。

无障碍环境是针对障碍(barriers)环境提出的,根据 ICF 对障碍环境的解释:"障碍环境是个人环境中限制功能发挥并形成残疾的各种因素。它包括许多方面,例如有障碍的物质环境,缺乏相关的辅助技术,人们对残疾的消极态度以及既存在又妨碍所有健康人全部生活领域里的服务、体制和政策"。

(二)无障碍环境的内容

联合国《残疾人权利公约》针对无障碍环境提出了国际法规,内容包括:

1. 为了使残疾人能够独立生活和充分参与生活的各个方面,缔约国应当采取适当措施,确保残疾人在与其他人平等的基础上,无障碍地进出物质环境,使用交通工具,利用信息和通信,包括信息、通信技术和系统,以及享用在城市和农村地区向公众开放或提供的其他设施和服务。这些措施应当包括查明和消除阻碍实现无障碍环境的因素,并除其他外,应当适用于:

(1)建筑、道路、交通和其他室内外设施,包括学校、住房、医疗设施和工作场所。

(2)信息、通信和其他服务,包括电子服务和应急服务。

2. 缔约国还应当采取适当措施,以便:

(1)拟订和公布向公众开放或提供的无障碍设施和服务的最低标准和导则,并监测其实施情况。

(2)确保向公众开放或为公众提供设施和服务的私营实体在各个方面考虑为残疾人创造无障碍环境。

(3)就残疾人面临的无障碍问题向各有关方面提供培训。

(4)在向公众开放的建筑和其他设施中提供盲文标志及易读易懂的标志。

(5)提供各种形式的现场协助和中介,包括提供向导、朗读员和专业手语译员,以利于向公众开放的无障碍建筑和其他设施的利用。

(6)促进向残疾人提供其他适当形式的协助和支持,以确保残疾人获得信息。

(7)促使残疾人有机会使用新的信息和通信技术和系统,包括因特网。

(8)促进在早期阶段设计、开发、生产、推行无障碍信息和通信技术系统,以便能以最低成本使这些技术和系统无障碍。

(三)环境评定的方法

1. 环境评定分级法评定

(1)分级:根据 ICF,环境评定的分级可用"障碍"或"帮助"的程度来判断。每项环境因素都按 5 级来评定,采用 0~4 尺度来表示。若根据环境的障碍程度来判断时,则分值从无障碍的 0 分到完全障碍的 4 分;若根据在该环境下需要帮助的程度来判断时,则在分

值前要冠以 + 号,从无须帮助的 0 分到需要完全帮助的 +4 分,见表 5-25。

表 5-25 环境评定分级

障碍		需要帮助	
障碍情况	分值	帮助情况	分值
无障碍(没有,可忽略)	0	无须帮助	0
轻度障碍(一点点,低)	1	轻度帮助	+1
中度障碍(中度,一般)	2	中度帮助	+2
重度障碍(高,很高)	3	大量帮助	+3
完全障碍(全部……)	4	完全帮助	+4

(2)内容

1)生活环境:人们日常生活活动的基本环境。

2)移动环境:人们下肢移动(包括卧、坐、站)的环境。

3)交流环境:人们交流的环境。

4)教育环境:人们受教育的环境。

5)就业环境:人们就业的环境。

6)文体环境:人们文化、娱乐、体育活动的环境。

7)宗教环境:人们宗教信仰或非宗教信仰的环境。

8)居家环境:人们从事家务活动的环境。

9)公共环境:人们从事公共活动(包含公共活动和公共建筑物)的环境。

在利用环境评定分级法对环境进行评定时,要考虑残疾人的障碍类型,同时要考虑环境类型,需要评定的环境共有 9 种,但个案评定时要根据实际情况选择。为减少主观性,在环境评定时可由团队来共同完成,可以通过问卷的形式,也可通过实地考察的形式进行。

2. 标准化量表评定

(1)家庭环境评估(home environment):该方法是由 Iwarsson 于 1996 年提出,主要是用于描述、评估和预测个体使用移动装置及家庭环境之间的一致性或适应性,评估多个属性,可适用于个人检测或者群体调查。此评估方法一开始是为老年患者设计的,但后来使用的范围不断增加,可适合任何类型的患者。

该评估方法包含以下方面:个人(15 项)、功能状况(13 项)、对移动装置的依赖程度(2 项)、室外状况(33 项)、入口(49 项)、室内状况(100 项)、交流(6 项)等。该评定方法是客观的、规范的评估方法,可通过访谈、直接观察、实地考察测量等方法进行。评定主要分三个阶段进行:第一阶段是决定患者的功能限制及对移动装备的依靠程度;第二阶段是识别物理环境的障碍;第三阶段是对比第一阶段和第二阶段的结果预估功能无障碍的分数(4 分李克特量表)。整个评定需时约 2 小时以上,要根据功能受限的程度及物理环境的具体情况而定,特别是第二阶段需要花时间管理登记。

该评估方法内部可靠性为 0.68 ~ 0.98,重复可靠性为 0.92 ~ 0.98;有效性好。优点是细致、切实可行、有最新网络版、在欧洲广泛使用,对于临床及科学研究有意义。缺点是对于欧洲以外的评定者需进行培训,且第二阶段需要花时间管理记录。

> **知识链接**
>
> 李克特量表(Likert scale)
>
> 　　系由美国社会心理学家李克特于1932年在原有的总加量表基础上改进而成。该量表由一组陈述组成,每一陈述有"非常同意"、"同意"、"不一定"、"不同意"、"非常不同意"5种回答,分别记为1、2、3、4、5,每个被调查者的态度总分就是他对各道题的回答所得分数的总和,这一总分可说明他的态度强弱或他在这一量表上的不同状态。
>
> 　　李克特量表的结构比较简单而且易于操作,在实地调查时,研究者通常给受测者一个"回答范围"卡,请他从中挑选一个答案。需要指出的是,目前在商业调查中很少按照上面给出的步骤来制作李克特量表,通常由客户项目经理和研究人员共同研究确定。
>
> 　　李克特量表的优点:①容易设计;②使用范围比其他量表要广,可以用来测量其他一些量表所不能测量的某些多维度的复杂概念或态度;③通常情况下,李克特量表比同样长度的量表具有更高的信度;④李克特量表的五种答案形式使回答者能够很方便地标出自己的位置。
>
> 　　李克特量表的缺点:相同的态度得分者具有十分不同的态度形态。因为李克特量表是以项目总加分代表一个人的赞成程度,它可大致上区分个体间谁的态度高,谁的低,但无法进一步描述他们的态度结构差异。

　　(2)HOME 量表(home observation for measuement of the environment):该评估方法是由 Caldwell 和 Bradley 于1984年提出,有四个版本:婴儿版、幼儿版、童年版、青少年版。该评估方法包含三个环境方面的内容:活动方面(社会行为和社会化)、环境因素方面(物理环境:照明、安全、尺寸、定位、装置/技术/电器/工具/玩具;社会环境:激励、社会支持、交流、家庭组织)、参与/生活习惯方面(人与人之间的交往,社区生活,公共服务使用)。该评估方法使用的目的是对于孩子从家庭中获得的认知、社会化、情感发展的激励与支持的数量和质量给予描述及区分。该方法可适用于0~15岁的孩子。

　　该评估方法可通过访谈、实地观察的方式进行,无创但需患者或照顾者积极参与。该方法容易管理记录,容易打分,但向患者解释较为复杂,训练录音带是可利用的。

　　每一个版本所包含的项目是不同的。

　　婴儿版:反应、接受、组织、学习材料、参与、变化等方面。

　　幼儿版:学习材料、语言刺激、物理环境、反应、学习刺激、社会成熟建模、经历、接受的变化等方面。

　　童年版:反应、鼓励成熟、学习材料、活泼刺激、情感趋势、物理环境、父母参与、家庭参与等方面。

　　青少年版:物理环境、学习材料、建模、教学活动、监管活动、经历、接受、责任感的变化。

　　该评估方法需时约90~120分钟。有效性好,可靠性高。优点是容易可行,且有大量的科学研究佐证,可适合不同年龄段的患者。缺点是只考虑家庭环境,没有考虑更广泛的邻居或社区。

　　(3)SAFER-HOME(safety assessment of function and the environment for rehabilition-health outcome measurement and evaluation):该评估方法是由 Letts 等人于1995年提出,主要测评两个方面内容:活动/参与(在家庭环境中的移动、自我照顾及 IADL);环境因素

(物理环境包括安全、架构、设计;社会环境包括来自照顾者的支持)。该评估开始时是为精神科的患者设计的,后来推广到有身体残疾的成年患者,并被广泛使用。

该评估方法可采用与患者或与照顾者访谈的形式进行,也可采用实地考察的方法。该方法包含 10 个方面(饮食准备、火警危险、移动和如厕、认知伤害、家政支持、紧急呼叫、功能交流、自我照顾、家庭援助、药物)共 93 项,评分采用 4 级评分:没问题、有轻微问题、有中等问题、有严重问题。整个评估需时约 45 ~ 90 分钟。有效性及可靠性较好。优点是全面覆盖了家居安全的各个方面,且经过严格的科学验证。缺点是在某些实践方面有管理障碍,有效性及可靠性需进一步验证。

(4)MPOC(home and community environments:measure of processes of case):该评估方法是由 King 等于 1995 年提出,主要包含三个方面内容:能力/残疾(社会技能和行为)、环境因素(物理环境:照明、安全、尺寸、定位、装置/技术/电器/工具/玩具;社会环境:激励、社会支持、交流、家庭组织)、人与人之间的关系(家庭成员、亲戚朋友、社区生活、公共服务使用)。主要的评估对象是那些长期有健康问题或生长发育问题的孩子的家庭看护者,主要评估场所包含家庭、社区机构、康复中心/医护中心。

该评估方法可采用看护者完成调查问卷的形式,也可采用实地考察形式,要求患者积极参与。整个评估过程容易记录、打分、解释。需时约 15 ~ 20 分钟。有效性好,可靠性高。优点是有健全的心理测量仪器提供服务、可快速简单记录且有效性及可靠性好。缺点是目前只能在儿科使用。

(5)环境质量评估(measure of quality of the enviroment,MQE):该评估方法是由 Boschen 和 Noreau 于 1998 年提出,主要包含三个方面内容:活动(评估对日常生活活动及社会角色有影响的环境因素)、参与(评估那些引起参与限制的障碍)、环境因素(包含社会的、态度的、体制的、技术的、物理的环境评估)。主要的评估对象是有身体残疾的患者。

该评估主要是通过与患者访谈的形式进行,访谈家庭、社区、工作间。整个评估需时约 30 分钟。有效性好,可靠性高。它是首个对影响社会参与及日常生活的有利或不利环境因素进行评定的评估工具。评估的环境因素包含社会的、态度的、体制的、技术的、物理的环境等各个方面,该评估方法容易记录,有效性及可靠性好,坚持以患者为中心的理念。缺点是没有正式出版,没有给出总结分数及解释分数的方法。

(6)MSPSS(multidimensional scale of perceived social support):该评估方法是由 Zimet 于 1988 年提出,主要是从三个方面(家庭、朋友、其他)评估社会支持的程度。评估的对象可以是青少年、成年人或老年人(55 ~ 82 岁),可以是那些有应对困难或生活满意度问题的患者,也可以是那些有精神疾患(焦虑、抑郁、精神分裂症)的患者、手术后(心脏手术、癌症手术)患者或边缘化人群(如监禁女性)。

该评估方法主要是列举家庭、朋友及其他与患者密切相关的 12 项关系来评估,得分 1 ~ 7 分,1 分是非常不同意,7 分是非常同意,整个评估需时约 2 ~ 5 分钟。有效性一般,可靠性好。优点是使用简单、打分耗费时间短、坚持以家庭为中心的理念。缺点是需要进一步评估其敏感性。

第五节 生活质量评定

一、定 义

生活质量(quality of life,QOL),又称为生存质量、生命质素。最初是由美国经济学家 J. K. Calbraith 在 20 世纪 50 年代首先提出,属社会学概念。后来这一术语被引入医学研究,主要是指个体生理、心理、社会功能三方面的状态评估,即健康质量。与存活和其他类型的临床结果一样,患者的生活质量也是他们所接受的医疗保健服务有效性的一个重要指标。随着社会科学领域对于生活质量研究的不断完善和医学研究领域的拓展与发展,生活质量研究于 20 世纪 70 年代末期逐渐成为医学研究的一个热门,在包括康复医学在内的各个医学分支学科得到广泛研究,并被医学界作为衡量疾病对患者的影响程度和医疗服务成效的指标之一。康复医学区别于其他临床医学学科的最显著特点,在于它不仅仅只是治病救命,更重要的是在于它着重关注患者存活后的功能恢复和生活质量的提高。我国关于生活质量的研究始于 20 世纪 80 年代中期。

二、内 容

WHO 提出的与生活质量有关的因素包括:
1. 躯体功能 饮食、睡眠、行走、家务、休闲。
2. 心理状态 抑郁感、忧虑感、孤独感、记忆力、推理能力、应变能力。
3. 自理能力 自我料理、大小便。
4. 社会关系 家庭关系、与他人交往、社会整合、社会角色。
5. 生活环境 社会支持、就业情况、经济状况。
6. 宗教信仰与精神寄托 宗教信仰的种类。

三、评 定 方 法

生活质量评定是康复评定中一项重要内容,常用的评定方法主要有
(一) 访谈法
研究者通过与患者交谈来了解患者的生活质量各个方面。该法灵活、适用广泛,但主观性较强且花费较多。
(二) 观察法
通过对患者的观察来判断其生活质量的水平,此法适合于一些特殊人群,如精神病患者、老年痴呆症患者等。
(三) 主观报告法
由患者根据自己对生活质量的解读来报告其生活质量的等级,该法容易统计分析,但可靠性差。
(四) 标准化的量表评价法
目前医学领域已经开发了很多生活质量评定量表,概括起来可以分为三大类:①普适

性量表(generic scale),适用于不同健康状态和疾病类型不一的一般人群;②疾病专用量表(disease-specific scale),专门用于某一种疾病患者的评定;③领域专用量表(domain-specific scale),是用于测量生活质量构成各领域的量表,专门用于了解患者某一方面的问题。

1. 普适性量表

(1)世界卫生组织生活质量评定量表(WHOQOL-100):该量表是 WHO 在 15 个国际研究中心(美国、英国、俄罗斯、泰国等)历时多年发展出的一份多国家地区、多种文化背景的人参与合作,并可做跨文化比较研究的测量生存质量的工具,用于检验总体生存质量和整体健康感知觉。该量表的内容包括生理、心理、独立性、社会关系、环境和精神支柱/宗教和个人信仰 6 个领域,共 24 个方面(表5-26)。研究人群主要为年轻人(18~44 岁)、中年人(45~64 岁)和较老年(65 岁以上)的人群,50% 均为 45 岁以上人群。随着 WHOQOL 的逐渐发展,它已在美国、欧洲国家、俄罗斯、印度、中国、日本、澳大利亚、巴拿马和津巴布韦等国家进行广泛检验,可靠性高,有效性好,已被全世界各地广泛使用。

表 5-26　WHOQOL-BREF 量表的结构

Ⅰ. 生理领域	Ⅲ. 社会关系领域
1. 疼痛与不适	14. 个人关系
2. 精力与疲倦	15. 所需社会支持的满意程度
3. 睡眠与休息	16. 性生活
4. 走动能力	Ⅳ. 环境领域
5. 日常生活能力	17. 社会安全保障
6. 对药物及医疗手段的依赖性	18. 住房环境
7. 工作能力	19. 经济来源
Ⅱ. 心理领域	20. 医疗服务与社会保障:获取途径与质量
8. 积极感受	21. 获取新信息、知识、技能的机会
9. 思想、学习、记忆和注意力	22. 休闲娱乐活动的参与机会与参与程度
10. 自尊	23. 环境条件(污染/噪声/交通/气候)
11. 身材、相貌和感受	24. 交通条件
12. 消极感受	总的健康状况与生活质量
13. 精神支柱	

(2)SF-36(the MOS item short from health survey, SF-36):该量表是由美国医疗结局研究组在兰德公司健康保险项目的有关研究的基础上修订而成的普适性测量表,于 20 世纪 80 年代初期开始研制,90 年代初完成了含有 36 个条目的健康调查问卷简化版。我国于 1991 年由浙江大学医学院社会医学教研室翻译了中文版的 SF-36。该量表主要内容包括躯体活动功能、躯体功能对角色的影响、躯体疼痛、总体健康自评、活力、社会功能、情绪对角色的影响和精神健康 8 个领域,需时约 5~10 分钟。该量表目前是世界上公认的具有较高信度和效度的普适性生活质量评价量表之一(表5-27)。

表 5-27　SF-36 量表

1. 总体来讲,您的健康状况是:

　①非常好;②很好;③好;④一般;⑤差(得分依次为 5 分,4 分,3 分,2 分,1 分)

2. 跟一年以前比,您觉得您现在的健康状况是:

　①比 1 年前好多了;②比 1 年前好一些;③跟 1 年前差不多;④比 1 年前差一些;⑤比 1 年前差多了
(得分依次为 5 分,4 分,3 分,2 分,1 分)

3. 以下这些问题都和日常活动有关,请您想一想,您的健康状况是否限制了这些活动? 如果有限制,
程度如何?

　(1)重体力活动。如跑步举重、参加剧烈运动等:

　　①限制很大;②有些限制;③毫无限制(得分依次为 1 分,2 分,3 分;下同)

　(2)适度的活动。如移动一张桌子、扫地、打太极拳、做简单体操等:

　　①限制很大;②有些限制;③毫无限制

　(3)手提日用品。如买菜、购物等:

　　①限制很大;②有些限制;③毫无限制

　(4)上几层楼梯:

　　①限制很大;②有些限制;③毫无限制

　(5)上一层楼梯:

　　①限制很大;②有些限制;③毫无限制

　(6)弯腰、屈膝、下蹲:

　　①限制很大;②有些限制;③毫无限制

　(7)步行 1500m 以上的路程:

　　①限制很大;②有些限制;③毫无限制

　(8)步行 1000m 的路程:

　　①限制很大;②有些限制;③毫无限制

　(9)步行 100m 的路程:

　　①限制很大;②有些限制;③毫无限制

　(10)自己洗澡、穿衣:

　　①限制很大;②有些限制;③毫无限制

4. 在过去 4 个星期,您的工作和日常活动有无因为身体健康的原因而出现以下这些问题?

　(1)减少了工作或其他活动时间:

　　①是;②不是(得分依次为 1 分,2 分;下同)

　(2)本来想要做的事情只能完成一部分:

　　①是;②不是

　(3)想要干的工作和活动的种类受到限制:

　　①是;②不是

　(4)完成工作或其他活动困难增多(比如需要额外的努力):

　　①是;②不是

……

　　(3)Spitzer 生活质量指数(the quality of life index,QLI):该量表是最早开发用于测评
患者活动水平、社会支持和精神健康状况的量表,主要包含 5 个方面的内容:活动、日常生
活、健康、支持、情感。该量表采用三级评分(0~2 分),评分最高为 10 分,最低为 0 分。

分数越高,表示 QOL 越佳(表 5-28)。

表 5-28 生活质量指数评分表

1. 活动	
(1)无论退休与否,全天或接近全天地在通常的职业中工作或学习;或处理家务;或参加无报酬的志愿活动	2分
(2)在通常的职业中工作或学习;或处理自己的家务;或参加无报酬的志愿活动,但需要较多的帮助,或显著地缩短工作的时间或请病假	1分
(3)不能在任何岗位上工作或学习,并且不能处理自己的家务	0分
2. 日常生活	
(1)自己能独立地进食、沐浴、如厕和穿衣,利用公共交通工具或驾驶自己的车子	2分
(2)在日常生活中和交通转移中需要帮助(另一人或特殊的仪器),但可进行轻的作业	1分
(3)既不能照料自己也不能进行轻的作业,或根本不能离开自己的家或医疗机构	0分
3. 健康	
(1)感觉良好或大多数时间都感觉良好	2分
(2)缺乏力量,或除偶然以外,并不感到能完全达到一般人的水平	1分
(3)感到十分不适或糟糕,大多数时间感到软弱和失去精力,或者意识丧失	0分
4. 支持	
(1)患者与他人有良好的相互关系,并且至少从一个家庭成员或朋友中得到有力的支持	2分
(2)从家人和朋友中得到的支持有限	1分
(3)从家人和朋友中得到的支持是不经常的,或只是绝对需要时或患者昏迷时才能得到	0分
5. 情感	
(1)表现出宁静和自信的情绪,能够接受和控制个人的环境和周围的事物	2分
(2)由于不能充分控制个人的环境而有时变得烦恼,或一些时期有明显的焦虑或抑郁	1分
(3)严重的错乱或非常害怕或者持续的焦虑和抑郁,或意识不清	0分

(4)生活满意指数(the life satisfaction index form- A,LISA):该量表由 Neugarten 等于 1961 年提出,主要用于测量受试者对于生活的满意程度,包含 20 个题目,其中 12 个为正向问题,8 个负向问题,涉及热情与冷漠、决心与不屈服、愿望与实现目标的统一等内容。采用三级评分,分数越高表明生活满意度越高,有效性好,可靠性高(表 5-29)。

表 5-29 生活质量指数 A(LISA)

	同意	不同意	其他
1. 当我年纪变大时,事情似乎会比我想象的要好些	2	0	1
2. 在生活中,和大多数我熟悉的人相比,我已得到较多的休息时间	2	0	1
3. 这是我生活中最使人意志消沉的时间	0	2	1
4. 我和我年轻的时候一样快活	2	0	1
5. 我的生活将比现在更快活	2	0	1
6. 这是我生活中最佳的几年	2	0	1
7. 我做的大多数事情都是烦人和单调的	0	2	1
8. 我希望将来发生一件使我感兴趣和愉快的事情	2	0	1

续表

	同意	不同意	其他
9. 我所做的事情和以往一样使我感兴趣	2	0	1
10. 我觉得衰老和有些疲倦	0	2	1
11. 我感到年纪已大,但它不会使我麻烦	2	0	1
12. 当我回首往事时,我相当满意	2	0	1
13. 即使我能够,我也不会改变我过去的生活	2	0	1
14. 和与我年龄相当的人相比,在我生活中我已做了许多愚蠢的决定	0	2	1
15. 和其他与我同龄的人相比,我的外表很好	2	0	1
16. 我已作出从现在起1个月或1年以后将要做的事情的计划	2	0	1
17. 当我回首往事时,我没有获得大多数我想要的重要东西	0	2	1
18. 和他人相比,我常常沮丧	0	2	1
19. 我已得到很多从生活中我所希望的愉快事情	2	0	1
20. 不管人们怎么说,大多数普通人都变得越来越坏而不是好些	2	2	1

2. 疾病专用量表　脑卒中专用生活质量量表(stroke- specific quality of life scale, SS- QOL):该量表是由美国学者 William 等人提出,用于评价脑卒中患者的生活质量的量表。该量表包括体能、家庭角色、语言、移动能力、情绪、个性、自理、社会角色、思维、上肢功能、视力和工作能力12个方面的内容,共49个条目,采用0~5分5级评分,得分越高代表生活质量越高,优点就是针对性较强,覆盖面较全,弥补了其他量表的一些不足(表5-30)。

表 5-30　脑卒中专用生活质量量表

条目	得分
体能(energy)	
1. 我大多数时间都感到疲乏。	
2. 我在白天不得不停下来休息。	
3. 我太疲倦了,以至于不能做想做的事情。	
家庭角色(family roles)	
1. 我不参与家里的逗乐活动。	
2. 我感觉自己是家里的负担。	
3. 我的身体状况妨碍我的个人生活。	
语言(language)	
1. 您讲话有困难吗? 比如语塞、口吃、结巴或吐词模糊?	
2. 您言语有没有不清到不能使用电话?	
3. 其他人理解您所说的话有没有困难?	

续表

条目	得分

4. 有没有在说话时出现找词困难？

5. 您是否需要重复自己所说的话才能让别人听懂？

移动(mobility)

1. 您行走有困难吗？（如患者不能行走,转到第4题,并且将2、3题评为1分）

2. 在弯腰或伸手够东西时,有没有失去平衡的情况？

3. 爬楼梯时有没有困难？

4. 在行走或使用轮椅时,您是否需要比您所想的更多的停顿和休息？

5. 您站立有困难吗？

6. 您从椅子中站起来有困难吗？

情绪(mood)

1. 我对我的将来很沮丧。

2. 我对其他人或活动没有兴趣。

3. 我感觉远离他人了。

4. 我对自己信心很小。

5. 我对食物没有兴趣。

个性(personality)

1. 我易于被激怒。

2. 我对别人没有耐心。

3. 我的个性已经变了。

自理(self care)

1. 您需要别人帮助准备食物吗？

2. 您吃饭需要帮助吗？比如切割食物或准备食物？

3. 您穿衣需要别人帮助吗？比如穿袜子或穿鞋,扣上纽扣或拉上拉链？

4. 您洗澡需要别人帮助吗？

5. 您使用厕所需要别人帮助吗？

社会角色(social roles)

1. 我出门没有像自己所想的那样多。

2. 我参加业余爱好和娱乐活动的时间比我所想的要短。

3. 我所见的朋友比我所想的少。

4. 我过性生活的次数比我所想的少。

5. 我的身体情况妨碍了我的社交生活。

续表

条目	得分

思维(thinking)

1. 我难于集中注意力。

2. 我记东西有困难。

3. 我不得不将我要记忆的事情写下来才能记住。

上肢功能(upper extremity function)

1. 您写字或打字有困难吗？

2. 您穿袜子有困难吗？

3. 您扣扣子有困难吗？

4. 您拉拉链有困难吗？

5. 您打开瓶盖有困难吗？

视力(vision)

1. 您看清电视屏幕欣赏节目有困难吗？

2. 您有没有因为视力不好影响到您拿东西？

3. 您有没有在看某一侧的东西时有困难？

工作/生产能力(work/productivity)

1. 您做居家周围日常工作有没有困难？

2. 您完成自己开始做的工作有没有困难？

3. 您以前做的工作现在做起来有没有困难？

总分：

第六节　社区评估

一、社区及社区康复的概念

社区是指进行一定的社会活动,具有某种互动关系和共同文化维系力的人类生活群体及其活动区域。它包含了四个基本要素:地域(社区区位)、人群(社区人口)、文化维系力(社区文化)、社区活动及其互动关系(社会活动)。社区的功能主要有:满足生活需求功能、社会化功能、社会控制功能、社会参与功能、社会互助功能。

社区康复(community-based rehabilitation)是相对于传统康复途径的新的康复服务理念,1981 年 WHO 给社区康复下的定义为"在社区的层次上采取的康复措施,这些措施是利用和依靠社区的人力资源而进行的,包括依赖有残损、残疾、残障的人员本身,以及他们的家庭和社会"。1994 年 WHO、联合国科教文组织、国际劳工组织联合发表的《关于残疾人社区康复的联合意见书》对社区康复下了新的定义:"社区康复是社区发展计划中的一项康复策略,其目的是使所有残疾人享有康复服务、实现机会均等、充分参与"。

社区康复开展的康复训练与服务主要有:进行初次功能评估,制订康复计划、选择适宜的训练项目、指导进行康复训练、定期的康复评定、选用及制作训练器材、用品用具的信息供应及维修等服务、心理支持服务、知识普及服务、转介服务。

二、社区评定方法

社区康复评定是指按照一定的标准,以检查社区康复服务规划目标、策略、行动计划的执行情况和康复对象的康复效果为依据,对社区康复服务的各项工作和康复对象进行客观、科学的鉴定。其评定方法包括:

1. 自我评估 指项目计划管理者、执行者及服务对象对自身工作及康复效果的评定。

2. 相互评价 指不同计划项目之间、不同康复对象之间进行的交流性评定。

3. 上级评估 指项目计划的上级主管部门和康复服务上级指导者对项目及康复对象的评定。

4. 外界评定 指国外、社区外的组织、团体、个人对项目及康复对象的评定。

三、社区融合评定

社区评定包含的内容较多,我们以社区融合方面的评定内容为例展开。几乎所有的作业治疗师都认为社区融合是最终目标,在社区里,患者可以幸福、积极地生活。社区融合包含三个方面的内容:与他人的关系、生活独立性、作业活动的丰富性,即社区融合是"有事可做、有地方可住、有人去爱"。常用的社区融合的评定量表有四个:RNLI(reintegration to normal living index)、CHART(craig handicap assessment and reporting technique)、社区融合问卷(community integration questionnaire,CIQ)、社区融合量表(community integration measure,CIM)。

1. RNLI 该量表是 Dauphinee 等于 1988 年提出,用于评估个体或群体伤残发病后在恢复正常的生活模式的过程中的变化情况。所评估的对象主要是突然发病导致残疾的患者。该评估方法使用视觉模拟反应的方法来评价 11 个方面,总分是 110 分,可以用于自测或访谈,需时约 5 ~ 10 分钟。可靠性高,为 0.90 ~ 0.95,有效性好。优点是得分容易解释、经常用于临床或科研,容易登记。缺点是没有标准化。

2. CHART 该量表是由 Whiteneck 于 1992 年提出,主要是用于评定患者在社区环境的受阻碍程度,一开始是为脊髓损伤患者设计的,修订后的量表包含了认知功能的评定并应用到其他的康复群体。该量表起初包含了 27 个问题,修订后的量表增加到 34 个问题。评估采用访谈的形式,需时约 30 分钟。该量表有效性未见报道,重复可靠性为 0.80 ~ 0.95。优点是使用广泛、并被使用在模型系统数据库中。缺点是打分繁琐,没有考虑到 ICF 框架中的参与方面。

3. CIQ 该问卷是 Willer 于 1993 年提出,主要是针对大脑损伤后社区融合的妨碍程度提出的,用来评价大脑损伤后康复的患者,也已用于其他康复患者。该问卷分为三个部分(家庭融入、社会融入及生产活动)共 15 个条目,需时约 10 分钟。该问卷重复可靠性为 0.91 ~ 0.97,有效性好。优点是广泛应用于临床及科研,且有大量的心理学测量证据。

缺点是其关心的内容是基于假设的。

4. CIM 该量表是由 Mccoll 等于 1997 年提出,该量表是一个简短的、以客户为中心的社区融合量表。主要用于大脑损伤的患者,也用于其他康复患者。该量表共有 10 个条目,可自我检测,也可通过访谈(电话或面对面)的形式获得,需时约 5 分钟。内在可靠性为 0.87,有效性未见报道。优点是来自质性研究的措辞使得它的语言和思想容易被接受。缺点是没有 CIQ 著名,但其名字却与其相近。

学习小结

1. 学习内容

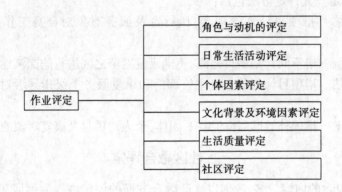

2. 学习方法

学生通过掌握相关的作业评定方法的理论知识,掌握各种功能障碍,了解患者的病因、病程及预后,同时通过实践来熟悉使用各种评定方法及用途,以合理选择适合不同功能障碍患者的评定方法,从而为制订完善的作业治疗计划打下坚实的基础。

(刘晓丹)

复习思考题

1. 作业评定包含哪些内容?

2. 日常生活活动的分类及具体的评定方法有哪些?

3. 让学生分饰不同的角色(学生、家庭主妇、老人)并以加拿大作业表现量表来进行评定。

第六章　作业治疗流程

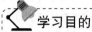
　　作业治疗学与临床医学,无论在工作的对象、方法以及欲达到的目的等方面均有显著的区别。因此,作业治疗具有独特的工作模式。以科学、规范的工作流程开展治疗是克服不同阶段的难点,是提高康复疗效的重要保证。

　　作业治疗流程(OT process)指作业治疗师和作业服务接受者工作时所遵循的过程。是作业治疗最基本的步骤,治疗师必须熟悉,以便应用于作业治疗之中。

　　常规的作业治疗过程包括三个基本步骤,一是个人化的初次评估,患者、家人和治疗师一起制订治疗目标;二是个性化的治疗手段,提高患者参与作业活动和达到目标的能力;三是治疗过程中或结束后的再次评估,以明确治疗目标是否已经达到或是需要对现有方案进行改进。

　　业内专家所描述的作业治疗过程差异不大,不同治疗师根据自己的经验也有自己安排治疗的方式。Creek 提出了作业治疗的 11 步治疗流程:①接到转诊患者;②初步信息收集;③首次评估;④发现患者需求和问题;⑤设定治疗目标;⑥制订治疗计划;⑦实施治疗;⑧持续评估并随时修改治疗方案;⑨治疗结果评估;⑩结束治疗、出院;⑪病案回顾。

　　在作业治疗流程中,以下这些方面是在整个过程中需要重点关注的:交流;作业资料的搜集整理;方案的制订及实施等。

第一节　交　　流

一、交流的概念

　　交流(communication)即人与人之间的沟通,在医疗卫生和保健工作中,即指医患之间的沟通。医患双方围绕疾病、诊疗、健康及相关因素等主题,以医方为主导,通过各种有特征的全方位信息的多途径交流,科学地指引诊疗患者的疾病,使医患双方形成共识并建立信任合作关系,达到维护人类健康、促进社会参与度的目的。医患沟通是医患关系的重要内容。

医患关系是指在医疗卫生保健活动中,患方和医方之间形成的一种最基本和最重要的关系。就不同的患方和医方概念,医患关系可以分成狭义和广义两种。狭义的医患关系是指医学专业人员与患者之间的关系,是一种个体关系。广义的医患关系是指以医学专业人员为核心的一方的群体和以患者为核心的另一方群体之间的关系。正是因为现代医患关系牵涉到庞大的群体,其关系日益复杂,医疗纠纷一旦发生就会受到社会广泛的关注。而现代医患关系很多问题都体现在医患沟通交流不够理想。有效的交流可以拉近医患之间的感情距离,建立起良好的信任与合作关系。

二、交流的重要性

(一)良好的交流是构建和谐医患关系的前提

医患之间的交流是满足医患关系、医疗目的以及优化医疗服务过程的必要手段。医患关系是为了解决求医和施治而建立起来的。治疗师需要了解患者才能提出有效的治疗方案,患者需要了解治疗师才能知道施治的意图和自身如何配合康复治疗。可以说,没有医患沟通就不可能实现医疗服务过程。

医患之间只有通过沟通才能进行认知、感情和意志的交流,才能把对方需要的信息准确地传递给对方,才能消除可能产生的误解和矛盾,才能更加关注和理解对方。

医患之间只有通过沟通才知道对方是怎样想的,对方的需要是什么,对方的期待是什么。沟通是主体间互相理解的重要手段,充分的沟通和理解是构建双方互相满意关系的基础,是构建和谐医患关系的基础。

(二)突出治疗师在交流中的主导作用

在康复治疗的交流中,治疗师和患者所发挥的作用是存在差别的。治疗师一般主导着医患关系的构建和发展,在沟通中处于主导地位,患者迫切需要治疗师有效地施治。治疗师也力图在医疗服务过程中充分显示出自己的技术水平,二者的要求是一致的。

为此,治疗师应当了解患者的背景,如性格特征、思维方式、认知结构、知识水平、价值观念、生活经历、对疾病的看法以及由疾病引起的认知、情感、意志变化等,只有在个体化的原则下充分把握患者的个性,适当地主导沟通,才能发挥康复治疗的作用。

第二节 作业文件的完成及临床推理

一、作业文件的完成

作业文件主要包括患者信息的收集、评定资料的完成、作业模式的选择以及患者意愿的了解。

(一)患者信息的收集

1. 内容 患者的信息包括患者的主诉、现病史和相关的既往史、各种实验室检查、特殊检查、临床诊断、临床治疗过程及并发症等。

(1)一般情况:包括年龄、性别、民族、文化水平、家庭信息、收入水平。

（2）社会史：包括文化信仰和行为、家庭和照顾情况、社会交往/社会活动和社会支持系统。

（3）职业/工作：现在和以前的工作、社区活动。

（4）生长发育：发育史、利手。

（5）生活环境：器具和设施（如辅助性/适应性/矫形器/保护性/支持性/假肢、居住环境和社区环境特征、出院后目的地）。

（6）一般健康状况：躯体功能（如运动睡眠/方式/卧床天数）、心理功能（如记忆/推理能力/抑郁/焦虑）、角色功能（如社区/休闲/社会工作）、社会功能（如社会适应/社会交往/社会支持）。

（7）社会/健康习惯（过去和现在）：不良行为方式（如吸烟/药物滥用）、体能情况。

（8）既往史：心血管系统、内分泌系统、胃肠道系统、泌尿生殖系统、皮肤、肌肉骨骼、神经肌肉、产科情况、既往住院/手术史、心理情况、肺功能情况。

（9）现病史：前来就诊的原因、患者的需求、受伤机制/发病原因/发病和疾病进展过程、症状表现特点、当前治疗情况、患者/家庭成员和照顾者对于目前临床状况的情绪反应、患者/家庭成员或其他人员的期望值与康复目标、既往症状发生的情况、既往治疗经过。

（10）药物治疗及其他临床检查：现在用药情况、以前用药情况；实验室检查和诊断性检查、其他的记录（如医疗，教育，手术）。

2. 获取方式

（1）查阅病历：通过阅读病历可以了解患者的病史、疾病的诊断、治疗经过、用药或手术情况以及其他专业的检查、评定结果。

特定的疾病诊断与某些作业活动障碍存在着必然的联系。例如：一位右利手的左侧脑卒中患者，其偏瘫上肢有可能会出现不能用手端碗吃饭、不能使用筷子等多种作业活动障碍，而一个肺部疾病的患者可能不会出现肢体功能障碍，但可以导致呼吸系统的异常。因此，了解患者的疾病情况，有助于作业治疗师对下一步工作的考虑。例如，在对脑卒中引起的偏瘫患者进行检查之前，治疗师会准备有关检查偏瘫患者肢体功能的评定量表。

此外，通过了解病史和疾病诊断，可以使治疗师提前考虑在评定与治疗的过程中应注意的问题，从而避免发生不良反应。

（2）与患者面谈：面谈是在特定的环境中与患者面对面进行的。从广义上来讲，在一般场合与患者的交谈如检查、测量中或作业活动训练中与患者的交流，在食堂、休息室里的聊天等均可视为面谈的方式，治疗师应充分、有效地利用这些机会与患者进行交流。

除了和患者交谈之外，还应与患者的家人进行交谈。治疗师可以从中了解他们对患者恢复的期望目标、功能障碍对患者日常生活的影响、对患者性格的影响以及对家庭的影响。

（3）观察：通过询问患者哪些动作能做、哪些功能受限作为筛选方法，以确定需要观察的动作。但单纯凭询问来评定患者的情况是不够准确的，因为患者功能障碍后很少从事日常活动。他回想起的是发病前的情况，很可能会夸大或缩小其真实的能力。较好的方式是治疗师在患者活动的场所和时间注意观察，进行动作评定和分析。通过观察患者在现实或模拟的环境中自我照料、家务管理、活动、转移等操作速度、技巧、安全性以及所需的特殊设备,决定其独立作业能力的水平和进一步训练的可能性。

一般首先观察较为简单、安全的动作,然后观察较为困难、复杂的动作。动作的观察有时可分几个阶段完成。有些方面患者往往不愿让治疗师查看,如触摸自己的身体、如厕、洗澡等动作,此时治疗师不可强求。往往患者只有在充分相信和信任治疗师的前提下,才能发挥活动潜能完成动作。

(二)评定资料的完成

患者的功能状况和活动水平是必须着重了解的内容。对于它的了解,有助于作业治疗师了解疾病导致的残疾特点和残留的功能。

对哪些功能障碍进行检查,是治疗师在了解病史、疾病诊断之后,并在与患者交谈以及亲自观察的基础上作出的选择。一旦确定作业活动障碍的方面或种类并提出导致作业活动障碍的可能原因,治疗师需要进一步通过具体的评定来检验自己的假设或判断是否正确。例如,治疗师在观察一个患者的进食动作时,看到患者可以拿起盛满饭的碗但不能送到嘴边,这种情况提示患者上肢的肌力可能不是引起动作受限的原因,而关节活动范围不足则是限制完成进食动作的重要因素。治疗师由此将选择做上肢肌力和关节活动度的检查。

有关影响作业活动的评定主要包括角色与动机的评定;日常活动及评定;个体因素评定;骨骼及肌肉、活动能力及作业表现、社会心理因素、认知、感觉等;文化背景及环境因素评定;生活质量评定;社区评估等。具体评定方法详见本书第五章:作业评定。

(三)作业模式的选择

常见作业模式主要包括人-环境-作业(PEO)模式;人-环境-作业与表现(PEOP)模式;人类作业行为模式(MOHO);加拿大作业表现模式(CMOP);河流(KAWA)模式;运动控制模式;感觉统合模式等。作业治疗师应选择合适的模式来指导具体的作业治疗行为,提升治疗效果。具体模式内容详见第三章:作业治疗的常用模式。

(四)了解患者的意愿

为了体现以客户为中心的原则,患者的康复目标和期望在作业活动的完成中亦不可忽视。主要包括患者患病前所从事的职业、在工作中所承担的任务以及今后期望实现的角色;患者是否愿意参加作业治疗;患者对治疗的预期值、兴趣等。其中,患者是否能主动地配合治疗是非常重要的因素,在患者的预后中起到至关重要的作用。

二、临 床 推 理

临床推理(clinical reasoning)是作业治疗师系统地收集和分析资料的一个思维过程,是制订以患者为中心的评估和治疗计划所必需的。临床推理其实就是作业治疗方案制订的基础和过程。贯穿于整个作业治疗程序当中。其发展过程经历了三个阶段:20世纪70年代的问题解决方法;20世纪80年代的记忆研究;以及20世纪90年代以后的心理表达研究。

(一)临床推理方法

1. 科学性的推理(scientific reasoning) 用于了解条件/情况的本质。作业治疗在这个层面要面对治疗对象的诊断及他的病历。思考的问题包括疾病、伤害及发生问题的本质是什么?这种状况会导致怎么样的残疾?受此状况影响,会有怎样的典型表现?影响有关表现的前后因素如何？有哪些理论及研究可以指导我们的评估及干预行动？

2. 叙述性的推理(narrative reasoning)　用于解释条件/情况对于人们的意义。作业治疗在这个层面上要对治疗对象的认识经历进行总结。例如:曾经做过什么工作,担任过什么职务？作为一个作业个体,治疗对象的问题实质是什么？其健康状况如何影响此治疗对象的生活及继续生活的能力？对于治疗对象,怎样的作业活动行为具有意义,并对治疗目标有所帮助？

3. 务实性的推理(pragmatic reasoning)　用于了解实际因素对临床治疗的影响。作业治疗在这个层面上要考虑务实的问题。例如:为了早一天出院,治疗对象有哪些原动力去参与治疗计划呢？作业治疗师每天平均需要花多少时间去完成文书工作、参加会议、督促助手或学生？当治疗对象出院后,是否有社会、社群或小区的支持？什么样的生活、居住环境对治疗对象的康复更有利。

4. 道德伦理上的推理(ethical reasoning)　在各方面利益的冲突、竞争之下,抉择道德上的自卫行为。在这个层面上,一个作业治疗师应注意专业守则及道德上应考虑的因素。例如:对于此治疗对象/患者来说,相关服务会带来怎样的效益及风险？这些效益能抵消有关的风险吗？基于有限的时间及资源,如何使用最公正的方式来制订治疗的先后次序？如果接受治疗者的目标和照料者的目标不一致,如何平衡两者？

(二) 临床推理过程

作业疗法的临床推理过程包括互动性过程与条件性过程。

1. 互动性过程(interactive process)　基于交流及沟通的本质,作业治疗师应在互动过程中进一步的了解治疗对象。这个过程描述作业治疗师如何接近治疗对象,并如何与治疗对象互动;在作业治疗师与治疗对象互动的过程中,治疗对象对自身的疾病了解多少。

2. 条件性的过程(conditional process)　基于以治疗对象为中心的治疗方针,给个别治疗对象制订个别指标;并根据转变中的条件而作出治疗上的调整。每个治疗对象都有个人背景及不同的环境,即需要充分地发挥其个人能力和条件性过程。在这个过程中,特定的治疗对象正在进行的治疗的目标及计划是什么;出院后,有关进一步的治疗和其他服务,作业治疗师将会提供什么建议等等。

(三) 作业活动分析

作业活动分析是对一项活动的基本组成成分以及患者能够完成该活动应具备功能水平的一个认识过程。活动分析将活动分解成步骤、动作直至运动类型以确定其基本成分,提取治疗要素。在选择一项活动时,患者的能力要与该项活动所要求的水平相符合。所谓符合包含两层意义:其一是指所选择的活动应向患者当前水平提出挑战;其二是指在目前的水平上获得成功。

为了选择一项适合某一患者的作业活动以及确定治疗目标,作业治疗师首先需要进行作业活动分析,选择一项针对患者功能障碍的活动进行治疗。分析的目的在于针对具体情况并结合所设定的康复目标,正确的选择作业活动使之符合或满足治疗的需要,达到作业目的。作业活动分析是治疗师必须掌握的最基本技能。治疗师通过作业活动分析,观察和了解每个作业活动的基本动作的组成和顺序,找出适合每个患者需求、兴趣和生活习惯的治疗性作业活动,观察患者完成作业活动的能力(如协调、平衡、耐受能力等),使患者熟悉和掌握活动技能,完成作业治疗的每一步骤,形成适合自身角色的行为模式。

1. 简单分析法

(1)明确活动的方式:分析活动的基本动作和过程,是否借助器具,活动需要的位置、运动的类型和反应,认知功能状态。

(2)选择活动类型:分析哪种活动适合患者需要,能解决问题和引起患者兴趣。

(3)分析选择活动应与训练目的、治疗目标紧密相连:不仅要满足患者躯体实际功能需要,还要满足患者心理、认知、工作和社交需要。

(4)确定活动的场地:选择一个患者可以进行活动的场地进行分析和治疗。

(5)参与对象:除患者和治疗师外,可以选择相应的助手或家人参加治疗。

(6)确定时间:进行活动的时间,应符合患者的需要和遵循患者的生活习惯。

治疗师在进行分析的过程中,还可以询问患者的一般感觉、活动量大小,是否需要分级,是否重复动作,能否耐受噪声,能否引起患者的兴趣,有无职业和教育的价值等问题,以掌握更多的资料和信息。

2. 详细分析法 此法较复杂,需要考虑环境、年龄、性别、职业、文化教育背景、趣味性、适应性、安全性、时间和经费等因素,这里以日常活动作业分析为例,说明作业分析的内容和步骤。以一位上肢安装假肢的青年女性患者喝水为例,表6-1列举了这位患者喝水的作业活动分析步骤。

表 6-1

动作组成、技能	动作成分	运动分析	感觉分析	认知分析
进厨房	持物行走	下肢粗大运动、肌力、协调性、关节活动、躯干和骨盆的控制、平衡控制、直立姿势	下肢本体感觉、运动觉、视觉、前庭感觉	有喝水的要求,能进行社会交往,能做决定,能辨别方向和目标
烧水	开关壶盖、开关水龙头、灌水、提放水壶、点火烧水	同上,与上肢肌力、关节活动范围、协调控制、稳定性、灵活性密切相关	眼-手协调,温触觉、压力觉、肢体位置觉和运动觉、听觉	安全性、注意力、记忆力、工作程序、合理安排,其他同上
倒水	提起水壶将水倒入茶杯	同上	同上,触觉、温度觉、嗅觉	同上
喝水	端杯子放到嘴边	上肢运动技能、口腔活动、吞咽控制	温度觉、味觉、嗅觉	成功后的满足感

总之,活动分析是通过肌力运动和关节运动,对其连续动作进行部分的或整体的动态掌握,判断其中的哪一部分对治疗有效。作业活动分析的结果,是帮助作业治疗师选择合适的、有治疗效果的作业活动,以便在开始制订作业治疗处方时能做到心中有数,通过作

业治疗改善患者的功能。作业治疗的作业项目,要考虑到患者所有因素之后再选定。

第三节 作业方案的制订及实施

一、作业方案的制订

作业方案的制订是作业治疗实施的核心部分。治疗方案是根据对每个患者的功能障碍和评定情况进行推理分析后制订的。一个有效的治疗方案,取决于治疗师是否认真地进行评定和病史的采集及仔细地分析和总结评估材料。治疗方案应包括分析资料、研究资料、长期和短期目标的制订、治疗方法的不断改进和完善。作业治疗师在完成治疗方案的过程中,可以更多地去发现、思考和解决问题,这些问题可能是:患者存在什么受限和缺损? 他有哪些能力和技术? 最有利于治疗方案实施的治疗途径是什么等等。

在制订治疗方案的过程中,可以考察治疗师的能力和专业水平。计划本身有助于研究资料的获取,有利于证实作业治疗服务的目的和效果,使作业治疗体系不断发展和完善。

(一) 结合评定,对资料进行推理分析

在此阶段中,作业治疗师应重点考虑患者的疾病所导致的功能障碍,在找出患者存在的全部问题的基础上,对有关资料进行整理,通过分析、研究,对问题作出合理的解释。在采用相应的作业模式的基础上,对患者存在的问题、产生问题的原因、应采取的措施以及措施的理论依据一一加以分析。

1. 寻找功能障碍的原因 多种因素可以导致共同的功能障碍。换句话说,某种功能障碍可能由多种因素导致。例如:偏瘫患者的肩痛可以是肩关节周围肌力弛缓、肌张力低下、肩关节长期不活动所致,也可以是周围软组织损伤的结果。确定哪些因素是引起某种特定障碍如肩痛的主要原因,理解症状体征与障碍之间的内在联系,对于采取对因治疗,制订治疗方案具有直接的实际指导意义。

2. 寻找功能性活动障碍的原因 多系统功能整合是人体完成各种功能性活动的基础。因此,相关组织、器官或系统的功能损伤最终将影响日常生活活动。一种功能障碍可影响多种日常生活活动的完成。例如:手部关节活动受限,必将影响手的抓握功能和灵巧性,其结果是使进食、梳洗、系扣、写字等多种日常生活能力受到影响。此外,一些疾病也可引起某种日常生活活动能力障碍。例如,类风湿关节炎可能导致手指关节挛缩畸形,不能用勺进食,是因为类风湿关节炎引起手指关节的急性炎症,从而使手指关节活动受限。

3. 功能障碍的确定 在综合、归纳和总结所有资料的基础上,确定出患者的功能障碍。患者的功能障碍包括各种作业活动障碍和影响作业活动完成的各种相关因素。例如,一位脑卒中患者的功能障碍诊断包括如下内容:

(1)作业活动障碍:进食障碍;梳洗障碍;穿衣障碍;上下楼梯障碍。

(2)影响作业活动的因素:躯体运动功能障碍:患者上肢痉挛、连带运动模式,下肢部分分离运动;认知障碍:记忆障碍,单侧忽略;环境障碍:住宅内门的宽度不允许轮椅自由进出,住宅入口处无斜坡、扶手。

在明确患者的功能障碍后,为了确定治疗重点,治疗师还需要对种种作业活动障碍按照重要程度的先后顺序进行一些调整,使之与患者的考虑和需求一致。为此,治疗师需要与患者及其家属坐在一起,从作业疗法诊断的角度向他们介绍患者存在的问题,并提出治疗目标。

(二)明确治疗目标

目标是指患者在未来某个时间里最终能达到的总体功能改善,最终目标必须通过多个短期和长期目标的获取来实现,治疗目标应能够反映患者的需要并与最终目标相吻合。

治疗目标分为最终目标(长期目标)和近期目标(短期目标)。

近期目标是指通过1~3周的作业治疗和训练,在某些问题上可能达到的康复效果。近期目标是实现远期目标的许多阶段性目标,是远期目标的基础和具体步骤。

长期目标应是康复治疗结束或出院时所达到的效果,也应是患者通过作业治疗可能达到的最佳状态,如可独立地进食、梳洗、修饰等。远期目标的制订需要综合患者的功能、能力以及社会因素,并在评价结果和了解患者需求的基础上形成。

长期目标的设定,有利于患者和家属对康复的理解,根据自己的条件,客观的安排治疗、工作和学习计划。近期目标的设计使患者看到了希望,找到奋斗的目标,为治疗人员提供检验治疗效果的时机与标准。

(三)选择治疗方法

治疗方法的选择决定了治疗目标能否实现。有时选择多种治疗方法实现一个目标,有时一个治疗方法适用于多个治疗目标。

(四)实施治疗计划

当目标和治疗方法确定就可以实施计划,治疗师及患者应努力合作,按康复计划进行,克服存在的问题,发挥患者潜在功能。

(五)再评定及治疗计划的修正

随着治疗计划的实施,需要经常评估治疗的效果,治疗师要注意观察和询问涉及的问题有:

1. 治疗目的是否适合患者的需要和能力。
2. 选择的治疗方法是否最适合于目标的实现。
3. 患者是否认为这些治疗方法是有价值和有意义的。
4. 治疗目标是否与患者目标相一致。

(六)修改治疗计划

通过观察和评定可以发现患者的功能变化,包括治疗目的修改,治疗量的调整,如活动时间、强度、难度的调整,可以说整个治疗过程就是治疗计划不断评估、修改、实施的过程。

二、作业方案的实施

作业方案的实施,主要是根据患者的作业治疗方案选择相应的作业治疗方法。根据患者不同的功能障碍选择不同的作业治疗方法,在选择治疗方法过程中,应考虑:患者的作业治疗目标有哪些;影响作业治疗的禁忌证和注意事项;预后恢复如何;作业治疗与其他治疗的评估结果;患者正在接受的其他治疗和目标,是否将作业治疗目标与其进行比较;患者在其他治疗上消耗的能量有多少;患者总体健康状态如何;有何兴趣、职业技巧和心理需求;患者所处的外界环境如何;患者在社区内可能发生的作用有哪些;哪种活动和训练对患者最有用;治疗如何进行分级以利于患者的恢复;治疗所需的仪器和设备是否到位等等。

（一）原则

1. 选择作业治疗的内容和方法需与治疗目标相一致 选择合适的作业治疗,帮助患者恢复已丧失或部分丧失的功能,达到生活、工作、学习、交流等能力的完全自理或基本自理。如果患者的功能障碍不能完全恢复,作业治疗中应有针对性地利用患者残存的功能或借助辅助用具或适当进行环境改造来提高患者的自理能力,达到日常生活部分自理。对于那些严重残疾最终无法恢复功能的患者,作业治疗方法可以选择代偿或补偿训练,使患者最大限度地达到生活自理。对于一些残疾儿童,应注意根据儿童运动发育的规律和生活技能获得的正常程序,选择作业治疗内容,帮助这些患儿获得功能。选择相应的工种帮助部分患者实现就业。

2. 根据患者的愿望和兴趣选择作业活动 治疗中不仅考虑治疗的目的及患者能力,患者的愿望和要求也是作业治疗师选择治疗方法的主要考虑因素之一。治疗师应根据患者的身份、地位、观念、潜力以及文化与社会背景综合判断患者的愿望和要求,选择合适的治疗方法。

3. 选择患者能完成80%的作业活动 每个患者的损伤程度不同,存在着个体差异。在选择作业活动时,应根据患者的具体情况,选择患者能够完成80%以上的作业活动,随着患者作业能力的提高逐渐增加作业难度和强度。

4. 作业治疗在考虑局部效果时要注意对全身功能的影响 作业治疗既要考虑治疗的局部效果,也要重视治疗的整体作用。以木工作业为例,当以增大肘关节活动度为目的时,可在规定时间内选择拉锯、挥动锤子及用刨刮模板等作业,以改善肘关节活动范围和提高肘关节肌肉的力量。

5. 作业治疗的选择需与患者所处的环境条件相结合 根据患者的残疾和环境评定,采取相应的作业治疗,训练患者适应所处的生活环境,同时进行适当的环境改建,方便患者的生活自立。

（二）治疗量的选择

1. 作业项目的选择 选择作业项目,应遵循作业治疗的原则,根据每个患者功能状态和作业治疗的目标,从多种作业治疗技术中选择合适的作业项目。例如,为改善患者手的精细协调活动能力,可以从日常活动训练、文体/娱乐治疗、职业治疗、园艺治疗、工艺治疗等作业活动中选择合适的项目,如,练习用勺或筷子进食、系扣子或鞋带、拾米粒、串珠子、拧螺丝帽、搭积木、捏橡皮泥、玩牌、编制手套等作业,以改善其手的精细协调活动能力。详见第七章:基本作业训练。

2. 作业活动强度选择 选择何种活动强度,决定了患者能否完成治疗任务。在选择时,不仅要考虑治疗局部的活动强度,还要考虑全身所能承受的负荷强度。例如,以增强上肢伸展肌力为治疗目的时,针对上肢伸展肌的作用各不相同,可选择轻、中或重强度作业。如轻强度作业有磨砂板、擦桌子,中等强度作业有推锯,重强度作业有推重物等。

3. 作业治疗时间和频度　作业强度、时间、频率是构成作业治疗量的基本要素。作业治疗中的实际时间长短与休息时间如何配合,应结合患者实际情况制订。

4. 动作与方向　作业活动是动静结合,是直线的或是对角回旋的,可因其活动量有所不同,动作的方向可以是单方向的,可以是多方向的对角螺旋性运动。即使是模仿日常活动中的刷牙、梳头、洗脸等活动,也可以从单方向活动转换为多方向活动,增加活动的难度。

5. 治疗中的辅助用具　为弥补肌力不足,可借助吊带、弹簧等助力装置辅助患者完成作业活动。上述装置采用助力的多少,取决于患者主动用力的多少。辅助用具的作用在于:功能替代、矫正畸形、稳定关节,同时还可以采用矫形支具提高作业能力。作业疗法在完成整个作业过程中,要不断地对患者进行教育、指导和训练,帮助患者正确地使用辅助用具,以达到完成作业活动的目的。

学习小结

1. 学习内容

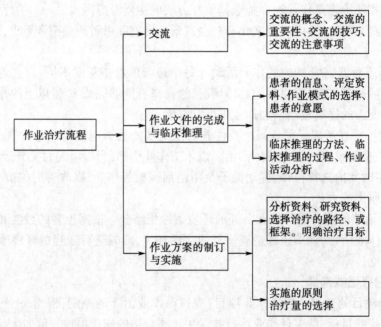

2. 学习方法

本章重点理解交流的概念、交流的技巧;作业文件是如何完成的、临床推理的方法及过程、作业方案的制订,作业方案实施的原则,作业项目和作业活动强度的选择。对于作业治疗流程的概念,Creek 提出的 11 步治疗流程、交流的重要性、交流的注意事项、作业文件都包括什么、作业模式的选择、作业活动分析的方法要有一定的了解。

(陈慧杰)

复习思考题

1. 作业治疗流程的概念是什么?

2. Creek 提出的 11 步治疗流程,包括哪些内容?

3. 试述交流的概念、重要性、交流的技巧、交流中的注意事项。

4. 作业文件都包括什么,是如何完成的?

5. 作业方案实施的原则是什么?

6. 临床推理的方法、临床推理的过程都包括什么?

第七章 基本作业训练

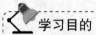

学习目的

通过学习日常生活活动的概念、基本日常活动(穿衣、转移、进食等)训练的步骤、认知与感知的概念与分类及新技术与高科技给日常生活活动训练带来的影响等知识使学生掌握日常的基本作业训练技能,为进一步学习作业治疗打下基础。

学习要点

基本 ADL 训练;应用性 ADL 训练;认知分类与训练;半侧空间忽略的训练。

日常生活活动(activities of daily life, ADL)是维持一个人的日常生活所必需的基本活动。这种活动能力是一种综合能力,它对每个人都是非常重要的。在正常人,这种能力极为普通,无须作任何特殊努力即可具备,但对于患者,则往往需要经过反复甚至艰苦的训练才有可能获得。

以改善或恢复这些活动能力为目的而进行的一系列针对性的训练,称为日常生活活动训练(ADL 训练)。日常生活活动训练是康复治疗中非常重要的内容之一,具有功能障碍的患者要重新生活就必须从简单的、基本的日常生活活动开始。日常生活活动训练绝不是可有可无的生活琐事,必须予以足够的重视。

主要的 ADL 训练可分为基本日常生活活动能力训练(basic activities of daily living, BADL)和工具性日常生活活动能力训练(instrumental activities of daily living, IADL)两部分。BADL 训练的内容包括进食、梳洗、穿脱衣服、如厕、入浴、室内移动等与自身相关的最基本的自理活动。IADL 训练是指与日常生活环境相关联的适应性活动,在各种环境中利用各种可以利用的工具进行活动,如家务劳动(煮食、洗涤、清扫等)、外出活动(购物、打电话、使用交通工具等)、阅读书报及使用娱乐设施等。休闲活动亦属于 IADL 范畴。

第一节 基本日常生活活动能力训练

一、训练目的与原则

进行日常生活活动训练,其目的在于建立患者的自我康复意识,充分发挥其主观能动性,提高重建独立生活的自信心;通过训练或维持基本的日常生活活动,调动并挖掘患者自身潜力,把对他人的依赖程度降至最低;进一步改善患者的躯体功能,包括关节的灵活性、机体的协调性与平衡能力,以适应日后回归家庭、重返社会的需要;通过在日常生活环境中进行训练,并对特定动作进行分析,找出患者存在的主要问题,提出解决问题的方法,达到最大限度的生活自理。

进行日常生活活动训练时要注意以下原则:

（一）充分了解患者的基本情况

首先要了解患者及其家属对日常生活的需求、最迫切要解决的问题,以便充分调动患者及家属参与训练的积极性。其次应对患者之前的生活情况、文化背景、职业特点等以及目前的功能水平、病程阶段进行了解,为提出相应的训练目标和内容提供可靠的依据。

（二）由易到难,从简单到复杂

训练以目标为中心,将每一动作分解成若干个部分进行练习,熟练后再结合起来整体练习,满足患者的社会角色的需求。

（三）训练环境尽量接近真实情况

训练时应尽量让患者能在真实或接近真实的(如有居室、卫生间、厨房等家具设备)的环境中进行。训练时间也应与患者平时的作息时间相吻合。如进食活动可在就餐中进行训练,更衣活动可在早晨或晚间进行训练。

二、训练内容与步骤

掌握日常生活活动技能是患者走向独立的重要一步。作业治疗师必须从实际出发,根据功能障碍的不同和患者个体差异等,综合各方面因素,制订详细可行的训练计划,有步骤地进行日常生活活动的训练。一般可在日常生活的真实环境中进行训练,并对特定的动作进行分析,必要时使用自助具,如穿衣、穿鞋、穿袜自助具及长柄发梳等。

（一）更衣训练

更衣既是患者日常生活活动的需求,也是患者维护自尊、提高自信心的重要方式。着装与时间、场所、目的相适应是作为一个社会人应掌握的常识和行为。完成更衣活动需要综合很多技能,如患者对衣服的部位与身体部位相适应的认知判断能力、平衡协调能力等。当患者的坐位平衡较好时,即可开始更衣训练。训练的内容包括穿脱上衣、穿脱裤子、穿脱鞋袜等。

1. 穿脱上衣训练

(1)穿脱开襟上衣

偏瘫患者穿前开襟衣训练(图7-1):患者取坐位,先穿患侧,后穿健侧。

1)偏瘫患者健手将衣服置于膝关节上,分清衣服前后、衣领、袖笼等。

2)将患手插入同侧衣袖内,用健手将衣领向上拉至患侧肩。

3)健手由颈后部抓住衣领拉至健侧肩部,再将健手插入另一衣袖中。

4)健手系好纽扣并整理好衣服。

偏瘫患者脱开前开襟衣训练(图7-2):与穿衣相反,先脱健侧,再脱患侧。

1)偏瘫患者健手抓住衣领向上由头脱下患侧衣袖的一半,使患侧肩部脱出。

2)健手脱掉整个衣袖。

3)健手再将患侧衣袖脱出,完成脱衣动作。

(2)穿脱套头上衣

偏瘫患者穿套头上衣训练:患者取坐位,先穿患侧,后穿健侧。

1)偏瘫患者健手将衣服背向上置于膝关节上,分清衣服前后、衣领、袖笼等。

2)将患手插入同侧衣袖内,并将手腕伸出衣袖。

3)将健手插入另一衣袖中,并将整个前臂伸出袖口。

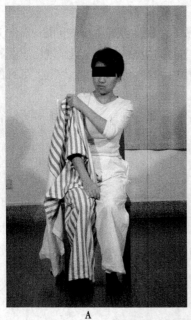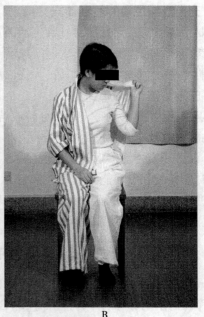

A   B

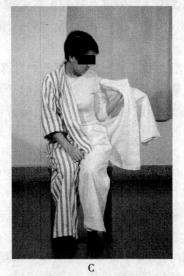

C

图 7-1　穿上衣

4）健手将衣服尽可能拉向患侧肩部。

5）将头套入领口并伸出，并整理好衣服。

偏瘫患者脱套头上衣训练：与穿衣相反，先脱健侧，再脱患侧。

1）偏瘫患者健手抓住衣衫后领向上拉。

2）在背部从头脱出，随之脱出健侧衣袖。

3）最后脱出患侧衣袖，完成脱衣动作。

对于四肢完全瘫痪的患者，必须完全依赖他人穿脱衣物；对于截瘫患者，如不能坐起但能够翻身，则可以通过训练完成穿脱上衣的活动，还可以用手系扣子，必要时借助辅助用具。

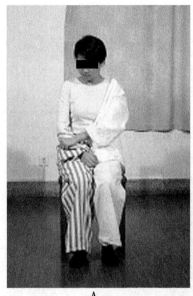
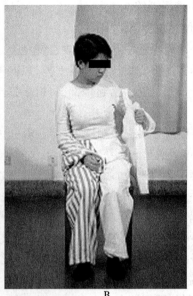
A　　　　　　　　　　B

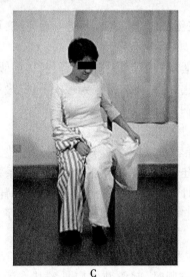
C

图 7-2　脱上衣

　　在进行更衣训练时,首先检查患者在完成这些动作的过程中存在哪些问题,进行活动分析。对于有困难的步骤或动作成分可单独设计作业活动反复进行训练,在动作成分已经能够完成的情况下,可开展系统的更衣训练。

　　在更衣训练的过程中,应避免使肌张力增高的动作和错误的用力方式,还可在进行训练的同时教会患者使用自我抑制痉挛的方法。

　　训练用的上衣以质软、宽松、穿着舒适、穿脱方便为宜,纽扣可选择按扣或尼龙搭扣。如果健侧肢体有关节活动受限疾病时,应将所穿衣服改制成宽松式,以方便患者穿脱,从而避免强行穿脱而引起关节疼痛,或因穿脱困难而使患者失去信心。

2. 穿脱裤子训练

（1）卧位穿脱裤子训练

1）先坐起将患腿屈膝屈髋，放在健腿上。

2）患腿穿上裤腿后拉至膝盖上方，以同样的方法穿上健侧裤腿。

3）躺下，蹬起健腿，抬起臀部，将裤子提至腰部。

4）扣好扣子，系好腰带并整理。

脱的顺序与穿得顺序相反，只需躺着就可用健脚帮助脱下患侧裤腿。

（2）坐位穿脱裤子训练

1）偏瘫患者取坐位，将患腿屈膝屈髋，放在健腿上。

2）健手穿上患侧裤腿，向上提拉，放下患腿，然后穿上健侧裤腿。

3）站起，将裤子提至腰部并整理好裤子。

4）坐下并系好腰带。

脱裤子的顺序与上述穿裤子的顺序相反，先脱健侧，再脱患侧。

3. 穿脱鞋袜训练

（1）穿脱袜子训练

1）先将患侧腿交叉放在健侧腿上，如果不能主动完成，可用交叉握住的双手抬起患腿置于健侧腿上。

2）找好袜子上下面，用拇指和示指将袜口张开，身体前倾将袜子套入脚上。

3）再抽出手指整理袜底、袜面，将袜腰拉到踝关节处，最后从脚跟处向上拉平整理。

4）用同样的方法穿上另一只袜子。

脱袜子比穿袜子简单，动作模式类似。

（2）穿鞋和脱鞋训练：患者可以像穿袜子那样穿上鞋，但脚要平放在地板上才能系上鞋带。如果穿系带子的鞋，鞋带的穿法应使患者能用单手系鞋带。

应选择穿脱方便的鞋，对弯腰有困难的患者，应用长柄鞋拔提鞋。家属可到市场上买一普通鞋拔子，将鞋拔子固定在一圆棍上即成穿鞋器。为了方便，也可以不穿系带鞋，改穿船形鞋。

4. 偏瘫患者更衣训练注意事项

（1）患者学习自己穿脱衣服时，健侧肢体应具备基本活动功能，有一定的协调性、准确性和肌力。

（2）如健侧肢体有关节活动受限疾病时，应将所穿衣服改制成宽松式，以方便患者穿脱，避免强行穿脱而引起关节疼痛，或因穿脱困难而使患者失去信心。

（3）内衣以质软、平滑、穿着舒适、穿脱方便、前开襟的为宜。

（4）外衣以宽松式为好，纽扣以按扣或尼龙搭扣为宜。

（5）西服应选择光滑衬里，领带为方便易结的"一拉得"或其他饰物。

（6）穿脱裤子时，患者应具备坐位和控制平衡的能力，掌握桥式运动方法，以便能将裤子拉到腰上。裤子腰带可以改造，或用弹力带，或尼龙搭扣等，也可选用背带挂钩式裤子。

（7）穿脱鞋袜时应注意选择软底、穿脱方便的鞋子，也可在鞋上安上尼龙搭扣等。

（8）对弯腰有困难的患者，可用简易穿袜器及穿鞋器协助穿脱。

(9)在穿鞋及穿袜子时患者不可用力过大,防止患侧上下肢出现联合反应影响动作完成。

（二）进食训练

进食的过程较为复杂,与体位、姿势、咀嚼、吞咽、体能等因素密切相关。进行进食训练,不仅可以减少患者的依赖性,还可以增强其对康复的信心。

1. 进食的体位 进食训练应根据患者的身体状况来选择既安全又有利于进食的体位。

(1)坐位:对于生命体征平稳、坐位时无直立性低血压反应的患者,尽量采取坐位进食,头略前屈是最合适的体位。在这种体位下进食,食物不容易从口中漏出,又有利于食团向舌根运送,还能减少鼻腔逆流和误咽造成的危险。

(2)半卧位:对于不能坐起的患者,可选择将床摇起30°的半卧位,头部前屈体位。偏瘫的患者可在背部或是患侧分别放置小枕头以保持坐位平衡,同时保证患侧上肢有一定的依托,防止患侧肩胛带后伸。

2. 进食前的准备

(1)食物准备:首先要做的是将食物分成一口大小,要将整条鱼分开,用小刀将肉切成块,将油炸食品分开等。由于食物的种类形状不同,一口大小的食物可以用筷子夹起、用勺子舀起、用叉子叉住等,最后放入口中。

(2)充分评估者进食的姿势、头的位置和活动范围、视觉范围、上肢活动的范围、餐具的持握和操作、手的活动范围和协调性、口的张开程度等情况,与功能障碍相联系,确定适当的进食方法。

(3)需要时为患者提供防滑垫、万能袖套、合适的刀叉、有把手的杯子、防洒盘子等进食辅助具。如单手用勺进食时,碟子可以使用特制的碟档,以防止食物被推出碟外,为了防止进食过程中碟子移动可在下面加垫一条湿毛巾、一块胶皮或利用带负压吸盘的碗。为了便于抓握餐具,还可用毛巾缠绕餐具手柄起到加粗作用。

3. 进食动作训练

(1)固体食物

1)患者靠近桌旁坐下,上肢放在桌子上,以帮助患者进食时保持对称直立的坐姿,将食物放在适当的位置。

2)将食物及餐具放在便于使用的位置,必要时碗、盘应用辅助具固定。

3)把筷子和调羹放进碗里,夹盛食物后送入口中。

4)咀嚼和吞咽食物。

5)放下进食用具。

(2)饮水训练

1)杯中倒入适量的温水,放于适当的位置。

2)稳定水杯,如果是偏瘫患者,可用患手持杯,健手帮助以稳定患手,端起后送至嘴边。

3)缓慢倾斜茶杯,倒少许温水于口中,咽下。

4)必要时可用吸管饮水。

(3)注意事项

1）为患者提供良好的进食环境,进食前如有活动的义齿应取下。

2）进食时要端坐于桌前,头颈部处于最佳的进食位置。患侧手臂置于向前的位置靠近餐具,手臂正确的位置将帮助患者保持对称直立的坐姿。

3）进食时患者应心情放松,注意观察患者的咀嚼能力和吞咽能力,以避免进食时发生呛咳。

4）如有可能让患者用健手把食物放在患手中,再由患手将食物放于口中,以训练健、患手功能的转换,最后过渡到学会使用患手。

5）如果在吞咽时,发现口腔塞有食物或是呛咳则提示吞咽问题,需要进行更全面的评估和特别的处理。

（三）个人卫生训练

清洁是人的基本需要,不仅可以让人感觉舒适、心情愉快,还可以保持皮肤的正常功能,减少感染的机会。个人卫生训练包括:修饰（刷牙、洗脸、梳头、修剪指甲等）、洗澡、如厕。

1. 修饰　对于偏瘫患者,能否独立完成修饰训练的动作,与患侧手功能恢复的程度、健侧手的代偿密切相关。在脑卒中的早期,为使患者尽快地开始 ADL 内容的训练,可先鼓励健手操作,逐步采用健手辅助患手或是只用患手操作,尽可能发挥患手的残存功能,避免成为失用手。在训练的最后阶段,可应用辅助用具和代偿策略帮助患者完成动作。

(1)刷牙、漱口:①备好使用物品,靠近水池。②装水:打开水龙头,将水杯装满水。③挤牙膏:可将牙刷固定在架子或是防滑垫上或是用膝盖夹住,健手将牙膏挤到牙刷上。④拿起牙刷刷牙:可选择健手辅助患手持牙刷,也可以用健手持牙刷。⑤拿起水杯漱口。

(2)洗脸:①备好使用物品,靠近水池。②装水:打开水龙头,将脸盆装水。③拧毛巾:将浸湿后的毛巾套在水龙头或是患侧前臂上,利用健手将毛巾向一个方向拧干（图7-3）。④洗脸:将毛巾平拿在手掌上洗脸。⑤再次拧干毛巾。

(3)梳头:①面对梳洗台,坐稳。②拿起梳子梳头:可根据患者情况使用加长、加粗柄的梳子,或是弯曲成角的梳子。

(4)修剪指甲:将指甲剪固定在木板上,木板再固定在桌上,一端突出桌沿,剪把处系上小绳并穿过木板,绳端扣一环。一手伸入环中使劲一拉即可剪去伸入指甲剪刀口内的指甲。

2. 洗澡　洗澡是一项复杂的活动,需要患者有良好的坐位、站立平衡能力。洗澡训练的内容可根据患者的具体功能情况以及个人的习惯调整。

1)准备:①将洗澡所需的衣物装在袋子里带进浴室,进入浴室后可将袋子挂在或是放置

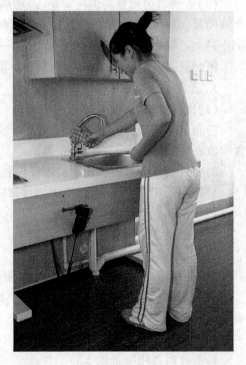

图7-3　拧毛巾

在容易取用的地方。②确认洗澡所需的用品如沐浴液、浴巾等,并将其放置在容易取用的位置。③由于浴室地面湿滑,预先在浴室入口及浴缸前放置防滑垫。④对于下蹲、起立困难者,需要对浴室进行环境改造,安装扶手帮助浴室里转移活动的完成与提高安全性。

2)进出浴缸:①用转移板进出浴缸:患者靠近浴缸站立,背对放置在浴缸上的转移板;小心地坐在转移板上,抬移双腿进浴缸(如果是偏瘫患者,可健腿先进浴缸,再用健手辅助患腿进浴缸);在双腿进入浴缸后,慢慢移动臀部坐进浴缸。②从轮椅进出浴缸:可参考本章转移的相关内容。③对于转移能力差的患者,可直接使用浴椅通过淋浴来完成洗澡活动。

3)擦洗:①脱去衣物。②利用长柄刷、带圈毛巾和沐浴球等完成擦洗。擦洗前可将沐浴液先涂抹在手或海绵上,也可将香皂先擦在健侧上肢和手上,再依次擦到身体的其他部位。③冲洗完毕后,将毛巾拧干,擦拭身体。

训练过程中,应注意调节室温与水温,防止烫伤的发生。

3. 如厕　在进行如厕训练之前,患者的躯体功能应达到最基本的要求,如坐位与站立位的平衡、身体转移等。同时应教会患者控制大小便的方法(如控制大小便的基本方法、导尿管的使用等)。必要时,对厕所的环境提出建议和改进的方法,最大限度地使患者达到独立如厕的能力。

1)患者靠近并背对坐便器站立。

2)一手扶持厕卫扶手,一手解开腰带脱下裤子。

3)身体前倾,借助扶手缓慢坐下或蹲下。

4)便后处理,进行自我清洁。

5)一手拉裤子,一手扶持扶手,身体前倾站立,站稳后穿好裤子。

在进行如厕活动时,可将卫生纸放在伸手易取的地方,不需要转身就能拿到。以免因增加难度使患者在转身拿取卫生纸时摔倒。

(四) 床上活动训练

床边活动(bed mobility)是 ADL 中重要的活动训练内容之一,是进行衣、食、住、行等活动的前提和基础。及早的进行床上活动训练可以更好地预防压疮、坠积性肺炎等并发症的发生,也利于患者获得最大的功能独立性。训练的内容包括:桥式运动、床上翻身、床上坐起。

1. 训练前准备

(1)了解患者的功能状态:患者如果能够进行躯干的主动活动,有较好的静态和动态平衡功能,则对于床上活动训练起到有利的作用;在认知方面,患者应具备基本的遵从简单指令的认知能力。

(2)训练的初期,应保证床的空间足够患者安全的翻身。

(3)床的高度以患者坐在床沿时双足能够平放在地面上同时保持髋、膝、踝屈曲 90°左右为宜。由训练床过渡到家居使用的床时,可根据患者的需要提出改进床的高度的建议。

2. 桥式运动　桥式运动(bridging movement)通过屈髋屈膝、抬起臀部来帮助患者提高下肢的动作控制与协调,为训练站立和行走提高基础,同时还有利于穿脱裤子等日常生活活动的训练。桥式运动可根据患者的能力选择单腿搭桥与双腿搭桥,如果患者还不具备独立完成桥式运动的能力,可在治疗师的协助下进行。

(1)双腿搭桥训练

1)患者仰卧于床面,双下肢屈曲,双足平放于床面。

2)双上肢伸展,双手交叉,健手握住患手,患侧拇指在上,双肩屈曲90°。

3)依靠背部及双足的支撑,将臀部与腰部抬离床面,尽量使髋关节伸直、双膝靠拢处于中立位,保持稳定。

(2)单腿搭桥训练

1)患者仰卧于床面,双上肢伸展,双手交叉,健手握住患手,患侧拇指在上,双肩屈曲90°。双下肢屈曲,双足平放于床面。

2)健侧下肢脚离开床面、膝关节伸展,健腿伸直抬高与床面成30°~45°,维持患足单脚支撑,仅以双肩和患脚为身体的支点。

3)将健侧膝关节屈曲放在患腿上,保持至少10秒后缓慢放下。对于患侧下肢无力支撑的患者也可交换健脚支撑,完成同样的动作。

独立桥式运动适用于骨盆与下肢控制能力较好者,如果控制能力不足,治疗师可协助其完成动作:治疗师一手扶持患者双腿,使其两膝屈起并拢、两脚心朝床面而立,另一手扶住患者臀部,予以适当的帮助,协助其控制下肢与上抬骨盆。

(3)注意事项

1)避免简单地利用健侧上肢和下肢支撑臀部抬高离开床面。

2)双足平放于床面,足跟不能离床。

3)完成动作时双膝关节尽可能并拢,防止连带运动的出现,诱发痉挛。

4)患者抬起臀部时尽可能伸髋。

3. 床上翻身　床上翻身(turning in bed)是指改变卧床时身体与床之间的接触面的姿势转换,是其他功能训练的基础,可增强躯干与肢体动作的控制技巧。根据患者残存的功能情况不同,所采取的翻身训练方式也不同,通常向患侧翻身比向健侧翻身更容易。

(1)向患侧翻身(图7-4)

1)患者仰卧位,双手Bobath握手(十指交叉相握,患侧拇指放在健手拇指上方),健侧下肢屈曲。

2)由健侧上肢带动患侧上肢向上伸直,左右摆动,借摆动的惯性翻向患侧。

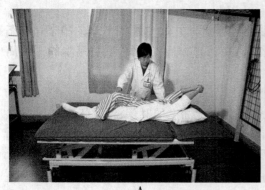
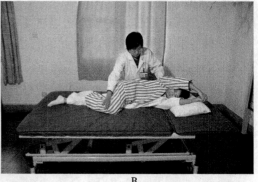

A　　　　　　　　　　　　　B

图7-4　向患侧翻身

对于体力不足或是痉挛较严重者,治疗师可将手放在患膝上辅助患腿外旋,另一手协助患侧上肢处于前伸位置。

对于需要协助的截瘫患者或是四肢瘫患者,治疗师可一只手置于患者一侧腰下,另一只手置于患者同侧髋部下方,用力推动患者髋部向上,使患者完成翻身活动。

(2)向健侧翻身(图7-5)

1)患者仰卧位,健腿插入患腿下方,并使双髋、双膝屈曲。

2)双手十指交叉相握,左右摆动,利用腰腹肌的力量和上肢摆动的惯性,将身体摆至健侧时,顺势翻向健侧。

3)在身体旋转的同时,用健腿搬动患腿,翻向健侧。

治疗者必要时双手可放于患者臀部和足部,辅助向健侧翻身,摆放好肢体。

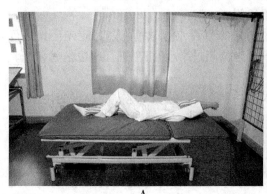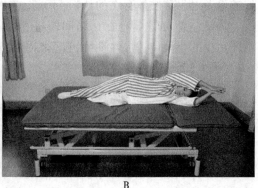

图7-5　向健侧翻身

(3)注意事项

1)头部是控制身体的关键点,不论是向哪一侧翻身,都应先转动头部再进行上肢、躯干、下肢等部位的旋转。

2)对偏瘫患者进行翻身训练时,应注意保护患肩,避免牵拉患侧上肢。

4. 床上坐起　坐起是指从卧位到坐位的转换。在身体条件允许的情况下,当患者完成床上的翻身和桥式运动后,应及早训练床上坐起。因为长期卧床会引起一系列不良的生理效应。而早期采取直立位(即坐和站),可以提供有关的视觉输入,增加患者的活动范围,而且能增强患者战胜疾病的信心,消除抑郁心理。

(1)从健侧坐起的训练

1)令患者翻身至健侧卧位。

2)用健腿将患腿移至床边,垂下小腿。

3)利用健侧肘撑起上身,健手撑床面使躯干伸直至坐位。

如果患者需要协助,治疗师可立于健侧床边,将患者患侧上肢搭在肩上,用双手扶住患者双肩向上抬,或是指导患者用健侧上肢撑起上身,用健侧腿将患侧腿带至床下呈坐位。

对于早期的偏瘫患者,床边坐起比较有效的方法是帮患者先转向健侧,然后坐起。理由有三:①这样可避免患者试图从仰卧位拉自己坐起时对健侧上臂的过度使用;②对患者来说,这是一个借他人最少的帮助来坐起的快而容易的方法;③此法告诉患者怎样自己坐起。

在训练时,为避免患侧的忽略,应提醒患者注意不要将患侧的上肢和手留在身后;应避免患者用健手握住床沿将身体拉起的动作;注意坐起过程中,利用双下肢像钟摆一样的下压动作协同躯干伸直坐起。

(2)从患侧坐起的训练

1)患者侧移至床边并转向患侧。

2)将健腿插入患腿下,使双腿位于床沿外。

3)健手撑住床面,伸直上肢、下压下肢将肩部和身体从患侧撑起至坐位。

从患侧坐起较健侧坐起困难,需要患者有较好的身体调节能力和坐位平衡,但是它可促进患者对患侧肢体存在的认识,不容易忽略患侧。

需要注意的是,对于卧床时间较长或是体质差的患者,在开始训练前,应先让其进行不同角度的半坐位适应性训练,直至能维持直立坐位超过半小时,再进行床边坐起训练。

(五)转移训练

转移活动(transfer activity)是指整个身体从一个地方到另一个地方的位置变化,是获得或保持日常生活活动独立性的一个基本活动。转移训练的内容包括在床、轮椅、厕所、浴室之间的转移,在病房、治疗室以及家庭环境中都可以进行此项训练。

1. 训练前准备 在进行转移训练之前,治疗师应对患者的功能情况(如体能、认知等)进行评定:患者的静态平衡和动态坐位平衡达到较好的水平才能完成独立转移,否则就需要在辅助下转移;在认知功能方面,患者应没有影响完成转移训练的视野、空间结构等感觉缺损。同时也应了解家属或是照顾者的能力。

如果患者需要,可以利用辅助器具如转移板、转移带、起吊机等帮助转移。还应在训练前对进行转移的地面条件、光线、床和椅的高度等进行合理的安排和布局。

2. 床椅转移 转移的形式多种多样,可以根据患者实际的功能情况和环境条件适当选择,以下介绍的是部分常用转移方式:

(1)独立转移

1)偏瘫患者的侧方转移(轮椅到床)(图7-6):①轮椅准备:将轮椅置于患者健侧,并且与床尽量成45°。刹住车闸,移开脚踏板。②站起:患者健手握住轮椅外侧扶手,健足稍前,患足稍后,躯干前倾站起。③转动:站稳后以健腿为旋转轴,缓慢转动身体。④坐下:调整身体位置,对着床缓慢坐下,坐正。

从床到轮椅的转移步骤与此相反。

2)截瘫患者的侧方转移(床到轮椅):①将轮椅与床平行或成30°,刹住车闸,拆去轮椅近床的扶手。②患者取床边端坐位,一手撑住床面,一手握住轮椅外侧扶手,将身体支撑起并移动臀部至轮椅坐位上。③移回脚踏板,将双足放在脚踏板上。

从轮椅到床的转移步骤与此相反。

(2)辅助下转移

1)偏瘫患者的辅助下转移:①将轮椅置于患者健侧,并且与床尽量成45°,刹住车闸,移开脚踏板。②患者坐床边,双足着地。③治疗师与患者面对面,用膝盖顶住患者患侧下肢的膝盖,弯腰抱住患者的腰背部或是拉住患者的皮带,患者健手抱住治疗师的颈部或肩

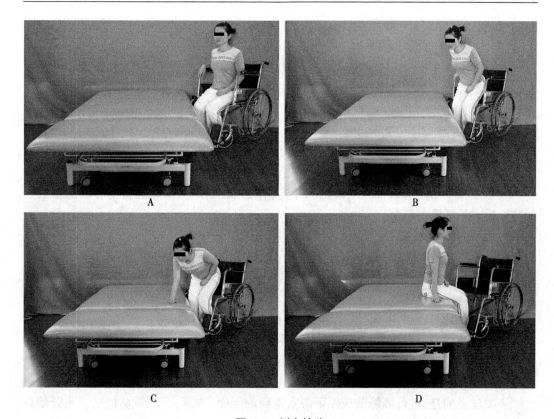

A　　　　　　　　B

C　　　　　　　　D

图 7-6　侧方转移

膀。④治疗师辅助患者身体前倾,指导患者将重心移到脚上,利用口令与患者同时发力使其臀部离开床面,同时以健腿为轴,向健侧旋转身体,使臀部对准轮椅座位坐下。⑤整理好患者的坐姿,放下脚踏板,将患者双足置于脚踏板上,打开车闸,驱动轮椅。

　　2)截瘫患者的辅助下转移:①将轮椅置于患者健侧,并且与床尽量成30°~40°,刹住车闸,移开脚踏板。②患者在治疗师协助下坐起并移至床边,双足着地,躯干略前倾。③治疗师面向患者站立,双膝夹住患者双膝外侧并固定,弯腰双手抱住患者的臀部或是拉住患者的皮带,患者双手抱住治疗师的颈部,将头放在治疗师靠近轮椅侧的肩上。④治疗师挺直后背利用重心后仰将患者拉起完全离开床面。⑤以足为轴旋转躯干,使患者臀部正对轮椅座位。⑥将患者慢慢放入轮椅座位,放下脚踏板,将患者双足置于脚踏板上,打开车闸,驱动轮椅。

　　从轮椅到床的转移步骤与此相反。

　　需要注意的是,转移训练不宜太快,更应该注重的是安全性。在帮助偏瘫患者完成转移的时候,应避免用力拉拽其患侧上肢造成肩关节半脱位,应支持患侧上肢进而控制身体的平衡。训练过程中,治疗师要充分利用自己的膝盖控制患者的膝盖以利于稳定。

　　3. 厕卫转移　厕卫转移的步骤可参考床椅转移,在这里仅就墙壁安装了扶手的卫生间里的独立转移作简单介绍。

　　(1)将轮椅驱动至坐厕旁,患者健侧靠近坐厕且与坐厕成30°~40°,刹住车闸,移开脚踏板。

（2）健手借助固定于墙壁的扶手站起。

（3）以健侧下肢为中心旋转身体，坐向坐厕。

返回轮椅时按照相反的步骤进行。如果患者有自己穿脱裤子的能力，应在坐上坐厕前脱好裤子。坐厕的高度尽量与轮椅高度一致。

4. 浴室转移

（1）偏瘫患者的浴室转移

1）将轮椅驱动至浴缸旁，与浴缸平行，刹住车闸，移开脚踏板。

2）健手托起患腿放入浴缸内。

3）健手扶住浴缸边缘或是安装的扶手，身体前倾，利用健腿抬起臀部移动到浴缸内的转移板或是浴椅上坐稳。

4）将健腿也移入浴缸中。

（2）截瘫患者的浴室转移

1）在浴缸内先放入一个固定稳妥的矮凳，将轮椅驱动至浴缸旁，刹住车闸，移开脚踏板。

2）将双足托至浴缸内。

3）双手支撑身体将臀部移至浴缸内的矮凳上。

进行上述转移训练的时候，要求患者有足够的体力将自己转移到浴缸中去，否则可借助滑板来完成转移。

需要注意的是，进行训练前应保证浴室地面的干燥、防滑，可放置防滑垫。刚开始训练的时候，治疗师需要在旁保护。

第二节　部分工具性日常生活活动能力训练

在日常生活中，仅保持 BADL 的独立性是不够的，作为社会一员，个人还需要与社会环境接触并产生互动的关系。IADL 正是体现了这种关系。根据患者的需要，治疗师在提供基本日常生活活动训练的基础上，还可以协助患者进行家务、外出交流等 IADL 训练，让他们可选择有意义的生活，达到进一步提升独立生活能力的目的。

一、家务训练

家务活动内容非常丰富，包括洗衣、做饭、购物、清洁卫生、财务管理、照料小孩等。每个家庭家务的内容是不一样的，做家务的方式也可能不一样。训练前应对患者的家务活动能力进行评定，如活动能到达的范围、移动能力、手的活动，能量消耗、安全性以及交往能力等；还需了解其家庭成员组成和环境状况、患者在家庭担当的角色。据此选择患者和家庭需首要解决的问题，并对家务活动进行必要的简化，对家庭设施进行必要的改造，以适应患者的需要。

家务的内容可以分为三个层次。第一是为了满足生理需求的家务，如与进食、睡眠、排泄相关的准备工作；第二是为了生活的舒适而进行环境的调整，如扫地、布置家具、给阳台上的花浇水等；第三是家族内部、与邻居或社区居民的各种关系的处理。

在进行家务训练的过程中，将会涉及以下各方面能力：移动能力、上肢在一定范围内活动的能力、手有精细动作能力、足够的体力、基本的智力、交流能力等。以煮食为例：在做煮食的准备工作过程中，需要在厨房内或厨房和贮藏室之间来回走动，反复拿起、放下各种物品，完成这些动作需要有移动能力以及上肢和双手的配合；做菜时要放适量的调味品，完成这一动作要求手的精确配合及基本的智力；在较热的环境中坚持操作一段时间，需要有足够的体力支持；要做出符合要求的饭菜，需烹饪者与服务对象之间反复进行交流，因而烹饪者应具备一定的交流能力。另外，充足的光线、清新的空气、整洁的环境、愉快的气氛，都有利于提高做家务的效率。

下面以常见到的偏瘫障碍患者为例介绍几种家务活动的训练方法。

（一）切菜

1. 固定菜板　可将菜板置于防滑垫上或是使用自助菜板（即菜板中央有一固定作用的钉子，周围三面有防止菜品掉出的挡板）。
2. 固定需要切割的菜品　利用菜板上的钉子固定肉、菜或其他块状食物。
3. 健手持菜刀进行切菜活动。
4. 将初次成片或成块的菜品重叠再固定于钉子上进行进一步的切丝。

需要注意的是，在刚刚开始训练的时候，可降低操作的难度，如选择轻便的刀具；菜板由家属预先固定好；需要的物品放置于容易拿取的地方等。在训练后期，可根据患者的能力合理的设置物品排放架，将所需物品放置在最方便的位置，减少不必要的活动。

（二）开瓶盖

患者健手抓住需要开启的瓶子，可使用固定在墙上的开瓶器，旋转打开瓶盖，亦可训练患者使用自己习惯的方法打开瓶盖，如将瓶子用腿或腋窝、肘部夹住，健手拧开瓶盖。

训练时同样遵循由易到难的原则，先选择瓶口较宽的瓶盖进行开启训练。为贴近日常生活，可取用患者日常在使用的物品，如洗发水瓶、沐浴露瓶、调味品瓶、牙膏等。

（三）清洁餐具

1. 将需要清洁的餐具放置在水池边。
2. 利用固定在水池边的刷子等清洁用具洗刷餐具。
3. 将洗刷后的餐具放置在水池中。
4. 打开水龙头。
5. 拿起餐具进行冲洗　在训练过程中，要保证清洁的刷子固定稳定。为了减少餐具在清洁过程中的破损，可在水池的底部垫上橡胶垫子。必要时，可将水龙头按照患者的需要改造成宽手柄或是按压式设计。

（四）扫地、拖地

1. 用患手和躯干夹住簸箕把手。
2. 再用健手持扫帚将垃圾扫入簸箕。
3. 拖地时，先把拖把杆固定在患臂下，然后用健手转动拖把拧干，再用健手持拖把慢慢拖地。

必要时，可选择加长把或加粗把的扫帚和簸箕以及拾物器等辅助用具。可根据患者的体能适当安排劳动内容，如周一扫地，周二拖地等，避免过度的操劳。

（五）清洗衣物

1. 将需要清洗的衣物拿至水池或水盆旁。

2. 打开水龙头,将衣物浸泡于水中。

3. 倒入洗衣粉或洗衣液。

4. 固定搓衣板。

5. 健手抓持衣服一角于搓衣板上上下搓洗。

需要时,可在清洗衣物之前,将洗衣粉预先装在小袋中备用,一次一包,避免洒出浪费;也可根据患者的体力考虑配置运送衣物的推车。

在进行家务训练时,要考虑到许多患者由于年纪或是疾病的原因会导致心肺功能不足或是肌力低下,因此在训练过程中使用节约体能的技术和方法避免无谓的体能消耗和预防继发损害是十分必要的。可从以下几个方面考虑应用节省体能的原则:

合理安排活动:将繁重和轻巧的活动交替进行;在开始活动前,先将活动所需的物品准备好,并放置于容易拿取的位置,避免不必要的身体前倾和旋转;活动过程中适当地安排休息时间,每完成一个活动,都应进行休息再接着完成下一个活动,尽管有时候还不觉得疲劳,仍要注意休息。

简化活动:使用辅助器具或是现代的家电设备来简化活动(辅助器具的使用可参见第十六章第三节相关内容)。

控制活动速度和节奏:活动的速度和节奏不应太过急促,安排充足的时间完成活动。在感到疲乏之前,应减慢活动速度或停下来休息。

运用身体力学:进行活动时避免站立过久、蹲位或弯腰工作,尽量采取坐位;避免双手抬举过高,肘的位置不要高于肩膀;避免推、抬重物。

配合呼吸:配合动作进行呼吸调节,如当准备用力时应吸气,出力时应呼气;伸腰、举手时应吸气,弯腰、收手时应呼气。

二、使用交通工具训练

如果患者因病不能使用交通工具外出,生活的活动范围就只能局限于家中及附近的场所,不能参加社交活动或是参加工作。为满足基本生活需要的外出可以委托他人去办理,但是像看电影、听音乐会之类的娱乐活动必须亲临现场亲身感受才有意义。外出活动的困难,会使得患者越来越不想外出,在家中无事可做,进而影响心理状态,逐渐变得情绪低落,心情压抑。因此,有必要帮助这些患者积极外出活动,以利于改善他们的心理状态。使用交通工具训练是患者回归社会不容忽视的环节。

(一)搭乘公共汽车训练

1. 上车时,训练方法与上楼梯的方法一样,健手扶住车门或把手,将身体重心转移到患侧,健腿迈步上车门口的台阶。当患者将重心前移到前面的健腿上时,患腿再迈上台阶。

2. 下车时,健手扶住车门或把手,将身体重心转移到健侧,先用患腿下车,重心转移到患腿后,再迈健腿。

在训练的过程中,可先根据当地常用的公交车的台阶高度和宽度的比例,在模拟台阶进行练习。在模拟训练完成后,可带领患者进行实际场景的实地练习,完成训练与实际生活的衔接。

（二）轮椅上下马路镶边石

1. 轮椅面对台阶并离开数厘米远。
2. 利用大轮平衡技术抬起脚轮并置于台阶上。
3. 前轮倒退到台阶边缘，将双手置于手轮的适当位置。
4. 用力推动轮椅到台阶上。
5. 下马路镶边石时，将轮椅退到台阶边缘，在控制下转动大轮下降，最后使脚轮落下。

如果是偏瘫患者或是年老体力弱者，可在他人帮助下上下马路镶边石。

三、购 物 训 练

购物是日常生活活动的组成部分，也是很多患者享受生活乐趣的内容之一。通过购物训练，患者能够提高购买日常生活用品的能力，进一步提高生活的独立性。购物训练可与认知训练相结合。

（一）治疗室模拟训练

1. 选择治疗室里相对独立宽敞的空间，将本子、钢笔、牙刷、洗发水等不同类别的物品分类摆放。
2. 给患者提供购物清单。
3. 让患者自行找到清单上的物品，并放于购物篮内。
4. 治疗师充当收银员的角色，检查患者所购的物品是否符合要求。

此内容可更换不同的购物清单或是不同的生活用品反复训练。

（二）实地训练

1. 提供给患者购物清单，可根据情况向患者预先描述需要购买物品的特征，以加深患者的印象，便于找寻。
2. 让患者自行找到物品并放于购物车内。
3. 治疗师检查购物车内物品是否符合要求。
4. 付费。

四、网络及电子系统使用

计算机和网络这一技术的普及和应用，给 ADL 的训练带来了很多的便利和益处，在 ADL 训练的许多方面都可以应用到该项技术。

1. 智能装置　是计算机与显示器连接在一起的摄像机组成的装置。用来监控功能严重障碍患者的生活环境，目的是增加患者的生活独立性和活动性，进而提高生活质量。具有跌倒倾向、定向力障碍、需要急救、家务管理受限者均可利用此装置。还可通过对一般家庭所拥有的设备改造，使之更加完善。

2. 进出住宅　在前门安装一盏感应灯，当有人走进来时，灯会亮；一个运动探测器连接到词语信息器上，当某人正要进来可以显示；用远红外线钥匙开门；安装环境控制系统，可以做到远距离开关屋门。

3. 温度控制　一套适合控制淋浴和浴缸的系统，可以保证水温既不太冷也不太热；中央控制可以用来调节室内温度。

4. 报警系统 当炊具或其他电子设备放在那里并且一段时间没有使用时,可发出警告声音;为了防止迷路,当某人离开屋内时,报警系统可发出声音;在着火或其他紧急情况下,报警系统或照顾中心的警铃会响,一个语音信息会转发给患者,告诉他有紧急情况应尽快离开这所房子。

5. 神经传呼机 这种装置借用了今天广泛使用的寻呼机系统。最初由美国加州一位工程师(一位脑外伤患者的父亲)与神经心理学家一起研制而成:配有调制解调器的电脑、电话与传呼公司连接,给每个人的留言和提示的时序安排被输入到电脑中,在适当的日期和时间,神经传呼机自动把信息传到传呼公司,传呼公司再把信息传到个人呼机上。典型的留言包括"现在该服药了","今天是……","确信您已戴了眼镜","检查煤气是否已关好"等。

6. 交互式活动指导系统 这是另一项新技术,这个系统用电脑提供一套指令,指导患者按部就班地进行日常生活活动,如烹调、清洁等。电脑作为代偿装置提供指令,使用者要略懂电脑的操作。通过这个系统的使用,患者自我满足感增强,沮丧情绪下降。有人认为随着人机界面的改进,电脑在记忆康复中将发挥越来越重要的作用。

第三节 其他作业训练(认知与知觉障碍)

一、概 述

认知(cognition)是认识和知晓事物过程的总称。包括感知、识别、记忆、概念形成、思维、推理及表象过程。实际上认知是大脑为解决问题而摄取、储存、重整和处理信息的基本功能,也是体现功能和行为的智力过程。

知觉(perception)是人对客观事物各部分或属性的整体反映,是对事物的整体认识或综合属性的判别。知觉以感觉为基础,但不是感觉的简单相加,而是对各种感觉刺激分析与综合的结果,是大脑皮质的高级活动。

认知障碍(cognitive deficits)是认知功能因大脑及中枢神经系统障碍而出现的异常。有多方面的表现,如注意、记忆、推理、判断、抽象思维、排列顺序的障碍等,临床上以注意障碍、记忆障碍多见。

知觉障碍(perception deficits)是指在感觉传导系统完整的情况下大脑皮质特定区域对感觉刺激的认识和整合障碍,可见于各种原因所致的局灶性或弥漫性脑损伤者。根据损伤部位和损伤程度的不同,知觉障碍可有各种不同的表现形式。临床上以各种类型的失认症、失用症、躯体构图障碍以及视觉辨别功能障碍常见。

二、注意力训练

(一)概述

1. 概念 注意力(attention)一般是指人们集中于某种特殊内、外环境刺激而不被其他刺激分散的能力。在确定意识清醒的状态下,首先进行的认知功能检查的项目就是注意力的检查。注意力是其他认知功能的基础,注意力涣散的患者在检查中很难正确理解测试中的指令,无法得到正确的评价结果。

注意力主要是由脑干的上行激活系统和边缘系统及皮质间相互作用而产生的,使人能排除干扰而集中到特定的问题上。而排除干扰的能力是由大脑皮质完成的,注意过程的统合部分是由边缘系统完成的,网状激活系统的功能目前还不是很清楚。脑很多部位的损伤都会引起注意力障碍。一般认为丘脑、内囊后肢及其他的皮质下结构损伤往往会引起注意障碍,而中脑的网状激活系统的病变引起的注意障碍在临床上比较少见。对注意力的影响右半球病变比左半球病变要大得多。半侧空间忽略及双侧刺激消失均以右半球损伤为明显。目前此现象的机制还不清楚,可能是右半球网状皮质结构或皮质网状纤维比较密集的缘故,但还没有足够的病理学依据。

2. 分类　注意力是一个主动过程,包括警觉、选择和持续等多个成分,按其水平可分为以下五种类型:

(1)重点注意:对特殊感觉(视觉、听觉、触觉)信息的反应能力。如观察某人时,注意其特殊的面部特征,言谈举止的细节等。

(2)连续注意:连续一段时间注意某项活动或刺激的能力,又称为集中,与警觉有关,它取决于紧张性觉醒的维持水平。这也是信息处理的底线,如在公路上开车、看电视、在功能训练中观察患者等,都需要此类注意。

(3)选择性注意:选择有关活动、任务,而忽略无关刺激(如外界的噪声,内在的粗心等)的能力,如在客厅里别人看电视,你却在看报纸或做作业。这与有意向选择某项活动有关。

(4)交替注意:两项活动之间灵活转移注意重点的能力,如正在做某项工作时,电话铃响了,你会暂停工作去接电话,然后再恢复工作。

(5)分别注意:对多项活动同时反应的能力,也称为精神追踪、同时注意。如驾车时,边开车边打电话。

以上五种注意类型能够在意识支配下或自动发挥作用,大多数活动都需要2种以上的注意。有意识的注意一般是缓慢而又费力的,需要精力集中并涉及一系列处理过程,如学习新技能、解决某个问题等。而自动注意则较快,涉及平行的处理过程,如展现已知的技能。

注意力代表了基本的思维水平,这个过程的破坏对其他认知领域有负面影响。轻者是不能充分的注意,但对简单的刺激有反应,如声音或物体;重者包括不能把注意力从一件事上转到另一件事上,或分别注意同时发生的两件事。

(二)作业治疗

1. 改进注意障碍的一般方法与原则　改进注意障碍,应考虑患者各方面神经心理功能和日常生活需求。训练方法可从以下几个因素进行调整:考虑患者工作环境的任务要求,区分轻重主次,需加工信息的性质以及所处社会关系。例如:分配患者做有时间要求的文件分选工作,这对分散注意要求低,表面上看可以,但实际上可能不合适,因为该类型患者信息加工速度慢。此外,对患者的个性、动机以及自知力加以考虑,这可以预计患者能够多大程度地使用所建议的策略。

训练策略的重点是外部因素(如改变周围环境,改变家属的期望,对重要的相关人员的专门培训)还是内部因素(如试图提高或恢复注意能力,传授补救措施)可以对干预措施进行分类。可利用兴趣引导、示范、奖赏等手段进行训练。

（1）兴趣引导：利用患者有兴趣的物品和用熟悉的活动刺激注意，如使用下棋、打牌、电脑游戏、专门编制的软件、虚拟的应用程序等。

（2）奖赏和激励：用词称赞或其他强化刺激，增加所希望的注意行为出现的频率和持续的时间，希望的注意反应出现之后立即给予奖励。治疗师可准备一些毛绒玩具、糖果、水果、卡通贴纸、明信片等作为小奖品，奖励注意持续时间达到一定阶段的患者，激发患者的热情。

（3）示范：治疗师应使用语言提示结合示范动作，以多种感觉方式将要做的活动展现在患者眼前，这样有助于患者知道让他们集中注意的信息。如进行穿衣训练时，一边让患者看到示范者的示范动作，一边讲解多种要领，使患者视觉、听觉同步调动，加强注意。

2. 分类训练　目的是提高患者不同程度的注意力。操作方式多以纸笔练习形式进行，要求患者按指示完成功课纸上的练习，或对录音带、电脑中的指示作出适当的反应。其内容按照注意力的分类可分为连续性、选择性、交替性及分别性的注意训练。

（1）连续性注意可从删除作业、连线作业等活动中选择，也可在日常生活的活动和娱乐游戏中寻找训练方式。

如：在治疗师监督下进行梳洗训练。如果发现患者的注意力发生漂移，可以暗示其回到相关的任务中来。例如，"刚才我们做到某某地方了，让我们接着做"。

在训练过程中，应注意给有持续注意障碍的人安排足够的中途休息以提高效率。刚开始的时候，将活动的持续时间安排得短一些，将兴趣度高和兴趣度低的活动交错安排，这样有助于延长患者在工作岗位或家中的活动中保持注意力的时间。

（2）选择性注意：在训练中，将引起注意力分散或无关的信息合并。如：播放一段背景嘈杂的超市购物的录音，找出要听的内容，如日用品的价格，并数出指定声音出现的次数。还可结合听辨别练习，治疗师在 60 秒内以每秒一个的速度念无规则排列的字母，其中有 10 个为指定的同一字母，让患者每听到此字母时拍击一下桌子。

（3）交替性注意：可采用的方法也很多，如给出一组随机排列的数字，要求患者依次删除偶数；在患者操作过程中突然改变命令，要求患者删除奇数，相隔数秒后再次改变命令，删除偶数，反复改变指令直至作业完成。还可在日常生活看电视时要求患者间隔一定时间切换一次频道；朗读报纸时要求患者每读完一段在纸上记录所用的时间。

（4）分别性注意：此项训练最容易和生活内容相结合，如：注意电梯到达楼层的同时讨论事情；听写字母或汉字、听写短文。

3. 以认知技术为基础的训练　该项训练除了需要集中注意力之外，还需要一定的理解力和判断力。可选择的有猜测游戏、删除作业、数目顺利练习等。

如：先让患者观察桌子上的苹果、橘子、草莓三种水果，然后用三只同样大小、形状相同的纸盒分别反扣住这几种水果，让患者指出某一种水果在哪一个盒子里；或是训练者提供一系列数字中的头四个数，从第五个数字起往后递增时每次加一个数目如"3"等，让患者继续进行，每次报出加后之和，如"1、4、7、10……"反复数次。

目前，电脑网络及游戏的普及和发展，极大丰富了认知训练的内容，可通过丰富多彩的画面、声音提示及主动参与（使用特制的键盘与鼠标），强烈吸引患者的注意，根据注意障碍的不同成分，可设计不同程序，让患者操作完成，即可训练不同类型的认知功能障碍。

三、记忆力训练

(一) 概述

1. 概念　记忆(memory)是既往经验在脑内的贮藏和再现的心理过程,包括信息的识记、保持。

记忆障碍表现为不能回忆或记住伤后所发生的事件,但对久远事情的回忆影响不大。虽然记忆力随时间推移可逐步改善,但大多数人仍有严重问题。某种程度的记忆障碍可在脑损伤后2年才出现,对个人重返工作岗位和独立生活能力逐步产生影响。

记忆过程的不同侧面与脑的神经解剖学的结构和神经通路有密切关系。一般认为,前额损害会引起短期记忆障碍;颞叶、海马、乳头体等与近期记忆有关。其中海马起着由短期记忆过渡到长期记忆的作用。

2. 分类　记忆过程主要由编码、储存、提取三个部分组成。Atkinson 和 Shiffria 提出记忆可以分为三大类:即感觉记忆、短期记忆、长期记忆等。其中长期记忆又可分为近期记忆和远期记忆。

根据信息提取(回忆)过程有无意识的参与,分为程序性记忆和陈述性记忆;陈述性记忆又分为情节性记忆和语义性记忆。

根据记忆内容可分为形象记忆、逻辑记忆、情绪记忆和运动记忆等。

各种记忆互有区别又相互联系。

(1)感觉记忆:包括视觉、听觉、触觉信息的输入及短暂的加工处理。

(2)短期记忆:是大脑额叶皮质功能的体现,复述后有一段时间干扰刺激的时间后提取。

(3)长期记忆:大量信息材料长期保留在大脑中,并根据含义进行编码分类。

(4)程序性记忆:又称内隐记忆。自动地、不需要有意识提取信息的记忆,即对于信息的回忆不依赖于意识或认知过程,如条件反射和运动技巧。

(5)陈述性记忆:又称外显记忆,是需要有意识提取信息的记忆,即对于信息的回忆依赖于意识或认知过程。

(二) 作业治疗

记忆障碍可能与注意障碍合并出现,两者的关系极为密切,因此,记忆障碍训练的前提是改善注意障碍。在训练记忆障碍之前,应确保患者能够保持一定的注意力。记忆训练的目的是逐步延长刺激与记忆的间隔时间,使患者在相对较长的时间后能准确回忆或再现。

1. 记忆训练的一般方法及策略　记忆损伤经常妨碍其他的康复训练。记忆缺陷明显地影响患者整个康复过程,因而限制患者获得独立的能力。多种康复策略已在记忆康复中广泛使用,也获得了不同程度的成功。应用这些康复策略的人员涉及多个学科,包括:心理学家、语言治疗师、体能治疗师、职业治疗师、护士、内科医生、社会工作者等等,他们共同组成康复小组,一起实施康复治疗。

康复记忆中应用的一般方法有:恢复记忆法、重新组织记忆法和行为补偿策略。

(1)恢复记忆法:这种方法包括练习一些实践性任务,如学习数字串,背诵单词列表,通过分组(例如前三个单词为一组)或者分类(不同的类型)来记忆项目,而不是记忆独立的单词。

（2）重新组织记忆法：该方法是另外一组用于弥补记忆丢失的策略。这一方法基本上以更完整的技能代替了丢失的技能，从而成为增强记忆和弥补丢失的技能可选择的途径。常用的方法包括固定系统和视觉意象。

固定系统是一种把语言刺激的图像与数字或者可想象的位置相连的方法。例如，一个人能够想象儿童时家的位置，如厨房、起居室和庭院。当他学习一系列项目时，就指导他要把记忆的项目与家里特定的位置相关联。记住家里的每个位置就促进了与之相关联的项目的记忆。用这些关联增强了记忆，这种方法可以维持 30 分钟，而不能维持一个星期。

视觉意象是一种重新组织法，在记忆康复过程中，为了进一步编码和解释信息，视觉意象包括想象一个和言语刺激相对应的视觉刺激。例如，一个人想象着一个戴手套的猫，就能够促进这一对单词的记忆。

（3）行为补偿法：此方法是用于提高记忆里的第三类康复策略，通常也是最有效的提高记忆的方法。

2. 内在记忆辅助　是通过调动自身因素，以损害轻或者完好的功能代替损伤的功能以记住新信息的方法。包括言语记忆法和视形象记忆法。前者适用于左侧大脑半球损伤导致的言语记忆较差的患者，后者常用于右侧大脑半球损伤导致的形象记忆较差的患者。

（1）无错性学习：大多数人可能从错误中学习或吸取教训，因为我们可以记住并在以后的努力学习中避免再犯错误。但是片段性记忆障碍者不能记住他们的错误，也难以纠正错误。如果行为是错误的，患者在从事这种行为活动中有可能会强化它。因此，应保证严重记忆障碍者要强化的行为是正确的。大量的研究表明，遗忘症患者能够正常或接近正常的学习一些东西，即使他们不会有意识地回想所学的内容。例如，在词汇学习中，应给予正确的意思，避免猜测，以防出现错误。

（2）助记术是有助于学习和回忆已学过知识的技术，它也是一个使人们更有效地组织、储存和提取信息的系统。

1）言语记忆法：适用于右大脑半球损伤或形象记忆较差者。

A. 首词记忆法：也称为关键词法，常用于罗列事物的记忆。将所罗列的各项事物的第一个字、词摘出，编成自己容易记忆的顺口溜。为了发挥联想记忆的作用，某些"头词"还可以用谐音字或"形象描述字词"替代。

如把"天天练习，不要偷懒，做作业要勤快，美好的结果就会到来"的四句话的头一个词编成"天公不作美"这样一句容易记的话。

如建议老年人记住在饮食方面要注意摄入"红、黄、白、绿、黑"。由于五个头词组成五种颜色，所以便于记忆。其中，红——泛指红薯等薯类食品；黄——指黄豆及相关豆类制品；绿——泛指绿叶蔬菜；白——指牛奶等奶制品（此处"白"系"形象描述字词"，替代了原文的头词"牛"或"奶"）；黑——指黑木耳、黑芝麻等。

B. 组块：是将要记忆的信息组成与患者记忆广度相适应的节段。如患者的记忆广度只能达到两项，就以两项为一节，称为组块。组块进行言语记忆时，要将语义相近的组在一起。如数字分段：这是一种有效记忆数字的基本方法，如门牌号码和电话号码等。例如，87335100 也可以分为 8733，5100 或 87，33，51，00 等几组数字记忆。

C. 编故事法:让患者按照自己的习惯和喜爱将要记住的信息编成一个熟悉的故事来记忆。通过语义加工,让患者为了记忆而产生一个简单故事,在这个故事中包括所有要记住的内容。中国的成语一般都有典故,在开发儿童的学习与记忆力时,就是采用故事法,在此方面有大量素材可以用。

D. 时空顺序:利用与信息同时发生的事件来回想;利用某个使人印象深刻的事件与信息的前、后、左、右、上、下的关系来回想。

E. 因果关系:利用信息与某一事件的因果关系来回想。

F. 重要性和新近性:重要的和新鲜的事比不重要的和陈旧的事易于回忆,可利用这种特点进行回想。

G. 精细加工:让患者对要记住的信息进行详细的分析,找出各种细节,并将之与已知的信息联系起来。

H. 兼容:要患者形成一种信息总有可能和他已知道的事实相并存的概念,并将两者联系起来。

I. 自身参照:让患者仔细探讨要记住的信息与他本身有何关系,并尽量将之和自身联系起来。

2)视形象记忆法:适用于左大脑半球损伤或言语记忆差的患者。视编码能力比言语编码能力大,对遗忘的抗力也大。在促进记忆上,稀奇古怪的图像或用图像配对的方法都不如使图像逻辑地相互作用好。方法有:

A. 图像法:也称之为视觉意向。即将要学习的字词或概念幻想成图像,这是如何记住姓名的好方法。将一个人的形象、独特的面容特征和他的名字结合起来有助于记住他的名字。对遗忘症患者而言,这种方法优于其他方法。

B. 联想法:也称视觉意向法。当试图回忆一件事或一个事物时,想到有关的信息,或将新学的信息联系到已存在和熟悉的记忆中。在大脑里产生一个印象有助于记住它们,也称之为关联法,通过联想可加强记忆。有语义的联想,如手杖拐杖;听觉的联想,如香和响;视觉的联想,如申和甲等。

如别人介绍与一位新朋友相识,这个新人与以前熟悉的老友同名,一想到老友的音容笑貌,也就记住了新朋友的名字;要记住电话号码:"87335100"要求学习者想象 8 个 73 岁的老人,爬到 3 座山上去看 5 位 100 岁的老和尚;如要记忆"和平街樱花园"这一场所有困难时,可以通过患者头脑中既有的"鸽子"和"盛开的樱花"这两种形象相联系,鸽子-和平鸽-和平街,盛开的樱花-樱花园。

C. 层叠法:将要学习的内容化成图像,然后层叠起来。要记住雪茄、青蛙、苹果、酒这组单词,要求学习者去想象:在一只大青蛙的嘴里含着一只大雪茄,这只青蛙坐在一个又红又亮的苹果上,而苹果正好放在一瓶昂贵的法国酒上。要求学习者记住这幅图像而不是单词。

D. 放置地点法:凡能以固定顺序记住建筑或几何部位的患者都可以用该法。此法的原理是将新信息和按固定顺序排列的几何部位相联系,以后即可按顺序来回想物体。如某位患者早上有三件事要完成:取牛奶、洗衬衣和漆门。让他将这三件事的突出形象和屋子内的三个房间联系起来,他可以这样想:牛奶在门厅中央,衬衣在起居室的扶手椅上,门躺在卧室的床上,他只需环视三个房间就可以想起这三件事。

E. 现场法:是通过创建一幅房子的视觉图像来帮助记忆。例如:一个人想记住买汽水、薯条和肥皂,他可以想象屋子里的每个房间,看见在厨房里汽水溢出来洒到地板上,在卧室里薯条撒落在床旁,在浴室里浴缸中布满了肥皂泡泡。在百货商店里,他可以想象在屋子里漫步,并且看到了每个房间里物品的情景。

F. 倒叙法:倒回事件的各个步骤,找到遗漏的物品或回忆一件事。假如,不慎将购物清单留在家里,通过想象购物清单写在什么纸上,在纸上的具体位置,写清单时的情景等,均有助于回忆起购物清单的具体内容,免除了再回家取购物清单之苦。

G. 自问法:当回忆一件事时,问自己一些问题,开始是一般性问题,探索情景时,要多问一些特殊的问题。

H. 联系或链接法:与联想类似,把要记住的项目和相关的图像联系在一起来记忆。

I. 分类:将要记住的信息按形状分类以便回想。

3)书面材料的学习:①PQRST法:PQRST是预习(previewing)、提问(questioning)、评论(reviewing)、陈述(stating)和测试(testing)的英文缩写,是记忆书面材料的一种完整理想的学习方法,即理解性记忆,实践证明,该方法比单纯死记硬背效果好得多。②信息检索法:主动浏览要记住的材料,确定主题、重点或背景;自发地把注意焦点转移到不同的刺激点上,如最重要的信息或要记住的细节上;注意并重复要学习的信息。③将新信息与熟悉的事物联系起来,学会归类或组合;把一些信息编成押韵诗句帮助记忆。

3. 外在记忆辅助　外在记忆辅助是利用身体外在辅助物品或提示来帮助记忆的方法。这是一类代偿技术,对于功能性记忆障碍者也许这是最有用的策略。适用于年轻、记忆问题不太严重并且其他认知障碍较少的患者。

外部辅助工具分为存储类和提示类。存储类辅助物应具备的条件:可以携带,并能容纳较大量的信息,使用的时间较长,应易于使用而无须依靠其他工具。提示类工具应具备的条件:提示能在最需要时立即提供,提示的内容对被提示的信息有特异性。

(1)存储类工具

1)日历本:即使是颅脑伤病严重的患者也能学会用该方法记忆时间。例如将来某日需做一件事,可在该日期的日历页上折起一角,到达当日时将会提醒患者。大的每日格内可记事的月历也有类似的作用。小月历上用彩色笔作标记亦可,但效果较差。

2)日记本:可帮助患者记住过去的事。若每日所占的版面较大还可以写上有关的细节,要教会患者给日记本编上页码,并在最后一页上作索引以便查找。日记本放置的地点要恒定。

3)备忘录:选用每星期一小本的最好,要训练患者养成每日必翻备忘录的习惯,以查找需做的事。

4)时间表或日程表:拟出一个组织好的活动时间表,包括治疗和休息在内。用一个移动的标记沿着进展的方向移动,或用铅笔将已做完的事删去,让患者配合戴一只能定时发出信号的电子表,训练患者在每次电子表响时检查时间表上相应时间还有什么事要做。时间表以大而醒目为好。

5)明显的标志:用大的地图、大的数字、大的箭头和鲜明的标志指引常去的地点及路线。

6)照片:使用较大的照片将人的姓名和有关事件记在照片背面并写上日期。由于同时具有形象和言语提示,信息较多而易于回忆。

（2）记忆提示工具:包括清单、标签、记号、录音机提示等。①清单:治疗师或家人为患者列出要记住的事情清单,患者按清单完成任务。②标签:在橱柜、衣柜、抽屉、房门上用易粘贴纸条作标签,写上内置何种物品及其位置,补偿记忆丧失。对于那些忘记物品放在家中何处,不知道哪间房属于自己的记忆障碍者而言,这是一个有效的方法。

4. 环境适应与调整　环境适应适用于记忆系统失去了足够功能的患者。环境的重建可以满足他们的日常生活需要。此外,若使用适当,对严重智力障碍者而言,这也是唯一的解决方法。

（1）将环境安排好:消除分散注意力的因素。

（2）将环境中信息的量和呈现条件控制好:每次提供的信息量少比多好;信息重复的次数多比少好;几个信息先后出现时相隔的时间长比短好。

（3）减少环境的变化:日复一日地保持恒定重复的常规和环境,常使患者易于记忆。

（4）修改外部环境以利记忆:如门上贴大的名字或颜色鲜艳的标签,简化环境,突出要记住的事等。

（5）组织好环境可以帮助记忆:例如门后挂一把无用的钥匙可以提醒患者出门时别忘了带钥匙等。

（6）提示:提供言语或视觉提示,例如让患者记住一件事时,口头提问有关的问题,同时让他看有关的图画等。

（7）家用电器的安全:通常在使用电水壶、电炊具、电灯等时,设置成隔一段时间可自动关闭的状态,避免健忘者使用时带来的危险。

（8）避免常用物品遗失:把眼镜架系上线绳挂在脖子上,把手机、电子助记产品别在腰带上,可有效防止遗忘。

四、知 觉 训 练

知觉是发现信息的能力,它是认识能力的第一步,是一种脑的高级功能,知觉与人类个体有关,它依赖感知者的经验和知识水平。知觉包括所有的感觉功能,如视觉、空间觉、听觉、触觉等。知觉障碍最常见的表现是失认症和失用症。

针对知觉障碍的作业活动有改善功能和功能适应性作业两种。在疾病或损伤的早期以改善功能的作业活动为主,而后逐步增加与实际生活相关的功能代偿和适应性训练的内容。

（一）失认症

失认是指脑损害时患者并没有感官功能不全、智力衰退、意识障碍、注意力不集中的情况,不能通过某一感觉辨认身体部位和以往熟悉的物体,但能通过其他感觉通道进行认识。失认症是后天获得性的综合性知觉障碍的具体表现,是借助某种感觉系统来认知对象的能力障碍。

1. 视觉失认

（1）对常用的、必需的、功能特定的物品通过反复实践进行辨认。

（2）提供非语言的感觉-运动指导,如通过梳头来辨认梳子。

（3）指导患者注意抓住物品的某些特征。

(4)鼓励患者在活动中多运用感觉如触觉、听觉等。

(5)必要时可在物品上贴标签,提示患者。

2. 触觉失认

(1)先用粗糙物品沿患者手指向指尖移动,待患者有感觉后用同样的方法反复进行刺激,使他建立起稳定的感觉输入。

(2)反复触摸不同粗细的砂纸、棉、麻、丝、毛等布料,先睁眼后闭眼。

(3)利用其他感觉如视觉或健手的感觉,帮助患肢体会其感觉。

(4)让患者反复触摸需辨认的物体,然后将此物和其他几个物体放入不透明的箱中,让患者从中取出先前辨认过的物体。反复练习几次成功后,改让患者看图片,按图在箱中找出实物。

3. 听觉失认

(1)建立声音与发声体之间的联系:治疗师吹一个口哨,患者吹另一个口哨,然后让他将口哨的图片与写有口哨字样的图片配对。

(2)分辨发声和不发声体:治疗师让患者细心听(不让看)吹口哨的声音,然后让患者从画有水杯、闹钟、口哨的图片中认出口哨。

(3)声-词联系:治疗师用录音带提供猫叫、狗吠、鸟鸣等声音,让患者找出与叫声一致的词卡。

(4)发声辨认:治疗师从发"啊"音开始。令患者对着镜子模仿此音,数次后,出示一张写有的字卡,再令患者模仿这个音;下一步加入元音"衣"、"噢"、"喔",分别出示相应的字卡,一旦建立了声-视联系,治疗师用录音带提供声音,让患者分辨上述字。

4. 半侧空间忽略 对于半侧空间忽略的患者,特别是对向一侧倾斜较重的患者,应早期做起立训练、转移动作、步行训练等粗大的功能训练。训练可从两个方面入手,一是改善忽略的行动本身,二是因忽略引起的不能执行的应用动作训练。前者主要是通过视觉扫描训练和感觉觉醒训练来进行的,后者是通过结合日常活动训练和娱乐活动来进行的。

(1)视觉扫描训练:通过促进对忽略的视觉搜索,来改善忽略。如利用左右两个不固定的光源刺激,让其注视和追视光源的位置。将数字按顺序粘贴在木钉盘的每一个小孔的边上,让其按数字的顺序将木钉插入进行训练。利用图卡进行注视的强化训练等。

(2)感觉觉醒训练:在某种感觉系统有障碍的情况下,给予其他种类的知觉刺激,以提高统合能力,对障碍的功能利用进行再教育。如:作业治疗师或患者自己先刺激患手,作业治疗师再触摸患者的背侧,让患者指出相应的位置。这就是利用触觉刺激,恢复自身体位、改善忽略行为方式。也可以利用声音的听觉反馈刺激进行步行训练等方法。

(3)提高 ADL 能力:可以让其头偏向患侧,眼睛向患侧看,在 ADL 指导中反复进行,并要在床及餐具的摆设、轮椅等方面下功夫。

(4)交叉促进训练:在患肢近端进行进食动作时,可将手放在有滑轮的滑板上,在桌面作越过中线取餐具的环形活动;拼图时拼图块放置在忽略侧;插木钉时所有木钉均放置在忽略侧;将数字卡片放置在患者前方,让患者由忽略侧向正常侧逐一读出数字。待患者读正确后,将卡片顺序打乱并全部重新排列,再让他读;让患者删除几行字母中指定的字母,有漏删时让他大声的读出漏删的字母并再删去。

（二）失用症

失用症是指实施器官在没有异常的情况下，不能执行有目的的动作行为。即在临床所能诊断的限度内，没有麻痹、不随意运动共济失调、肌张力异常及言语听力障碍等的情况下，不能在全身动作的配合下正确使用一部分肢体功能去完成本已成习惯的动作。因为患者不能理解该项任务的总体概念，不能在脑中保留该任务的意念，不能形成该任务所需的运动形式。

1. 意念性失用

（1）分解活动练习：将一组动作分解为若干步骤进行练习，再逐步连起来完成一整套的动作。如取笔写字，可分解为打开笔盒、拿出铅笔、打开本子、写字这几个步骤，依次训练。

（2）让患者叙述某一活动的执行步骤，如果患者完成有困难时，尽量使用视觉或触觉的提示，避免使用口头提示。

（3）排序练习：将完成一项活动的物品让患者按照使用顺利排列出来。

2. 意念运动性失用

（1）给予触觉、本体觉、运动觉的输入，且贯穿在动作前及整个过程中。

（2）治疗师手把手指导患者完成动作，尤其在纠正错误动作时不是通过语言，而是用动作进行指导。如患者用梳子梳头，此时治疗师应握着患者的手，将梳子向发端慢慢移动，帮助其完成梳头动作。

（3）确实需要口头指令时，必须注意说话的语气及方法，但需注意把语言命令降到最低程度。如制动轮椅手闸时，不要说："把手闸关上，"而应该说："请注意一下你的手闸。"

训练中应注意：完成日常生活活动最好在相应的时间、地点和场景中进行，如穿衣在起床时进行；在患者完不成动作时给予必要的支持，告诉他"没有完成动作并不是你不会做，而是动作太难。可把动作改为简单些，不使患者感到难堪，当患者成功后给予鼓励。

3. 运动性失用

（1）在进行特定的活动前，给予本体觉、触觉、运动觉的刺激，如在制动轮椅手闸前，可对肢体进行活动。

（2）尽量减少口头指令。

4. 结构性失用

（1）指导患者完成桌面上的二维、三维作业，并逐渐增加其复杂性。例如增加所使用的积木数量或使用不同的形状和大小的积木。

（2）拼图复制：可以用几何拼图或图画拼图，先从简单的开始，选择患者平时熟悉的事物的图形。

在患者进行一项结构性作业前，让他用手触摸该物，进行触觉和运动觉的暗示。训练过程中，治疗师可提供触觉和运动觉的指导，如组合螺钉、螺母，作业治疗师可手把手完成动作，根据完成情况减少帮助；确定完成有哪些困难，在完成过程中，提供辅助技术，可先完成部分，再完成全部。

5. 穿衣失用　穿衣失用训练主要通过作业治疗师和护士及家属的相互配合、共同指导来进行。首先需要针对穿衣失用的原因进行相应的作业治疗，再根据患者的情况，教给患者固定的穿衣方法，让患者反复练习，并且一边穿衣一边复述。

（1）建立一个容易让患者本人识别衬衫袖子的左右关系的场景,将衬衫平铺于床面,尽量展平,让患者能够容易地判断、确认衣服的左右、前后、表里等各个部位。

（2）穿衣前让患者用手去感受衣服的不同重量、质地、变换不同的穿衣技巧,目的是迫使患者使用受累侧肢体。

（3）提供声音和视觉暗示,在穿衣的全过程中治疗师始终要给予触觉的指导,在有进步后可减少或不用指导。如某个步骤出现停顿或困难,可重新给予指导。

（4）系纽扣时,要对着镜子,边看边系,注意不要上下错位。

（5）如果出现错误,要让患者重新再来。否则在错误的状态下,继续进行反复的更衣动作,只会使患者变得更糊涂,故应脱掉重新开始。

训练中,找出穿衣动作的一些表面特征,怎样变换能够使患者完成动作。例如,是一次给一件还是给许多件,哪一种方法更容易使患者穿上衣服。

也可以写一个步骤说明图,即首先将套头衫展开放在床上,确认袖子、领子、上下、左右、前后等,然后按先患侧再健侧的顺序穿袖子,最后套头。使其养成看图的习惯,逐渐形成自己的穿衣习惯。可以根据衣服的种类（T 恤衫、开襟衬衫）的难易程度进行训练,对改善症状有促进作用。

告诉患者及家属穿衣困难的原因,交给他们一些实用技术。应向伴有失认、失用症的患者讲解有关知识,让他们了解该障碍对日常生活活动的影响。鼓励他们独立完成日常活动,但必须提醒他们注意安全。

学习小结

1. 学习内容

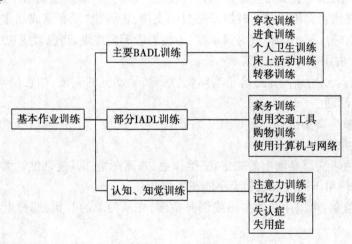

2. 学习方法

本章重点介绍了日常生活活动训练以及认知、知觉训练的内容,这些均是作业治疗学生应掌握的基本技能和方法,学生需熟练掌握并在实践中加以应用。在学习过程中,以理论学习为基础,注重 ADL 训练的实践操作,可以通过案例讨论、角色扮演、小组交流等方式,将具体的作业活动训练应用到不同功能障碍的患者实例中。

（杨珊莉）

复习思考题

1. 进行 BADL 与 IADL 作业训练的目的分别是什么？
2. 在作业训练的过程中,治疗师与家属各自扮演的是何种角色？
3. 有哪些方法和策略可以促进和提高患者进行 ADL 训练的积极性？

第八章　成人神经系统疾病作业治疗

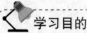

学习目的

通过学习脑卒中、颅脑损伤、脊髓损伤作业治疗的基本原则、作业评定方法及作业治疗的基本方法等知识,使学生掌握作业疗法实施步骤及基本内容,并能综合应用于脑卒中患者,为学生进入临床打下坚实的基础。

学习要点

脑卒中功能障碍特点;脑卒中运动功能障碍特点;脑卒中作业治疗基本原则;临床常用评定方法;作业治疗的基本方法;颅脑损伤严重程度的评定;颅脑损伤作业治疗的基本原则;急性期综合促醒治疗的基本方法;恢复期认知康复训练的基本策略及作业治疗方法;恢复期感知觉康复的作业治疗方法;脊髓损伤常见的功能障碍;脊髓损伤作业评定的常用方法;脊髓损伤作业治疗的基本原则;脊髓损伤作业治疗的基本方法;脊髓不同平面损伤作业治疗的康复目标。

第一节　脑　卒　中

一、概　　述

脑卒中即脑血管意外(cerebral vascular accident,CVA),又称中风或卒中(stroke),是由不同病因引起的急性脑血管循环障碍性疾病的总称。脑卒中不是一个独立的疾病诊断,是一组具有共同特征的临床综合征。以发病急骤、持续性(>24小时)、局灶性神经功能缺损症状为临床共同特征。临床表现以猝然晕倒、不省人事或突然发生口眼歪斜、半身不遂、舌强言謇、智力障碍为主要特征。世界卫生组织关于脑卒中的定义是:一种源于血管的急性神经性障碍,其症状和体征与脑部受损部位相吻合。

脑卒中已经成为严重影响公众健康的世界性问题,是神经系统的常见病和多发病,临床具有明显的高发病率、高患病率、高致残率、高复发率及高死亡率现象。中国为脑卒中高发国家,据统计,每年新发脑卒中病例高达200万,发病率约为250/10万。我国第三次国民死因调查结果显示,脑卒中已上升为中国国民第一位死因。近二十年的监测结果显示,脑卒中年死亡人数逾150万~200万,年增长速率达8.7%,平均每21秒钟就有1人死于脑卒中。全国存活的脑卒中患者中约3/4患有不同程度的残疾。流行病学调查发现,某些因素与脑卒中的发生密切相关,高血压、动脉硬化、心脏病、糖尿病、高血脂、年龄、嗜酒等是导致脑卒中的危险因素。其中,有些是可以调控的因素,如高血压、心脏病、糖尿病、高脂血症等;有些是可以干预、改变的因素,如吸烟、嗜酒、过劳等;有些则是无法干预、不可改变的因素,如年龄、性别、遗传等;而高血压、心脏病、糖尿病、酗酒及急性脑血管病史等是脑卒中复发的重要因素。如果能对可以干预的这些因素予以及时、有效的干预,则脑卒中的发病率、复发率就能显著降低。

康复对脑卒中整体治疗的效果和重要性已被国际承认,早期康复作业治疗可明显降低脑卒中的致残率和致残程度。作业疗法有利于脑卒中患者在日常生活活动、认知功能等方面的提高,使患者获得最大限度的自立,最终回归家庭、社会。

二、临床表现及功能障碍

脑卒中时由于脑损伤病变的部位、性质、病变严重程度等不同,可出现不同的临床表现,并组成各种复杂的临床综合征。其中以运动和感觉功能障碍最为常见。

1. 运动功能障碍　多表现为一侧肢体的瘫痪,同时伴有一侧中枢性面瘫,即偏瘫。脑卒中后所出现的运动功能障碍,取决于病变的血管和由此所产生的受损部位。肢体失去正常运动功能的表现为异常的运动模式,联合反应和共同运动是最常见的表现形式。

(1)联合反应:是指偏瘫时,即使患侧肌肉完全不能产生随意收缩,但当健侧肌肉用力收缩时,其兴奋可波及患侧而引起患侧肌肉的收缩。这种反应是与随意运动不同的异常反射活动。表现为肌肉活动失去意识控制,并伴随着痉挛出现。痉挛程度越高,联合反应就越强。偏瘫早期明显,恢复中、后期逐渐减弱,并常以固定的模式出现。

(2)共同运动:又称连带运动,是指偏瘫患者期望完成某项活动时所引发的一种组合活动。是由意志诱发而又不随意志改变的一种固定的运动模式,即参与活动的肌肉及肌肉反应的强度都是相同的,没有选择性运动。大部分脑卒中患者表现为,上肢以屈肌共同运动为主,下肢以伸肌共同运动为主,见表8-1。这种运动模式的存在严重妨碍了肢体功能活动的完成。

表8-1　异常的运动模式

上肢	异常的运动模式	下肢	异常的运动模式
肩胛骨	后缩、上提	髋关节	伸展、内收、内旋
肩关节	外展、外旋	膝关节	伸展
肘关节	屈曲	踝关节	足跖屈、内翻
前臂	旋后	足趾	跖屈
腕关节	屈曲		
手关节	屈曲		
拇指	屈曲、内收		

2. 感觉功能障碍　肢体深、浅感觉迟钝、麻木甚至丧失。主要表现为痛觉、温度觉、触觉、本体觉的减退或丧失。亦有少数感觉过敏。

3. 言语障碍　包括交流和读写等能力障碍。

4. 视觉与知觉障碍　主要表现为复视、偏盲、忽视等。

5. 认知障碍　常表现为注意力、记忆力减退、计算、学习困难,综合、逻辑推理困难等。

6. 日常生活能力降低　随意运动困难,患者不能独立完成日常生活的基本活动,生活质量低下。

7. 心理与社会影响　患者多表现为情绪抑郁、焦虑、悲观失望、动作迟缓、失眠等。

三、检查与评估

作业治疗应以患者为中心,选择和实施作业评定。评定过程中,应选择适宜的模式(参见本书第三章),既考虑患者在生活、工作及社会活动中所遇到的障碍,又充分考虑患者的家庭环境、社会角色、兴趣和文化背景等因素。脑卒中患者的作业评定,主要包括运动功能、日常生活自理能力、感知觉、认知等各方面,为作业治疗提供依据。

(一) 日常生活活动能力(ADL)评定

常用评定量表有改良 Barthel 指数(MBI)及功能独立性评定(FIM)。

1. 改良 Barthel 指数(MBI):在躯体 ADL 方面,宜选用 MBI。不仅可以用来评定治疗前后的功能状况,而且可以预测恢复情况。

2. 功能独立性评定(FIM):是迄今为止被广泛用来评价患者综合功能的量表。不仅能评定躯体功能,还能评定言语、认知和社交功能。

(二) 上肢功能评定

徒手肌力检查法(manual muscle test, MMT)、Brunstrom 运动功能恢复分期和 Fugle-Meyer 运动功能评定。后者是在前者基础上更为细化的脑卒中患者运动评定量表。

(三) 感知功能评定

感知功能障碍包括偏身感觉障碍、一侧偏盲和感知觉障碍,以及实体感缺失、失认症、失用症等。请参见相关章节。

(四) 身体功能评定

包括肌肉痉挛、关节活动度及平衡能力的评定等。

(五) 认知功能评定

脑卒中患者的认知障碍主要表现在记忆、注意、定向、思维、解决问题等方面,常用简易精神状态检查量表(MMSE),也可选用韦氏成人智力量表中国修订版(WAIS-RC)和韦氏记忆量表(WMS)。

(六) 其他评定

包括生活质量评定、失语症评定、心理评定等。请参见本书第五章和《康复评定学》相关章节。

脑卒中的功能恢复 一般认为,脑卒中运动功能的恢复可从发病后数日开始,6 个月内 90% 的患者恢复达到顶点。恢复顺序一般为,先近端后远端。如能及时且坚持足够长时间的康复治疗,肢体功能和日常生活能力将会有不同程度的恢复。

四、方案与实施

(一) 脑卒中作业治疗原则

脑卒中作业治疗的主要目的在于,通过患者参与作业治疗活动,改善和维持身体、心理两大方面的功能,使患者最大限度地获得自立,最终回归家庭、社会。作业治疗应遵循的原则是:早期介入、循序渐进、持之以恒、医患合作、系统管理、健康教育。

1. 早期介入 一般在生命体征稳定、原发神经病学疾患无加重,在药物治疗的同时康复措施就应及早介入。有研究显示,最佳康复开始时间为 14 天以内。预防性康复措施的早期介入,不仅有助于改善脑卒中患者受损的功能,减轻残疾的程度,还可以防止各种并发症的发生,提高其生活质量。

2. 循序渐进　康复是个持续过程,作业治疗贯穿于脑卒中康复治疗的全过程,既要达到一定的强度,又要持续一定的时间。在这长期的过程中应量力而行,治疗时间逐渐增加,强度逐渐加大,辅助逐渐减少,患者的主动参与逐渐增多。

3. 持之以恒　偏瘫侧上肢和手功能的恢复较偏瘫侧下肢相对滞后,作业治疗从脑卒中发病开始早期介入,直至患者的功能达到最大限度的恢复。

4. 医患合作　制订、实施作业治疗措施时,作业治疗师应充分调动患者的积极性。促进脑卒中患者的主动参与及其家属的积极配合,以利于重复训练、强化正确训练,并与日常生活活动紧密相结合。

5. 系统管理　脑卒中的康复是一个漫长而艰难的过程,作业治疗的实施应有计划、有步骤地进行,治疗师应调动患者的积极性以配合治疗、主动实施康复训练。同时,需要指导患者家属采用正确的方法对患者进行有效的监督和指导,使训练成果尽可能多地应用到患者日常生活中。社区医院的康复中心应定期随访、指导,以促使患者早日康复。

6. 健康教育　对患者及其家属进行相关知识的宣传教育及心理指导,使其正确认识疾病,了解作业治疗的过程和目的,这是实施有效康复治疗的保证。因此,与疾病相关的健康教育应贯穿整个康复治疗过程。

（二）脑卒中作业治疗方法

脑卒中常用的作业治疗方法包括:保持正确肢体位、维持和改善关节活动度、上肢和手的治疗性活动、上肢和手的功能训练、感知觉障碍的恢复训练、日常生活活动训练、环境适应及健康教育等。

1. 保持正确肢体位　由于脑卒中患者卧位或坐位时间相对较长,保持正确的卧位、坐姿和肢体位置,能有效预防或对抗痉挛姿势的出现和发展。所以,早期必须确保患者始终采取正确的、有利于今后机体功能恢复的姿势和肢体位。

(1)保持正确卧姿:可仰卧位、健侧卧位及患侧卧位三种姿势轮换,以患侧卧最为重要,尽量少用仰卧位。

1)患侧卧位:头部患侧置于高度适中的枕头上,上颈段稍微前屈,躯干稍向后旋;后背用枕头稳定支持;患肩前伸,上肢前伸与躯干的角度不小于90°,肘关节伸直,前臂旋后,掌心向上,腕背伸,手指伸展散开;患侧下肢髋关节伸展,膝关节微屈,踝背伸,足面与小腿尽量保持垂直。健侧上肢自然放在身上,健侧下肢屈髋、屈膝呈迈步位,置于体前支撑良好的垫枕上,以免压迫患侧(图 8-1)。患侧卧位可以增加对患侧的感觉输入刺激,并使患侧被动拉长,有助于抑制痉挛,健侧手可以自由活动。

2)健侧卧位:枕头高低适中,躯干与床面保持直角,不能呈半俯卧位。患肩前伸,向头顶方向上举100°,肘、腕、指各关节均保持伸展放置于胸前的枕垫上,使肩及上肢保持外展位;患侧下肢完全由枕头垫起,髋、膝自然屈曲,踝略背伸,足不能内翻。健侧肢体在床上取舒适自然位放置(图 8-2)。健侧卧位是患者感觉比较舒适的体位,有利于患侧的血液循环,可减轻患侧肢体的痉挛和水肿,便于偏瘫侧的治疗性操作。

3)仰卧位:头正中位或面向患侧。枕头高低适中,勿使患者采取半卧位,以免诱发异常肌张力。患侧上臂应放在体旁的枕头上,肩胛骨尽量前伸,肩外展外旋45°,肘伸展、前

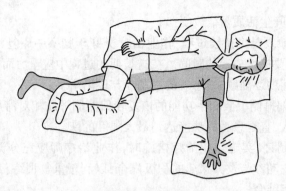

图 8-1 患侧卧位

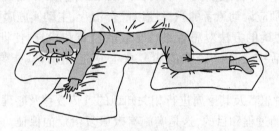

图 8-2 健侧卧位

臂旋后、腕背伸、手指伸展及拇指外展;患侧臀部和大腿下放置软枕支撑,使骨盆前伸、髋关节稍内旋,防止患腿外旋,膝下放置一小枕使膝关节微屈曲,踝关节保持中立位,患足平放于床上,足底勿放置任何物品(图 8-3)。

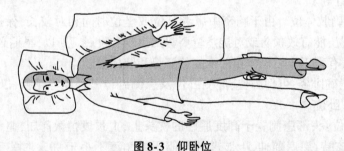

图 8-3 仰卧位

(2)保持正确坐姿:有效的坐姿要求骨盆提供稳定的支持,躯干保持直立位。不论何种方式的坐位都必须掌握两侧对称的原则。

1)床上长坐位:床上长坐位,须用大枕垫于身后以保持患者躯干端正、背部伸展,确保髋关节屈曲 90°;双上肢对称地放置于身前的小桌上,使患者上肢始终位于患者的视野之内。为避免膝关节的过度伸展,可以在膝下垫一小垫(图 8-4)。防止半卧位。

2)轮椅坐位:选择适合患者身材的轮椅,保持躯干伸展,患者上肢放置在轮椅板上并处于一个良好的姿势体位,患侧下肢侧方垫海绵垫以避免患侧髋关节的外展、外旋(图 8-5)。轮椅桌板以可拆卸的透明板为佳,长度及宽度须使患者的双侧上肢放置在轮椅板上时能够对称地充分地向前伸展,患侧前臂采取旋后位或中立位。

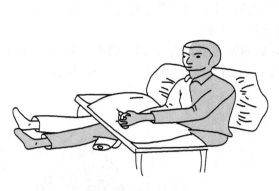

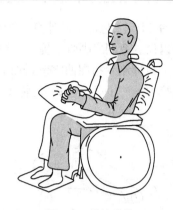

图 8-4　床上长坐位　　　　　　　　　图 8-5　轮椅坐位

3）普通椅子坐位：坐在普通的靠背椅子上时，骨盆直立，髋、膝、踝关节保持 90°屈曲位，小腿垂直下垂、双足底着地；保持头、颈、躯干及双肩左右两侧对称，躯干伸展。患侧手可以放在大腿上。

2. 维持和改善关节活动度　治疗小组中的所有成员，包括患者家属和护理人员，都应鼓励和指导患者采用正确的方法，进行自主辅助性练习，以改善肢体的血液循环，并预防关节僵硬和挛缩。

（1）被动运动：应早期开始，每天对患侧肢体进行各关节的被动活动，活动顺序从近端至远端关节，各方向、全范围活动 3～5 次，动作宜舒缓而有节律，避免突然用力或加大活动度。一般每日 2 次，直至患肢恢复主动活动。

（2）主动辅助性训练：恢复初期，肩关节往往缺乏自发的随意运动，需要由健手或他人进行诱导，诱发患侧上肢尽早出现分离运动。

1）Bobath 握手：两手十指交叉相握，患侧拇指在外，由健侧带动患侧上肢自助被动运动。上举或前伸上肢时，患侧肘关节要充分伸展、前臂略旋前，克服患肢的屈曲，肩部充分前伸。动作要缓慢、到位，反复进行。可以在卧位、坐位下进行。

2）磨砂板：患者坐在治疗台前，根据患者上肢功能水平调节治疗台的角度。用健侧手掌按压在患侧手背上，保持患侧手指的伸展，前伸上肢以达到屈曲肩关节、伸展肘关节的目的。

3）滚筒：治疗师站在患者患侧，嘱患者 Bobath 握手，利用健侧上肢带动患肢完成肩关节屈曲、肘关节伸展、前臂旋后、腕关节背伸的运动，治疗师可协助患手做促进肘关节伸展的动作（图 8-6）。

3. 上肢和手的治疗性活动　在进行患侧上肢、手的功能性活动之前，应抑制痉挛、进行分离运动训练。

（1）抑制痉挛：对于肌痉挛，首先是预防痉挛的发生，让患者逐渐明白、掌握控制痉挛的方法。

1）预防肌痉挛：训练中应避免急速、过度用力的动作；患侧上肢痉挛比较明显时，避免过度使用健侧手，避免做健手抓握功能要求较高的动作。

2）降低患侧上肢的肌痉挛：训练中，针对痉挛可采用牵拉、挤压等方法。例如以抗痉挛模式负重，利用负重练习或在负重状态下的作业活动，降低患侧上肢的肌痉挛。患者坐在治疗床上,患侧上肢伸直,掌面放在体侧稍后的床面上,手指向外后方展开。这种负重可以促进患侧肩胛骨上提、肘伸直、腕背伸和手指伸展。

3)抑制手指屈曲痉挛:首先治疗师用四指紧握患者的大鱼际,将拇指外展(图8-7);治疗师另一手固定肘关节,将患肢前臂旋后,停留数秒,痉挛的手指可自动伸展。

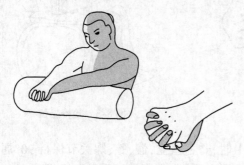 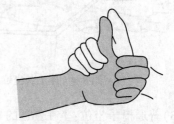

图8-6 滚筒　　　　　　　　图8-7 抑制手指屈曲痉挛方法

(2)分离运动训练:由于患侧肢体各关节丧失了独立运动的能力,所以在活动中无法进行关节的分离运动和选择性运动。作业治疗的目的是打破这种协同运动模式,逐步确立各个关节的分离运动。例如,上肢持球(图8-8)、持棒训练。

4.上肢和手的功能训练　在进行功能性作业活动中,应逐步增加上肢、手的运动控制能力及协调性训练,为日常生活活动创造条件。

(1)上肢的运动控制能力训练:遵循"由近到远,由粗到细"的恢复规律。例如上肢持球训练、地面上推动大巴氏球的活动(图8-9)。

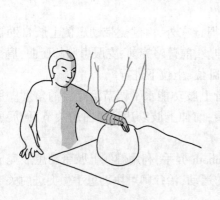 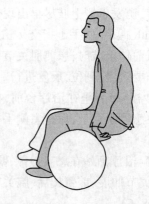

图8-8 上肢持球　　　　　图8-9 地面上推动大巴氏球

(2)双手协调性训练:即选择由患侧手起固定等辅助作用,以健手进行操作为主的活动。如双手配合搬运物品、木钉盘、拼图等作业活动。

(3)手指抓握及精细运动:棋牌游戏、木钉盘活动等既有娱乐作用,又是训练手指对粗细、大小、方圆等不同规格、不同形状物体抓握的良好活动。手指精细活动,如捡豆子、编织、粗线打结及打字等。

5.感知觉障碍的恢复训练　感觉障碍会影响运动功能,对感觉障碍应予以同等重视并加以训练。

（1）患侧上肢负重训练：利用坐位时患侧上肢负重抗痉挛模式的方法，达到同时训练运动功能和感觉功能的目的。即在支撑手掌的下面，交替放置手感、质地不同的材料。

（2）手的抓握训练：可将木钉盘活动灵活运用于感觉训练。将木块、木棒或棋子等分别缠绕不同的材料，如丝绸、棉布、海绵等，指导患者拿放木钉，以提高感知觉能力。

（3）辨别物体的练习：用各种质地的物品擦刷患者的皮肤；寻找埋藏在细沙、米粒、豆子内的积木块和各种玩具等物品；或遮住患者视线，要求通过触觉判断物体的大小、轻重、软硬、形状等。

（4）预防和纠正患侧忽略：治疗师或家属在对患者进行治疗或护理时，应随时提醒患者关注自己患病一侧的身体，并采取相应措施防止和改善患侧忽略。①从患侧接近患者，增加患者认知自身患侧的机会；②始终将患侧上肢置于患者自己的视野内，而且尽量保持与健侧相同的肢位；③避免过度使用健侧手，宜多做健手带动患手及上肢的自助性活动。还可采用一些活动以改善其症状。

6. 日常生活活动训练　治疗中应鼓励患者主动完成能够独立完成的日常活动，训练方法详见本书第七章。原则是双手共同完成，或双手交叉后共同完成。

7. 环境适应　如有可能对家庭及社区环境做必要的改造，使患者更容易适应家庭、社区生活，参加一些力所能及的家务劳动、社区娱乐活动，从事一些有兴趣的活动等，从而在心理、身体上获得最高质量的生活，达到作业治疗的最终目的。

8. 健康教育　同前述。

（三）作业治疗实施

脑卒中的作业治疗，一般在患者生命体征稳定、神经功能缺损症状不再发展48小时后开始。分急性期、恢复期及后遗症期。

1. 急性期（卧床期）作业治疗　一般指发病后的1~4周。这期间康复治疗应与临床治疗同时进行。

（1）治疗目标：预防各种并发症及继发障碍的出现，为恢复期的进一步功能恢复打好基础。

（2）治疗方法

1）保持良肢位：方法同前述。应为患者准备一些大小和形状不同的枕垫，以支撑身体的不同部位。应注意的是：①床应放平，床头不得抬高；②患手中不应放置任何物品，手不能处于抗重力体位；③足底不应放置任何东西，踝关节最好保持在中立位。

2）体位转换（床上翻身）：原则上每2小时变换1次。可以从被动活动开始，通过自助活动尽快过渡到主动的康复训练。

3）保持正常的关节活动度：上肢被动运动、卧位Bobath握手，方法同前述。

4）预防和纠正单侧忽略和（或）视野缺损。

5）保持正确的坐姿：床上坐位，方法同前述。每次坐起的持续时间，应根据患者的耐受情况而定，每天坐起的次数也以患者的承受程度为限，并尽可能在坐位下进食。治疗师必须随时纠正不良坐姿。

2. 恢复期（离床后）作业治疗　脑卒中发病后1个月左右即进入恢复期。恢复早期（发病后1~3个月）和恢复中期（发病后3~6个月）是康复治疗和功能恢复的最佳时期，恢复后期(发病后 6～12 个月)功能恢复逐渐缓慢。

(1)治疗目标:加强患肢的协调性和选择性随意运动,并结合患者日常生活活动进行实用功能的强化训练,适时应用辅助具以补偿患肢的功能,预防常见并发症。

(2)治疗方法

1)关节活动度的维持和改善:选择磨砂板、滚筒等上肢主动辅助性训练工具,方法同前述。应注意:①利用健侧上肢的辅助,诱导患肢分离运动。②设计上肢实用性运动模式组合,提高上肢运动功能。例如,利用磨砂板的角度调节磨具的重量、磨把的变换等。③强调动作的准确性。

2)保持正确的坐姿:离床后患者的坐位姿势包括轮椅坐位和椅子坐位。方法同前述。

3)上肢和手的治疗性活动:病情进入稳定恢复期,绝大部分患者或多或少会出现不同程度的肌痉挛和联合反应,相继出现病态的肢体位、姿势,影响肢体功能的恢复。此时,应以抑制痉挛、促进分离运动的训练为主。方法同前述。

4)上肢和手的功能训练:包括上肢和手的运动控制能力训练,双手协调性训练,手指抓握及精细操作运动等。方法同前述。

5)日常生活活动训练:包括床上翻身、床边坐起、床与轮椅间的转移、进食、如厕及更衣训练等。逐项指导和训练,从简到繁,从易到难,不能独立完成者可使用辅助具。通过作业治疗,使患者尽可能实现生活自理。方法同前述。

6)辅助具应用:经过康复训练,患者的某些功能活动难以恢复到独立正常进行时,应对客观条件进行改良,指导患者选择、使用自助具、矫形器等。例如,对餐具进行加工改造,使用分指板、手腕部支具、足踝矫形器及各种日常生活辅助用具等。参见相关章节。

3. 后遗症期作业治疗　脑损害导致的功能障碍经过各种治疗,受损的功能在相当长的时间内不会有明显的改善,这一时期为脑卒中后遗症期。临床上有的后遗症期在发病后 6～12 个月,但多数在发病后 1～2 年。

(1)治疗目标:加强残存和已有的功能,重视患者的环境适应训练,使患者更加自如地使用患侧,预防失用综合征、误用综合征及其他并发症的发生。

(2)治疗方法:对患者进行必要的日常生活指导、健康教育和环境改造,使之掌握各种家庭日常生活活动,最大限度地提高生活质量,使患者回归家庭、社会。

1)强化训练:继续进行上肢和手功能的作业治疗,及提高整体日常生活活动能力的训练。

2)环境改造及适应训练:进行家庭、社区环境下的训练,并对家庭环境做必要的、可能的改造,如去除门槛、改为坐式便器等。

3)利手交换训练:利手是指人在日常生活中惯常使用的一侧手。部分脑卒中患者,利手一侧肢体的运动能力受到损害。是否进行利手交换,一方面,可根据患者病后 3 个月患手的功能状态;另一方面,应根据患者的需求而定。如患手功能不可恢复或恢复很差,应充分发挥健侧的代偿作用。需要治疗师设计专项训练,长时间、反复多次的训练,才有可能收到满意的效果。

知识链接

脑卒中预防

脑卒中三级预防尤如三道防线,其中一级预防最为重要,因为其所防的对象是全社会总人口或其中的高危人群,而且一级预防的重点是健康教育和行为干预,投资少,预防的效益最明显。①一级预防:一级预防是指疾病发生的预防,主要在发病前控制脑卒中的病因和危险因素。方法是定期进行健康体检,早期发现脑卒中的内在危险因素,对高危致病因素进行干预,以降低疾病的发病率为最终目的。对于脑卒中而言,一级预防的重点是对高血压人群的监控和改变居民不健康的行为和生活方式。②二级预防:又称"三早预防",即早发现、早诊断、早治疗。主要是针对已发生过短暂性脑缺血发作或发生轻型卒中在短期内(3 周)完全恢复者,防止其发生完全性卒中。控制病情,预防并发症发生。干预内容包括对患者高危因素的控制,康复治疗和康复训练指导,卫生宣教和心理疏导等。发生脑卒中后需要终生接受二级预防,以防卒中再发。③三级预防:主要为发病后积极治疗,对已患脑卒中的患者进行早期或超早期治疗,可降低致残程度,防止病情恶化,采取预防措施减少并发症和防止再复发。内容主要包括康复医疗、训练指导、心理疏导、知识普及、用品用具、咨询宣教等方面,以尽可能恢复或补偿患者缺损的功能,增强其参与社会生活的能力。

五、案例分析

1. 基本情况　朱某,男,47 岁,2010 年 10 月 2 日自觉言语不利、右侧肢体活动不利,进行性加重 4 天门诊就诊,血压 190/130mmHg,头 CT 提示左侧基底节区梗塞,入院治疗。住院治疗期间病情加重,系统治疗后病情稳定,于 2010 年 10 月 18 日转入康复科,行进一步康复治疗。

2. 功能评定　入院康复评定示:右侧上肢肌力:Ⅲ级,偏瘫上肢能力评价为辅助手 C,上肢运动功能评定(Fugl-Meyer 法)13 分,右侧肢体 Brunnstrom 分期:Ⅳ级。主要障碍为:右上肢分离运动不充分、稳定性差、ROM 不完全。

3. 治疗方案

(1)作业治疗目标:促进分离运动,增加患侧上肢的稳定性、协调性及手指精细动作。

(2)作业治疗处方:①被动活动关节,扩大关节活动度;②简易上肢活动功能评价器,木钉盘训练,每天 1 次,每次 10 分钟;③平板磨砂板、上肢滚筒训练,每天各 1 次,每次 5 分钟;④持物训练,每次持物 1kg,每天 1 次,每次 3 分钟。⑤生活活动能力项目训练,每次 10 分钟。

经 2 周治疗,右侧肢体肌力:Ⅳ,偏瘫上肢能力评价为辅助手 A,上肢运动功能评定(Fugl-Meyer 法)43 分;脑卒中运动功能恢复程度评定(Brunnstrom 分级):Ⅴ级。

附:

吞咽困难

吞咽困难是食物从口腔运送到食管内的过程中发生进食障碍的一种临床症状。吞咽过程是人类最协调、最准确的一组功能运动,是最复杂的躯体反射之一。需要有良好的口腔、咽、喉和食管功能的协调,包括:感觉与咀嚼、吞咽运动、吞咽与呼吸,以及食管动力学的变化对吞咽的影响等。

根据食团在吞咽时所经过的解剖部位,将正常吞咽的生理活动过程分为四期。第一期,准备期:即食物进入口腔,通过唇、牙、舌、颊各器官的协调运动,使食物形成适合吞咽的食团,准备吞咽。第二期,口腔期:即咀嚼成团的食团从口腔输送至口腔后部,舌将食物压入咽部。真正的吞咽即将开始,为随意运动,舌的运动在这一期的吞咽动作中非常重要。第三期,咽期:食物经咽部运送至食管上端,这是通过一系列反射运动实现的。第四期,食管期:咽部的收缩使食物进入到食管,启动了整个食管的蠕动,促进食团经胃食管括约肌进入到胃。

根据病因,吞咽困难一般分为 3 类:①神经源性,多见于脑血管意外、脑外伤等;②病理性,如食管癌、多发性肌炎、重症肌无力等;③神经性,如癔症等。由神经系统疾病引起的吞咽困难主要表现为:口腔控制能力和食物咀嚼能力减弱,吞咽反射异常,吞咽后咽部遗有残留食物,吞咽过程中食物被吸入气管,或饮水时呛咳及有噎塞感。吞咽困难是脑卒中常见并发症之一,其发生率约为 51% ~ 73%。患者常因禁食或进食方法不正确,引起脱水、营养不良、吸入性肺炎等并发症,严重者可因窒息而危及生命。吞咽障碍的康复治疗在临床中极为重要。

1. 临床表现 进食速度慢、小口多次下咽、吞咽费力、进食或饮水咳呛、误吸、咽下有梗阻感及发音不清晰等。临床不同分期的主要特点是:

(1)准备期:口唇闭合不全,流涎,食物容易从口中溢出,咀嚼无力,口腔内感觉障碍。

(2)口腔期:食团形成困难,向咽部运送困难,吞咽后口腔内有食物残留。

(3)咽期:可见食物经鼻腔反流及呛咳,食团黏在咽部,有噎塞感或喷出,误入气管。

(4)食管期:咽下的食物发生反流,胸部堵塞感。

2. 吞咽功能评定

(1)饮水试验:患者取坐位,以水杯盛温水 30ml,嘱患者如往常一样饮用,观察患者饮水经过,并记录所用时间。根据有无呛咳和分饮次数进行评定。Ⅰ:一饮而尽,无呛咳;Ⅱ:两次以上喝完,无呛咳;Ⅲ:能一次喝完,但有呛咳;Ⅳ:两次以上喝完,有呛咳;Ⅴ:呛咳多次发生,不能将水全喝完。吞咽功能评定:①正常:情况Ⅰ,5 秒之内;②可疑:Ⅰ(5 秒以上)、Ⅱ;③异常:Ⅲ、Ⅳ、Ⅴ。

(2)辅助检查:对咽部以下的正确评价,有赖于 X 线造影录像。在不同性状的食物中加入适量造影剂,于 X 线透视下观察吞咽全过程并录像。明确食团通过咽部进入食管的过程,观察是否有通过困难及吸入等情况的发生。

3. 作业治疗 早期进行康复训练的目的在于,防止咽下肌群发生失用性萎缩,促进舌和咀嚼肌的运动,提高吞咽反射的灵活性,从而增强患者自我生存能力,提高生活质量。其部分训练可与言语治疗方法配合应用。

(1)吞咽功能训练:预防失用性功能低下,改善吞咽相关器官的运动及协调动作,为经口腔摄取营养做必要的功能性准备。常用的训练方法有:

1)口唇运动:紧闭口唇、撅嘴(口唇突出)、咧嘴(口角旁拉)、微笑(嘴角上翘)、鼓腮等。改善食物或水从口中漏出的情况。

2)下颌运动:做尽量张口、松弛及下颌向两侧运动。促进咀嚼功能。

3)舌肌运动:舌体尽力前伸、后缩、上卷、左右摆动、转动,练习舌的灵活性。促进对食团的控制及向咽部输送的能力。

4)冷刺激:用冰冻过的棉棒轻压软腭弓、咽后壁和舌后部,缓慢移动,左右交替,进行

20～30 次。强化吞咽反射,使之易于诱发且吞咽有力。

5)声带内收训练:患者深吸气、闭唇憋气 5 秒钟,或做清嗓动作,通过训练增加声带闭锁肌功能,达到屏息声带闭合,避免误吸。

6)咳嗽训练:患者反复咳嗽、清嗓子,促进喉部闭锁的效果。

7)呼吸训练:通过延长呼气吸气,控制呼吸能力,利于排出吸入或误咽的食物,促进喉部闭锁。

(2)代偿技术

1)吞咽时体位:一般取 30°仰卧位、颈部前屈。偏瘫患者应将患侧肩背部垫高,于健侧喂食。

2)咽部残留食物的去除:①反复吞咽,每次吞咽食物后,反复多做几次空吞咽,使食团全部咽下,然后再次进食;②交替吞咽,固体和流质交替;③点头式吞咽,颈部后仰挤出会厌部的残留食物,接着在做点头动作的同时进行吞咽。

(3)进食训练:患者意识状态清醒、全身状态稳定、能产生吞咽反射、少量吸入或误咽能通过随意咳嗽咳出者,可进行摄食直接训练。

1)选择食物:容易吞咽食物的特点:①柔软、密度及性状均一;②有适当的黏性、不易松散;③易于咀嚼,通过咽及食管时容易变形;④不易在黏膜上滞留等。

2)食团在口中位置:最好把食物放在健侧舌后部或健侧颊部,这样有利于食物的吞咽。

3)一口量:即最适于患者吞咽的每次喂食量。应从小量(1～4ml)开始,逐步增加,掌握合适的一口量。

4)调整进食姿势、速度:能坐起就不要躺着,能在餐桌上就不要在床边;以较常人缓慢的速度进行摄食、咀嚼和吞咽。一般每餐进食的时间控制在 45 分钟左右为宜。

吞咽困难的治疗涉及多学科多专业的通力合作,除积极处理原发病外,应提倡综合训练,包括肌力训练、指导排痰、上肢进食功能训练、食物的调配、餐具的选择、辅助具的选择与使用、进食前后口腔卫生的保持等,凡与摄食有关的因素均应该考虑在内。

第二节　颅脑损伤

一、概　述

颅脑损伤(traumatic brain injury,TBI)是指各种致伤因素作用于头部,导致脑组织结构的破坏或功能障碍。根据不同国家不同时期的流行病学资料统计,颅脑外伤的发病率在各种类型的创伤中居于首位,或仅次于四肢损伤,占全身各部位损伤的 9%～21%。颅脑损伤来势凶猛,病情危重,变化迅速,致残率和死亡率都较高。高速交通工具的应用、各种运动损伤的增加等,使颅脑外伤的发病率呈继续增高趋势,而医疗水平的提高,又使患者的存活率升高。近年来,我国每年新增颅脑损伤患者约 60 万人,占全身各部位创伤发病率第二位,死亡率、致残率居首位。

颅脑损伤患者可出现不同程度的运动和感觉功能障碍,同时伴有认知和感知功能、语言交流功能、日常生活自理能力、行为、心理以及社会交往等方面的障碍。这些功能障碍导致了较高的致残率,给患者个人、家庭及社会带来很大影响和沉重负担。颅脑外伤康复的难度较大且复杂,不仅是肢体运动功能的康复,还包括中枢高级功能障碍的康复,疗程长且费用高。因此,积极开展早期康复,预防颅脑损伤的并发症、减少后遗症,使患者受损功能得到最大限度的恢复和代偿,是非常有意义的。

二、临床表现及功能障碍

由于受致伤机制、受伤部位、伤情轻重、就诊时机等因素影响,颅脑损伤的临床表现差异较大。主要包括运动功能障碍、感知觉障碍、认知障碍,及日常生活自理能力、心理和社会交往等方面的障碍。

1. 意识障碍 根据意识障碍的程度可分为嗜睡、昏睡、浅昏迷和深昏迷。不同程度的意识障碍往往预示伤情的轻重程度,而意识障碍程度的变化又提示病情的好转或恶化。

知识链接 ↘

意识障碍的程度

意识障碍的程度由轻到重分为4级:①嗜睡:对周围刺激的反应性减退,但患者可被唤醒,能基本正确地回答简单问题,停止刺激后很快又入睡。各种生理反射和生命体征正常。②昏睡:对周围刺激的反应性进一步减退,虽能被较响的言语唤醒,但不能正确回答问题,语无伦次,旋即又进入昏睡。生理反射存在,生命体征无明显改变。③浅昏迷:失去对语言刺激的反应能力,但在疼痛刺激下可有逃避动作,此时浅反射消失,深反射减退或消失,生命体征轻度改变。④深昏迷:对外界的一切刺激失去反应能力,深浅反射消失,瞳孔光反射迟钝或消失,四肢肌张力极低或呈强直状态,生命体征也出现紊乱,患者病情危重,预后不良。

---

2. 运动功能障碍 表现是多方面的,如肌力减弱、关节活动受限、姿势不良、异常运动模式、运动整合能力丧失等。其中一些与脑卒中的障碍相类似,一些由于其认知、行为和情绪障碍所致而具有特殊性。

3. 感觉障碍 大脑皮层的感觉区域受损可引起感觉异常或缺失。

4. 知觉障碍 知觉功能障碍的种类与病变部位有关。常见类型有失认症及失用症。

(1)失认症:脑损伤后,即使无感觉功能缺陷、智力衰竭、意识障碍、言语困难,患者对自己以往熟悉的事物仍不能以相应感官感受(如视觉、听觉和触觉)而加以识别,这种现象称为失认症。失认症中发病率较高的是半侧视空间失认、疾病失认和Gerstmann综合征。

1)半侧视空间失认:亦称单侧忽略、一侧空间忽视,是指患者对脑损害部位对侧一半身体和空间内物体不能辨认。病灶常发生在右顶叶、丘脑。

2)疾病失认:患者对自身病情缺乏自知,否认自身疾病的存在,对自己也不关心。病灶多在右侧顶叶。

3)Gerstmann综合征:包括肢体左右失定向、手指失认、失写、失算。见于优势半球顶叶角回病变。

(2)失用症:即运用功能障碍。在运动、感觉、反射均无障碍的情况下,不能按要求完成熟悉的动作称之为失用症。如不能完成伸舌、吞咽、洗脸、刷牙、划火柴和开锁等简单动作,但患者在不经意情况下却能够自发地做这些动作。其中以结构性失用、运动失用和穿衣失用的发病率最高。

1）结构性失用：主要反映在绘画及装配作业中的视觉结构能力障碍，表现为对多维空间的综合不能。患者对绘画、排列、建筑等结构活动的各个构成部分及其互相关系有一定认识能力，但对构成完整的时间空间的分析和综合能力存在明显缺陷。

2）运动失用：常见于上肢远端和舌。表现为对一般简单动作并无障碍，但失去执行精巧、熟练动作能力。如不能洗脸、刷牙、书写、系衣扣、划火柴、用钥匙开门等，动作笨拙而不熟练。

3）穿衣失用：穿衣失用症是指患者不能正确地穿脱衣裤。表现为穿衣的动作顺序和穿衣的方式方法上错误，不是由于运动障碍或不理解指令而影响穿衣，多由于右侧颞、顶、枕叶联合区损伤所致，与视觉空间定向障碍有关，可合并结构性失用、偏侧忽视、体像障碍等。

5. 认知障碍　包括注意、记忆、思维、言语及心理等功能障碍。主要表现为，注意力降低、记忆减退、动作开始及终止能力受损、安全感降低和判断能力受损、反应迟钝、执行功能困难和抽象思维能力障碍等，严重影响患者的日常生活活动与社会交往。

6. 性格、情绪及行为异常　性格异常可表现为焦虑、抑郁、易怒、易冲动等，情绪异常多表现为沮丧、情绪不稳、焦虑、感情淡漠、呆傻、神经过敏等，行为异常患者躁动不安、易激惹、易冲动甚或有攻击性行为等。

7. 其他功能障碍　如吞咽障碍、言语障碍、脑神经损伤、社会心理障碍及日常生活活动能力障碍等。

三、检查与评估

1. 颅脑损伤严重程度的评定　意识障碍的程度与持续时间、伤后遗忘持续时间是判断颅脑损伤严重程度的指标。

（1）急性期损伤严重程度的评定：用格拉斯哥昏迷量表（Glasgow coma scale，GCS）定量评定患者的昏迷程度，这是反映颅脑损伤严重程度的一个可靠指标。该方法检查颅脑损伤患者的睁眼反应（E）、言语反应（V）和运动反应（M）三项指标，确定这三项反应的计分，再累加，将总分作为判断伤情轻重的依据（表8-2）。记录方式为 E___V___M___字母中间用数字表示，如 E3V3M5 = GCS11。量表最高计分15分，为正常；最低3分。评分等于或大于13分为轻度损伤，9～12分为中度损伤，8分或8分以下为昏迷，意味着严重损伤。

根据 GCS 计分和昏迷时间长短，可将颅脑损伤分为轻、中、重3型：①轻度损伤：13～15分，伤后昏迷20分钟以内者；②中度损伤：9～12分，伤后昏迷20分钟至6小时者；③重度损伤：总分小于8分，伤后昏迷或再次昏迷持续6小时以上者。

（2）持续性植物状态的评定（persistent vegetative state，PVS）：重度颅脑损伤，若伤后昏迷持续1个月仍无反应即进入植物状态（vegetative state，VS），以后可从昏迷中苏醒并逐渐恢复功能。如昏迷时间再延长，即为持续性植物状态，其时间愈长，康复的可能性愈小。我国于1996年在南京制定了持续性植物状态（PVS）的临床诊断标准（暂定）：①认知功能丧失，无意识活动，不能执行指令；②保持自主呼吸和血压；③有睡眠-觉醒周期；④不能理解或表达语言；⑤能自动睁眼或刺激下睁眼；⑥可有无目的性的眼球跟踪运动；⑦下丘脑及脑干功能基本保存。如果以上症状在脑损伤后持续1个月以上，即可定为持续性植物状态。

表 8-2　格拉斯哥昏迷量表（GCS）

检查项目	患者反应	评分
睁眼反应	1. 无睁眼	1
	2. 疼痛刺痛眼睛	2
	3. 语言命令睁眼	3
	4. 自然睁眼	4
言语反应	1. 无语言反应	1
	2. 无意义的声音	2
	3. 无意义的语言	3
	4. 语言含糊	4
	5. 定向力好	5
运动反应	1. 无运动反应	1
	2. 疼痛刺激伸直	2
	3. 疼痛刺激屈曲	3
	4. 逃避疼痛	4
	5. 疼痛定位	5
	6. 遵嘱运动	6

（3）恢复期伤情严重程度的评定：可根据伤后遗忘（post- traumatic amnesia，PTA）时间的长短进行评定。PTA 是指受伤后记忆丧失到连续记忆恢复所需的时间。对于患者是否仍处于 PTA 之中还是已恢复了连续记忆，常用 Levin 提出的盖尔维斯顿定向遗忘试验（Galveston orientation and amnesia test，GOAT）（表 8-3）评定。该试验主要通过提问方式

表 8-3　定向遗忘试验（GOAT）

问题		答错扣分
1. 你姓什么？叫什么名字？		−2（姓 −1，名 −1）
你何时出生？		−4
住在哪里？		−4
2. 你现在在哪	如答不出城市名	−5
	如答不出在医院	−5
3. 你是哪一天入院的		−5
你是怎样到医院的	如答不出运送方式	−5
4. 伤后你记得的第一件事是什么（如苏醒过来等）		−5
你能详细描述一下你伤后记得的第一件事吗？		−5
（如时间、地点、伴随人等）		
5. 伤前你记得的最后一件事是什么？		−5
你能详细描述一下你伤前记得的第一件事吗？		−5
6. 现在是几点几分？	至多	−5（与正确时间每相差 0.5 小时　−1）
7. 现在是星期几？	至多	−5（与正确日期每相差 1 天　−1）
8. 今天是几号？	至多	−5（与正确日期每相差 1 天　−1）
9. 现在是几月？	至多	−15（与正确月份每相差 1 个月　−5）
10. 今年是哪一年？	至多	−30（与正确年份每相差 1 年　−10）

了解患者的记忆情况,患者回答不正确时按规定扣分,将 100 减去总扣分即为 GOAT 分。100 分为满分,75~100 分为正常,66~74 分为异常边缘,低于 66 分为异常。一般认为,达 75 分才能认为脱离了伤后遗忘(PTA)。PTA 持续时间的长短与脑损伤严重性呈高度相关(表 8-4)。

表 8-4　伤后遗忘(PTA)时间与脑损伤严重性

PTA	严重性	PTA	严重性
<5 分钟	极轻	1~7 天	重
5~60 分钟	轻	1~4 周	很重
1~24 小时	中	>4 周	极重

2. 认知障碍的评定

(1)认知功能障碍严重程度的评定:认知障碍的轻重是判断颅脑损伤严重程度的重要指标,颅脑损伤认知功能水平分级评定通常采用 Rancho Los Amigos Hospital 的 RLA 标准(表 8-5)。

表 8-5　Rancho Los Amigos(RLA)认知功能水平分级

分级	特点	认知与行为表现
Ⅰ级	没有反应	病人处于深昏迷,对任何刺激完全无反应
Ⅱ级	一般反应	病人对无特定方式的刺激呈现不协调和无目的的反应,与出现的刺激无关
Ⅲ级	局部反应	病人对特殊刺激起反应,但与刺激不协调,反应直接与刺激的类型有关,以不协调延迟方式(如闭着眼睛或握着手)执行简单命令
Ⅳ级	烦躁反应	病人处于躁动状态,行为古怪,毫无目的,不能辨别人与物,不能配合治疗,词语常与环境不相干或不恰当,可以出现虚构症,无选择性注意,缺乏短期和长期的回忆
Ⅴ级	错乱反应	病人能对简单命令取得相当一致的反应,但随着命令复杂性增加或缺乏外在结构,反应呈无目的、随机或零碎性;对环境可表现出总体上的注意,但精力涣散,缺乏特殊注意能力,用词常常不恰当并且是闲谈,记忆严重障碍常显示出使用对象不当;可以完成以前常有结构性的学习任务,如借助帮助可完成自理活动,在监护下可完成进食,但不能学习新信息
Ⅵ级	适当反应	病人表现出与目的有关的行为,但要依赖外界的传入与指导,遵从简单的指令,过去的记忆比现在的记忆更深更详细
Ⅶ级	自主反应	病人在医院和家中表现恰当,能自主地进行日常生活活动,很少差错,但比较机械,对活动回忆肤浅,能进行新的活动,但速度慢,借助机构能够启动社会或娱乐性活动,判断力仍有障碍
Ⅷ级	有目的反应	病人能够回忆并且整合过去和最近的事件,对环境有认识和反应,能进行新学习,一旦学习活动展开,不需要监视,但仍未完全恢复到发病前的能力,如抽象思维,对应激的耐受性,对紧急或不寻常情况的判断等

（2）洛文斯顿作业疗法认知功能成套评定（Loeweistein occupational therapy cognitive assessment，LOTCA）：是以色列希伯来大学和洛文斯顿康复医院联合研制的关于脑损伤认知功能的一套评定工具，它是目前作业疗法中较为系统的评定方法，与其他方法相比，具有信度、效度高，项目简化，费时少的优点。

（3）Halstead-Reitan 成套神经心理学评定。

3. 感知觉障碍的评定 有关失认症、失用症的评定，参见相关章节内容。

4. 情绪障碍的评定 多采用汉密尔顿焦虑量表（Hamilton anxiety scale，HAMA）和汉密尔顿抑郁量表（Hamilton depression scale，HAMD）。

5. 日常生活活动（ADL）能力的评定 可用改良 Barthel 指数（MBI）、功能独立性评定（FIM）。

6. 其他功能障碍的评定 主要包括吞咽障碍、言语障碍、脑神经损伤、感觉障碍及运动功能障碍的评定等。

四、方案与实施

（一）作业治疗原则

颅脑损伤患者病情重，卧床时间长，体质差，机体抵抗力降低，除疾病本身造成各种功能障碍外，还易发生各种并发症。积极有效的作业治疗措施可以减轻或消除患者的功能缺陷，最大限度地恢复正常或较正常的生活、劳动能力，并能参加适当的社会活动。作业治疗原则为：早期介入，全面康复；长期康复，循序渐进；个体化方案，家属参与。

1. 早期介入，全面康复 脑损伤患者的病情复杂且快速多变，所引起的功能障碍是多方面的，在急性期早期介入预防性的康复措施是康复治疗效果的关键。一般认为，一旦病情（包括基础疾患、原发疾患、并发症等）稳定 48~72 小时后，即使患者意识尚未恢复，康复性处理措施就应当加以考虑应用。同时，针对颅脑损伤的治疗，需要多学科、多种专业人员的共同努力、配合，应帮助患者及其家属了解、面对疾病不同阶段的伤病情况，采取综合康复治疗手段，从不同方面帮助患者全面恢复，以保证康复治疗效果。

2. 长期康复，循序渐进 颅脑损伤的康复是长期的、艰巨的，从急性期到恢复期贯彻始终，少数患者甚至终生都需要进行康复治疗。一般躯体运动功能的恢复先于认知功能，躯体方面的障碍在一年内大多已经趋于稳定，而认知、行为及社会心理方面的康复则是长期性的。行为、情绪、认知障碍又严重影响康复训练的正常进行及训练效果，故应首先处理。作业治疗难度由简单到复杂，从被动性的康复措施到主动的康复训练，逐步增强患者对作业治疗的信心。

3. 个体化方案，家属参与 颅脑损伤所引起的功能障碍多种多样，个体差异很大，作业治疗目标与计划应因人而异，作业治疗措施的强度应取决于患者的体质和伤情的稳定性。中、重度颅脑损伤患者的康复往往需要持续多年，一些患者可能需要长期照顾，甚至是终生。此种情况下，一些日常的不复杂的辅助性的作业活动及训练，由其家属继续执行是最为现实、可靠的。因此，颅脑损伤的作业治疗，应将其家属作为治疗组成员之一，需家属的积极配合、共同参与。

（二）作业治疗方法

1. 一般康复处理 急性卧床期，不论患者意识状态如何，一般康复治疗措施应包括：

（1）良肢位摆放：床上正确姿势与体位的摆放，使患者感觉舒适、处于对抗痉挛模式及预防关节挛缩、变形和异常姿势的体位。为了预防或避免皮肤受损，可使用气垫床、充气垫圈等，预防压疮的发生。

（2）定时翻身与拍背：每2小时变换体位，每次翻身时用空掌从患者背部肺底部顺序向上拍打至肺尖部，帮助患者排痰。并指导患者做体位引流排痰，保持呼吸道通畅。

（3）维持和改善关节活动度：应尽早活动，帮助患者进行各关节的被动或辅助活动，对易于短缩的肌群与软组织进行牵拉、伸展，必要时应用矫形器固定关节于功能位。

请参考"脑卒中作业治疗"的相关内容。

2. 促醒治疗　颅脑损伤患者会出现不同程度的意识障碍，综合促醒治疗是早期作业治疗的一项重要内容。通过听觉、触觉、视觉等多种多样的刺激，帮助患者苏醒，促进意识的恢复。家属应积极配合进行亲情唤醒。观察患者面部表情或脉搏、呼吸、睁眼等变化对各种刺激的反应。

（1）听觉刺激：音乐或语言刺激。例如，①声音刺激：用录音机或电视机等，定时播放患者伤前比较喜欢、熟悉的音乐、节目；②亲情唤醒：亲属经常呼唤患者的名字，定时与患者说话、耳语，特别是患者既往比较关心、喜欢的话题。

（2）触觉刺激：嘱家属经常抚摸患者的头面部、体表，或梳头、洗脸，从肢体远端至近端擦拭患者肢体皮肤等。可同时结合语言的抚慰。

（3）视觉刺激：利用不断变化的五彩灯光照射患者头面部，或让患者注视亲人、熟悉物体之照片，或者仅仅注视周围环境中的人、物等。

（4）运动觉刺激：治疗师或家属每天被动活动患者的四肢关节。

（5）高压氧治疗：高压氧治疗颅脑损伤具有促醒作用，可缩短病程，消除或改善临床症状，促进脑功能恢复。在综合治疗的基础上，只要生命体征平稳，无高压氧禁忌病症，应及早进行高压氧治疗。

3. 感知障碍的康复　知觉障碍是颅脑损伤的常见症状，可影响康复训练的顺利进行，作业治疗应先行处理，加强相关的训练。

（1）单侧忽略

1）加强忽略侧感觉刺激：①对忽略侧肢体的皮肤进行冷热刺激、拍打、按摩、挤压、擦刷等感觉刺激；②治疗师及家庭成员在与患者交谈及训练时，尽可能站在患者忽略侧，并不断提醒患者集中注意其忽略的一侧；③训练患者对忽略侧进行有意识的视扫描，如面对镜子梳头、穿衣、修饰等，增加患者对患侧的关心和注意。

2）环境的调整：①在忽略侧放置色彩鲜艳的物品或灯光提醒其对患侧的注意；②将床头柜、电视机及患者的日常用品等放在忽略侧，鼓励患者健侧上肢越过中线在患侧进行作业活动。

3）主动或被动活动忽略侧肢体：①要求患者做双手十字交叉（Bobath握手）活动及双手对称性活动，必要时可用健手辅助患手；②鼓励患者患侧卧位，翻身时患者Bobath握手，双上肢和躯干一起翻向对侧。

4）促进患者重视忽略侧：如良好的肢体位摆放，家属及治疗师的口语提醒、暗示，用音乐等声音从忽略侧对患者进行听觉刺激。阅读时可在忽略侧用彩色线条标出或放上颜色鲜艳的规尺给予视觉暗示。

（2）Gerstmann 综合征：

1）左、右失认：反复辨认身体的左方或右方，辨认左方或右方的物体。左右辨认训练可贯穿于作业治疗及日常生活活动中。

2）手指失认：给患者手指以各种触觉刺激，让其说出该手指的名称，反复在不同手指上进行。也可教患者做手指运动，如屈示指、对指捏、做数字手势等。

3）失算：给患者以能自动出现数目的作业，让他辨认和熟悉其中的数字。如玩扑克牌、投骰子等游戏性活动，提供患者熟悉和辨认数字的机会；让患者进行算术运算，难度从易到难，并给予适当指导；也可进行模拟购物等训练。

4）失写：可从描写、抄写、书写姓名等开始。辅助患者书写并告知写出材料的意义，着重训练健手书写。

（3）结构性失用：让患者按治疗师要求用积木、拼板等构成不同图案，如用彩色积木拼图；训练患者对家庭常用物品进行排列、有次序的堆放等。治疗师示范，患者模仿。开始练习时可一步一步给予较多的暗示、提醒，遵循从易到难、从平面到立体的原则，逐渐增加难度。

（4）运动性失用：训练活动开始前，治疗师与患者一起讨论活动的方法与步骤，并把活动步骤逐一示范给患者看，然后提示或手把手地教患者一步一步学习并完成活动。如训练患者完成刷牙运动，治疗师可把刷牙动作分解、示范给患者，然后提示患者一步一步完成。也可以将牙刷放在患者手中，通过触觉提示完成一系列刷牙动作。需要给予大量的暗示、提醒，反复训练，改善后可减少暗示、提醒等，并加入复杂的动作。

（5）穿衣失用：教给患者辨别各类衣服、分清衣服的各个部位，以及它们与身体某个部位的对应关系。训练时，治疗师可一步一步地用暗示、语言提醒，或手把手教授患者穿衣。最好在衣服的左右、领口、袖口处作上明显的记号以引起注意。

4. 认知障碍的康复　认知障碍主要表现为注意、记忆、问题解决等障碍。

（1）注意障碍的康复：注意障碍的康复是认知康复的中心问题，只有纠正了注意障碍，记忆、学习、解决问题等认知障碍的康复才能有效进行。注意障碍的康复训练应遵循以下原则：①确信患者有注意，是每次训练时给予口令、提供信息或改变活动的前提；②避免干扰，提供一个安静的治疗环境，并教会患者主动观察周围环境，排除不利因素的影响；③应用功能性活动治疗，选择患者感兴趣的熟悉的生活活动；④当注意力改善时，逐渐增加治疗时间和难度；⑤鼓励家属参与、配合，监督、指导患者在生活活动中应用训练所学的技巧。

1）分类训练：注意可分为连续性注意、选择性注意、交替注意及分别注意。训练内容应根据注意障碍成分的不同，分清轻重缓急，精心设计与安排。操作多以纸笔练习形式进行，要求患者按指示完成；或对录音机、计算机中的指示做出适当反应。原则上每天进行。

2）实践性活动：让患者模仿、参与简单的任务性活动或游戏，并在规定的时间内完成。如分拣豆类、击鼓传花游戏、抛接球、搭积木、拼图等，逐渐增加任务的复杂性，以改善注意力、加强注意的目的性。

3）电脑辅助法：电脑游戏等软件对注意的改善有极大的帮助。通过丰富多彩的画面、声音提示及主动参与(使用特制的键盘与鼠标)能够强烈吸引患者的注意,根据注意障碍的不同成分,可设计不同程序,让患者操作完成。

(2)记忆障碍的作业治疗:应依据认知功能恢复的不同时期(RLA标准)、不同障碍程度,采用不同的治疗策略:早期(Ⅱ、Ⅲ):对患者进行躯体感觉方面的刺激,提高其觉醒能力,使其能认出环境中的人和物。中期(Ⅳ、Ⅴ、Ⅵ):减少患者的定向障碍和言语错乱,进行记忆、注意、思维的训练。后期(Ⅶ、Ⅷ):增强患者在各种环境中的独立和适应能力,提高中期训练中各种功能的技巧,并推广到日常生活中。

1)环境适应:适用于记忆系统失去了足够功能的患者。运用环境能影响行为的原理,通过环境的重建,满足他们日常生活的需要。基本方法是:①保持恒定、重复的常规和环境,将各种常用物品根据患者的需求放置,或强调按一定规律摆放;②简化环境,控制环境中信息的量和呈现条件;③充分利用环境中的记忆辅助物。

2)辅助性策略:让患者学会利用身体外在辅助物或提示来帮助记忆的方法。如利用日记本、日历、活动日程表等,记录活动安排,按计划执行。或应用某些记忆提示工具,如闹钟、手机、标签等辅助物提醒患者。将常用的工具放在最容易见到和拿到的地方。

> **知识链接** ➤
>
> **认知康复的策略**
>
> 　传统意义上的认知康复是使用一系列治疗技术帮助患者改善受损的智力、知觉、精神运动及行为技能等。现代认知康复的治疗能增加或改善个人处理和利用信息的能力,帮助其在日常生活中提高功能。
>
> 　认知康复的治疗分为功能性恢复和代偿两大策略。恢复性策略旨在通过反复训练恢复丧失的功能,恢复性训练侧重于改善某种特定的功能。代偿性的认知康复原则是为某种特别的认知功能努力去发展内在替代物和(或)外在的辅助物,它的训练侧重在对已有认知障碍的适应上。即认知障碍的康复不是专注于恢复已丧失的高级脑功能,而是通过其他完好部分的功能或外界的辅助来代偿患者有缺陷的功能的方法,利用残存的功能,使其能力发挥到最佳状态。虽然治疗中两种方法各有侧重点,但认知康复多是两种策略的混合。颅脑损伤后的认知康复在国外发展迅速,和脑功能、认知神经心理学、神经心理学等密切相关。

(3)思维障碍的训练:脑外伤可引起推理、分析、综合、抽象、概括等认知障碍,常表现为解决问题的能力降低。训练解决问题的能力,有助于改善思维障碍。常用方法:

1)提取信息训练:给患者一幅图画或播放动画片、新闻纪录片等,让患者尽可能多地复述出不同种类的信息。

2)物品分类训练:提供动物、衣物、食品等多种物品的彩色图片,打乱后让患者根据用途、种类等进行分类、配对。

3)排序训练:如数字排序、简单作业活动动作步骤的排序(如刷牙)等。

4)推理训练:可用续编故事结局法、连锁提问法、情景设疑法等。例如,讲个不完整的故事,让患者设想几种结局。

5. 行为障碍的康复　行为异常的治疗目标是设法消除患者不正常的、不为社会所接受的行为,促进其亲社会的行为。

（1）环境管理：创造适合于行为治疗的环境，是改变不良行为的关键。①稳定限制的住所与结构化的环境，可避免或减少环境中不良因素的刺激；②减少或降低环境中刺激的水平和患者周围认知的复杂性，降低患者的认知混乱；③避免患者自伤或伤害别人，降低不恰当行为的发生概率；④对恰当的行为提供积极的反馈；⑤允许患者一定程度的情感宣泄，为不安的情绪提供宣泄的方式等。这需要所有工作人员和家属的共同努力，遵守同一个严格的行为规范。

（2）行为治疗：这项治疗技术是通过修饰某一行为，来抑制或鼓励某一行为模式。奖励会强化特殊的行为反应，应遵循以下原则：①对所有恰当的行为进行奖励；②在不恰当行为发生后的短时间内，拒绝一切奖励性刺激；③一旦不恰当行为出现，应用预先声明的惩罚。适用于患者在日常生活中的所有活动。

6. 运动障碍的康复　参见本书相关章节内容。

7. 日常生活能力训练　日常生活能力的训练逐步扩展到出院后的家庭生活技能，康复训练的地点可从医院扩展到社区及家庭。

8. 心理指导及健康教育　颅脑损伤病情稳定后，需长时间进行精心的护理和康复训练，此时患者及家属易产生焦虑、烦躁情绪，应指导家属让患者时刻感到被关怀、理解和支持，增强患者的自信心。鼓励家属尽早参与患者的作业治疗，接受患者残疾现实的存在，熟悉残疾情况，教会家属为患者提供帮助的技能等。

（三）作业治疗实施

颅脑损伤的作业治疗可分为三个阶段进行，即急性期、恢复期和后遗症期。

1. 急性期作业治疗　患者生命体征稳定，特别是颅内压24小时持续稳定在2.7kPa（20mmHg）以内，即可开始作业治疗。

（1）治疗目标：稳定病情，预防各种并发症，提高觉醒能力，促进创伤后行为障碍的恢复，促进功能的恢复。

（2）治疗方法

1）一般康复处理。

2）促醒治疗。

3）伤后遗忘的作业治疗：伤后遗忘患者学习新信息的能力最低或不存在，在伤后遗忘早期，可应用视觉记忆法、地图作业、日常生活活动训练等进行治疗。

4）情绪行为异常的作业治疗：在伤后遗忘期间，部分患者有认识混乱、情感极度不稳定、活动过度、有身体或言语性攻击，患者易被激怒，对工作人员、家庭成员等有粗俗的不适当行为。作业治疗措施：①排除诱因：排除引起躁动不安的一些原因，如睡眠不良、营养不良及电解质紊乱等；②环境管理：保持环境安静，限制不必要的声音、人员，尽可能固定专人护理及治疗等；③行为治疗：允许患者适当宣泄情感。参见前文"行为障碍的康复"。

2. 恢复期作业治疗　急性期后，生命体征已稳定1～2周，病情稳定，即可开始恢复期作业治疗。

（1）治疗目标：最大限度地恢复患者的运动、感觉、认知、语言等功能，提高生活自理能力，提高生存质量。

（2）治疗方法

1）认知障碍的作业治疗：不同形式、程度的认知功能障碍，是所有损害中影响患者最终康复结局的最为重要的因素。认知功能障碍的作业治疗，应贯穿康复治疗的全过程。方法同前述。

2）感知障碍的作业治疗。

3）行为障碍的作业治疗。

4）运动障碍的作业治疗：参见相关章节内容。

5）日常生活能力训练：参见相关章节内容。

3. 后遗症期作业治疗　各功能障碍已有不同程度恢复，作业治疗应以促进患者重新融入家庭及社会的训练为主。

（1）治疗目标：使患者学会应付功能不全状况，增强患者在各种环境中的独立和适应能力，回归家庭与社会。

（2）治疗方法

1）维持或强化认知等障碍的作业治疗：利用家庭或社区环境，尽可能开展力所能及的认知与语言训练，如读报纸、看电视、交流表达训练等，以维持或促进功能进步，预防功能退化。

2）加强日常生活能力训练：强化患者生活自我料理的能力，各种自助具的应用，参加力所能及的社区活动等。

3）矫形器与轮椅的训练：当患者功能无法恢复到理想状况时，患者应学会正确使用矫形支具与轮椅。

4）复职前训练：对于青壮年患者，当认知、运动功能等基本恢复后，应同时进行就业前的专项技术技能训练，以利于重返工作岗位。

五、案 例 分 析

1. 基本情况　高某某，女，26岁，车祸致意识障碍一年余，入住康复中心。

入院情况：患者于2010年3月15日因交通事故损伤头部，伤后行手术，患者在ICU住院1周，病情平稳后转入神经外科继续观察治疗，期间曾行床边康复措施、预防关节挛缩畸形等，并行高压氧等促醒治疗。入院诊断：重型颅脑外伤术后，四肢功能障碍，ADL障碍。

2. 功能评定　入院第二天行作业评定，结果显示：①简易智能状态检查表（MMSE）：0分，低意识状态。②ADL能力评定（MBI）：0分。③四肢关节被动活动度无殊。四肢肌张力未见增高。四肢肌力不能获得。深浅感觉不能获得。双下肢无水肿。双膝腱反射、跟腱反射（＋＋），双侧Hoffman征（－）。双侧Babinski征（－）。屈颈有抵抗。左眼睁眼动作，且对疼痛有反应。右脚踇指主动运动，可遵嘱睁眼等，半流质饮食，无明显呛咳。

3. 治疗方案　根据评价结果，制订作业治疗方案。

（1）治疗目标：综合促醒，提高主动运动能力，预防并发症。

（2）治疗方法：①协助促醒，中西药物促醒、针灸、按摩及亲情唤醒；②保持良肢位、定时翻身；③被动活动关节。

第三节 脊 髓 损 伤

一、概　　述

脊髓损伤(spinal cord injury,SCI)是各种致伤因素引起的脊髓结构、功能的损害,导致损伤平面以下运动、感觉及自主神经功能的障碍。各国统计资料显示,脊髓损伤以青壮年为主,年龄在 40 岁以下者约占 80%,男性比女性多 4 倍左右。脊柱骨折导致的脊髓损伤最为常见,多由创伤引起,主要与交通事故、高处坠落、打击伤或砸伤、运动损伤有关;也可因炎症、肿瘤、血管病变等引起。致伤暴力导致的脊柱损伤,是外伤性脊髓损伤特别是继发性脊髓损伤的主要原因。脊柱最容易受伤的部位是下颈段 $C_5 \sim C_7$ 和胸腰段 $T_{12} \sim L_1$。颈脊髓损伤造成四肢瘫痪者为四肢瘫,胸段以下脊髓损伤造成躯干及下肢瘫痪而未累及上肢者称为截瘫。目前,我国尚无全国发病率的准确统计,但现有脊髓损伤患者已超过 100 万人,并以每年约 1 万人的速度递增。

脊髓损伤可分为原发性与继发性,原发性损伤的部位和性质决定了脊髓损伤的程度和临床表现。研究证明,原发性脊髓损伤常常是局部的、不完全性的。不完全性损伤为可逆性变化,损伤可获得部分或大部分恢复。完全性脊髓损伤脊髓内的病变呈进行性加重。脊髓损伤的早期救治极为重要,伤后 6 小时是治疗的黄金时期。脊髓损伤治疗困难,伤后障碍多、并发症多,是残疾人中最为困难的一个群体。

专业、系统的康复训练对脊髓损伤而言是行之有效的治疗方法。作业治疗可有效预防各种并发症的发生,使脊髓损伤患者充分发挥残留功能,最大限度地开发潜在功能,降低致残率,提高患者生活质量。研究显示,尽早开展全面系统的康复治疗,可显著缩短住院时间,降低医疗费用,利于患者早日回归家庭和社会。

知识链接 ↘

脊 髓 损 伤

脊髓震荡:是脊髓神经细胞遭受强烈刺激而发生的超限抑制,脊髓功能暂处于生理停滞状态。是一种可逆性功能紊乱。患者伤后立即出现感觉和运动功能障碍,神经系统的功能障碍与脊柱损伤平面相符合,一般伤后数十分钟感觉、运动开始逐渐恢复,通常在 72 小时内完全恢复。脊髓震荡为回顾性诊断,早期很难与完全截瘫相鉴别。

脊髓休克:脊髓组织遭受严重损伤后,远端脊髓失去高级中枢的调控,或脊髓本身的超限抑制使脊髓功能处于暂时的抑制状态,表现为脊髓损伤平面以下神经功能大部分或完全丧失;但与完全性截瘫不同的是,脊髓休克时肛周感觉、肛门反射及球海绵体反射可保留。脊髓休克的持续时间,可从数小时、数周至数月不等。

脊髓挫伤:较常见,脊髓挫伤的程度有较大差别,从十分轻微的脊髓水肿、点状或片状出血到脊髓广泛挫裂(软化和坏死)不等。不完全性损伤为可逆性变化,损伤可获得部分或大部分恢复。

脊髓断裂:是严重的脊髓损伤,包括神经纤维束的断裂和髓质内神经细胞胶质成分连续性的破坏。脊髓休克过后,最先恢复的是球海绵体反射或肛门反射。当上述反射之一恢复后,损伤平面以下的深浅感觉完全丧失,包括鞍区感觉和下肢振动觉丧失,运动功能完全丧失,其他深浅反射均消失;二便失控,表现为潴留或失禁,预示为完全性脊髓损伤。

二、临床表现及功能障碍

脊髓损伤导致损伤平面以下脊神经功能障碍,主要包括:脊髓休克、运动障碍、感觉障碍,以及呼吸障碍、排便障碍、体温控制障碍、性功能障碍及心理障碍等。

1. 脊髓休克　表现为损伤平面以下感觉、运动和反射(包括球海绵体反射、肛门反射)的暂时丧失。即脊髓损伤后,受损平面以下立即出现肢体的弛缓性瘫痪,肌张力低下或消失,深浅感觉完全丧失,呈无张力性(充盈性)尿便失禁。如无器质性损伤(脊髓震荡),数日至数周内可以完全恢复,无神经系统后遗症状残留;如有器质性损伤(脊髓挫伤、断裂伤),休克过后将残留轻重不同的截瘫症状。在脊髓休克中常难以判断脊髓损伤是功能性阻断还是解剖上的横断。脊髓休克消失的早或晚,是一个重要的预后指征。损伤平面以下出现球海绵体反射、肛门反射,是脊髓休克消失的最早表现。

2. 运动障碍　脊髓损伤平面以下脊神经所支配肌肉的功能可部分或全部丧失,表现为随意运动消失或肌力下降。急性期表现为弛缓性瘫痪,可持续数周,然后高位截瘫者进入痉挛期。

3. 感觉障碍　损伤的部位、程度不同,感觉障碍的临床特点不同。不完全性脊髓损伤:①前部损伤,表现为损伤平面以下痛觉、温度觉迟钝或消失;②后部损伤,表现为损伤平面以下的深感觉障碍;③半侧损伤,损伤侧本体深感觉障碍,对侧痛、温觉障碍。完全性脊髓损伤,损伤平面以上有痛觉过敏,以下则所有感觉完全消失。

4. 呼吸功能障碍　损伤平面越高对呼吸的影响越严重。呼吸肌麻痹、呼吸肌力量不足、呼吸量减少、咳痰无力及排痰不畅等,常易引发呼吸道及肺部感染。

5. 排便功能障碍　①膀胱功能障碍:脊髓休克期常表现为尿潴留,休克期过后,骶髓平面以上的损伤可形成自动反射膀胱,但不能随意排尿;骶髓或骶神经根损伤可出现尿失禁或尿潴留。②直肠功能障碍:脊髓休克期常表现为大便失禁,休克期过后多数为便秘。

6. 心理障碍　多数患者有不同程度的心理障碍,并由此加重病情。

7. 并发症　脊髓损伤可导致机体多系统、多器官功能紊乱,出现各种并发症,如压疮、泌尿系感染、痉挛、直立性低血压、神经病理性痛、体温控制障碍、自主神经反射亢进、骨质疏松、异位骨化、下肢深静脉血栓等。防治并发症是作业治疗脊髓损伤的重要组成部分。

三、检查与评估

脊髓损伤后,及时、准确的神经功能检查和对损伤程度的正确评价,对制订康复治疗方案有重要指导意义。目前,脊髓损伤的康复评定普遍采用美国脊柱损伤协会(American spinal injury association,ASIA)制定的脊髓损伤神经功能分类标准。

(一)脊髓损伤的评定

1. 脊髓损伤水平的评定　最低一个功能完整的节段为脊髓损伤平面,需要根据各节段脊髓所支配肌肉的肌力及皮肤感觉检查来判定。

(1)运动平面的确定(motor level,ML):神经运动平面的确定采用关键肌(key muscle)的方式。关键肌是确定神经平面的标志性肌肉。

1)运动评分(motor score):依据美国脊柱损伤协会(ASIA)制定的标准,分别检查躯体两侧10对关键肌的肌力(表8-6)。根据徒手肌力(MMT)评分法,将肌力分(0~5级)作为分值,把各关键肌的分值相加。正常者每侧得分最高50分,两侧运动功能总积分为100分。

表8-6 运动平面关键肌及评分

右侧评分	神经节段	关键肌	左侧评分	右侧评分	神经节段	关键肌	左侧评分
	C_5	肱二头肌			L_2	髂腰肌	
	C_6	桡侧伸腕肌			L_3	股四头肌	
	C_7	肱三头肌			L_4	胫前肌	
	C_8	中指指深屈肌			L_5	姆长伸肌	
	T_1	小指外展肌			S_1	腓肠肌	

2)运动平面的确定:运动平面是指脊髓损伤后保持运动功能的最低脊髓神经节段(肌节),身体两侧可以不同。将肌力3级的关键肌作为运动神经平面,但该平面以上关键肌的肌力必须≥4级。例如,C_7支配的关键肌无任何活动,C_6支配的肌肉肌力为3级,C_5所支配肌肉的肌力为5级,则该侧的运动平面在C_6。

(2)感觉平面的确定(sensory level,SL):神经感觉平面的确定采用关键点(key point)的方式。感觉损伤平面关键点指感觉神经平面的皮肤标志性部位。

1)感觉评分(sensory score):依据美国脊柱损伤协会(ASIA)制定的标准,检查躯体两侧各自的28个关键感觉点(表8-7)。每个关键点要检查针刺觉及轻触觉,并按三个等级分别评定打分。0=缺失;1=障碍(部分障碍或感觉改变,包括感觉过敏);2=正常;NT=无法检查。每种感觉分为左、右两侧评分,正常每侧最高得分56分,两侧针刺觉和轻触觉的总积分各为112分。

表8-7 感觉平面检查的关键点及评分

右侧评分	神经节段	检查部位	左侧评分	右侧评分	神经节段	检查部位	左侧评分
	C_2	枕骨粗隆			T_8	第8肋间(T_7~T_9之间)*	
	C_3	锁骨上窝			T_9	第9肋间(T_8~T_{10}之间)*	
	C_4	肩锁关节的顶部			T_{10}	第10肋间(平脐)*	
	C_5	肘前窝的外侧面			T_{11}	第11肋间(T_{10}~T_{12}之间)*	
	C_6	拇指近节背侧皮肤			T_{12}	腹股沟韧带中点	
	C_7	中指近节背侧皮肤			L_1	T_{12}与L_2之间上1/3处	
	C_8	小指近节背侧皮肤			L_2	大腿前中部	
	T_1	肘前窝的尺侧面			L_3	股骨内侧髁	
	T_2	腋窝顶部			L_4	内踝	
	T_3	第3肋间*			L_5	足背侧第3跖趾关节	
	T_4	第4肋间(乳线)*			S_1	足跟外侧	
	T_5	第5肋间(T_4~T_6之间)*			S_2	腘窝中点	
	T_6	第6肋间(剑突水平)*			S_3	坐骨结节	
	T_7	第7肋间(T_6~T_8之间)*			S_4~S_5	肛门周围(作为1个平面)	

注:*指位于锁骨中线上的关键点

2)感觉平面的确定:感觉平面是指身体两侧具有正常感觉功能的最低脊髓节段。确定感觉平面时,须从 C_2 节段开始检查,直到针刺觉或轻触觉少于 2 分的平面为止。由于左右两侧的感觉平面可能不一致,因此需分别评定。

(3)脊髓神经损伤水平的确定:通过对两侧感觉平面和运动平面的检查来确定脊髓损伤水平。

1)脊髓损伤水平的综合判断以运动平面为主要依据:对于无法应用徒手肌力检查法的肌节,如 $C_1 \sim C_4$、$T_2 \sim L_1$,及 $S_2 \sim S_5$,运动平面可参考感觉平面来确定。C_4 损伤以膈肌作为运动平面的主要参考依据。

2)损伤平面的记录:评定时需分别检查身体两侧的运动损伤平面和感觉损伤平面,并分别记录。用左侧、右侧感觉节段及左侧、右侧运动节段来表示神经平面。

(4)脊髓功能部分保留区(partial preservation zone,PPZ):完全性脊髓损伤,脊髓神经损伤平面以下 1 ~ 3 个脊髓节段中仍有可能保留部分的感觉和运动功能,脊髓损伤水平与脊髓功能完全消失水平之间的脊髓节段范围,称为脊髓功能部分保留区。应分别记录身体两侧的感觉和运动功能。依据 ASIA 标准,完全性损伤是指最低骶段($S_4 \sim S_5$)的感觉和运动功能完全消失,若骶段有感觉和(或)运动功能的保留则为不完全性损伤。

2. 脊髓损伤程度的评定　根据 ASIA 损伤分级来确定脊髓损伤程度(表 8-8)。损伤分级以最低骶节($S_4 \sim S_5$)有无残留功能为准。

表 8-8　ASIA 脊髓损伤程度分级

分级	损伤程度	临床表现
A	完全性损伤	骶段($S_4 \sim S_5$)无任何感觉和运动功能保留
B	不完全性损伤	损伤平面以下包括骶段保留感觉功能,但无运动功能
C	不完全性损伤	损伤平面以下保留运动功能,超过50%的关键肌肌力<3级
D	不完全性损伤	损伤平面以下保留运动功能,超过50%的关键肌肌力≥3级
E	正常	感觉和运动功能正常

(二)日常生活能力(ADL)评定

1. 截瘫患者日常生活能力评定　可采用改良 Barthel 指数(MBI)和功能独立性测量(FIM)。请参见相关章节。

2. 四肢瘫患者日常生活能力评定　可用四肢瘫功能指数(quadriplegic index of function,QIF)评定量表。

3. 功能预后　功能预后与脊髓损伤平面密切相关(表 8-9)。完全性损伤,脊髓损伤水平的确定,康复目标就基本确定。不完全性脊髓损伤,则需根据残存肌力功能情况修正上述康复目标。

表 8-9　脊髓损伤平面与基本康复目标

损伤水平	最低功能肌肉	基本康复目标	生活能力
C_4	膈肌、斜方肌	颏控或气控电动高靠背轮椅;环境控制系统	高度依赖
C_5	三角肌、肱二头肌	平地可用手动轮椅,手控电动轮椅,桌上动作可自立但多数需上肢辅助具,如用辅助具进食	大部依赖
C_6	胸大肌、桡侧伸腕肌	可用手驱动轮椅,独立穿衣,可用多种自助具。基本独立完成进食、饮水、修饰及转移等	中度依赖
$C_7 \sim C_8$	肱三头肌、桡侧屈腕肌、指深屈肌	轮椅实用,可独立完成床–轮椅/厕所/浴室转移	大部自理
$T_1 \sim T_6$	手内部肌	轮椅独立,可用骨盆长支具扶拐短距离步行	大部自理
$T_6 \sim T_{12}$	上部肋间肌、背肌	长腿矫形器扶拐步行,长距离行动需要轮椅	基本自理
L_4	腹肌、胸肌、背肌股四头肌	借助短腿矫形器和拐杖步行,不需要轮椅	基本自理

（三）其他功能的评定

脊髓损伤患者身体水平的康复评定,还包括神经源性膀胱的评定、性功能障碍评定、心肺功能评定及心理功能评定等。

> **知识链接**
>
> **脊髓损伤残疾预防**
>
> 脊髓损伤残疾预防的三个阶段包含了急救、治疗及康复的全过程。①Ⅰ级预防:即预防残损(impairment),主要是指在急救治疗过程、搬运过程中采取必要的措施,防止脊髓损伤的发生。在抢救患者生命的同时,尽早采取急救措施、制动固定、药物治疗和正确地选择外科手术适应证等,防止脊髓二次损伤和继发性损害,防止脊髓功能障碍的加重,为促进脊髓功能恢复创造条件。预防比治疗更重要。②Ⅱ级预防:即预防残能(disability),脊髓损伤发生后,预防各种并发症和开展早期康复,最大限度地利用所有的残存功能(如利用膀胱训练建立反射排尿),达到最大限度的生活自立,防止或减轻残疾的发生。③Ⅲ级预防:即预防残障(handicap),脊髓损伤造成脊髓功能障碍后,应用全面康复措施(医学的、工程的、教育的),最大限度地利用所有残存功能,并适当改造外部条件(如房屋无障碍改造),使患者尽可能地在较短时间内重返社会,即全面康复。

四、方案与实施

（一）作业治疗原则

早期介入,持之以恒;综合治疗,主动参与;因人制宜。

1. 早期介入,持之以恒　脊髓损伤一旦发生,临床治疗的同时即可开始床旁康复措施,及早进行康复干预,以预防并发症和减轻残疾程度。脊髓损伤后会立即出现全身多系统的功能障碍,在脊柱稳定性得到确定之后,康复治疗将是唯一的重要工作。脊髓损伤后的康复训练需要持续一定的时间才能获得显著效应,一旦停止训练,效应将逐步减退。因此,康复训练需要坚持不懈,长期持续,甚至维持终生。

2. 综合治疗,主动参与　康复治疗方案一般由临床医师、康复医师、护士、物理治疗师、作业治疗师、心理医生及其他相关科室人员组成的团队共同制订、执行,发挥其协同治疗作用。但在整个康复治疗过程中,患者应成为康复治疗小组的核心,是重要的主动参加者,而不是被动的接受者。患者应学会自我治疗,强化作业训练效果,这是作业治疗成功的关键。

3. 因人制宜　即个体化原则,作业治疗师应对患者的身体、心理及日常生活活动能力进行全面评价,针对存在的问题,决定优先治疗和重点改善的功能项目,从而维持、改善和补助患者功能,最大限度地帮助患者改善或提高其在生活自理、职业活动和社会生活等方面的能力。通过作业治疗使患者获得最理想的独立性和功能性,使之能回归家庭、社会,获得身心功能的全面康复。

(二) 作业治疗方法

1. 保持良肢位　保持肢体处于功能位,预防压疮、肢体挛缩及肌肉痉挛等并发症的发生。

(1)仰卧位:两腿之间放一枕头,髋关节伸展并轻度外展,膝关节下垫毛巾卷保持微屈,踝背屈及足趾伸展。高位颈髓损伤者,肩关节可以放置在中立位,肩下垫枕防后缩,肘关节伸展,腕背屈40°,手指微屈,拇指对掌。

(2)侧卧位:双下肢稍屈髋、屈膝,踝关节背伸和足趾伸展,两腿间应放置双枕。四肢瘫者,下方肩关节前屈90°、肘伸展、前臂旋后,上方上肢的肩前屈、上肢旋后位自然放置于胸前的枕头上。

2. 体位变换　脊柱不稳定或刚刚稳定时,变换体位必须注意维持脊柱的稳定。

(1)定时翻身:一般每2小时变换1次体位。在搬运或变换体位时应注意保持身体纵轴的一致性,轴向翻身时需2~3人共同进行,避免扭曲、旋转和拖动。

(2)斜床站立训练:脊柱稳定性良好、病情基本稳定者,应尽早进行。可用电动斜板床,从倾斜30°开始,根据患者的适应情况每日增加5°,直至90°且无不适感为止。每日2次,每次约30分钟。如有头晕、视物模糊、面色苍白、出汗等症状,应立即降低起立床的高度。下肢可使用弹性绷带,同时可使用腹带。

3. 呼吸及咳嗽排痰训练　颈髓损伤患者应进行呼吸训练,包括腹式呼吸训练、辅助咳嗽排痰能力及体位排痰训练。目的是增加肺容量,清除呼吸道分泌物,减少呼吸道感染的发生,以维护正常的呼吸功能。每天进行2~3次以上的呼吸和排痰训练。

(1)呼吸训练:为保证通气良好,所有患者都要进行深呼吸训练。

1)吸气:患者用鼻缓慢深吸气,肩部及胸廓保持平静,只有腹部鼓起。为了鼓励患者充分利用膈肌吸气,治疗师可用手掌轻压紧靠胸骨下面的部位,以帮助患者全神贯注于膈肌吸气动作。

2)呼气:在呼气期间,嘱患者有控制地呼气,将空气缓慢排出体外。治疗师两手分开放在患者胸壁上施加压力,并在每次呼吸之后变换位置,以尽可能多地覆盖患者的胸壁。

重复上述动作 3~4 次后休息。

3）自我呼吸训练：可让患者将手放置在腹直肌上，体会腹式呼吸时腹部的运动，自行练习。

（2）咳嗽训练：应鼓励患者咳嗽。①辅助咳嗽训练：腹肌麻痹患者不能完成咳嗽动作，治疗师用双手在其膈肌下面施加压力，以协助产生较大的腹内压，协助患者完成咳嗽动作。②自行练习：患者手臂交叉放置于腹部，或手指交叉放置于剑突下方。深吸气后，双手将腹部向内、向上推，且在想要咳嗽时身体前倾。

（3）体位引流排痰：在无禁忌证的情况下，任何患者均应作体位引流排痰，以促进肺内分泌物排出。每次体位引流可持续进行 20 分钟，痰多时应每小时 1 次，24 小时不间断。高位颈髓损伤患者每次翻身前后都应作体位引流，随着病情好转，引流次数逐渐减少。

（4）胸部叩击：胸部叩击与体位引流排痰合并使用。即在正确的引流姿势下，治疗师以空心手掌有节奏地叩击患者胸背部，通过叩击产生的振动，使支气管壁的痰液脱落、排出。叩击持续数分钟，或者直到患者改变体位为止。也可应用振动设备进行振动治疗。

4. 膀胱功能训练　膀胱功能障碍包括尿失禁和尿潴留。治疗师应为患者选择最佳的、个体化的治疗方法，最终目的是：不用导尿管，尽早建立随意的或虽不随意但有规律的排尿，没有或仅有少量残余尿。

（1）导尿：损伤早期需留置导尿，应用导尿管持续导尿，引流排空膀胱。留置导尿 1 周后，应用间歇开放导尿技术有规律地排空膀胱。手功能良好的患者要学会无菌间歇导尿术，自行导尿。

（2）反射性排尿训练：高位脊髓损伤患者，可以通过外界刺激建立反射性膀胱，诱发方法：①刺激大腿内侧皮肤、会阴部或轻扯阴毛，寻找引起排尿动作的部位；②在耻骨上方有节奏地轻叩腹壁，每 2~3 小时可叩击下腹部，诱发反射排尿。一旦发现患者对上述刺激中的某一种反应最好，患者就可以专门应用这种方法排空膀胱。

（3）自主排尿训练：方法：①定时排尿：患者应定时定量喝水，以便合理选择排尿时间；②排尿意识训练：让患者注意膀胱充盈的先兆（如膀胱区、肛门内的胀、麻感等），每次排尿时让患者做正常的排尿动作，以利排尿反射的康复；③体位：尽量取站立位排尿，以减少残余尿。

5. 直肠功能训练　脊髓损伤后的直肠问题主要是便秘。经适当的训练和处理，多数患者的排便障碍可以得到改善。

（1）定时排便训练：按照患者既往习惯选择排便时机，并保持每天同一时间进行此项活动，以养成每天定时排便的习惯。

（2）坐位排便：尽量采用坐位排便，有利于降低排便阻力，增加腹压，可借助马桶等设施。

（3）运动疗法：腹肌训练、吸气训练等可加强肠道蠕动动力，对于长期卧床者尤为重要。

（4）调节饮食：尽量粗纤维饮食，并保证合理的身体水平衡。

6. 维持关节活动度　生命体征稳定后，尽早开始进行。在脊柱外固定或不影响脊柱稳定的条件下，床边进行维持关节活动度训练。从近端到远端关节，每个关节在各轴向生理活动范围内活动,动作轻柔、缓慢,每日 2 次。

7. 转移训练　转移能力可让患者更为独立。进行转移训练的基本条件包括:稳定的心血管功能状态、完整的可承重的皮肤、可控制的肌肉痉挛、肌肉力量和关节活动度等。C₇ 以下损伤,用撑起动作完成向前、向后移动、上下轮椅;轮椅与床之间的转移,可采用滑动转移方式,从轮椅的正面、侧面或后面完成转移。

8. 轮椅使用训练　脊髓损伤患者的轮椅是终身的代步工具,熟练操作轮椅是脊髓损伤患者真正回归社会所必须掌握的技术。为了预防压疮应进行减压动作训练。减压方法:患者用上肢撑起躯干或侧倾躯干,使臀部离开椅面,保持约 15 秒钟,然后放松还原。减压动作应两侧交替进行,一般每 30 分钟 1 次。

9. 手功能训练　上肢及手功能的最大保留对实现部分或全部日常生活活动自理至关重要。对于颈段脊髓损伤的患者大部分时间应训练手功能。①保持适当的关节活动度,对提高手功能很重要。尤应注意腕关节、近端指间关节和虎口区的功能训练。②最大限度地恢复残存功能肌肉的肌力和耐力,增强手的精细活动能力。③应教会患者使用辅助支具,充分发挥手残存功能和代偿功能,以提高上肢及手的作业活动能力。

10. 辅助具应用　作业治疗师应指导患者正确选择、熟练应用自助具,以补偿、代偿丧失的功能。特别是为患者设计制作个性化辅助器具,以方便患者完成日常生活中的某些动作,如万能袖带、翻书器、定制键盘敲击器等。

11. 生活自理能力训练　日常生活能力(ADL)与脊髓损伤节段密切相关。

(1)C₄ 损伤:患者头、口仍有功能,可以训练患者使用口棒或头棒操作一些仪器或进行其他活动,如进行电脑键盘操作、阅读、打字、拨电话号码或操纵自动化环境控制系统等。

(2)C₅ 损伤:患者缺乏伸肘,腕、手的所有功能均缺乏。应训练双手的把持动作,如用双手夹持住物体并将其转移的训练;教会患者使用各种辅助具,如把勺子固定于患者手上,练习自己进食等。

(3)C₆ 损伤:患者缺乏伸肘、屈腕能力,手功能丧失,其余上肢功能基本正常。指导患者制作或购买万能"C"形夹等辅助具,其上可插勺、笔、梳子等,需要时套在手上,完成进食、刷牙、梳洗、写字、打字等动作。

(4)C₇ 损伤:手的内在肌神经支配不完整,抓握、释放和灵巧度有一定障碍,不能捏。应进行增强上肢残存肌力训练,手指抓握能力及灵巧性训练。指导患者尽量独立完成个人卫生动作(如刷牙、洗脸、穿衣等)。

(5)C₈～T₂ 损伤:日常生活完全自理,应进行适宜的职业训练。

12. 家庭环境改造　适当家庭环境改造和无障碍环境支持,可使截瘫或四肢瘫患者在家能顺利完成日常生活动作。

13. 康复教育　教育患者和家属/陪护并取得他们的合作是脊髓损伤康复治疗的一部分。指导患者与家属学习有关脊髓损伤的基本知识,掌握脊髓损伤作业治疗及护理方面的知识与技巧,让患者更深刻地理解损伤及其结局,有助于他们以积极的态度解决伤后必须面对的一系列问题。学习掌握如何在自己现实的家庭和社区条件下生活,及自己解决问题的方法,最大限度地调动患者参与的积极性,更有利于患者长期保持独立生活能力和回归社会。

14. 职业康复　颈髓损伤患者经过系统康复治疗,具备了一定的生活自理能力,如果有机会接受适合他们身体条件的职业或职业技能培训,他们完全有能力承担力所能及的工作。

(三) 作业治疗实施

1. 急性期作业治疗　脊髓损伤后 8 周内,损伤之脊柱和病情尚不稳定或刚刚稳定,患者需要卧床和必要的制动,康复治疗与临床治疗应同时进行。

(1) 治疗目标:预防并发症,维持关节活动度和瘫痪肌肉软组织的正常长度,防止失用综合征。

(2) 治疗方法:在脊柱外固定或不影响脊柱稳定的条件下,作业治疗主要包括以下几个方面:

1) 保持良肢位。

2) 定时变换体位。

3) 呼吸功能及咳嗽排痰训练。

4) 维持关节活动度。

5) 膀胱功能训练:急性期需要输液等药物治疗,原则上应用持续留置导尿。静脉输液停止后,即可开始进行间歇导尿和膀胱反射功能训练。

6) 心理治疗及康复教育。

2. 恢复早期作业治疗　大约在伤后 8 周至 3 个月,患者脊柱稳定性基本恢复,脊髓损伤引起的病理生理改变进入相对稳定的阶段,临床治疗基本结束,患者能够离床坐在轮椅上进行相关训练。

(1) 治疗目标:改善和加强患者残存功能,使患者最大限度地获得日常生活活动能力,预防并发症。

(2) 治疗方法:除继续进行急性期的某些训练(如呼吸及咳嗽排痰训练、膀胱功能训练)外,还应加强轮椅训练及生活自理能力训练等。

1) 转移训练。

2) 轮椅训练:伤后 2~3 个月患者脊柱稳定性良好,可独立坐 15 分钟,即可开始进行轮椅训练。患者应学会减轻坐位臀部压力的动作,以预防压疮。

3) 直肠功能训练。

4) 手功能训练。

5) 生活自理能力训练。

6) 辅助具应用。

3. 后期作业治疗　脊髓损伤 3 个月以上,应开展针对性作业治疗,为回归家庭、社会的准备阶段。

(1) 治疗目标:通过合理的、针对性的作业治疗,使患者尽可能多地独立完成日常生活活动,获得最理想的独立性和功能性。

(2) 治疗方法:除继续前期的相关治疗外,作业治疗的重点是:

1) 功能性训练:手功能训练及生活自理能力训练,宜结合患者的家庭生活、社会生活和劳动的需要,以利于家庭生活活动的顺利完成。

2) 家庭环境改造。

3）职业康复训练。

4. 预防并发症　防治各种可能的并发症,应在急性期开始,贯穿作业治疗的始终。

(1)压疮:压疮又称褥疮,因身体局部过度受压引起血液循环障碍,造成皮肤及皮下组织坏死而形成。95%的压疮是可以避免的,保持皮肤健康是预防压疮的关键。预防方法:①减少局部压力:卧位每2小时变换一次体位,坐位时应间隔20~30分钟做一次减压动作;②使用防压疮气垫;③保持皮肤清洁;④向患者及家属进行防治压疮的教育。

(2)疼痛:疼痛是脊髓损伤常见并发症,常表现为损伤平面以下呈扩散性的感觉异常性疼痛、烧灼痛、针刺痛、麻木或跳动痛等,一般为自发性,多与情绪改变有关,严重者可影响患者饮食、睡眠及日常生活。单纯药物治疗或理疗方法效果均不明显。缓解疼痛的方法包括:摩擦或拍打疼痛部位,加强肢体运动,学会放松技巧等。药物、康复训练及心理治疗等综合应用才能取得较好效果。

(3)自主神经反射亢进:自主神经反射亢进多发生于 T_6 以上的脊髓损伤,是一种血管反射,可源于任何一个高位损伤时低于损伤平面的器官。主要诱因如膀胱充盈、便秘、感染、痉挛、结石、器械操作等,引起交感神经节过度兴奋,导致突然大量出汗,面色潮红,脉搏缓慢,血压升高和头痛等。防治措施:①坐位或直立位:立即抬高床头或先让患者坐起(或直立位)、解开衣物,以减少颅内压;②消除诱因:立即找出刺激来源,除去刺激;③药物控制等。

五、案例分析

1. 基本情况　陈某,男,45 岁。2010 年 12 月 27 日因"高处坠落致肢体活动感觉障碍"就诊。查 CT 示: C_5、C_6 椎体及附件粉碎性破裂,C_5 椎体后部压迫颈髓;蛛网膜下腔出血。患者病情稳定后于 2011 年 1 月 3 日全麻下行内固定术,术后患者神志清,生命体征稳定,为进行康复治疗于 2011 年 1 月 28 日转入院。入院诊断:C_5、C_6 椎体骨折术后,脊髓损伤(C_4,ASIA:A),四肢功能障碍,继发性蛛网膜下腔出血,两侧额极脑挫裂伤,神经源性膀胱。

2. 功能评定　入院第二天行作业评定,结果显示:①ADL 能力评定:改良 Barthel 指数5 分。②肌力:双侧肘屈肌群肌力3 级,余肌力均为0 级。不能完成抓握及对指,手灵活性差,不能完成任何功能性活动。③感觉:双侧 C_4 及以上浅感觉(轻触觉、针刺觉)正常,双侧 C_5 感觉减退;针刺觉右侧 C_6、T_1 减退余消失,左侧 C_6 及以下消失;轻触觉右侧 T_1 减退余消失,左侧 C_6 减退,C_6 以下消失。肛周感觉及运动消失,肛门反射存在。

3. 治疗方案　根据评估结果,制订作业治疗方案。

(1)治疗目标:提高 ADL 能力,生活能部分自理、进食、学会轮椅的使用;预防并发症。

(2)治疗方法:①宣教(患者及家属脊髓损伤后遗症的康复知识教育);②体位摆放指导;③家属床旁被动活动的训练;④活动:先逐渐抬高床头,一周内完成床上坐位,两周可坐轮椅到治疗室治疗,床边各关节被动活动;⑤轮椅及生活自助具配置;⑥ADL 训练(进食、穿衣等)。每个月进行1 次评定并调整治疗方案。

经系统治疗10 个月,患者生活仍不能完全自理;上肢屈肌肌力3 +,伸肌肌力1 级,可以进行自主支撑训练;患者的心情较前开朗,愿意参与基本的休闲活动。

学习小结

1. 学习内容

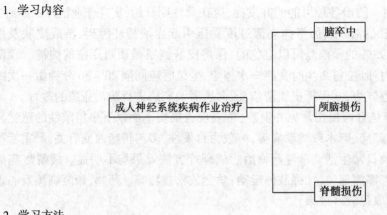

2. 学习方法

学生通过掌握相关的作业评定方法的理论知识,掌握各种功能障碍,了解患者的病因、病程及预后,同时通过实践来熟悉使用各种评定方法及用途,以合理选择适合不同功能障碍患者的评定方法,从而为制订完善的作业治疗计划打下坚实的基础。

（董洪英）

复习思考题

1. 脑卒中作业治疗的基本原则是什么？
2. 作业治疗中如何改善脑卒中患者的患侧忽略？
3. 作业治疗中如何处理上肢和手的肌痉挛？
4. 请以偏瘫侧手的持球训练说明针对协同运动的训练方法及注意事项。
5. 颅脑损伤作业治疗的基本原则是什么？
6. 颅脑损伤注意障碍作业治疗的基本原则与方法是什么？
7. 颅脑损伤记忆障碍作业治疗的基本策略与方法是什么？
8. 颅脑损伤急性期综合促醒治疗的常用方法有哪些？
9. 脊髓损伤作业治疗原则是什么？
10. 脊髓损伤患者如何进行呼吸功能训练？
11. 脊髓损伤急性期作业治疗的基本方法有哪些？
12. 脊髓损伤水平的评定方法有哪些？

第九章　骨骼肌肉相关障碍的作业治疗

学习目的

　　通过学习类风湿关节炎、骨关节炎、骨折、手外伤、人工关节置换术后等骨骼肌肉障碍疾病的定义、分类、临床表现及功能障碍,作业评定及常见的作业治疗方法使学生熟练掌握常见骨骼肌肉障碍疾病的作业治疗目标与方法。

学习要点

　　保护关节的主要方法;矫形器及辅助器具的使用;节约能量技术;常见骨折的作业治疗方法;手功能评定;手外伤作业治疗原则;手外伤作业治疗主要方法;矫形器应用;手外伤常见症状康复处理;髋、膝关节置换术后作业治疗的注意事项;人工髋、膝关节置换术后各期的作业治疗目标与方法。

第一节　类风湿关节炎

一、概　　述

　　类风湿关节炎(rheumatoid arthritis)是一种以关节滑膜炎为特征的慢性全身性自身免疫性疾病。该病好发于手、腕、足等小关节,常反复发作,呈对称分布。早期有关节红、肿、热、痛和功能障碍,晚期关节可出现不同程度的僵硬、畸形,并伴有骨和骨骼肌的萎缩。滑膜炎持久反复发作,可导致关节内软骨和骨的破坏以及关节功能障碍。有些病例可呈关节外某些器官受累的表现。病变活动分为四期,即急性活动期、亚急性活动期、慢性迁延期、稳定期。

　　约80%患者的发病年龄在20~45岁,以青壮年为多,男女之比为1:(2~4)。本病的病因尚不清楚,可能与自身免疫、遗传、感染以及精神因素有关。

　　类风湿关节炎的致残率很高,约8%患者会因病情反复加重,最终导致关节功能减退或丧失。Wolfe等追踪观察1274名类风湿关节炎患者,其中50%的患者在初诊2年后中等度失能(丧失日常功能性活动的能力),6年后严重失能,10年后极其严重失能。70岁以上患者致残的危险性高于40岁患者1.5倍。凡初诊时功能活动能力差者,其预后及结局不佳的危险性亦较大。

　　作业治疗的介入通过综合的早期干预措施,限制病情的发展,保护关节功能,预防和减少残疾的发生,缓解症状,提高患者的生活质量。

二、临床表现及功能障碍

1. 关节的表现

(1)疼痛(pain)及压痛(tenderness):通常关节疼痛及压痛是本病最早的症状,常见部

187

位是近端指间关节、掌指关节、腕关节,也可累及肘、膝、足、肩及颞颌关节等。其特点为持续性和对称性关节疼痛和(或)压痛。

(2)肿胀(swelling):关节肿胀是由于关节腔积液、滑膜增生及组织水肿而致。以双手近端指间关节、掌指关节及腕关节最常受累,也可以发生于任何关节。

(3)晨僵(morning stiffness):晨僵是指关节部位的僵硬和胶着感。晨起明显,活动后减轻。晨僵可见于多种关节炎。但是,在类风湿关节炎最为突出。

(4)关节畸形(joint deformity):病变晚期由于滑膜炎、软骨破坏、关节周围支持性肌肉的萎缩及韧带牵拉的综合作用引起关节半脱位或脱位,导致出现关节破坏和畸形。关节畸形最常见于近端指间关节、掌指关节及腕关节,如天鹅颈样畸形及纽扣样畸形等。

(5)骨质疏松(osteoporosis):骨质疏松在本病患者相当常见,发生率随病程迁延而上升。其机制可能与成骨细胞功能减退、溶骨作用增加及钙吸收减少有关。

2. 关节外表现　除关节症状外,类风湿关节炎患者还会出现类风湿结节及身体其他系统损害,如肺间质纤维化、心包炎、血管炎、肾炎、神经系统损害等。

3. 关节功能障碍　由于长期关节肿胀、疼痛、晨僵等症状的困扰,患者的功能活动逐渐减少,加之关节损害导致的畸形使病变关节活动度、肌力、耐力、灵活性均下降。

4. 心理障碍　疾病反复发作并逐渐加重使患者遭受巨大的痛苦。绝大多数患者心理负担较重,甚至对治疗失去信心,表现为性格内向、焦虑、抑郁、情绪不稳。作业治疗师应给予患者及家属正面引导和教育,使其了解负面心理因素对疾病康复产生的弊端。通过保护关节、节能技术、使用辅助器具等方法提高患者的能力,使其增强自信心,改变生活态度从而提高生存质量。

5. 活动参与能力下降　因病变常累及手指及腕关节致使患者日常活动、工作和社会参与能力下降。伴有严重功能障碍的患者生活自理能力全部丧失或部分丧失,如不能系扣子和鞋带;不能挤牙膏或因把握不住牙刷而难以独立完成刷牙;不能拧开水龙头和打开瓶盖;不能用手提物;不能完成家务;工作、学习、娱乐休闲活动等均困难。

三、检查与评估

作业治疗师通过询问病史,查阅病历,了解患者的一般情况,包括职业、兴趣爱好,生活习惯、家庭状况等。记录类风湿关节炎活动的症状、关节损伤程度、关节外表现、影像学上关节破坏情况。评估功能障碍程度、功能性活动与关节症状的关系及对日常生活、工作、休闲活动的影响。

1. 疼痛　可采用 McGill 疼痛问卷调查了解疼痛的性质,用目测类比法(VAS)、口述分级评分法(VRS)、数字评分法(NRS)、恒定疼痛强度占体表面积百分法(VAP)等量化疼痛的程度。

2. 肌力与耐力　检查肌力时应以等长收缩形式为主,评测关节周围的肌群力量而非单块肌肉力量。抗阻力运动会使受累关节产生疼痛并加重炎症反应,因此应尽量减少。耐力评定可以明确患者的运动能力,选择与之相应的训练方案。方法详见《康复评定学》相关章节。

3. 关节活动度与稳定性　反复的关节滑膜炎和软骨破坏,导致关节囊松弛,结缔组织挛缩畸形及关节活动范围受限。因此,要进行受累关节的关节活动度(range of motion,ROM)、关节稳定性、晨僵持续的时间等评价。在评定时,患者采取放松而舒适的体位,减轻对检查的紧张感,避免检查时引起严重疼痛。使用量角器测量关节活动度。具体方法参见本书及《康复评定学》相关章节。

4. 手功能评定　手功能检查的内容主要包括握力和捏力、手指的灵巧性、功能活动能力。可采用 Jebsen-Taylor 手功能测试、Backman 和 Mackie 的类风湿关节炎手功能评定、手功能指数(hand functional index)(表9-1)等。因类风湿关节炎患者手指伴有畸形时难以握紧握力器,所以常用应用水银血压计测量握力。先将袖带折叠充气至 4kPa 处,令患者前臂悬空,左右手分别用力握充气袖带各 3 次,所得平均值减去 4kPa 即为其握力。

表9-1　手功能指数

项目	分级(左、右)		标准
1. 拇指尖触到小指末节指腹	0	0	能完全做到,没有迟疑
	1	1	能完全做到,或比较费力,或兼有
	2	2	拇指尖触到第3、4指近节指骨
	3	3	以上不能做到
2. 屈曲2指	0	0	屈曲正常
	1	1	不能完全屈曲,指尖能够到手掌
	2	2	指尖不能触到手掌
3. 屈曲第3指	0	0	屈曲正常
	1	1	不能完全屈曲,指尖能够到手掌
	2	2	指尖不能触到手掌
4. 屈曲第4指	0	0	屈曲正常
	1	1	不能完全屈曲,指尖能够到手掌
	2	2	指尖不能触到手掌
5. 屈曲第5指	0	0	屈曲正常
	1	1	不能完全屈曲,指尖能够到手掌
	2	2	指尖不能触到手掌
6. 双手合十,指尖向上	1	1	能完全做到,没有迟疑
	2	2	能完全做到,或比较费力,或兼有
	3	3	腕关节掌屈或背伸45°
7. 双手合十,指尖向下	1	1	能完全做到,没有迟疑
	2	2	能完全做到,或比较费力,或兼有
	3	3	腕关节掌屈或背伸45°

续表

项目	分级(左、右)		标准
8. 双手背同时放在桌子上,肘关 节呈90°,手尺侧缘抬起	0 1 2	0 1 2	完全能做到 手背能贴在桌子上,尺侧缘不能抬起 手背不能完全贴在桌子上
9. 双手桡侧同时放在桌子上,拇 指在桌沿上,指向下方,双手平 面向内合拢,手掌不能弯曲	0 1 2	0 1 2	完全能做到 双手平面垂直,不能合拢 双手平面不能垂直

5. 手和腕关节的畸形　了解类风湿关节炎的重要病变部位,有无关节肿胀、关节脱位或半脱位、拇指畸形及稳定性、尺侧偏畸形、纽扣样畸形或鹅颈样畸形等。

6. 功能活动　对患者的日常生活活动能力(ADL)和移动能力进行评价,有助于作业治疗师制订出具体的康复计划。对其在日常生活活动中的"独立性",应注明是在基本无疼痛的情况下独立完成的,还是在非常困难或疼痛的情况下独立完成的。因为对类风湿关节炎患者应尽量避免在活动中出现疼痛,这样的评价就让治疗师能正确地选择帮助患者的方法。

常采用美国风湿病学会1991年制定的类风湿关节炎患者功能状况评估表(表9-2)、类风湿关节炎功能状况指数(the functional status index)(表9-3)以及加拿大作业活动状况测量等方法找出患者作业活动中存在的问题点,为制订治疗计划提供依据。

表9-2　美国风湿病协会类风湿关节炎功能状况分类

级别	功能状况
Ⅰ级	患者完成正常活动的能力无任何限制
Ⅱ级	虽有中度限制,但仍能适应
Ⅲ级	重度限制,不能完成大部分的日常工作或活动
Ⅳ级	失去活动能力卧床,或仅能应用轮椅活动

表9-3　类风湿关节炎功能状况指数

活动	辅助	疼痛	困难	注释
1. 移动能力 　室内行走 　上楼梯 　从椅位上站起				
2. 自理能力 　穿裤子 　系衣扣 　洗全身				
3. 家务 　吸尘				

续表

活动	辅助	疼痛	困难	注释
手伸进低位橱柜中				
洗衣服				
整理院子				
4. 手功能				
写字				
打开容器				
拨电话				
5. 社区活动				
工作				
驾车				
参加会议				
探亲访友				

注:评分标准:
　辅助:1 分 = 独立;2 分 = 轻度疼痛;3 分 = 人力帮助;4 分 = 人力和辅助器具均需要;5 分 = 不能完成活动
　疼痛:1 分 = 无疼痛;2 分 = 轻度疼痛;3 分 = 中度疼痛;4 分 = 重度疼痛
　困难:1 分 = 无困难;2 分 = 轻度困难;3 分 = 中度困难;4 分 = 重度困难
　评价的时间范围:过去 7 天的情况

四、方案与实施

作业治疗的目的在于控制关节及其他组织的炎症,缓解症状;保持关节功能、防止畸形;修复受损关节以减轻疼痛和恢复功能,使患者在能力范围内最大限度地提高 ADL、工作和社会参与能力。具体治疗方案与实施方法如下:

1. 作业治疗目标
(1)维持关节活动度,防止关节挛缩。
(2)学会保护关节,预防继发损害。
(3)节约能量,节省体力。
(4)合理安排休息与活动。
(5)应用支具和夹板减轻疼痛,预防和矫正畸形。
(6)改造环境,便于生活。
2. 作业治疗方法
(1)维持关节活动度训练:在急性期,为了防止炎症加重,以休息为主,活动不宜过多。在运动之前可采取局部冷疗法缓解疼痛、减少渗出。关节活动形式为主动或助动运动,每个关节进行 1 ~ 2 次全关节活动范围练习,每日 1 ~ 2 次。急性期不宜进行牵伸性治疗,避免进一步关节损伤。在非急性期,运动前采取温热疗法改善局部血液循环,缓解疼痛。被动活动关节要轻柔、缓慢,不要引起关节剧烈疼痛。每个关节 3 ~ 5 次全范围活动练习,每日 3 ~ 4 次。如果活动后所引起的疼痛或不适在训练停止 1 小时后仍不缓解,提示运动量过大或运动时间过长,需要调整训练计划,如游泳、太极拳等。

(2)保护关节,预防畸形:作业治疗师在治疗中的任务是教会患者以保护关节、节约能量、预防畸形为原则,学会自我照料,且日常生活和工作中根据具体情况改变运动方式,改装生活用具或使用自助具、支具等辅助器具,以改善生活自理能力及提高社会适应能力。

由于关节不稳定及肌肉力量不易控制,在生活和工作中易导致关节进一步受损,从而加重关节畸形。因此,学会保护关节的基本方法很重要。具体原则如下:

1)正确的体位及运动模式:急性期患者主要以卧位为主,为防止关节畸形的出现应该注意以下几点:枕头不宜过高,避免颈椎过度前屈所致畸形。不使用软床,以免臀部下沉引起髋关节屈曲畸形。膝关节不应长期保持伸直或屈曲位。仰卧位时足部放置支架,以此将被服架空,防止双脚长期受压出现足下垂。正确的坐姿是屈髋、膝关节各90°,避免脚尖用力。拿起地上物品时,屈曲髋、膝关节完成而不是弯腰伸膝。

2)使用较强大的关节完成活动:如从椅子站起来时,尽量用手掌根部或手腕及前臂支撑,避免手指负重。提重物时使用肘关节而不是手指提取。关门或抽屉时使用手臂力量或侧身用力代替手推。

3)使关节在最稳定的解剖和功能平面上负重:站立时膝关节外侧用力,防止膝内侧副韧带过度拉长而造成膝关节损伤。

4)避免加重畸形的体位和活动:如使用改造的开瓶器打开瓶盖,减少手指用力。

5)尽量避免长时间维持同一种姿势:如久坐、久站等。

(3)节省体能:在进行各种作业活动时均应以节约体能为原则。有效地减少关节活动次数和躯干的摆动幅度,从而起到节省体力、保护关节、预防继发损害的作用。主要方法如下:

1)提前安排好每日的活动,出行前提前做好准备。白天生活和工作过程中,应安排多次短暂的休息,不要过劳。

2)家务劳动尽量使用家用电器代劳,工作尽量应用自动化工具。

3)使用辅助器具,省力并且保护关节,如开瓶器。

4)生活及工作的周围环境应出入方便,出行时要尽量乘车和电梯,减少步行及上下楼梯次数。

(4)合理安排休息与活动:运动过多会使病情加重,而过长时间卧床又会造成肌肉萎缩、关节活动受限,这些对于疾病恢复都极其不利。因此,合理安排每日的休息与活动非常重要。急性期以卧床休息为主,随着病情缓解活动量逐渐增加。多次短时间的休息要比少而长时间的休息更有益处。在日常活动或工作中,每小时至少应休息10分钟,每日睡眠不少于8小时,且最好有午休。

(5)应用支具和夹板:严重的关节炎症不仅使疼痛症状加重,对关节和肌腱也会产生进行性破坏。早期使用夹板的目的是抑制炎症反应,缓解疼痛,延缓或减轻关节畸形。夹板或矫形器分为固定式和功能性两大类。佩戴何种夹板要根据受累关节来决定。固定式手指矫形器可以防止关节挛缩或过伸,天鹅颈样畸形夹板或Bumell夹板即属于此类型。它可以限制近端指间关节过伸,松弛手内在肌的痉挛和挛缩,减少因活动而继发的滑膜增殖,稳定掌侧关节囊。纽扣式畸形的矫正与天鹅颈畸形矫正的方向相反,它支持横向纤维,允许骨间肌和蚓状肌对近端指间关节进行伸展,支持背侧的关节囊,从而限制过伸。固定式手部矫形器也可用于将指间关节、掌指关节固定于功能位。可动性或功能性手指矫形器是一种简单、灵巧的手指矫形器,用钢丝和塑料垫板为指间关节挛缩提供伸展的牵引力。固定式腕部矫形器是应用皮革、金属或塑料板制成。将关节固定于背伸 20°～30°、尺侧偏 10°的功能位,防止腕关节下垂。

急性期,固定性夹板可以昼夜使用,每天卸去一次,适度主动活动,防止发生关节僵硬。亚急性期逐步减少白天使用夹板固定的时间,最后夹板尽量在晚上使用。常规使用的功能性夜间夹板,应将腕关节保持在 10°～30°的背伸,并轻度尺偏,指尖微屈自然排列。轻度腕关节滑膜炎可以仅使用腕关节夹板且拇指能够自由地活动。

(6)使用辅助具:类风湿关节炎主要侵犯手指关节,导致伸手和抓握能力下降。使用辅助具的目的是代偿手功能、节约体能,利用力学原理借助重力完成各种活动,从而起到保护关节的作用。将菜刀、各种勺、锅把手柄加粗;使用多功能固定带;取重量较轻的物品时使用拾物器;用手推车或步行器运送物品;改造菜刀和切菜板;尽可能采取坐位完成活动;将物品放置在固定且便于拿取的地方。

(7)环境改造:环境改造包括家居和工作环境的改造。以节约体能、保护关节为原则调整室内物件的摆放及改良常用器具。如房门应便于轮椅出入,将高台阶改为低坡道;合理布局厨房设施,将炊具、洗涤池、冰箱等集中放置;电源插座高度适宜;撤去地毯,避免行走时增加阻力;室内电源开关改为按压式;常用物品放在易于拿取的地方。环境改造的目的是创造机会使患者能够适应环境的要求,预防受累关节承受不必要的应力,同时继续生活和工作。通过环境的评估了解患者实际工作环境,并根据人体工效学改造常用工具,使用辅助器具提高工作能力。如不能返回原岗位则选择其他职业。

第二节 骨 关 节 炎

一、概 述

骨关节炎(osteoarthritis,OA)是由于老年或其他原因如创伤、关节的先天性异常、关节畸形等引起的,是一种以关节软骨的变性、破坏及骨质增生为特征的慢性关节病。

骨关节炎中年以后多发,患病率随着年龄增长而增加,女性比男性多见。国内的初步调查显示,骨关节炎的总患病率约为 15%,40 岁以上人群的患病率为 10%～17%,60 岁以上则达 50%。而在 75 岁以上人群中,80%患有骨性关节炎。该病的致残率高达 30%,发病无地域及种族差异。

原发性骨关节炎的病因尚不完全清楚,年龄、肥胖、炎症、创伤及遗传因素可能与本病的发生有关。骨关节炎的发展是一个长期、渐进的过程,涉及全身许多因素,如生物力学改变、软骨营养代谢异常等因素。疾病的整个过程还涉及韧带、关节囊、滑膜及关节周围肌肉,最终导致关节疼痛和功能丧失。早期病理变化发生于关节软骨。首先是关节软骨局部发生软化、糜烂,导致软骨下骨外露;随之继发骨膜、关节囊及关节周围肌肉的改变,导致关节的生物力学改变;长期异常不平衡的应力,导致关节病变逐渐加重。作业治疗的目的是缓解症状,保护受累关节,防止关节功能进一步减退,预防及减缓畸形的形成和发展。

知识拓展 🐟

"世界关节炎日"

　　1998 年 4 月,在 WHO 支持下,瑞典隆德大学举办了由 70 多名骨科、风湿科、骨质疏松、创伤学及理疗与康复专家参加的研讨会,会上 Lars Lidgren 提出将 2000 ~ 2010 年定为骨与关节的十年。1999年 11 月联合国秘书长安南签署正式支持文件。2000 年 1 月 13 ~ 15 日,WHO 在日内瓦正式在全球启动此项活动,750 个医疗机构签署文件,37 个国家政府支持骨关节十年活动。世界卫生组织确定通过十年的努力,将骨性关节炎的预期发病率降低 25%。2001 年 4 月,我国成立了卫生部关节炎防治教育计划基金,卫生行政部门开始重视此疾病。每年的 10 月 12 日还是世界关节炎日,其目的也是提醒人们重视对骨性关节炎的防治。因此对骨性关节炎的预防和治疗是一项全社会都需要重视的工作。"世界关节炎日"的目的就是要提醒人们,对关节炎要早预防、早诊断、早治疗,防止致残。

二、临床表现及功能障碍

　　1. 关节疼痛　疼痛是本病最常见的表现。病变初期疼痛表现为轻、中度间断性隐痛,伴沉重、酸胀淤滞感。晚期可出现持续性的疼痛和夜间痛。与气温、气压、环境、情绪有关。活动后加重,休息后好转。

　　2. 关节僵硬　在晨起和久坐起立时有关节僵硬和发紧感。持续时间很短,一般不超过 30 分钟。气温降低和空气湿度增加时加重。

　　3. 关节活动受限　由于软骨破坏,关节表面粗糙,出现关节活动时骨摩擦音(感)、捻发感,或伴有关节局部疼痛。关节弹响主要见于病程较长的患者。

　　4. 肿胀和畸形　病变早期关节周围局限性肿胀,随病情进展,出现弥漫性肿胀、滑囊增厚或伴关节积液。病变时间长且关节破坏较重者出现畸形。

　　5. 活动功能受限　疼痛、肌肉萎缩及关节周围韧带、关节囊、软组织挛缩均可导致活动度下降、无力行走时腿打软或关节绞索,关节不能完全伸直或活动障碍。

　　6. 活动和参与能力受限　由于疼痛、肿胀、关节僵硬导致患者的日常生活活动、休闲活动、生产活动减少。而身体活动减少又会增加肥胖、高血脂、高血压、冠心病等疾病的发病率。

　　7. 生活质量下降和心理障碍　关节疼痛反复发作和活动参与能力受限,患者常表现为对各种活动的参与减少甚至恐惧,长此以往生活质量显著下降,同时产生不同程度的心理障碍。

三、检查与评估

　　在评定前需了解患者的一般状况,询问疾病发生的时间和累及的关节。患者所从事的职业、生活和工作环境对关节的影响程度。

　　1. 疼痛　常采用视觉模拟量表(VAS)测定,或通过描述疼痛的程度(轻、中、重度)和对日常生活和工作的影响程度来评估。

　　2. 关节活动度　使用量角器或电子角度尺等测量病变关节及相邻关节的活动度。

3. 肌力和肌肉围度　采用徒手肌力检查法或仪器测定。测量目的是了解肌力减弱的程度和分布情况。

4. 功能活动能力的评定　可采用针对各个关节功能受限所设计的评定方法,如 HSS 膝关节评分标准(表9-4)。可采用 Barthel 指数对日常生活能力进行评估。

表9-4　HSS 膝关节评分标准

项目	分值	项目	分值
1. 疼痛(30分)		4. 肌力(10分)	
任何时候均无疼痛	30	优:完全能对抗阻力	10
行走时无疼痛	15	良:部分对抗阻力	8
行走时轻微疼痛	10	中:能带动关节活动	4
行走时中度疼痛	5	差:不能带动关节活动	
行走时严重疼痛	0	5. 固定畸形(10分)	
休息时无疼痛	15	无畸形	10
休息时轻度疼痛	10	小于5°	8
休息时中度疼痛	5	5°~10°	5
休息时重度疼痛	0	大于10°	0
2. 功能(22分)		6. 稳定性(10分)	
行走、站立无限制	12	正常	10
行走2500~5000m	10	轻微不稳0°~5°	8
行走500~2500m	8	中度不稳5°~15°	5
行走少于500m	4	严重不稳>15°	0
不能行走	0	7. 减分项目	
能上楼梯	5	单手杖	-1
能上楼梯,但需支具	2	单拐杖	-2
屋内行走,无须支具	5	双拐杖	-3
屋内行走,需要支具	2	伸直滞缺5°	-5
3. 活动度(18分)		伸直滞缺10°	-3
每活动8°得1分,最高18分	18	伸直滞缺15°	-2
		每5°外翻扣1分	-1
		每5°内翻扣1分	-1

5. 生存质量评定　可采用关节炎影响评定表(the arthritis impact measurement scale,AIMS)了解患者的生存质量(表9-5)。得分越高表示关节炎对患者的影响程度越重。采用加拿大作业活动表现量表(COPM),找出患者作业活动中存在的问题点,为确定治疗方向,制订治疗计划提供依据。

表 9-5　关节炎影响评定表（AIMS）

内容和问题	评分
1. 度	
(1)你有没有因为健康原因而整天或大部分时间都躺在床上?	4
(2)你能使用公共交通工具吗?	3
(3)你在社区内行走时有没有因为健康原因而需由他人帮助?	2
(4)你有没有由于健康原因而整天或大部分时间都停留在室内?	1
(5)一切都正常吗?	0
2. 体力活动	
(1)你无须他人帮助或用手杖、拐杖、假肢或围腰帮助就能走路吗?	5
(2)你走过一个街区或爬上一段楼梯都没有困难吗?	4
(3)你走过几排房子或爬上几段楼梯都没有困难吗?	3
(4)你弯腰、提物或弯腰站着没有困难吗?	2
(5)你的健康有没有限制了你参加跑步、提重物和参加剧烈的体育活动?	1
(6)你一切正常吗?	0
3. 灵巧度	
(1)你能容易地用笔或铅笔写字吗?	5
(2)你能容易地在锁孔中拧转钥匙吗?	4
(3)你能容易地系衣扣吗?	3
(4)你能容易地系鞋带吗?	2
(5)你能容易地旋开广口瓶的盖子吗?	1
(6)你一切正常吗?	0
4. 家务活动	
(1)若你有电话你能用它吗?	7
(2)若你必须服药,你能自己服完所有的药吗?	6
(3)你能料理自己的金钱吗?	5
(4)若有厨房,你能为自己准备饮食吗?	4
(5)若有洗烫设备,你能为自己洗烫吗?	3
(6)若有交通工具,你能使用它去采购吗?	2
(7)若有拖把、吸尘器,你能自己打扫卫生吗?	1
(8)你一切正常吗?	0
5. 社会活动	
(1)上 1 个月中,你和亲密的朋友和亲戚经常打电话吗?	5
(2)上 1 个月中,你的性生活的频度和质量无改变吗?	4
(3)上 1 个月中,你经常让你的亲戚朋友到你家做客吗?	3
(4)上 1 个月中,你和你的亲戚朋友经常参加社会活动吗?	2
(5)上 1 个月中,你到你的亲戚朋友家去拜访过很多次吗?	1
(6)你在社会活动方面一切正常吗?	0

续表

内容和问题	评分
6. 日常生活活动（ADL）能力	
（1）你用厕所时需要他人帮助吗？	5
（2）你能很好地在家中来回走动吗？	3
（3）你穿衣时需要他人帮助吗？	2
（4）你洗澡时不需要他人帮助吗？	1
（5）你在 ADL 能力方面一切正常吗？	0
7. 疼痛	
（1）上 1 个月中，你的关节炎没有发生严重的痛，对吗？	4
（2）上 1 个月中，你的关节炎没有发生一般的痛，对吗？	3
（3）上 1 个月中，你没有发生晨间僵直，对吗？	2
（4）上 1 个月中，你没有发生过两个或两个以上的关节痛，对吗？	1
（5）你毫无疼痛吗？	0
8. 抑郁	
（1）上 1 个月中，你没有感到如果你死了别人会好过一些，对吗？	6
（2）上 1 个月中，你没有沮丧到什么也不能让你感到高兴起来，对吗？	5
（3）上 1 个月中，你没有感到郁郁不乐和情绪低落，对吗？	4
（4）上 1 个月中，你没有感到事情并没有像你所希望的那样发展，对吗？	3
（5）上 1 个月中，你没有感到情绪非常低落，对吗？	2
（6）上 1 个月中，你没有做你喜欢的事吗？	1
（7）你情绪一切正常吗？	0
9. 焦虑	
（1）上 1 个月中，你没有感到紧张或高度紧张，对吗？	6
（2）上 1 个月中，你没有被神经过敏所困扰，对吗？	5
（3）上 1 个月中，你没有感到使自己安静下来有困难，对吗？	4
（4）上 1 个月中，你没有感到使自己松弛而无困难，对吗？	3
（5）上 1 个月中，你感到安静和平和，对吗？	2
（6）上 1 个月中，你感到松弛而毫不紧张，对吗？	1
（7）你在情绪方面一切正常吗？	0
总分	

注：评定时，将每大项中的小问题由下向上逐题让患者回答，在用"否"回答的问题中，分数最高的一题即为该项的评分。如在第 2 项体力活动中，患者对（6）、（5）、（4）、（3）题均用"否"回答时，在此 4 题中最高分为（3）题（3 分），因此第 2 项的评分即为 3，余同

四、方案与实施

骨关节炎的作业治疗目的在于缓解疼痛、保护关节，提高日常生活能力和活动参与能

力,提高生存质量。

1. 作业治疗目标

(1)保护关节、预防畸形和继发性损伤。

(2)改变生活习惯,合理安排活动与休息。

(3)适度运动,减轻体重。

(4)改善环境,预防受累关节损伤。

(5)使用辅助器具,缓解症状,防止关节功能退化。

2. 作业治疗实施

(1)健康教育:骨关节炎治疗是一个长期的过程。日常生活和工作中的不良姿势和过度负重对关节疾患极其不利。因此,应教会患者正确处理关节症状、保护关节以预防继发损伤和畸形。调整和改变生活方式,适度运动,科学饮食,控制体重,减少对关节的负荷。

(2)保护关节:骨关节炎与类风湿关节炎病因不同,病变主要侵犯关节,且受环境和力学影响较大。因此,控制关节避免过度负荷、改善环境、使用辅助器具、合理安排休息与活动可以有效保护关节。

1)适度的运动:除急性期外,适当的运动可以提高心肺功能,改善情绪。不要因为害怕疼痛和关节肿胀而畏惧参加所有运动。进行一些对关节低负重的运动,如园艺、游泳、散步、体操、太极拳、轻松的舞蹈等既可以减轻关节症状,又能增加关节的稳定性和关节活动范围,有利于病情恢复和疾病控制。但活动中应避免出现疼痛加重,不要长时间进行同一种运动。作业活动方案应循序渐进,逐渐增加运动时间。尽量减少上下楼梯次数和长时间下蹲、站立、跪坐、爬山及远途跋涉等较剧烈的对关节有损伤的运动,尤其在关节肿胀时更应避免。不适当的运动或过度锻炼可加重关节软骨的损伤,引发或加重症状,促使病情进展。因此应根据个体化和循序渐进的原则,制订合理的训练计划。把手、手杖、护膝、步行器等辅助器具可以保护关节稳定性。

2)减轻体重:肥胖增加膝关节的负重,是膝关节炎的危险因素之一。通过控制饮食、运动来减轻体重,减少关节过多负重。

(3)休息与活动:休息可以减少炎症因子的释放,减轻炎症反应、缓解疼痛和关节肿胀等症状。因此,在急性期关节严重疼痛者需要制动休息。可采用三种方式即完全卧床休息、使用夹板或支具制动、一日之中短时间多次休息。静止期应掌握自己每天可能引起不适的工作和活动,并避免长时间进行这些活动。可借助其他方法少量分次完成。

(4)环境改造:了解社区、家庭和工作单位中的建筑物和室内结构对患者是否有不利影响,提出改造方案和建议,帮助患者重新和最大限度地在生活或工作中获得独立性。同时,减少因环境因素造成的不必要的活动和体能消耗。家居和工作环境的改造以能量节约技术为原则。如将常用的物品放在容易拿到的地方,不用过度弯腰。调整座椅的高度,腰部后使用靠垫放松腰部肌肉,避免受累关节及周围组织进一步受到牵拉。

(5)辅助器具与矫形器的使用:类风湿关节炎患者使用的辅助具,如果骨性关节炎有类似症状也可使用。但是大多数患者不能意识到辅助具的预防和治疗的作用,甚至不愿意接受和使用它。实际上应及时使用辅助器具,不但能缓解症状还可以防止关节损害加重和功能进一步下降。如使用拾物器捡起地面上的物品时不需要做弯腰动作、使用开罐器或用手掌的力量打开瓶盖时可以减少手指关节炎患者手指用力。当关节畸形,关节的结构受到损伤而导致的形态异常,可以通过适宜的支具或矫形器预防畸形、稳定关节、防止关节继发性损伤。

五、案 例 分 析

1. 基本情况　王某,女,42 岁。10 个月前无明显诱因出现右手指第 2、5 指远端关节、双腕、双肩关节压痛、僵硬、活动受限。7 天前因双手疼痛、晨僵加重,关节活动受限加重,不能进行家务劳动、照顾家人和工作。为求进一步治疗收入院。入院诊断为"类风湿关节炎"。

2. 康复评定　①VAS 疼痛 6~7/10 分。②ROM:腕关节屈:左 55°/右 50°,伸左 45°/右 35°,肩关节屈曲:左 70°/右 55°;外展:左 60°/右 55°;外旋:左 25°/右 20°。手指 TAM:右示指 75°;右中指 75°。③握力:左 3.8kg/右 3.1kg;捏力:左 1.5kg/右 1.7kg。④手指功能评定:左 15 分、右 15 分。⑤改良 Barthel 指数 78 分。⑥加拿大作业活动评测:患者最希望能独立穿衣、洗漱。⑦类风湿功能状况分级Ⅲ级(重度限制,不能完成大部分的日常工作或活动)。

3. 作业治疗方案

(1)作业治疗目标:短期目标:缓解疼痛、保护关节,预防畸形,掌握节约能量技术;长期目标:提高 ADL、工作和活动参与能力,提高生存质量。

(2)作业治疗计划:使用支具和夹板;教会患者保护关节的方法;合理安排休息与活动时间;使用辅助器具;改善生活环境。

第三节　骨　　折

一、概　　述

骨的完整性和连续性中断称为骨折。骨折的分类较多,根据致伤原因不同分为创伤性骨折、疲劳性骨折、病理性骨折;根据损伤程度分为完全性骨折和不完全性骨折;根据骨折端是否与外界相通分为闭合性骨折、开放性骨折;根据断端的稳定程度分为稳定性骨折、不稳定性骨折;根据有无伴随邻近神经血管损伤分为单纯性骨折和复杂性骨折。

骨折的并发症一般分为早期和晚期两种。骨折早期可并发休克、脂肪栓塞综合征、重要内脏器官损伤、重要周围组织损伤、重要血管、周围神经损伤、骨筋膜室综合征等并发症。由于长期卧床或活动不良,骨折晚期易并发坠积性肺炎、压疮、下肢静脉血栓、感染、损伤性骨化、创伤性关节炎、关节僵硬、急性骨萎缩、缺血性骨坏死、缺血性肌痉挛等。

早期康复治疗的介入可以避免许多并发症的发生,提高手术疗效,达到事半功倍的效果。作业治疗在骨科康复中的作用是通过循序渐进的日常生活活动练习来提高患者肢体功能和自理能力,使其尽早地回归家庭与社会。本章主要介绍四肢骨折的作业治疗。

二、临床表现及功能障碍

(一) 损伤后的炎症反应

损伤后局部肿胀、疼痛、功能障碍为骨折后常见临床表现。由于受损组织出血、体液渗出、局部静脉淋巴淤滞和回流受阻产生骨折周围组织的肿胀和疼痛。疼痛可以引起交感性动脉痉挛使损伤局部缺血,而缺血又会加重疼痛。

(二) 肌肉萎缩和肌力下降

为促进骨折愈合,术后早期需进行局部制动。组织学观察显示,制动 7 天肌纤维间结缔组织增生,肌纤维变细,排列紊乱。健康人石膏固定 4 周后,前臂周径减少 5%。肌肉体积减小,肌纤维间的结缔组织增生,非收缩成分增加,导致肌肉单位面积的张力下降,肌力下降。

(三) 关节活动受限

长期制动会产生严重的关节退变,关节周围韧带的刚度降低,强度下降,肌肉附着点处变得脆弱,韧带易断裂。关节囊壁的血管、滑膜增生、纤维结缔组织和软骨面之间发生粘连,出现疼痛,继而关节囊收缩,关节挛缩,活动范围减小。

(四) 骨强度改变

骨折后骨痂的形成需要应力的刺激。局部制动和活动减少使损伤处的骨骼缺乏应力刺激而出现骨膜下骨质的吸收,骨强度降低。而反复承受高应力会引起骨膜下增生。研究表明,骨骼都有其最适宜的应力范围,过高或过低的应力都会使骨吸收加快。

(五) 整体功能下降

制动骨骼及肌肉系统、消化系统、呼吸系统、泌尿系统、心血管系统对骨骼肌肌力和耐力均有明显影响。因骨折制动及功能障碍导致患者的活动参与能力受限。

三、检查与评估

(一) 骨折愈合情况

包括骨折对位对线、骨痂生长情况、延迟愈合或未愈合、畸形愈合、假关节形成、异位性骨化、骨化性肌炎、骨质疏松等,可通过 X 线、CT 或 MRI 检查。

(二) 关节活动度

使用量角器测量骨折部位相邻关节的活动度。还可以通过计算机三维运动分析上肢骨折在功能性活动时各关节的协调运动,下肢骨折步行时各关节的协调运动。

(三) 肌力

采用徒手肌力评定法或等速肌力测试。

(四) 肢体长度及周径

肢体长度的改变对下肢影响较大,长期异常站立及步态会导致骨盆和躯干的继发性病变。进行肢体周径测量时,选择两侧肢体对应的部位进行测量,以了解有无软组织缺损及肌肉萎缩情况。

(五) 感觉功能评定

检查感觉损伤的部位、范围、种类和性质以及对日常生活的影响程度。分别进行浅感觉、深感觉和复合感觉检查。

（六）日常生活活动能力评定

Barthel 指数、FIM。上肢骨折重点评估穿衣、洗漱、修饰、清洁卫生、进食、写字等情况。

四、方案与实施

骨折后作业治疗的目的是协调固定与运动之间的矛盾，预防或减少关节活动受限、粘连、僵硬、畸形等并发症的发生，促进骨折肢体尽早恢复日常生活和工作。在进行作业治疗前，治疗师应该与临床医生进行良好的沟通与交流，以便详细了解患者的基本情况，包括手术情况、骨折愈合程度、有无神经损伤及其他并发症、训练时有无特殊禁忌等。在制订作业治疗计划时需考虑患者全身状况、年龄、职业、生活环境、经济条件、心理状态、家属态度等因素，根据个体情况及时修正和调整治疗方案。

（一）骨折作业治疗方案

1. 骨折固定期的作业治疗方案 治疗方案要根据患者的不同情况具体设计，应符合患者需求并具有一定趣味性，与患者自理活动、生产活动、休闲活动密切相关，且有助于患肢功能和技能恢复。

（1）早期未固定关节的主动或助动的作业活动：固定有利于骨折的愈合，但也限制了关节的活动，即使未受累关节由于长期不进行全范围关节活动同样也会受到影响。因此，在不影响骨折制动和愈合的前提下，应及早进行相邻关节的主动或助动运动以保持关节和肌肉功能。主要以等长收缩的作业活动为主。早期等长收缩练习可以使大脑始终保持对有关肌肉的支配，无须在固定解除后重新建立这种关系。制动必然会导致肌肉萎缩，即使做最大的努力进行功能训练，也不可避免，但在萎缩的程度上则会有很大差别。同时，由于肌肉不运动，静脉和淋巴淤滞，循环缓慢，组织水肿，渗出的浆液纤维蛋白质在关节皱襞和滑膜反折处以及肌肉间会形成粘连。虽然关节发生粘连乃至僵硬的原因是多方面的，但其重要的原因则是肌肉不活动。合理的功能性作业活动既可促进局部的血液循环，使新生血管得以较快的成长，又可通过肌肉收缩作用，借助外固定以保持骨折端的良好接触。

（2）使用辅助具提高 ADL 能力：上肢选用进食类、梳洗修饰类、穿衣类、沐浴类自助具。下肢使用长柄的穿鞋器、洗澡刷、防滑类、持物类。

（3）改善患者的心理状态：尤其是老年患者外伤导致骨折后，心理障碍程度相对较重，抓住患者的兴趣及爱好设计一些作业活动，可以调节情绪，消除抑郁，促进心理平衡。使患者振作精神，积极地进行康复治疗。

2. 骨折愈合期的作业治疗方案 康复目标是通过功能性作业活动消除残存肿胀，松解粘连，牵伸挛缩组织，增加关节活动度和肌力，提高肌肉的协调性和灵巧性，提高日常生活和工作能力。在骨折愈合后期，骨痂达到正常的生理功能还需要经过一个强固和改造的过程，而这些只能通过运动和使用才能完成。方案的实施应根据骨折愈合情况进行设计。每一种活动都必须有其目的，且能达到一定的目标，即符合患者的需求又能被接受。选择的作业活动与患者的日常生活及工作密切相关，为恢复和维持基本生活提供必要的工作技能。主要治疗方案如下：

（1）改善关节活动度的作业活动：应用球类运动、舞蹈、绘画、书法、编织、特殊传感控制器控制的电子游戏、橡皮泥作业、纺织等治疗方法。

（2）增强肌力和耐力：如木工、金工、飞镖、制陶、泥塑、投篮、舞蹈等。

（3）职业前训练：根据患者情况，是否能重返原岗位工作。进行针对性的练习。目的是提高劳动技能和职业适应能力，增强患者再就业的信心。

（4）感觉再教育：骨折伴有神经损伤导致的感觉障碍是作业治疗的主要部分之一。

（二）常见骨折的作业治疗实施

1. 常见上肢骨折的作业治疗

（1）肩部损伤的作业治疗

1）锁骨骨折：好发于青少年，多为间接暴力所致。如跌倒时手、肘或肩部先着地，力量沿上肢传至锁骨，致斜形或横行骨折。直接暴力大多导致粉碎性骨折，但直接暴力较少见。锁骨损伤后主要影响肩关节功能。

伤后1周进行患肢的肘关节、腕关节、手指各关节及前臂的旋前旋后的作业活动，以不引起患肢疼痛为度。将治疗桌调整至适宜的高度，可进行绘画、写字、编织、刺绣、翻扑克牌等活动，需要负重的日常生活活动由健侧来完成。除上述活动外，2～3周后可在不引起肩关节疼痛的前提下做垂臂钟摆练习，范围由小到大，但肩关节外展不超过90°；垂臂摆放作业练习，使用悬吊装置或滑板进行患侧减重各方向运动；腕部、三角肌等长收缩练习，手指等张练习，如捏橡皮泥。

4～6周，处于骨折修复期，逐渐有骨痂形成，骨折基本稳定。可扩大各方向主动活动范围，逐渐增加抗阻练习。使用改善活动度和增强肌力的作业活动，如推滚筒、磨砂板改善肩关节前屈及外展功能。改变作业活动目标位置练习肩关节的屈曲、外展、内旋、外旋功能，如捡木钉、圆盘柱板、体操棒、推磨砂板、取放轻物品练习、拉拉链、擦玻璃、浇花、双手投掷，日常生活能力练习如洗漱、梳头、吃饭、穿衣等。

7～12周，为塑形期，骨性骨痂开始塑性骨折稳定。各关节应最大限度主动活动。可在负重情况下进行上一阶段练习。增加功能性作业活动如金工、木工、飞镖、制陶、投掷、园艺、羽毛球、纺织、制作糕点等。

2）肱骨近端骨折：可发生于任何年龄，但以中老年人居多，为避免关节囊粘连、关节挛缩和肩关节周围肌肉萎缩影响肩关节功能，应在医生允许的情况下及早使用患肢进行日常生活活动练习。

伤后1～2周内不活动肩关节和肘关节，患肢不应负重。腕指关节主动屈伸练习，不做前臂旋转活动。可进行写字、绘画、捏橡皮泥等。

3～4周，主动活动肘部及以下关节。在无痛的前提下开始垂臂作业练习，合并肩袖损伤手术修复者4周内不要进行主动活动，防止牵拉修复组织。

5～6周，加大肩关节与肘关节的主动及被动活动范围，肩袖和三角肌力量训练。如俯卧位摆放物品、高吊滑轮、肋木、手指阶梯、体操棒等。肩关节旋转练习要慎重，需考虑骨折愈合情况。增加前臂旋前、旋后。应用患肢进行较轻的日常生活活动，将常用物品放置于容易拿取的位置，使用辅助器具提高ADL。

7～12周，进行最大限度的主动活动以恢复肩关节活动范围及肌力。使用捻线机练习肩关节旋转功能；鼓励患者参加休闲活动，这样有助于肩关节功能恢复，如射箭可以增加肩关节后伸，同时锻炼肌力；投掷飞镖可改善肘关节屈曲及肩关节内外旋，乒乓球、台球能提高上肢活动度和灵活性，金工、木工增强上肢肌力；制陶、园艺、游泳、舞蹈、太极拳、八段锦、五禽戏既能改善关节活动度又能调节患者情绪，消除抑郁、振奋精神。

3）肱骨干骨折：伤后 0~1 周制动有利于肿胀消退，主动活动手指及腕关节，上臂前臂肌肉等长收缩。

2~4 周，患侧肩关节主动活动或辅助运动，肘关节主动屈伸练习，前臂旋前旋后功能练习。如翻扑克、手工艺制作。使用滑板或悬吊装置减轻肢体石膏或外固定重量，进行肩关节屈、伸、外展、内旋、外旋，肘关节的屈、伸运动。如为保守治疗，肩外展不应超过 60°。

4~6 周，加大肩关节及肘关节各方向主动及辅助活动范围，逐渐增加肌力训练，充分利用悬吊装置减轻肢体重量，使肌力和协调能力均能得到及早练习。可进行个人卫生清洁如梳洗、穿衣，写字、击键等交流活动，还可以进行治疗性游戏，阅读、绘画、手工艺等。使用辅助器具如进食类、梳洗修饰类、穿衣类、沐浴类自助具。

7~12 周，最大范围地扩大关节活动度，增强肌力和耐力，幅度及治疗强度增大，方法基本同上。

（2）肘部及前臂损伤的作业治疗

1）肘部骨折：术后 0~2 周，肱骨远端骨折固定在屈肘 90°，前臂取中立位，尺骨鹰嘴和尺骨近端可以固定在屈肘 60°~75°，前臂取中立位而腕关节轻度背伸，桡骨小头骨折或脱位可固定在屈肘 120°，以稳定桡骨小头。主动运动肩关节、腕关节及五指。肱骨髁上骨折伸直型可加强肱二头肌练习，屈曲型做肱三头肌的等长收缩练习。如果关节内固定或关节稳定，可在临床医生同意的情况下进行肘关节保护性运动，目的是通过减少肘部向后的矢量力而减轻重力的影响。仰卧位手臂放在头上方，做保护性肘关节的屈曲、伸展和前臂旋前、旋后练习。术后 2~8 周，对于早期出现肘关节明显僵硬者可使用静态或进展型静态肘部可动夹板进行治疗。这一段时间进行夹板固定时，将关节固定在主动活动的最大范围以便于长时间牵伸，被动牵伸应在 8 周以后。使用滑板或悬吊架进行改善肘关节功能的作业活动（图 9-1），如进食、洗漱、梳头和擦桌子等日常生活活动，使用辅助具同上。术后 8 周至 6 个月，当骨折部位达到临床愈合或手术内固定稳定时，关节在肱尺关节和桡尺关节的整个活动内稳定即可进行全方位的功能训练，目标是达到最大限度的关节活动度，增加肌力和耐力，恢复正常生活和工作。可进行金工、木工、雕刻、制陶、飞镖、投篮、舞蹈等提高肌力和耐力。乒乓球、泥塑、篮球、绘画、书法、编织、橡皮泥、纺织等可以改善关节活动度。恢复正常生活方式，尽量使用患肢进行轻度日常生活活动，进行职业前工作适应训练。

2）前臂骨折：0~2 周，手指及腕关节做主动屈、伸练习，不要做旋转练习。简单手工艺制作，可以增加三角肌、肱二头肌、肱三头肌等长收缩。如为管型石膏固定勿做前臂肌肉锻炼。注意观察手指血液循环及感觉变化，防止

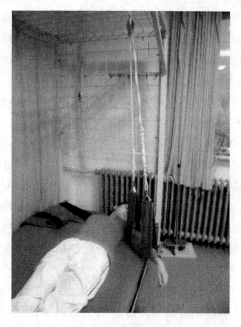

图 9-1　使用滑板或悬吊架进行改善肘关节功能的作业活动

骨筋膜室综合征的发生。

2~4周,可加大手工艺制作幅度,前臂缓慢旋前、旋后的作业,如翻扑克、刺绣、翻书。肩关节伸屈、外展、内收等功能的练习。

4~6周,患肢辅助健侧完成一些轻的日常生活动作,经医生允许,内固定手术者可去除外固定物。增加日常生活能力训练,避免前臂被动活动,保守治疗者通常在6周时去除石膏,且勿过度用力。

7~9周,如骨折稳定可逐渐加至全负重关节最大限度主动活动,适当增加被动活动,去除外固定后进行肩、肘、腕、手关节的功能练习,着重训练前臂的旋前、旋后功能,可采用钉钉子、扇扇子、舞蹈、纺织、刺绣练习。正常愈合者可使用患肢正常生活。

2. 常见下肢骨折的作业治疗

(1)髋部损伤的作业治疗:骨折后作业治疗的目标包括增强肌力与耐力、平衡协调能力、提高日常生活活动能力。

股骨颈骨折:内固定术后患肢穿丁字形矫形鞋,防止患肢旋转;两腿间夹枕头防止患肢内收。术后第1~3天进行深呼吸咳嗽练习,每次3~5分钟,每日2~3次。上肢持哑铃做扩胸运动练习,每次10~15分钟,每日2~3次。踝泵训练,第2天在不引起异常疼痛的情况下做主动或被动屈髋(小于90°)、屈膝(小于45°)练习。被动患肢平行外展(小于45°)。术后4天~2周,加强患肢非负重主动、被动运动。直腿抬高30°~40°,10秒/次,10次/组,3组/天。逐渐增加抬高次数和时间,角度不超过90°为宜。体位变换:双手后撑,屈健腿,用双手和健腿支撑将臀部抬起至合适的位置,完成平移。双手支撑并屈曲健腿抬高患肢移至床边,坐于床沿,健腿触地,双上肢扶拐站立完成由坐至站位转换。注意患肢不负重。ADL训练采取半卧位,如进食、洗漱、穿脱上衣等。进行编织、绘画、书法、手工艺制作等活动可以调节情绪、减轻疼痛。

术后2~4周,使用助行器或拐进行站立步行、上下楼梯和斜坡练习。上楼梯的顺序是健肢-拐-患肢,下楼梯时为患肢-拐-健肢。日常生活活动中注意不要坐低椅、沙发及低的马桶。睡觉时采取仰卧位患肢外展,双足不能重叠。侧卧位时两腿之间夹枕头防止髋内收内旋。坐位时双腿及双足不要交叉。起坐的正确方法是挪动臀部至椅子前缘,保持手术侧髋关节伸直,然后用双手向上支撑扶手,抬起身体。注意身体不能前倾。沐浴时应有防滑垫、洗澡凳、安全扶手等设施。洗澡凳应该有足够的高度,防止髋关节屈曲超过80°~90°。使用辅助器具如穿袜器、拾物器、洗浴时用长柄刷等。

术后5周~3个月,负重平衡练习,如X线摄片显示骨折已愈合,无股骨头坏死,负重由1/4体重~1/2体重~2/3体重~4/5体重~100%体重逐渐过渡。术后3个月增加肌力和关节活动度练习,使用功率自行车、作业治疗车床,调节负荷量及座椅高度。术后4~6个月骨折多已愈合,加强患肢的灵活性训练,强化肌力和关节稳定性,髋关节各肌群主动参与抗阻练习,斜板站立、坐站转换练习、马步练习、跨越障碍物练习。

(2)膝部损伤的作业治疗

膝部骨折:术后即开始患肢踝关节及足趾主动运动、股四头肌等长收缩。股四头肌肌力训练对于膝关节损伤后极其重要,应贯穿于治疗始终。术后进行翻身起坐练习、床上转移、穿脱裤子。使用关节功能训练机(CPM机)进行膝关节屈曲练习。进行双上肢和健肢的主动活动练习。髌骨骨折如无禁忌应进行每日2~3次的髌骨被动活动。术后第2周开始辅助关节主动屈曲 ROM 训练,使用悬吊装置减轻患肢重量,进行主动屈伸膝练习。3～4 周开始主动屈膝练习,将治疗床调高,患肢屈髋屈膝各 90°,足底控球练习膝部屈伸。4～6 周后可部分负重,选用脚踏线锯、木制车床、编织机和治疗性游戏,开始扶拐部分负重行走,上下楼梯、下蹲取物练习。闭链运动增加下肢肌力和膝关节稳定性。患肢可全部负重后进行功率自行车训练、慢跑、本体感觉训练等。逐渐增加开链运动,如踢口袋、皮球、踢毽子。胫骨平台骨折需 6～8 周后根据 X 线片骨折愈合情况决定负重重量,不可过早负重。

知识链接 ↘

开链运动与闭链运动

1. 开链运动(open kinetic chain,OKC)　指肢体近端固定而远端关节活动的运动,如步行时的摆动相。开链的运动特点是各关节链有其特定的运动范围,远端的运动范围大于近端,速度也快于近端。在强化肌力的训练中,肌肉爆发力的训练应选择开链运动训练。

2. 闭链运动(closed kinetic chain,CKC)　指肢体远端固定而近端关节活动的运动,如步行时的支撑相。闭链实际上是将开链的旋转运动转换成线性运动,因此运动时不增加关节的切力,可以增加保护作用,更接近于功能性康复,可以提供早期、安全、有效的康复手段。

在作业治疗中可以应用开链运动与闭链运动的原理,根据骨折的愈合情况,设计安全有效的作业活动。

---

(3)踝和足损伤:踝和足是即具稳定性又具灵活性的关节。在人体站立、行走、下蹲等诸多运动与平衡调节中起到重要的作用。因此,作业疗法的重点是提高平衡功能,改善步态,恢复踝和足的灵活性。术后 3 周内在医生允许的情况下进行未固定关节的主动运动,直腿抬高和股四头肌肌力训练。4～8 周踝关节及下肢负重练习。力量增加后可双手提物作为负荷或在踝关节绑沙袋增加负重,强化踝关节周围肌力,可选用作业治疗床、制陶转轮、足治疗游戏、足板迷宫、织布机、足踏板线锯作业等。平衡和协调能力训练可采用平衡板、轮胎、硬海绵等。应用体育活动改善踝关节和足的功能,如舞蹈、体操、太极拳等。

五、案例分析

1. 张某,女,58 岁,两个月前因骑自行车时被汽车撞倒,致右肱骨远端骨折。急诊在医院行骨折内固定术,术后 15 天回家休养。一周前,因肘部疼痛伴活动受限,为求进一步康复收入康复医学科。入院情况:右肘关节屈曲 90°,右肩、肘、腕关节活动度受限,右上肢肌肉萎缩,日常生活活动能力下降,因疼痛影响睡眠。

2. 康复评定

(1)ADL 能力评定:Barthel 指数 85 分。

(2)上肢及手功能评定:①AROM:肩、肘、腕关节活动范围均受限,手指活动度尚可;②肌力:右上肢肌力 4 级,握力 16,捏力 6;③Jebsen 手功能评定:能完成整套测试,但速度较慢,因害怕疼痛而不敢活动肘关节。

(3)需求评估:目前最主要的需要为:①右手进食;②独立化妆、梳头;③独立穿脱内衣。

3. 治疗目标　4 周后,能独立完成简单的家务活动;8～10 周后独立到市场买菜,为家人煮饭。

4. 治疗方法

(1) 改善肩、肘、腕关节活动度：如推滚筒、磨砂板、木工、金工、飞镖、投球等。

(2) 增强上肢肌力练习：金工、木工、飞镖、投篮、舞蹈等。

(3) 提高手精细能力：编织、制陶、手工艺等。

(4) 减轻疼痛：棋牌类游戏、书法、手工艺转移注意力，缓解疼痛。

(5) 日常生活活动练习：使用辅助器具完成大部分的生活自理，如进食、梳头、洗漱、穿衣、洗澡等。模拟做家务、购物。

第四节　手　外　伤

一、概　　述

手外伤是指发生于手或上肢但对手功能有直接影响的外伤，一般来说，颈部以远神经或血管损伤，肘关节以远肌肉、肌腱损伤，桡尺骨远端以远骨关节损伤均为手外伤的范畴。

手在我们生活和工作中占有十分重要的地位，其遭受创伤的机会远远高于其他器官，据统计，手外伤的发生率居全部外伤之首，约占外伤的 $1/3 \sim 1/2$。

手外伤常见原因有挤压伤、切割伤、砸伤、撕脱伤、烧伤、烫伤、刃器损伤、枪伤、爆炸伤、咬伤等。有研究指出，机械制造业、木工、建筑工和农民是手外伤的高发工种；冲压机床、电锯、电刨、刀及摩托车是几种最常见的致伤物。人为因素是手外伤发生的主要原因，在构成上以工业性手外伤为最多。

康复治疗在手外伤后康复中发挥着十分重要的作用，对手功能的恢复及在日常生活和工作中的应用均有深远的影响。手外伤康复是在康复病种中康复效率最高的，一般 $1 \sim 3$ 个月已可以达到比较好的治疗效果。欧美从 20 世纪 60 年代后期开始已有专门从事手治疗的物理治疗师和作业治疗师，开展了手康复专科服务。在我国普遍存在着重视手术治疗而忽视功能康复的现象，我国的手外科、显微外科技术已经处于世界领先地位，但在功能康复治疗上尚远远落后，因此，要重视手外伤的康复治疗。

作业治疗是手外伤康复治疗中最为重要的治疗内容之一。作业治疗通过矫形器的应用促进外伤恢复及功能恢复，预防挛缩及畸形；通过压力治疗控制外伤或手术后瘢痕的增生，预防和治疗瘢痕所导致的关节挛缩与变形；通过功能训练恢复手的肌力、关节活动范围、灵活性、协调性、感觉等基本功能；通过 ADL 训练和职业训练提高手外伤患者生活和工作能力。

二、临床表现及功能障碍

1. 肿胀　肿胀是手外伤最常见的临床表现之一，无论是创伤或炎症均会导致血管通透性增强，引起组织水肿。皮下组织、筋膜间隙、肌肉间筋膜和腱鞘、关节囊等为常见的水肿部位，上述组织被浸于浆液素性渗出液内，如渗出液不及时被清除，将会造成肌肉和结缔组织的粘连、僵硬。此外，持续肿胀会诱发纤维蛋白沉积，导致韧带、关节囊等纤维组织的挛缩，加重关节活动障碍。

2. 疼痛与营养障碍　疼痛也是手外伤最为常见的表现,手部表面的神经末梢非常丰富,所以痛觉较显著。此外,滑膜、腱鞘和骨膜也都有神经末梢,外伤后会产生剧烈疼痛。外伤后还可发生神经的营养功能下降,出现手部血管运动紊乱、骨质疏松、肌萎缩、关节僵硬等症状,严重者导致反射性交感神经营养不良综合征。

3. 关节僵硬　僵硬是手外伤比较常见的表现,持续肿胀后所导致的纤维蛋白沉积是关节挛缩、僵硬的主要原因。此外,外伤后手部的长期制动也可导致关节活动范围的进一步降低。临床常见的问题是掌指关节过伸和近端指间关节屈曲挛缩畸形。

4. 运动功能障碍　包括肌力耐力下降,关节活动度受限,灵活性协调性降低等。组织损伤、制动、疼痛、瘢痕增生、水肿、关节僵硬等是造成运动功能障碍的主要原因。

5. 感觉障碍　手部感觉丰富,外伤后容易造成感觉障碍,表现为感觉减退、异常、感觉过敏等。手部感觉障碍是影响手实用功能的重要原因之一,需在康复治疗过程中加以重视。

6. 生活、工作能力障碍　手是人类赖以生存的最主要器官,绝大部分日常生活活动和工作活动依赖手的参与,因此手外伤后常表现为生活自理能力和工作能力受限。

7. 其他　如部分患者会存在心理障碍和社会功能障碍,表现为自卑、抑郁、焦虑、不合群、回避社会交往等。

三、检查与评估

(一)临床评定

1. 手部外观检查　做手部检查时,要注意手及整个上肢的外观,根据肢体外观的异常,进行有目的、有重点的检查,检查要细致、全面、有针对性。重点检查内容包括:①手部皮肤外观的检查:检查时注意手部皮肤的质地、潮湿度、色泽及是否平滑;②手的姿势及体位的改变;③肿胀与萎缩;④手部畸形。

2. 自主神经功能的检查　主要检查:①血管舒缩神经的变化:温度、质地、颜色及水肿情况;②腺体分泌运动神经的变化(皱皮试验、碘淀粉试验等);③神经营养性的变化:肌肉萎缩、指甲的改变、毛发生长情况。

3. 感觉功能检查　检查内容包括触觉、痛觉、温度觉、震动觉、两点辨别觉等。感觉检查应仔细、耐心、两侧对比、力求准确,并要准确掌握手部三大神经的固有感觉支配区。

4. 运动功能检查　根据患手的畸形,对可能有损伤的神经功能进行检查,检查时应选择有代表性的肌肉先检查,尽量做到有重点、有次序、目的明确。

(1)尺神经:检查以骨间肌和小指展肌为主。常用掌短肌反射试验、Froment 征、夹指试验等。

(2)正中神经:拇短展肌为检查的代表肌,常用拇对掌试验。

(3)正中神经与尺神经同时损伤:出现典型的猿手畸形。

(4)桡神经:支配前臂背侧所有伸肌,共计 11 块,损伤后形成典型的垂腕垂指畸形。

5. 手部特殊检查

(1)Tinel 征:又称神经干叩击征,用于检查周围神经恢复程度。检查时,从远端逐渐向近端沿神经走形叩击,记录每次叩击引起刺痛点与损伤部位间距离,同时比较修复部位进展 Tinel 征与静态 Tinel 征的相对强度。如果进展 Tinel 征更显著,表明轴突再生良好;反之,表明轴突在修复部位的瘢痕组织中受到卡压,预后不良。随着时间的推移,Tinel 征向指尖移动并消失。神经修复后约 1 个月出现此征,表明再生轴突穿越断面。临床上,Tinel 征用于判断感觉神经是否损伤、损伤程度及修复后是否再生、再生程度等。

(2)中指试验:患者坐位,用力伸肘、伸腕及手指,检查者抓住中指突然使之屈曲,引起肘部疼痛为阳性,提示骨间背侧神经卡压征或桡管综合征。

(3)屈肘试验:将双侧肘关节主动屈曲到最大限度,很快引起患侧手尺侧发麻、疼痛或感觉异常,为阳性,提示肘部尺神经卡压。这是由于最大屈肘时尺神经受到严重牵拉,诱发该体征。

(4)Froment 试验:拇指、示指用力相捏时,不能做成圆圈,而是方形,即拇指的指间关节屈曲、掌指关节过伸,示指远端指间关节过伸畸形,提示前骨间神经或尺神经卡压。

(5)Wartenberg 试验:小指不能内收为阳性,提示尺神经损伤。由于小指收肌麻痹及小指伸肌无对抗的外展活动,所以小指在掌指关节处稍呈外展位。

(6)Phalen 征(腕掌屈试验):双肘部放在桌面,前臂垂直,腕部掌屈,如在 1 分钟内桡侧 3 个半手指麻痛为强阳性,3 分钟内麻痛为阳性。提示腕部正中神经卡压及腕管综合征。

(7)反 Phalen 征(腕背伸试验):双肘部放在桌面,前臂垂直,腕部背伸,如在 1 分钟内桡侧 3 个半手指麻痛为强阳性,3 分钟内麻痛为阳性。提示腕管综合征。

(8)前臂抗阻力旋后试验:患者坐位,屈肘,前臂旋前,检查者用手固定被检上肢,让患者用力旋后,如出现肘外侧酸痛为阳性,提示骨间背侧神经卡压征或桡管综合征。

(二) 手运动功能评定

1. 肌力评定　包括徒手肌力评定(详见《康复评定学》相关内容)和握力、捏力测定。握力测定通过握力计来完成,正常值一般用握力指数来表示:

$$握力指数 = 健手握力(kg)/体重(kg) \times 100$$

正常握力指数应大于50。据 Swanson 的观察,利手握力常比非利手大 5% ~ 10%;女性握力常只有男性的 1/3 ~ 1/2;男性在 50 岁以后,女性在 40 岁以后常比年轻时的握力减少 10% ~ 20%。

捏力测定:通过捏力计进行,包括侧捏、三指捏和对捏等。捏力与握力有一定的关系,捏力约相当于握力的 30%。三指捏的捏力约为握力的 1/5 ~ 1/6。

2. ROM 评定　常用通用量角器进行测量,用于评定手部关节的活动情况,包括主动和被动关节活动度的测量并进行左右对比。具体测量方法见《康复评定学》一书相关内容。

3. 手指肌腱功能的评定　手指肌腱功能常用美国手外科学会和国际手外科学会1975 年推荐的肌腱总活动度(total active motion,TAM)进行测定:

TAM =(MP 关节屈曲度数 + PIP 关节屈曲度数 + DIP 关节屈曲度数) –

(MP 关节伸直受限度数 + PIP 关节伸直受限度数 + DIP 关节伸直受限度数)

正常 TAM =(80° + 110° + 70°) – (0° + 0° + 0°) = 260°

功能分级标准见表9-6。

表9-6 TAM评定标准

分级	评分	标准
优	4	活动范围正常。TAM 约 260°
良	3	TAM > 健侧的 75%
可	2	TAM > 健侧的 50%
差	1	TAM < 健侧的 50%

TAM 用于评定单个手指总体活动范围,应与对侧手的相同手指进行比较。测量指关节角度时,腕关节应在功能位,否则,腕关节屈曲可以加大指伸肌腱的张力,屈指受限。腕关节过伸则使屈肌腱张力增加,指伸受影响。

4. 手灵活性评定

(1)九孔插板试验(nine-hole peg test,NHPT):九孔插板为一块 13cm × 13cm 的木板,上有九个孔,孔深 1.3cm,孔与孔之间间隔 3.2cm,每孔直径 0.71cm,插棒为长 3.2cm、直径为 0.64cm 的圆柱形棒,共 9 根。在板旁测试手的一侧放一浅皿,将 9 根插棒放入其中,让患者用测试手一次一根地将木棒插入洞中,插完 9 根后再每次一根地拔出放回浅皿内,计算所需的总时间,测定时先利手后非利手。

(2)Purdue 钉拴板测试(Purdue pegboard test):该试验主要用于评估手部进行精细动作的操作能力。检查用品包括一块木板,上有两列小孔,每列 25 孔;配有 50 个小铁棍、40 个垫圈和 120 个项圈(图 9-2)。采取坐位测试,由 4 个分测验组成:①右手操作;②左手操作;③左、右手同时操作;④装配。在测试的过程中要求被测者使用双手将不同的零件组合成一个个完整的组件,并按照顺序和位置的要求插入板上的孔中。以在规定的时间内完成的完整的组件个数计算结果。

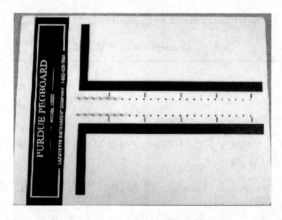

图9-2 Purdue 钉拴板测试

5. 手稳定性测定 手稳定性的测定可采用手臂稳定度测定仪进行。测定时让患者持一根有尖细尖端的测试笔依次分别插入 10 个直径由大到小的洞中,笔尖顺利插入洞中而不触及洞的周边为成功,否则为失败。失败时仪器能发出讯号告知测试人员和患者。稳定性(stability,S)以下式表达:$S = (10 - F)/10$,$S \leqslant 1.0$(S 为稳定度;10 为洞数;F 为未能通过的洞数）。稳定度最大为1,未能通过的洞数越多则 S 越小。

测试时患者安静松弛地坐在仪器前按规定进行试验,要求整个测试过程手臂必须处于悬空状态,不得依托或搁置;手持测试棒(握笔状,左手或右手视要求而定),端坐仪器桌前,视线与测验孔平面应保持垂直;测试过程必须自左至右依次将测试棒插入(取出)测验孔;相邻两个测验孔之间动作完成时间限定在 10 秒内;用于生理和病理检测时,应尽量排除心理因素干扰。

(三) 手感觉功能评定

1. 痛觉评估

(1) 目测类比法(VAS 法):利用一条 10cm 长而无刻度的线,告诉患者线的一端代表没有疼痛,另一端则代表极度疼痛,患者将其当时之疼痛与两端的比较,然后点在线上。此评估虽然主观,但作为自己比较,仍有其作用。

(2) Sunderland 针刺感觉功能分级评价(表 9-7)。

表 9-7　Sunderland 针刺觉功能分级

分级	内容
P_0	皮肤感觉消失
P_1	能感到皮肤上有物接触,但不能区别是针尖还是针头在触及皮肤,感觉能或不能定位
P_2	能区分是针尖还是针头触及皮肤,针尖刺皮肤引起钝痛感或不愉快感觉,有明显的放射和假性牵涉痛
P_3	锐刺痛感伴有一些放射或假性牵涉痛,除手、手指、腿或足以外,不能具体定位
P_4	锐感存在,伴或不伴有刺痛,无或仅有很轻的放射,能定位到 2.0cm 内
P_5	对针刺能正常感觉,能精确定位

2. 温度觉评定　可应用 Sunderland 温度觉功能评价进行评定(表9-8)。

表 9-8　Sunderland 温度觉功能分级

分级	内容
T_0	无温度感觉
T_1	除高温或剧冷外,对一般冷热无感觉
T_2	温度小于15℃或大于60℃时能分别正确感到冷或热,在此温度范围内,用测试管接触皮肤,有触觉或感到压力
T_3	温度小于20℃或35℃时能分别正确感到冷或热,在此温度范围内,用测试管接触皮肤,有触觉或感到压力
T_4	温度感觉正常

3. 轻触-深压觉检查　轻触-深压觉(light touch-deep pressure)检查是一种精细的触觉检查,常采用 Semmes-Weinstein 单丝(Monofilaments)法进行评定,简称 SW 单丝法。

SW 是一种精细的触觉检查,测定从轻触到深压的感觉。可客观地将触觉障碍分为 5级,以评定触觉的障碍程度和在康复过程中的变化。测定器有 20 根不同编号的尼龙单丝组成,最细的是 1.65 号,单丝直径为 0.064mm,最粗的是 6.65 号,单丝直径为 1.143mm。检查时一般采用 5 种型号的尼龙单丝,简称 SW 单丝法。单丝一端游离,另一端装在手持塑料圆棒的一端上,单丝与棒成直角。测量时为免受测手移动的影响,可让患者将手背放在预先置于桌子上的一堆油腻子上。用隔帘或其他物品遮住患者双眼,检查者从最小号的单丝开始试验,使单丝垂直作用于患者手指掌面皮肤上,不能打滑。预先告知患者,当患者有触觉时即应告知检查者。每号单丝进行三次,施加在皮肤上 1~1.5 秒,提起 1~1.5秒,为一次。当单丝已弯曲而患者仍无感觉时,换较大一号的单丝再试,直到连续两次单丝刚弯曲患者即有感觉为止,记下该单丝号码。评分标准分级见表9-9。

表 9-9　SW 单丝法评分标准

分级	标准
正常轻触觉	1.65~2.83
轻触觉减退	3.22~3.61
保护性感觉减退	4.31~4.65
保护性感觉丧失	4.56~6.65
感觉完全丧失	>6.65

4. Moberg 触觉识别评定　触觉识别(tactile gnosia)是手指球的精细感觉,它可使人类单凭触及物体而无须用眼看就能分辨物体。评定时常用 Moberg 拾物试验(Moberg pick up test),试验时在桌上放一个约 12cm×15cm 的纸盒,旁边放上螺母、回形针、硬币、别针、尖头螺丝、钥匙、铁垫圈、约 5cm×2.5cm 的双层绒布块、直径 2.5cm 左右的绒布制棋子或绒布包裹的圆钮等 9 种物体,让患者尽快地、每次一件的将桌面上的物体拾到纸盒内。先用患手进行,在睁眼的情况下拾一次,再在闭眼的情况下拾一次;然后用健手按以上程序进行。计算每次拾完所需的时间,并观察患者拾物时用哪几个手指?用何种捏法?Omer 测定正常睁眼下拾完 9 种物品需 10 秒左右。据测定,在将物品散布在纸盒旁 20cm×15cm 的范围内时,在睁眼情况下,利手需 7~10 秒、非利手需 8~11 秒;在闭眼的情况下,利手需 13~17 秒、非利手需 14~18 秒。在 Moberg 试验中,将患手的结果和健手的比较即可看出差别。当双手均有疾患时,可参考正常人的数值。

5. 两点辨别觉评定　两点辨别觉(two point discrimination,2PD)评定是对周围神经损伤修复后,感觉功能恢复的一种定量检查,是对感觉客观有效的反映。能较好地反映手的功能情况,并具有一定的预后预测价值。

人体任何部位皮肤都有分辨两个点的能力。但不同的部位,两点之间的距离不一样,当两点之间的距离小到一定程度时便难以分辨两点。正常手部 2PD(静态)参考值见表9-10。

神经损伤修复后,在感觉恢复的初期,2PD 距离可较大。随着再生神经纤维数目的增加及质量的提高,2PD 距离逐渐缩小。越接近正常值,说明该神经的感觉纤维恢复越佳。

表 9-10　正常手部两点辨别觉参考值

部位	2PD 值（mm）
指尖	2～3
手指中节	4～5
掌指关节	5～6
手掌	6～10
手背	7～12

　　临床上将 2PD 分静态和动态两种试验。测定时掌心向上，手背停放在预先放在桌上的一堆油腻子上，以防移动而影响结果。然后用 Moberg 的方法在指垫中心沿长轴测试，10 次中有 7 次极准确的数值即为结果。如时间不容许，以测 3 次有 2 次报正确为准。

　　6. 手感觉恢复程度的评定　可按英国医学研究委员会的级别评定（表 9-11）。

表 9-11　手感觉恢复程度分级标准

级别	标准
S_0	在支配区内仍无感觉恢复
S_1	在支配区内深的皮肤痛觉恢复
S_2	在支配区内浅的皮肤痛觉和触觉有一定程度的恢复
S_3	在支配区内浅的皮肤痛觉和触觉完全恢复，过敏现象消失
S_3^+	情况同 S_3，但 2PD 也有某种程度的恢复
S_4	完全恢复

　　皮肤感觉在神经完全断裂时全部丧失，在不完全神经损伤时各种感觉丧失程度不一。同样，在神经再生的过程中，各种感觉的恢复程度也不一致。各种感觉检查中对感觉功能评定有临床意义的主要是痛觉、触觉、两点分辨觉。尤其是两点分辨觉，因为它能说明已有许多神经纤维到达末梢，是神经修复和手术成功的一个标志。

　　（四）肿胀的评定
　　肿胀是手部伤/病后最为常见的体征，对肿胀情况进行评定有助于治疗计划的制订和观察治疗效果。临床上常用测量手部的体积或围度来评定肿胀情况。

　　1. 体积的测定　可应用 Brand 和 Wood 设计的体积测量器（图 9-3）来测定，方法为将手放入装满水的筒内横档处以保证每次放入同一位置，用量筒收集排出来的水并测量，其体积即为手的体积，与健侧对比或治疗前后对比来反映手部体积的变化情况。

　　2. 手指围度的测量　手指围度也能反映手部肿胀情况，测量时应取周径变化最明显的部位，双手放在同一平面上，先找到明显体表解剖标志，如腕横纹、掌横纹、"虎口"和指尖等，再以此为起点测量到手指围度变化最明显部位的距离，然后测量在同一水平的两侧手的手指围度，对比后可了解围度变化的情况，从而反映手部肿胀或萎缩的情况。

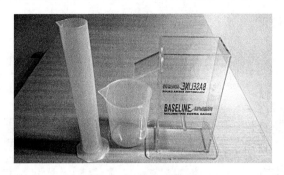

图 9-3　手部体积的测量

(五) 手部 ADL 评定

ADL 能力能较好地反映手的实用功能,其评定可应用改良 Barthel 指数评定,但不够灵敏,尽量应用标准测试,如 Jebsen 手功能测试(Jebsen hand function test),亦可参照中华医学会手外科学会上肢功能评定标准中的 ADL 标准。

1. Jebsen 手功能测试　此测试主要用于评估手部日常生活活动能力,简便易行。整套测试共有 7 项计时的测试,包括书写文字、模拟翻书页、捡拾细小的物品、模拟进食、摆放物品、挪动空的盛物罐、挪动重的盛物罐(图 9-4)。测试的过程必须严格遵从标准化的程序及要求。测试结果以单项测试的计时以及完成全部测试的时间总和表示。

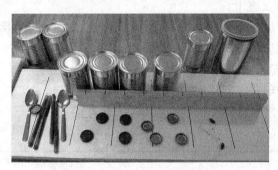

图 9-4　Jebsen 手功能测试

2. 中华医学会手外科学会上肢功能评定标准　日常生活活动项包括:①捡针(指甲捏);②捡分币(指腹捏);③写字(三指捏);④提(提箱柄、壶柄等重物);⑤拿大茶缸(握);⑥锤钉子(强力握持);⑦上螺丝(中央握持);⑧系鞋带(综合细动作);⑨扣纽扣(综合细动作);⑩开广口瓶(综合强力握持和精细握持)10 项,计 20 分。每项评分标准为:

2 分　完成良好

1 分　可以完成,动作不太好

0 分　不能完成

3. Sollerman 法　20 世纪 80 年代,瑞典 Sollerman 提出了一种试验方法,主要测定手完成 20 种日常生活活动的能力,相应的操作见下列试验项目。

(1)将钥匙插入锁。

(2)拾起硬币并放入钱包。

(3) 从钱包拿出硬币。

(4) 开、闭拉链。

(5) 拿起方木。

(6) 拿起电熨斗。

(7) 用螺丝刀上螺丝。

(8) 在螺栓上套进螺母。

(9) 在水平放的广口瓶上取下瓶盖。

(10) 扣上四颗扣子。

(11) 切模拟的肉卷。

(12) 戴上手套。

(13) 用笔写字。

(14) 折叠信纸并放入信封。

(15) 夹上纸夹子。

(16) 拿起话筒。

(17) 旋转门把手。

(18) 将无柄罐内水倒入杯中。

(19) 将有柄罐内水倒入杯中。

(20) 将杯中水倒回罐中。

评定指标是观察患者完成 20 项试验所需的时间。左右手分别测试,将治疗前后结果相比较即可了解有无进步。

(六) 手工作能力障碍的评定

最好进行专门的职业能力评定,也可使用简单评定方法。

1. Swanson 手工作能力障碍评定　具体标准见表 9-12。

表 9-12　手工作能力障碍的评定

标记	程度	标准
+	极轻度	工作时确有一些恼人的感觉,有 <25% 的障碍
++	轻度	干扰但不妨碍某些动作,有 25% ~50% 的障碍
+++	中度	妨碍了某些动作,有 50% ~75% 的障碍
++++	重度	妨碍了绝大部分或全部的动作,有 75% ~100% 的障碍

2. 中华手外科学会评定标准　可参考中华医学会手外科学会上肢功能评定标准中恢复工作情况项进行评定,具体标准见表 9-13。

表 9-13　中华医学会手外科学会上肢功能评定标准——恢复工作情况(10分)

分级	标准	评分
优	恢复原工作	10 分
良	参加轻工作	7 分
差	不能工作,但能自理生活	3 分
劣	不能工作,生活也不能自理	0 分

四、方案与实施

(一)手外伤作业治疗原则

手外伤作业治疗应遵循以下原则:促进组织愈合,促进功能恢复,积极进行职业治疗,重视社会康复。

1. 促进组织愈合

(1)控制肿胀,保持受伤的手位于正确的位置:要控制肿胀,先用矫形器或石膏将手及手腕放于正确的位置,再将手高举过心脏水平。早期治疗的重点为保持手于合理位置,促进肿胀消退,预防关节挛缩。同时,冰疗、手法按摩、压力治疗、绷带包扎法及活动治疗均可促进血液循环,加速组织液回流。因低温板材矫形器具有轻便、透气、美观、制作调整方便等特点,推荐早期使用。

(2)尽早活动,促进消肿,保持患处活动幅度:临床实验证明,早期活动不但能改善新生细胞组织(包括骨骼和肌腱)的坚韧度,更能加速肿胀消退,减低肌腱粘连程度,预防关节僵硬。通过循序渐进式的活动治疗,配合矫形器及压力衣的应用,可大大减低发生手术后并发症的机会。

(3)减轻软组织粘连:瘢痕是组织愈合的生理现象,早在伤口或软组织修补后就缓缓开始。要预防瘢痕粘连所引致的种种问题,包括烧伤后所产生的增生性瘢痕对皮肤的拉紧现象和导致的关节挛缩;或肌腱修补后粘连所引起的滑动限制。所以早期运动和手部矫形器配合是不可或缺的。

(4)预防及纠正关节僵硬及变形:手部矫形器可将手放在功能位,以避免患处因长时间固定而导致的关节挛缩。又或将已僵硬或变形的关节,利用杠杆原理,渐进式地纠正及恢复功能幅度。

2. 促进功能恢复　功能恢复的第一步是恢复关节活动度,接着是力的恢复,而第三步是感觉的恢复。当手的力量、活动和感觉都配合得恰当,那就构成手的灵巧性。所以,手部各种功能的恢复也就构成了灵巧性恢复的基本。功能恢复的步骤要配合渐进式的活动治疗,由非阻抗性主动式活动作关节幅度训练开始,循序渐进地升级至阻抗性手握力/捏力训练,由轻至重,由浅入深。

3. 积极进行职业治疗　根据患者的功能情况,及早进行职业评定、职业行为训练、职业模拟训练、职业训练以及就职前训练,进行职业咨询与指导,指导患者重返工作岗位或改变工种重新就业。

4. 重视社会康复　康复的最终目的是使患者重返社会,因此,社会康复对患者十分重要。在康复过程中要以整体的人为中心,治疗师应了解及协助解决患者重返社会所面临或遇到的实际困难,通过人体工效学改善及重组其工作程序,设计及制作必要的辅助用具,借以加强工作效率,减少受伤机会以保留其工作。当然社会发展的因素,社会大众对患者的接受程度,及赋予合理的机会和帮助是整个康复最后也是重要的一环。

(二)手外伤作业治疗方法

1. 维持和扩大关节活动度技术　包括主动活动(握、捏、指屈肌腱滑动练习)、被动运动、关节松动技术、手支具应用等。

(1)主动活动:手外伤后早期在固定或保护下进行主动活动是防止肌肉萎缩、肌腱粘连、关节挛缩,维持关节活动度最有效的方法。通过主动活动可改善局部血液循环,促进伤口愈合、促进水肿消退、减轻疼痛、预防松解粘连。具体方法包括腕关节、掌指关节、指间关节各个方向活动,抓握、对捏,屈肌腱滑动练习(直拳、钩拳、复合握拳等),可抗或不抗阻力。此外,在条件允许下,日常生活或工作中多应用患手进行活动。

(2)被动运动:当因神经损伤丧失了主动活动能力或早期不允许主动活动时,可由他人或健手进行被动活动练习。练习时注意在有效的保护下进行,可由他人或健手牢固固定近端和(或)远端关节进行被动活动,也可以在矫形器保护下进行活动。

(3)关节松动技术:当关节因疼痛或僵硬而活动受限时,可采用关节松动技术。具体手法包括关节的牵引、滑动、滚动、挤压、旋转等。其手法可分为四级,Ⅰ、Ⅱ级手法主要用于疼痛引起的关节活动范围受限,Ⅲ、Ⅳ手法主要用于关节力学结构异常时所出现的活动范围受限。

(4)矫形器的应用:矫形器具有防止和纠正畸形、代偿肌肉功能、保护和支持等作用。可根据损伤情况选择合适的矫形器。低温板材矫形器具有制作和使用方便、轻便透气、外形美观等特点,建议有条件的单位早期应用。

2. 减轻水肿技术

(1)抬高患手:抬高患手是预防和减轻水肿的基本方法,使手高于心脏位置,且应手高于肘、肘高于肩、肩高于心脏以利于血液回流,减轻水肿。但要注意应以高于心脏 10 ~ 20cm 为宜,不能过高以免造成缺血。

(2)冰敷:如果没有血管和组织缺血情况,使用冰敷可减少急性期的液体渗出。建议最佳温度不低于15℃。为预防组织冻伤,通常在皮肤和冰袋之间用一干毛巾。冰敷不能用于断手再植或断指再植的患者,以免造成再植手的缺血坏死。

(3)主动活动:主动活动可促进血液循环、减轻水肿。最简单的方法是用力握拳并上举过头,每小时 25 次以上。

(4)压力治疗:包括向心缠绕、压力指套、压力手套等,此法见效快但持续时间短,所以应长时间使用,使用过程中注意观察指尖血运情况以免造成缺血。

(5)向心按摩:在抬高患肢的同时进行向心按摩可促进静脉回流、减轻水肿。

3. 瘢痕控制技术

(1)压力疗法:压力疗法是指通过对人体体表施加适当的压力,以预防或抑制皮肤瘢痕增生,防治肢体肿胀的治疗方法。压力疗法是目前公认的治疗肥厚性瘢痕最有效的方法。其作用机制为:使瘢痕中的环状和螺旋形胶原纤维排列有序;减少瘢痕中的血液循环和水肿;减轻瘢痕内的炎症性反应;减少胶原的合成率;增加肥厚性瘢痕的消散率。手部压力疗法主要包括向心加压缠绕、压力指套、压力手套应用等。

(2)按摩:可加羊脂膏或润肤膏于瘢痕部位,然后以推、压、环形按等手法进行按摩,随瘢痕组织的老化而手法逐渐加重,每次 15 分钟左右。注意避免引起水疱及皮肤破损。

(3)功能训练:主动活动和牵伸技术的应用可松解瘢痕,维持手部正常功能。

(4)体位和矫形器的应用:早期将手置于对抗可能发生瘢痕挛缩的部位并使用矫形器固定。如,手烧伤应用手保护位矫形器、拇指外展矫形器对瘢痕进行加压和牵伸。

4. 防治关节挛缩技术

(1)合理体位:早期将手部置于对抗可能发生关节挛缩的部位,手外伤后易发生掌指关节屈曲挛缩、拇指内收挛缩、指间关节屈曲/伸直位挛缩等,早期应加以预防。

（2）手部矫形器：可以用来预防和纠正关节挛缩，常用的手部矫形器有手保护位矫形器、拇指外展矫形器、屈指套、屈指圈、伸指/屈指矫形器等。

（3）功能训练：早期开始主动活动和肌力训练是防止关节挛缩的最好方法，但因损伤而不能进行主动活动时则可早期应用 CPM、被动运动等方法。对已出现的关节挛缩可采取牵伸、关节松动技术进行治疗。

5. 感觉障碍治疗

（1）感觉脱敏技术：首先，教育患者减少恐惧心理，有意识地使用敏感区。训练方法：在敏感区逐渐增加刺激。首先用棉花摩擦敏感区，每天 5 次，每次 1~2 分钟。当患者适应后，改用棉布或质地较粗糙的毛巾布摩擦敏感区，然后使用分级脱敏治疗。例如：①先用旋涡水浴 15~30 分钟，开始慢速，然后逐步加快，使患者逐渐适应水的旋动。②按摩、涂油后，作环形按摩 10 分钟。③用毛巾类针织物摩擦 10~30 分钟，待患者能耐受触觉刺激后，让患者触摸不同的材料，如碎粒、黄沙、米粒、圆珠等。④振动，如使用电动振动器振动局部皮肤，以巩固患者的脱敏。⑤叩击，如用铅笔端叩击敏感区以增加耐受力。

（2）感觉再教育：手部感觉丧失的患者安全教育：①避免接触过热、过冷物品和锐器；②避免使用小把柄的工具；③抓握物品不宜过力；④避免长时间的使用患手，使用工具的部位应经常更换，预防某一部位的皮肤有过多的压力；⑤经常检查手部皮肤有无受压征象，如红、肿、热等情况；⑥假如感觉缺损区皮肤破溃，应及时处理伤口，避免组织进一步损伤。

（3）感觉再训练：训练程序：①要求患者在手上画出感觉缺失区域；②训练前进行感觉评定；③当保护觉恢复时，感觉训练程序即可开始；④感觉训练后再评定，每月 1 次。注意感觉训练时间不宜过长过多，每日 3 次，每次 10~15 分钟为宜。具体训练内容包括保护觉训练、定位觉训练、辨别觉训练、需要运动功能参与的感觉训练（如拣拾物品、拣拾日常用品、日常生活活动和作业活动训练）。

（三）作业治疗实施

手外伤作业治疗应尽早开始，根据外伤后修复过程，手外伤康复大体分为四期，每期作业治疗重点各不相同。需注意的是创伤愈合是一个连续的过程，康复治疗也没有绝对的分期，患者之间亦存在个体差异，实际工作中要结合患者的实际情况进行康复治疗。

1. 康复第一期　受伤或术后 3 周内。这一时期手部充血、肿胀，坏死细胞被清理，纤维细胞、胶原纤维在增多。

治疗目标：减轻肿胀，消除疼痛，促进伤口愈合和肌腱、骨折的早期愈合，防止并发症的发生。

治疗方法：以早期应用手支具，轻柔的被动运动，未受累关节主动运动等为主，注意治疗在有效固定的前提下完成。手部骨折、神经损伤通常需要使用矫形器固定 2~3 周，固定期间可在保护下由治疗师进行被动运动或在治疗师指导下进行轻柔的主动活动。肌腱损伤修复术后视手术情况可在早期全固定矫形器（图9-5）、早期被

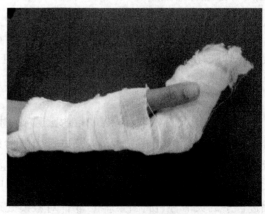

图 9-5　早期石膏全固定

动运动矫形器(图9-6)或早期主动运动矫形器(图9-7)的保护下进行治疗。

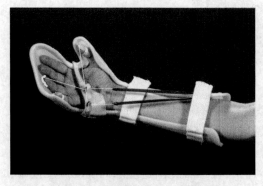

图9-6 早期被动运动矫形器

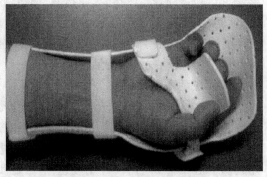

图9-7 早期主动运动矫形器

2. 康复第二期 受伤或术后3~6周。这一时期胶原增加,组织的抗张力开始恢复,肌腱和骨折逐步牢固,此期亦是粘连好发时期。

治疗目标:预防粘连、促进创伤愈合和功能恢复。

治疗方法:治疗以不抗阻的主动运动为主,有时需继续使用矫形器(如夜间睡眠时,较大范围活动时)。骨折、神经损伤可在保护下逐渐进行不抗阻的主动运动,肌腱损伤可在矫形器的保护下进行手指全范围不抗阻主动活动。周围神经损伤者常需应用矫形器代偿失去的功能,促进神经修复,预防畸形,如尺神经损伤矫形器、桡神经损伤矫形器、正中神经损伤矫形器等(详见本书第十六章)。

3. 康复第三期 受伤或术后6~12周,进入伤口愈合的成熟期,胶原纤维逐渐增多,表层(瘢痕)与深层(粘连)纤维组织增多,肌腱、骨折的愈合比较牢固。

治疗目标:减少纤维组织的影响,抑制瘢痕增生,争取更大的关节活动范围。

治疗方法:以循序渐进的抗阻运动和功能活动为主,以增强肌力和手的实用功能。除神经损伤或纠正挛缩和畸形外,此期通常不需要使用矫形器,视组织愈合情况逐渐增加活动范围和进行渐进抗阻练习。此外,对于存在感觉障碍者,需根据情况进行针对性的感觉训练。

4. 康复第四期 受伤或术后12周以后,此期手功能基本恢复,治疗以职业康复为主,可考虑进行功能重建和二期修补手术,如肌腱松解等。

治疗目标:恢复伤前手功能,重返工作岗位。

治疗方法:在前期治疗的基础上,重点进行职业训练。具体方法包括工作强化训练、现场工作强化训练、工作模拟训练、技能培训、工作安置等(详见第十四章)。

五、案例分析

1. 基本情况 朱某,男,20岁,木工,工作时割伤右手致第2~4指屈肌腱Ⅱ区断裂,外院行肌腱吻合术,术后10天入院进行康复治疗。入院情况:长石膏托固定右手于屈曲位,手部明显肿胀,各指无法进行活动。日常生活活动受到一定限制,但可利用左手完成大部分活动。治疗经过:①矫形器应用;②针对肿胀处理;③主动活动练习;④术后6周开始进行手的灵活性、协调性练习;⑤针对瘢痕处理;⑥职业训练。出院情况:患者于入院后12周(术后14周)出院,出院时手功能正常,ADL完全自理(利用右手为主),出院半个月后重返原木工工作岗位。

2. 病例分析　指屈肌腱Ⅱ区由于血供差、指浅指深肌腱共同在一个狭窄的鞘管内,极易发生粘连,以往常称之为"无人区"。本病例在确保安全的情况下,打破以往早期固定(3~6周不等)及早期被动运动模式,应用近年才开展的早期主动活动方案对肌腱损伤者进行训练,有效地预防了早期肌腱的粘连,对肿胀治疗效果也较好。此外,针对不同时期肌腱愈合特点进行治疗,确保了治疗的效果。需注意的是,肌腱损伤术后5~7天是最为脆弱的时期,较容易断裂,此期治疗一定要慎重,在确保手术固定安全的情况下才能进行早期主动运动方案。

第五节　人工关节置换术后

一、概　　述

人工关节置换是采用生物学材料或非生物学材料,用工程学的方法模拟人体髋、膝、肘、踝、肩等关节制成假体,用以替代严重受损关节的一种功能重建手术。缓解或消除疼痛、提供稳定的关节活动、消除畸形是人工关节置换的主要目的。骨关节炎、复杂关节内骨折、类风湿关节炎、骨缺血坏死、关节严重畸形、骨关节肿瘤等疾患导致的关节功能严重丧失或伴有严重疼痛且用非手术治疗无缓解者,均可采取手术治疗。

关节成形术始于19世纪中叶,最早是以关节切除及截骨术为主的髋关节成形术。但早期的各种假体及术式均不能得到良好的满意度。20世纪40年代,由于钴铬钼合金的应用,使人工关节得到了很大的发展。20世纪50~60年代,随着金属及高分子等生物材料的应用,以及假体设计、制造工艺的改进、生物力学的深入研究,使人工关节发展日趋完善。20世纪60年代Charnley经过长期的实验及临床研究,确定了人工关节假体设计中的低摩擦原理;选择了金属-高密度聚乙烯组合来替代金属-金属组合;选择Leon等所应用的甲基丙烯酸甲酯(即骨水泥)作为关节固定材料,低温固化骨水泥在人工关节上的应用是一次革命性的进展。Charnley使关节置换术的临床效果出现较大进步,被誉为矫形外科之父。进入21世纪人工关节置换随着手术技术的提高及良好的设备、器材的应用,术后效果大多理想。由于目前国内开展较为普及的是人工髋、膝关节置换,因此,本节主要阐述以上两个关节置换术后的作业治疗。

精湛的手术仅给患者创造了恢复功能的基本条件,欲达到理想的目标,必须强调手术前、后的康复治疗。作业治疗是人工关节置换术后康复治疗的重要组成部分之一,其目的是最大限度地增加患者的日常活动和参与能力,降低术后并发症的发生,使患者能尽早地回归家庭与社会,重返工作岗位。

二、临床表现及功能障碍

(一)身体功能障碍

常表现为患肢肌力和耐力下降或不均衡、关节活动受限、平衡协调能力障碍、步行障碍等。主要原因是术后关节肿胀、疼痛、肌肉萎缩、训练不及时或损伤周围组织粘连等。

(二)日常生活能力障碍

上肢关节置换术后表现为进食、穿衣、洗漱、修饰、洗澡、个人卫生、书写,以及工具性

ADL 障碍,如做饭、打扫卫生、购物、洗衣、开车等。下肢术后常表现为穿衣、如厕、翻身、从床上起坐、空间位置转移、上下楼梯、驾车、弯腰拾物等。

(三) 活动和参与障碍

主要表现在不能或很少参加社会活动、休闲活动、体育运动和工作障碍方面。由于术前基础疾病如骨关节炎、类风湿关节炎伴有严重的疼痛、关节活动受限、软组织挛缩等症状,致使工作能力下降或丧失。术后虽然关节在结构上基本恢复,但仍然需要系统的康复治疗才能获得良好的功能和活动参与能力。

三、检查与评估

(一) 一般评定

包括关节活动度、肌力、肌围、肢体的长度、感觉、平衡、步行能力、认知功能的评定。

(二) 关节功能评定

1. 对于髋关节功能的评定　目前国内外最常使用的是 Harris 人工髋关节等级评分表,满分为 100 分,包括疼痛、功能性活动、髋关节畸形、髋关节活动范围四个方面的内容,分别占 44%、47%、4%、5%。得分 90~100 分为优,80~89 分为良,70~79 分为可,70 分以下为差,详见表 9-14。

表 9-14　Harris 人工全髋关节疗效评分表(满分 100 分)

疼痛		
程度	表现	得分
无		44
弱	偶痛或稍痛,不影响功能	40
轻度	一般活动后不受影响,过量活动后偶有中度疼痛	30
中度	可忍受,日常活动稍受限,但能正常工作,偶服比阿司匹林强的止痛剂	20
剧烈	有时剧痛,但不必卧床;活动严重受限;经常使用比阿司匹林强的止痛剂	10
病废	因疼痛被迫卧床;卧床也有剧痛;因疼痛跛行;病废	0

功能			
		表现	得分
日常活动	楼梯	一步一阶,不用扶手	4
		一步一阶,用扶手	2
		用某种方法能上楼	1
		不能上楼	0
	交通	有能力进入公共交通工具	1
	坐	在任何椅子上坐而无不适	5
		在高椅子上坐个半小时而无不适	3
		在任何椅子均不舒服	0
	鞋袜	穿袜、系鞋方便	4
		穿袜、系鞋困难	2
		不能穿袜、系鞋	0

续表

	表现	得分
步态	无跛行	11
	稍有跛行	8
	中等跛行	5
	严重跛行	0
行走辅助器 平稳舒适 行走	不需	11
	单手杖长距离	7
	多数时间用单手杖	5
	单拐	3
	双手杖	2
	双拐	0
	完全不能走(必须说明原因)	0
距离	不受限	11
	6 个街区	8
	2~3 个街区	5
	室内活动	2
	卧床或坐椅(轮椅)	0
畸形	无下列畸形得 4 分	4
	固定的屈曲挛缩畸形 <30°	
	固定的内收畸形 <10°	
	固定的伸展内收畸形 <10°	
	肢体短缩 <3.2cm	
活动范围(指数值由活动度数与相应的指数相乘而得得分)		
前屈	0°~45° ×1.0	5
	45°~90° ×0.6	
	90°~110° ×0.3	
外展	0°~15° ×0.8	
	15°~20° ×0.3	
	大于20° ×0	
伸展外旋	0°~15° ×0.4	
	大于15° ×0	
伸展内旋	任何活动 ×0	
内收	0°~15° ×0.2	
活动范围的总分为指数值的和乘 0.05		

2. 膝关节的功能评分　以美国 1976 年提出的 HSS 膝关节评分为常用(参见第九章第一节)。评估内容包括膝关节的疼痛、关节活动范围、韧带稳定性、肌肉力量、骨对线、挛缩、畸形及功能(日常生活能力、行走能力、上下楼梯、是否需要辅助器具等)。行走、上

下楼、坐、系鞋带、举物品等日常生活功能活动,所需的膝关节角度分别为 67°、83°、93°、106°、117°。

(三) 日常生活能力评定

可采用 Barthel 指数、FIM。

(四) 环境的评定

关节置换者老年人居多,评估的重点是居住环境和社区环境。在开始计划出院时进行,通过调查问卷和与患者及其家属的交谈,必要时进行家访。评估可为出院后的安全问题、康复治疗、环境改造以及正确使用辅助器具提供依据。

四、方案与实施

(一) 髋关节置换术后的作业治疗

全髋关节置换术后主要表现为髋部肌肉力量下降、活动度减小、站立平衡及本体感觉能力下降、功能性活动耐力下降、移动性活动时疼痛增加、步态异常、上下台阶、驾车及基本日常生活能力障碍、自理能力、活动参与能力下降。作业治疗师的职责是使患者了解术后注意事项及如何安全地进行日常生活活动和使用辅助器具。

1. 作业治疗目标

(1)1～4 周:教会患者关节置换术后的注意事项、独立转移、使用辅助器具步行、独立进行基本 ADL 训练。

(2)5～8 周:减轻疼痛、控制水肿;独立日常生活活动;平衡和本体感觉训练;步行训练。

(3)9～14 周:下身穿戴训练;交替性上下台阶;特殊的功能性活动。

2. 作业治疗的实施

(1)术前教育:介绍术后应避免的危险动作及体位,进行心理指导,消除患者对手术的恐惧及康复的畏惧情绪,指导早期床上体位转移的方法。

(2)关节置换术后的注意事项:术前教育通过示范和日常生活活动视频教会患者术后应避免的危险动作和体位,以防术后手术侧髋关节的过度屈曲和外展。视频内容包括安全转移、上下座椅或马桶、进出汽车或浴室,如何使用辅助器具穿衣、洗澡、拾物等。内容列举如下几点:

1)术后 1 周内:行后路手术者避免髋关节屈曲大于 90°、内收超过中线、内旋超过中立位;避免术侧卧位;仰卧位时双下肢间夹楔形垫或枕,勿将手术侧的腿搭在另一侧腿上。勿在膝关节下垫枕,防止髋关节屈曲挛缩;避免一次坐位时间超过 1 小时;坐位时,不要交叉双腿。

2)术后 2～8 周:避免疼痛下进行治疗性训练或功能性作业活动;避免双腿交替性爬楼梯,直至上下台阶练习已完成方可;不要将身体弯向术侧;向术侧转身时应同时移动术侧下肢,因为向术侧转身而不旋转足则会使髋关节外旋,且处于一种不安全的位置;调整座椅或马桶高度,注意不要屈髋超过 90°;避免弯腰超过 90°,尤其是弯腰系鞋带或者捡地上的物品时,应该使用辅助器具协助完成。术后 6～8 周内避免性生活,防止手术侧下肢极度外展受压。

3)术后 8～14 周:避免疼痛下进行日常生活活动及治疗性训练并控制活动量。

（3）体位变换与转移能力训练

1）翻身练习：双侧均可练习，在确保安全的情况下独立完成。鼓励向患侧翻身。向健侧翻身时需在他人帮助下维持患髋外展中立位，以免因肌力不足导致髋屈曲、内收和内旋造成脱位。

2）卧位-起坐训练：用双臂支撑坐起，开始练习时如不能独立完成可给予少量辅助，逐渐过渡到独立完成。切忌借助床头系带或他人大力牵拉坐起。尤其是长期卧床或年长者，因腘绳肌紧张患者不易控制屈髋角度，易导致关节脱位。

3）长腿坐-床边坐位转移：将患肢移至床边，身体前移并将双脚搬离床面，双手支撑床边，缓慢向前移动，直至双脚接触地面，牢记患腿始终在前。

4）坐-站的转移：患侧膝足在前、健侧膝足在后，双手支撑助行器，健腿负重，重心移动过程中注意屈髋不能超过90°，用辅助器具将身体撑起。由站立到卧床的步骤刚好相反。

5）洗手间的转移：使用助行器或拐杖走到厕所，背对坐厕并向后移动，直至足跟接触硬物，抓住扶手提供支撑，健腿支撑缓慢坐下。起立时，步骤相反。

（4）使用辅助器具步行：根据适当的承重要求，治疗师教会患者在步行器或拐杖辅助下对手术侧下肢进行部分承重的步态训练（表9-15）。在辅助器具协助下进行渐进性步行，下肢对称性负重、交替性步行和非交替性台阶练习。站立时避免在没有支点的情况下旋转手术侧下肢，转身时不要旋转或扭动术侧下肢，上楼梯或者跨越栏杆时先迈健侧腿，下楼梯时先迈手术侧腿。

表9-15　髋部手术后负重进程情况

负重情况	手术侧下肢负重的体重（%）	助行器具
非负重	0	步行器（walker）
接触式负重	10～15	步行器具或拐杖
部分负重	30	步行器具或拐杖
负重50%	50	负重手杖
全负重	75～100	手杖或不需要

（5）独立进行基本ADL训练：由于患者在一段时间内不能过度屈曲髋关节或将足靠近手，所以需要使用辅助器具来帮助穿衣、洗澡、如厕、功能性活动及家务活动（表9-16）。

表9-16　人工髋关节/膝关节置换术后常用的辅助具

问题	辅助具
穿脱袜子	穿袜器
穿脱裤子	穿衣裤棒棍或钩
穿脱鞋	伸展性柄鞋钩器
厕所、椅子和床之间转移	加高厕所底座或增高便器、椅子、床的高度
座椅	椅背加置楔形靠垫
洗澡	长柄洗澡海绵、防滑垫、扶手、洗澡凳
拾物	持物器

1)穿衣服:尽量穿舒适宽松的衣服。穿衣服时,不要过度弯曲腿、交叉腿和抬高腿,不要单腿站立穿裤子。使用辅助器具如穿衣钩、鞋拔、穿袜器等帮助完成穿鞋、裤、裙、袜动作。

2)洗漱和修饰:患者不能负重或接触式负重时最好采用坐位进行 ADL,当患者能够部分负重,尽量在安全情况下站立进行洗漱和修饰等活动。

3)如厕:马桶使用加高坐垫防止髋关节坐下和站起时过度屈曲。可安装固定扶手和防滑垫增加安全性。加高坐垫一般使用至术后 8～12 周。

4)洗澡:沐浴过程中注意髋关节各种危险体位和姿势。使用坚固并具有合适高度的沐浴椅;浴室地板铺防滑垫;在墙上安装把手;肥皂用绳子系上防止滑落;使用淋浴花洒更利于完成该项活动。

5)非交替性上下台阶:上楼梯时,健腿先上一台阶,然后术腿迈向同一台阶。下楼梯时术腿先下一台阶,然后下健腿。根据医生和治疗师的建议,使用助行器步行 4～6 周。

(6)平衡和本体感觉训练:有研究表明,本体感觉及平衡能力随年龄增长而逐渐减退,这些因素不仅使患者跌倒的危险性增大,同时还会影响步态。单侧负重训练前应以具备双侧负重转移能力为前提。在不同支撑面上练习,如单向摇板,可从矢状面上开始,逐渐过渡到冠状面。还可采用平衡训练系统来提高平衡及本体感觉能力。

(7)家居环境改造:充分考虑座椅、床、凳子、坐厕等的高度,经常坐的座椅和沙发不宜太低,最好使用有扶手的大椅子。应用最简便的方法进行改造,比如在椅子底下垫木板或用枕头和坐垫提高椅子的高度,还可以在床脚下面垫砖头或木头,或者加床垫来提升床的高度。但是,无论哪种方法一定要确保稳定性和安全性。注意室内地面是否光滑,避免潜在的危险。移除可能引起绊倒的物品或家具,确保在使用助行器或拐杖的情况下能顺利通过;重新摆放物件腾出更多便于自由活动的空间;橱柜、衣柜、书柜内常用物品放置在容易拿取的位置;厕所和浴室的地面铺防滑垫、安装安全扶手等。

（二）膝关节置换的作业治疗

作业治疗的重点是增加关节活动度和肌力、提高本体感觉和步行能力,改善步态,提高日常生活能力如转移、上下楼梯、穿衣、穿鞋袜、家务活动等。指导使用辅助器具站立和步行。除此之外还包括家庭环境的评估和改造。

1. 作业治疗目标

(1)1 周内:转移训练;使用助行器步行训练;出院前家庭环境的评估;使用辅助器具进行 ADL 训练。

(2)2～8 周:主动辅助屈膝≥105°;有或无辅助器具下恢复正常步态;独立进行 ADL。

(3)9～12 周:最大限度地恢复 ROM,主动辅助屈曲膝关节≥115°,独立进行 ADL,包括系鞋带、穿袜子等。上台阶高度 15～20cm,下台阶高度 10～15cm。

2. 膝关节置换术后的作业治疗实施　治疗中如出现患侧肢体的肿胀加重,切口处有血液流出,切口边缘裂开,膝关节的运动损伤,小腿剧烈疼痛,应及时告知医生以便进行诊断和处理。

(1)床上活动:侧卧位时,在双膝之间夹枕头使患侧下肢放松,以减少双膝之间的摩擦和挤压;仰卧位时,勿将枕头放在膝关节下方,踝下垫毛巾卷被动伸膝;如膝关节肿胀或者疼痛明显者,可冷敷膝关节 10～20 分钟;尽量屈伸膝关节以减轻僵硬;运动后抬高患肢防止水肿。

（2）转移训练：由卧位到站立位方法比较简单，起坐后用双手支撑将身体移至床边，健腿先下，后将术侧下肢移动到床边，身体前倾双手支撑助行器与健侧下肢同时用力支撑站起。伸直术侧下肢，重心逐渐放在双足上。坐下动作与之相反。转移时不应使膝关节产生严重的疼痛。

（3）步行训练：需要与手术医生讨论具体下地负荷及行走时间。使用辅助器具在能够忍受疼痛的范围内负重进行步行训练。当患者能够协调迈步、双腿负重时，经医生允许可改用手杖辅助步行。站立时，尽量保持将重量放在双脚上；避免长时间的坐位、站立和行走；避免活动时产生严重疼痛。

（4）辅助器具的使用：为了防止过度屈膝产生的疼痛及关节不稳，建议患者使用辅助器具来帮助完成日常生活活动。早期因膝关节疼痛、肿胀、活动受限，穿衣、袜子、长裤、内裤、短裤、鞋子等成了暂时的问题。使用辅助器具可以帮助患者独立地完成大部分的作业活动（见表9-16）。

（5）上下阶梯训练：当患者膝关节屈曲超过83°时可进行阶梯训练，由每阶5~10cm开始，待股四头肌力量强化练习后可将台阶高度增加至15~20cm以上，下台阶的高度在10~15cm以上。上台阶时，先将健侧肢体迈上一台阶，术侧肢体跟上同一台阶，拐杖紧跟上同一台阶，重复。下楼梯时，将拐杖移下一台阶，术侧肢体移下台阶，健侧下肢移下同一台阶，重复。拐杖放在前面，渐渐地将重量放在拐杖上，然后慢慢放在手术侧肢体上。

（6）穿衣训练：使用辅助器具完成，如穿衣钩、穿袜器。

（7）本体感觉训练：盲视下关节角度重复训练，单腿静态站立，双侧关节感知训练等。

（8）环境评估：出院前作业治疗师根据患者的具体情况和要求对家庭及社区环境进行评估，可通过与患者面谈、问卷调查或实际考察完成，目的是了解家庭及社区中的安全性以及舒适和方便程度。评价患者需要何种辅助器具或设备，为出院后回家做准备。例如，房间物体的摆放是否有利于进出，移除可能引起绊倒的物品或家具，确保在使用助行器或拐杖的情况下能顺利通过；重新摆放物件腾出更多便于自由活动的空间；经常坐的座椅和沙发不宜太低；橱柜、衣柜、书柜内常用物品放置在容易拿到的位置；厕所和浴室的地面铺防滑垫、安装安全扶手等。

五、案 例 分 析

1. 基本情况　田某，男，72岁，3天前在自家内卫生间不慎滑倒，致左侧股骨颈骨折。入院后行左侧人工髋关节置换术（骨水泥固定）。现伤口愈合良好，为求进一步康复转入康复医学科。患者为后外侧入路手术，骨水泥固定。患者采取床上仰卧位，双下肢间夹楔形垫。左下肢肿胀、主动屈髋30°。

2. 康复评定　双下肢等长；双下肢屈、伸肌群肌力均3级；左髋Harris评分31分；VAS5~6/10分。治疗方案：短期目标：掌握安全体位转移方法，逐步提高步行能力，ADL基本独立。长期目标：回归家庭与社会。

3. 治疗计划　①教育患者术后注意事项。②掌握翻身、起坐、坐位-站位、轮椅-椅子-床的转移、轮椅-坐厕的转移、洗手间内的移动。③使用辅助器具步行。④教会患者使用长柄辅助器具如穿鞋器、持物器、沐浴类长柄刷等。⑤增加平衡和本体感觉防止摔倒。

在不同支撑面上练习,如单向摇板,可从矢状面上开始,逐渐过渡到冠状面。还可采用平衡训练系统来提高平衡及本体感觉能力。⑥为防止滑倒,卫生间地面铺防滑垫、安装扶手、坐厕加高。加厚床垫、椅子置垫子增加高度。

附:截肢

一、概 述

截肢是指截除因损伤或疾病而失去生存能力或危害生命安全的肢体。确切地说,截肢是对经过一个或多个骨的肢体一部分的切除,其中通过关节者称为关节离断术。截肢常见类型按照截肢部位分为上肢截肢和下肢截肢。上肢截肢包括肩胛胸廓截肢、肩关节截肢、肘关节离断、前臂截肢、腕关节离断、掌骨截肢、指骨截肢。下肢截肢包括骨盆截肢、髋关节离断、大腿截肢和膝关节离断、小腿截肢、足部截肢。截肢后通过残肢训练及安装假肢等积极的手段最大限度地补偿失去肢体的功能,使患者早日回归家庭与社会。

截肢的原因较多,如严重创伤,不可修复肢体;严重的感染危及患者生命时,如气性坏疽等;预防恶性肿瘤转移;某些血管疾病造成肢体缺血坏死,如患有血栓闭塞性脉管炎的老年人等;较重的糖尿病足;肢体无功能、长期不愈严重影响功能者(如多指畸形、慢性骨髓炎等);烧伤、冻伤等致肢体坏死者。

截肢的水平选择从病因和功能两方面考虑。病因水平是将全部病变、异常和无生机组织切除,其软组织条件良好,皮肤能达到满意愈合,在最远的部位截肢;功能水平方面首先应对患者截肢术后的康复能力做评估,能否装配假肢、能否进行佩戴假肢后的康复训练,能否独立生活。

康复事业的发展、假肢制作技术的提高、新材料新工艺的应用,为截肢康复创造了有利的条件,同时也推动了截肢理论与技术的提高。

二、表 现

(一)残疾

截肢对日常生活、工作、休闲、活动参与能力均产生巨大的影响。截肢平面越高,致残率越高,使用假肢的难度越大。尤其是高位截肢者,由于其可利用的关节和肌肉较少,假肢的装配与制作难度大。而主动控制假肢系统较为复杂、笨重且操作困难。截肢的日常生活能力表现举例见表9-17。

表9-17 截肢的日常生活能力表现举例

ADL	ADL障碍表现
起居	下肢截肢后坐起、移动困难
进食	上肢截肢不能使用餐具、端碗、盛饭
更衣	上肢截肢不能完成穿脱衣、系扣子、拉拉链
修饰	上肢截肢不能洗脸、刷牙、拧毛巾、梳头等

续表

ADL	ADL障碍表现
入浴	上肢截肢不能使用毛巾搓背
排泄	下肢截肢后移动困难、如厕困难,双肢截肢便后清洁困难
家务	不能完成洗衣、拖地、做饭、照顾婴儿
交流	上肢截肢不能握笔、拿电话、使用电脑
健康管理	截肢后情绪反常影响健康
外出	不能上下楼梯、乘公共汽车,不能去较远的邮局或银行
作息时间安排	因不能按计划完成以前的工作、生活而改变作息时间

(二)运动功能障碍

关节挛缩与活动受限是截肢后常见的表现。与术后不合理的体位摆放、截肢关节不合理固定、瘢痕挛缩等因素有关。

(三)心理创伤

失去部分肢体对截肢者来说无疑是个巨大的伤害,其心理状态的变化一般经过震惊、回避、承认、适应这几个阶段。开始患者表现出悲观、沮丧、自我孤立,在家庭问题、婚姻、工作、生活上忧虑重重。截肢康复组每位成员都有责任帮助截肢者渡过难关,使其逐渐认识自我价值,重新树立自尊自信、面对现实、积极投入到康复治疗中,以便早日获得功能。

(四)其他

残肢外形不良、残肢肿胀、关节挛缩畸形、残端痛、幻肢痛等。

三、检查与评估

截肢从表面上看只是因为缺失肢体而造成功能和能力的丧失,所以人们往往只考虑功能和能力的恢复,而忽视了对患者不同年龄、不同生活经历、不同职业和社会背景,以及他们的日常生活、休闲活动等社会参与能力的影响。因此,在康复评定、制订康复目标和设计训练计划时必须根据患者具体情况,分析设计,不可千篇一律,片面单调。

(一)基本状况的评定

了解患者的一般状况,既往史、并发症、截肢部位。还要了解截肢者的生活和工作经历、家庭住址和居住环境、家族构成、职业及工作环境、兴趣爱好、生活方式、收入等。

(二)残肢的评定

主要内容包括残端的外形、残肢长度、残端周径、残端皮肤、残端关节活动度、残端肌力、幻肢痛。

(三)假肢的评定

1. 上肢假肢　包括穿戴后有无不适感,稳定性及屈肘90°时对机械手的操控能力,控制系统的效率。

2. 下肢假肢　分别在站、坐、走时和脱下后进行评定,观察穿戴后有无不适,运动过程中的稳定性,是否伴有异常步态。

(四)日常生活能力的评定

可采用Barthel指数评分,对于一侧假手主要观察其辅助正常手动作的功能。

（五）使用假肢后的整体功能评估见表 **9-18**。

表 9-18　使用假肢后的整体功能评估

级别	整体功能
Ⅰ级:完全康复	略有不适感,能完全自理生活,恢复原工作和照常参加社会活动
Ⅱ级:部分康复	仍有轻微功能障碍,生活能自理,但不能恢复原工作,需改换工种
Ⅲ级:完全自理	生活能完全自理,但不能参加正常工作
Ⅳ级:部分自理	生活仅能部分自理,相当部分需依赖他人
Ⅴ级:仅外观	改观美容,功能无改善

四、方案与实施

截肢的康复是指从截肢手术到术后处理,康复训练,临时与正式假肢的安装和使用,直到重返家庭与社会。整个过程由康复协作组共同完成,包括临床医师、护士、假肢技师、物理治疗师、作业治疗师、心理工作者、社会工作者、职业顾问以及截肢者本人。作业治疗师的职责是指导其假肢的穿戴和使用技巧,利用辅助器具提高残肢能力,进行职业前训练使截肢者尽早融入社会。

1. 正式假肢装配前治疗方案　主要包括:①截肢后的心理支持;②残端的处理;③维持和增强肌力训练;④关节活动度训练;⑤早期日常生活能力训练;⑥利手交换训练;⑦临时假肢的使用。

2. 装配正式假肢后的方案　主要包括假肢的穿脱、控制和使用。

3. 居家环境的适应性改造

4. 职业前训练　根据假肢功能的评定、职业评定及未来工作计划或安排,针对性地进行体能强化训练、工作强化训练、工作模拟训练、职业培训、职业指导等内容,以使患者早日重返工作岗位。

学习小结

1. 学习内容

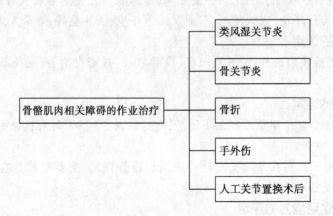

2. 学习方法

认真阅读、理解文中阐述的内容,了解类骨骼肌肉障碍疾病的好发部位、临床表现和功能障碍特点,熟练掌握保护关节的主要方法、掌握矫形器的用途及使用方法、辅助器具的使用及节能技术、骨折的评定与作业治疗目标及作业治疗方法,髋、膝关节置换术后的注意事项,转移方法,日常生活能力训练及环境改造的内容。

（李品梅　李奎成）

复习思考题

1. 试述类风湿关节炎患者急性期如何进行作业治疗?

2. 患者,女,46 岁,一年前诊断为"类风湿关节炎"。现患者右各指轻度尺偏畸形,手指抓握小物品困难。请你为她改造常用的炊具,如锅、刀、铲子等。

3. 骨关节炎患者作业治疗的目标是什么?

4. 王某,男,60 岁,身高 170cm,体重 85kg。爱好读书,平日运动少。与老伴一起生活,家住四楼无电梯。有三个女儿,都各自有家庭。一年前患"左膝关节炎",X 线示左膝退行性变,超声示无关节腔积液。现该患者上一层楼梯即感到膝关节痛,不敢走很远的路,经常待在家里,性格变得烦躁易怒。请你为他设计一下作业治疗方案。

5. 骨折作业治疗的目的是什么?

6. 踝足骨折的作业治疗方法有哪些?

7. 手运动功能评定包括哪些内容?如何进行评定?

8. 试分析不同手外伤矫形器的选择与应用(骨折、神经损伤、肌腱损伤等)。

9. 髋、膝关节置换的作业评定包括哪些?

第十章　发育及发育障碍的作业治疗

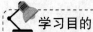

学习目的

　　通过学习儿童脑性瘫痪、自闭症、发育迟滞等发育及发育障碍系统疾病的概述、临床表现及功能障碍、检查与评估、方案与实施等内容使学生熟练掌握常见发育及发育障碍系统疾病的作业治疗方法,为进入临床学习打下坚实的基础。

学习要点

　　脑瘫的概念、流行病学状况、病因、分类、诊断、功能评定及治疗内容;自闭症的诊断的评定和作业治疗方法;发育迟滞的概念、评定、治疗方法。

第一节　儿童脑性瘫痪

一、概　　述

(一) 概念

　　脑性瘫痪(简称脑瘫)是指出生前至出生后 1 个月内各种原因所引起的脑损伤或发育缺陷所致的运动障碍及姿势异常,其症状在婴儿期出现,并且有时合并有智力障碍、癫痫、感知觉障碍及其他异常,而且应排除进行性疾病所致的中枢性运动障碍及正常小儿暂时性的运动发育迟缓。脑瘫的运动障碍常常伴有感觉、知觉、认知、交流及行为的损害及癫痫、继发性肌肉骨骼的问题。

(二) 流行病学情况

　　国际上脑瘫的发病率为 1.5‰ ~ 4‰。1998 年我国"九五"攻关课题报道,全国 0 ~ 6 岁脑瘫患儿有 31 万,患病率为 1.86‰,患儿以每年 4.6 万的速度递增。

(三) 病因

　　1. 产前因素　宫内感染、宫内发育迟缓、妊娠期外伤、多胎妊娠等。

　　2. 产时因素　早产、难产等。

　　3. 产后因素　高胆红素血症、失血、感染等原因引起的新生儿休克、颅脑损伤及癫痫抽搐等。

　　4. 遗传性因素　近亲结婚或家族遗传病史,在同辈或上辈的母系及父系家族中有脑瘫、智力障碍或先天畸形等。

　　其中,早产、低出生体重是目前公认的最主要的脑瘫致病因素,且孕龄越小、出生体重越低,脑瘫患病率越高。

(四) 分类

　　国际脑瘫专题研讨会(2006 年)提出的分类由 4 部分组成:①运动异常;根据运动

障碍的性质及类型分为痉挛、失调、张力障碍、手足徐动,根据功能性运动能力说明运动受限范围;②对并发的损害分类:如癫痫发作,视、听觉损害,注意力、行为、交流及认知的缺陷等;③解剖学分类:如运动障碍的解剖学分布(肢体、躯干以及延髓麻痹征等)以及影像学所见(脑室扩大、白质丧失、脑的异常等)等;④病因及时间的分类:出生后因素(脑炎、脑膜炎、头部外伤等)及脑的畸形很容易分类,但出生前因素常常是推定的,很难分类。具体分类为:①根据临床表现:可分为痉挛型、不随意运动型、强直型、共济失调型、肌张力低下型和混合型。②根据瘫痪部位:可分为单瘫、偏瘫、双瘫、三肢瘫和四肢瘫。

二、临床表现及功能障碍

(一)不同类型脑瘫的临床表现(表 10-1)

表 10-1　不同类型脑瘫的临床表现

类型	典型临床表现	体征	损伤部位
痉挛型	两上肢后背、屈曲、内旋、内收、拇指内收、握拳 躯干前屈、圆背坐(拱背坐) 髋关节屈曲,膝关节屈曲、下肢内收、内旋、交叉,尖足、剪刀步、足外翻	腱反射亢进、踝阵挛(+)、折刀征(+)、锥体束征(+)	皮层运动区为主、白质(传导束等)
不随意运动型	不随意运动以末梢为主,非对称姿势,肌张力变化(静止时减轻,随意运动时增强),对刺激反应敏感,表情奇特,挤眉弄眼,颈不稳定,构音与发音障碍,流涎,摄食困难 婴儿期多表现为肌张力低下 可伴有舞蹈征	腱反射正常、紧张性迷路反射(+)、非对称性紧张性颈反射(+)	锥体外系(基底神经节等)
强直型	肢体僵硬,活动减少 肌张力增强呈持续性 被动运动时屈曲或伸展均有抵抗 抵抗在缓慢运动时最大	腱反射正常、肌张力呈铅管状或齿轮状	锥体外系
肌张力低下型	肌张力低下,被动运动时可稍强 仰卧位呈蛙状体位,W 状上肢 对折坐位	围巾征(+)、跟耳试验(+)、肌肉硬度减低、关节伸展度和摆动度增大	
共济失调型	运动笨拙不协调 可有意向性震颤及眼球震颤 平衡障碍,站立时重心在足跟部,基底宽,醉汉步态,身体僵硬,肌张力可偏低,运动速度慢,头部活动少,分离动作差	眼球震颤、意向性震颤、闭目难立(+)、指鼻试验(+)、腱反射正常	小脑
混合型	同一个患儿有两种或两种以上类型 多为痉挛型与手足徐动型混合		

（二）其他问题

脑瘫可伴有以下问题：①学习困难；②视觉损害；③听力损害；④语言障碍；⑤癫痫或惊厥；⑥心理行为异常、睡眠障碍；⑦饮食困难；⑧流涎；⑨牙齿问题；⑩消化系统和泌尿系统的问题；⑪感染问题等。

三、检查与评估

（一）评定内容

主要包括小儿体格发育状况评定、神经发育综合评定、神经肌肉基本情况评定（包括肌张力及痉挛程度、肌力、反射和自动反应评定等）、肢体功能评定（包括姿势及平衡能力评定、步行能力及步态评定、关节活动度评定）、智力水平评定、适应行为评定、言语功能评定、综合功能评定、感知觉评定、口腔运动功能评定、儿童功能独立性评定等。

（二）评定方法和工具

1. 残疾儿童综合功能评定法　用于评定脑瘫儿童的认知、言语、运动、自理、社会适应5个方面的综合功能。

2. 儿童功能独立性评定量表（表10-2）。

表10-2　儿童功能独立性评定量表

项目				评估日期		备注
				年　月　日	年　月　日	
运动功能	自理能力	1	进食			
		2	梳洗修饰			
		3	洗澡			
		4	穿裤子			
		5	穿上衣			
		6	上厕所			
	括约肌控制	7	膀胱管理（排尿）			
		8	直肠管理（排便）			
	转移	9	床、椅、轮椅间			
		10	如厕			
		11	盆浴或淋浴			
	行走	12	步行/轮椅/爬行/三者			
		13	上下楼梯			
			运动功能评分			
认知功能	交流	14	理解（听觉/视觉/二者）			
		15	表达（言语/非言语/二者）			

续表

项目			评估日期		备注
			年　月　日	年　月　日	
认知功能	社会认知	16　社会交往			
		17　解决问题			
		18　记忆			
	认知功能评分				
	FIM 总分(运动＋认知)				
	评估人				

评分标准:独立:1. 完全独立(7 分);2. 有条件的独立(6 分)
　　　　依赖:1. 有条件的依赖:(1)监护和准备(5 分)
　　　　　　　　　　　　　　　(2)少量身体接触的帮助(4 分)
　　　　　　　　　　　　　　　(3)中度身体接触的帮助(3 分)
　　　　　　　2. 完全依赖:(1)大量身体接触的帮助(2 分)
　　　　　　　　　　　　　　(2)完全依赖(1 分)

3. 适应商数　采用量化的形式,排除年龄因素的影响,更客观地进行横向对比和康复前后纵向比较,在国内已有常模。

4. 儿童适应行为量表　有效地评价患儿的社会适应功能水平。

5. 儿童神经心理量表测量　广泛应用的成套儿童神经心理量表有两种:哈斯坦-瑞德儿童量表和鲁利亚-尼布拉丝卡儿童神经心理量表。

6. 认知功能障碍的评定　方法主要有认知评定成套测验、认知偏差问卷等。

7. 步态分析　步态分析能在脑瘫患儿的康复中客观评价运动功能,指导康复训练,判断疗效,帮助选择康复方法。

8. 平衡功能评定　方法主要包括传统的观察法,如 Romberg 检查法,量表评定法如 Berg 平衡量表、Tinetti 量表等及定量姿势图即平衡测试仪评定。

9. 粗大运动功能分级系统　该系统是根据脑瘫患儿运动功能随年龄变化的规律所设计的一套分级系统,能较为客观地反映脑瘫患儿粗大运动功能发育情况。该系统将脑瘫患儿分为 4 个年龄组,每个年龄组又根据患儿运动功能的表现分为 5 个级别,N 级最高,O 级最低(表 10-3)。

表 10-3　脑瘫粗大运动功能分级系统

分类	分级
小于 2 岁	Ⅰ级:可以坐位转换,还能坐在地板上用双手玩东西。能用手和膝盖爬行,能拉着物体站起来并且扶着家具走几步。18 个月至 2 岁的孩子可以不用任何辅助设施独立行走
	Ⅱ级:孩子可以坐在地板上但是需要用手支撑来维持身体的平衡,能贴着地面匍匐爬行或者用双手和膝盖爬行,有可能拉着物体站起来并且扶着家具走几步
	Ⅲ级:需要在下背部有支撑的情况下维持坐姿,还能够翻身及用腹部贴着地面爬行
	Ⅳ级:可以控制头部,但坐在地板上的时候躯干需要支撑,可以从俯卧翻成仰卧,也可能从仰卧翻成俯卧
	Ⅴ级:生理上的损伤限制了其对自主运动的控制能力,在俯卧位和坐位时不能维持头部和躯干的抗重力姿势。只能在大人的帮助下翻身

分类	分级
2~4岁	Ⅰ级:可以坐在地板上双手玩东西。他们可以在没有大人帮助下完成地板上坐位和站立位的姿势转换,把行走作为首选移动方式,并不需要任何助步器械的帮助
	Ⅱ级:可以坐在地板上,但当双手拿物体的时候可能控制不了平衡,可以在没有大人帮助的情况下自如地进行坐位转换。可以拉着物体站在稳定的地方。可以用手和膝交替爬行,可以扶着家具慢慢移动,首选的移动方式是使用助步器行走
	Ⅲ级:可以用"W"状的姿势独自维持坐姿(坐在屈曲内旋的臀部和膝之间),并可能需要在大人帮助下维持其他坐姿。腹爬或者手膝并用爬行是首选的自身移动的方式(但是常常不会双腿协调交替运动),能拉着物体爬起来站在稳定的地方并作短距离的移动,如果有助步器或者大人帮助掌握方向和转弯,可能在房间里短距离行走
	Ⅳ级:能坐在椅子上,但需要依靠特制的椅子来控制躯干,从而解放双手。可以在大人的帮助下或者在有稳定的平面供他们用手推或拉的时候坐进椅子或离开椅子,顶多能在大人监督下用助步器走一段很短的距离,但很难转身也很难在不平的平面上维持身体平衡。在公众场所不能独自行走,能在动力轮椅的帮助下自己活动
	Ⅴ级:生理上的损伤限制了其对随意运动的控制以及维持身体和头部抗重力姿势的能力,各方面的运动功能都受到限制,特殊器械和辅助技术并不能完全补偿其在坐和站能力上的功能限制,没有办法独立行动,需要转运。部分孩子能使用进一步改造后的电动轮椅进行活动
4~6岁	Ⅰ级:可以在没有双手帮助的情况下坐上、离开或者坐在椅子上。可以在没有任何物体支撑的情况下从地板上或者从椅子上站起来,可以在室内室外走动,还能爬楼梯,正在发展跑和跳的能力
	Ⅱ级:可以在双手玩东西的时候在椅子上坐稳,可以从地板上或者椅子上站起来,但是经常需要一个稳定的平面供他们的双手拉着或者推着。可以在室内没有任何助行器的帮助下行走,在室外的水平地面上也可以走上一小段距离,可以扶着扶手爬楼梯,但是不能跑和跳
	Ⅲ级:可以坐在一般的椅子上,但是需要骨盆或躯干部位的支撑才能解放双手,在坐上和离开椅子的时候需要一个稳定的平面供他们双手拉着或者推着。他们能够在助行器的帮助下在水平地面上行走,在成人的帮助下可以上楼梯。但当长距离旅行时或者在室外不平的地面上无法独自行走
	Ⅳ级:可以坐在椅子上,但是需要特别的椅子来控制躯干平衡从而尽量地解放双手,坐上或者离开椅子的时候,必须有大人的帮助,或在双手拉着或推着一个稳定平面的情况下才能完成,顶多能够在助行器的帮助和成人的监护下走上一小段距离,但是很难转身,也很难在不平的地面上维持平衡,不能在公共场合自己行走,应用电动轮椅的话能可以自己活动
	Ⅴ级:生理上的损伤限制了其对自主运动的控制,也限制了其维持头部和躯干抗重力姿势的能力,各方面的运动功能都受到了限制,即便使用了特殊器械和辅助技术,也不能完全补偿其在坐和站的功能上受到的限制,完全不能独立活动,部分孩子通过使用进一步改造过的电动轮椅可能进行自主活动

10. **手功能分级系统**　该系统是针对脑瘫患儿在日常生活中操作物品的能力进行分级的系统,旨在反映患儿在家庭、学校和社区中的日常能力表现,通过分级评定在日常活动中的双手参与能力。它有 5 个级别,适用于 4~18 岁患儿(表 10-4)。

表 10-4　脑瘫儿童手功能分级系统

级数	介绍
Ⅰ级	能轻易成功地操作物品,最多只在手的操作速度和准确性(操作轻易性)上表现出能力受限,然而这些受限不会影响日常活动的独立性
Ⅱ级	能操作大多数物品,但在完成质量和(或)速度方面受到一定影响。在避免某些活动或完成某些活动时可能有一定难度,会采用另外的操作方式,但是手部能力通常不会限制日常生活的独立性
Ⅲ级	操作物品困难,需要帮助准备和(或)调整活动。操作速度慢,在质量或数量上能有限程度地成功完成;如果对活动进行准备或调整,仍能进行独立操作
Ⅳ级	在调整的情况下,可以操作有限的简单物品。通过努力可以完成部分活动,但是完成的成功度有限,部分活动需要持续的支持和帮助或调整设备
Ⅴ级	不能操作物品,进行简单活动的能力严重受限,完全需要辅助

11. **肌力评定**　采用手法肌力检查进行评定(表 10-5)。

表 10-5　MMT 肌力分级标准

级别	名称	标准	相当于正常肌力的%
0	零(zero,0)	无可测知的肌肉收缩	0
1	微缩(trace,T)	有轻微收缩,但不能引起关节活动	10
2	差(poor,P)	在减重状态下能作关节全范围活动	25
3	尚可(fair,F)	能抗重力作关节全范围活动,但不能抗阻力	50
4	良好(good,G)	能抗重力、抗一定阻力运动	75
5	正常(normal,N)	能抗重力、抗充分阻力运动	100

12. **关节活动度检查**　包括头部侧向转动试验、臂弹回试验、围巾征、腘窝角、股角(又称内收肌角或外展角)、牵拉试验、足背屈角和跟耳试验(表 10-6)。

表 10-6　关节活动度评定

项目	操作
头部侧向转动试验	正常时下颌可达肩峰,左右对称,肌张力增高时阻力增大,下颌难以达肩峰
臂弹回试验	使小儿上肢伸展后,突然松手,正常时在伸展上肢时有抵抗,松手后马上恢复原来的屈曲位置
围巾征	将小儿手通过前胸拉向对侧肩部,使上臂围绕颈部,尽可能向后拉,观察肘关节是否过中线,新生儿不过中线,4~6 个月小儿过中线。肌张力低下时,手臂会像围巾一样紧围在脖子上,无间隙;肌张力增高时肘不过中线

续表

项目	操作
腘窝角	小儿仰卧位,屈曲大腿使其紧贴到胸腹部,然后伸直小腿,观察大腿与小腿之间的角度。肌张力增高时角度减小,降低时角度增大。正常4个月龄后应大于90°(0°)
股角(又称内收肌角)	小儿仰卧位,检查者握住小儿膝部使下肢伸直并缓缓拉向两侧,尽可能达到最大角度,观察两大腿之间的角度。肌张力增高时角度减小,降低时角度增大。正常4个月龄后应大于90°
牵拉试验	小儿呈仰卧位,检查者握住小儿双手向小儿前上方牵拉,正常小儿5个月时头不再后垂,上肢主动屈肘用力。肌张力低时头后垂,不能主动屈肘
足背屈角	小儿仰卧位,检查者用拇指抵住小儿足底,其他手握住小腿及足跟,将足向背推,观察足与小腿之间的角度。肌张力增高时足背屈角增大,降低时足背屈角减小。正常4~12个月龄为0°~20°
跟耳试验	小儿仰卧位,检查者牵拉足部尽量靠向同侧耳部,骨盆不离开床面,观察足跟与髋关节的连线与桌面的角度。正常4个月龄后应大于90°

13. 反射发育评定　小儿反射发育十分准确地反映中枢神经系统发育情况,是脑瘫诊断与评定的重要手段之一。按神经成熟度,可分为原始反射、立直反射、平衡反应以及正常情况下诱导不出来的病理反射(表10-7~表10-9)。

表 10-7　原始反射

原始反射	出现及存在时间
觅食反射	0~4个月
握持反射	0~4个月
拥抱反射	0~6个月
放置反射	0~2个月
踏步反射	0~3个月
张口反射	0~2个月
上肢移位反射	0~6周
侧弯反射	0~6个月
紧张性迷路反射	0~4个月
非对称性紧张性颈反射	0~4个月
对称性紧张性颈反射	0~4个月
交叉伸展反射	0~2个月
阳性支持反射	0~2个月

表 10-8　立直反射

名称	出现及存在时期
颈立直反射	新生儿→持续 6~8 个月
躯干立直反射	3~4 个月→终生
迷路性立直反射	6~7 个月以前→终生
视性立直反射	5~6 个月以前→终生
降落伞反射/保护性伸展反射	6~7 个月→终生

表 10-9　平衡反应

名称	出现及存在时期
仰卧位倾斜反应	6 个月→终生
俯卧位倾斜反应	6 个月→终生
膝手位倾斜反应	8 个月→终生
坐位倾斜反应前方	6 个月→终生
坐位倾斜反应侧方	7 个月→终生
坐位倾斜反应后方	10 个月→终生
跪位倾斜反应	15 个月→终生
立位倾斜反应前方	12 个月→终生
立位倾斜反应侧方	18 个月→终生
立位倾斜反应后方	24 个月→终生

14. 痉挛状态评定　采用修订的 Ashworth 痉挛评定法(表 10-10、表 10-11)。

表 10-10　改良的 Ashworth 痉挛评定量表

级别	评级标准
0	无肌张力的增加
I	肌张力轻度增加,受累部分被动屈伸时,在关节活动范围之末呈现最小的阻力或突然卡住
I +	肌张力轻度增加:在关节活动范围后 50% 范围内突然卡住,然后出现较小的阻力
II	肌张力较明地增加:在关节活动范围的大部分范围内,肌张力均较明显地增加,但受累部分仍能比较容易地进行被动运动
III	肌张力显著增高:被动运动困难
IV	受累部分被动屈伸时呈现僵直状态而不能完成被动运动

表 10-11　脑瘫患儿肌张力评价分类表

检查方法			评价	
			肌张力亢进	肌张力低下
安静时	肌肉形态	视诊:肌肉的外观	肌腹丰满	平坦
	肌肉硬度	触诊:肌肉的硬度	硬	软
	伸张性	过伸展检查,被动检查	活动受限,抗阻力↑	关节过伸展,抗阻力↓
	摆动度	摆动运动检查	振幅减少	振幅增加
活动时	姿势变化	姿势性肌张力检查	调整迟缓	无肌紧张变化
	主动变化	主动运动检查	过度抵抗	关节过度伸展

课堂讨论

从社会的角度出发,为了更好的保障脑瘫患儿的权益,可以做哪些努力?

四、方案与实施

(一) 作业疗法的目的

作业疗法是有目的地、有针对性地从日常生活活动、职业劳动、认知活动中选择一些作业活动,以训练日常生活能力为主要目标,对患儿进行训练从而改善功能的一种方法。它侧重于上肢功能的训练、日常生活活动训练、感知觉的发育和社会化的促进,使脑瘫患儿身心功能全面康复,即促进他们在运动功能上、精神上获得最大限度的康复,达到生活自理,为其将来参与社会活动、劳动和工作奠定基础。

(二) 脑瘫作业疗法的治疗原则

早期发现、早期治疗;促通与抑制训练并用;保持正确性和对称性;加强协调和平衡能力;家长的指导和医师的训练相结合。

(三) 脑瘫康复形式

目前康复模式有医院康复、家庭康复、医院-社区-家庭康复等模式。

医院康复模式:康复设备、医疗项目齐全,康复效果显著,但费用高、数量有限、康复普及面小。

家庭康复模式:训练环境熟悉,训练员可以持续指导,是一种较经济的模式,可获得一定程度的功能康复效果。但影响因素较多,如缺少康复小组的专业指导,康复治疗不规范,疗效差异大等。

医院-社区-家庭康复模式:是指建立综合医院-社区-家庭康复三结合网络化康复模式,它最大限度地利用了大型综合医院和社区的资源,融医疗康复、教育康复、职业康复、社会康复为一体,使大多数康复对象享有全面而便利的康复服务。可同时解决脑瘫患儿的医疗、教育、职业、心理等问题,使其尽早自立、接受教育,更好地融入社会,从而达到全面康复的目的。

(四) 按运动障碍类型进行作业治疗

1. 痉挛型　早期大幅度活动患儿的上、下肢,逐步增加活动范围,降低患儿的肌肉紧张度,训练肢体的粗大动作,如上举、摆手、拍手、迈步、提腿、弯腰、转向等,增强无力肌群的肌力,使肌肉和关节协调配合。让患儿主动地、反复地进行锻炼,当患儿肌肉紧张度下降后,可对患儿进行一些生活锻炼,如穿衣、吃饭、站立、行走等,使患儿能最大限度地达到日常生活活动方面的自理。为避免患儿产生厌倦、逆反心理,训练中可以以改善粗大运动功能的游戏和改善日常生活自理能力的游戏为主,如绘画、绕行、球类运动。

2. 手足徐动型 应分散其注意力,使之不自觉地放松肌肉,控制其不自主的活动,如让患儿摆积木、玩玩具、踢球、练习绘画或做自己喜爱的活动,使患儿逐渐无意识地控制不自主活动,最终达到治疗的目的。

3. 共济失调型 应指导患儿做肌肉的充分收缩和舒张,肌力锻炼应逐渐加强,以防止肌肉萎缩。肌力达2级时,开始肌肉主动运动练习;肌力达3级以上时,指导患儿单独练习,如利用医疗体育器械进行抗阻练习,进行静、动态坐位、站立位平衡及手功能训练,增强肌力,为行走奠定基础。如患儿不能自主收缩肌肉可用各种刺激疗法刺激肌肉收缩。

轻度共济失调患儿应训练其站立、行走,训练时应在广阔平坦地面上或铺有地毯的室内进行,头部给予保护,防止外伤,训练时配合手的协调动作。

4. 强直型 训练计划类似痉挛型,但由于大脑损伤严重,训练效果不佳,应采取各种刺激疗法使肌肉紧张度降低从而进行锻炼。

5. 震颤型 应采用各种刺激通过诱发感受器从而产生自主运动,促使患儿以正确的姿势和运动方式来抑制异常运动,如电针刺激疗法以及脉冲治疗均有一定疗效,配合一定的作业疗法,如让患儿做改善精细运动功能的游戏,如拆装活动、摆积木、图片、钉图钉、玩橡皮泥、串珠等活动,最终达到好的效果。

(五) 按具体功能分类进行的作业治疗

1. 促进上肢的粗大运动功能 对于一个没有适当的上肢粗大运动功能的脑瘫患儿而言,是不可能训练其手的精细功能的,因此,在作业治疗中,最好先强调粗大运动技能的训练,直到它们能很好地支持精细运动技能,但同时仍然需要给患儿提供手部的、不同的感觉体验的机会,并且,在开始训练精细运动功能之前,也需强调对手-眼的认知训练。

(1)整合非对称性颈反射、对称性颈反射和迷路张力反射:可将患儿摆放在反射抑制体位上,如当患儿的头转向身体的一侧时,将其脸所正对着的一侧上肢保持在屈曲位上,而使另一侧上肢保持在伸展位,以整合非对称性颈反射。

(2)促进手臂与肩胛带的动作分离

1)让患儿俯卧于治疗师的膝上,治疗师的手固定住患儿的肩胛带,鼓励其做伸手向前的动作。

2)患儿俯卧于地板上,做双手滚圆棒的动作。

3)患儿在俯卧位下,做双臂伸直、外展、后伸的动作。

4)患儿取侧卧位,做上肢在胸前的滑行性动作。

(3)增加肩胛带的自主控制,提高上肢的稳定性

1)患儿取俯卧位,用双肘支起上身,做左右、前后的重心转换。

2)患儿俯卧在滚筒上,双手交替支撑,做向前、向后爬行的动作。

3)患儿维持手膝四点支撑姿势于摇板上,治疗师控制摇板,并做缓慢的晃动。

4)患儿俯卧于滚筒上,一手支撑于地面上,并在支撑臂的肩部施以适当的压力,另一

手从事某一作业活动。

5)坐位或站位下,患儿双手与治疗师的双手共持一根木棒,做对抗性推拉的动作。

(4)诱发肘关节伸直

1)肩胛带前伸,伸肘取物,或手握一硬的圆锥状物体去触碰前方某一目标。

2)患儿手握一端带有磁铁的柱状物,去吸放在桌面上的金属物,动作过程中要求涉及肘关节的伸直。

3)对于年幼的患儿,可将其抱坐于腿上,让其伸手去拍治疗师的手掌。注意不要让他失去姿势控制。

(5)训练坐位平衡,诱发保护性伸直反应:让患儿坐于半圆形晃板上,治疗师立于身侧保护其安全,鼓励患儿当身体向左晃动时伸左手向左侧够物,向右晃动时伸右手向右侧够物,向前晃动时伸手向前够物。

(6)诱发手到口的动作

1)双手交叉互握,让患儿做双手触摸口部的动作。

2)鼓励患儿手抓食物,或将一些食物涂在手指上,做手到口的动作。

(7)诱发双手在中线上的活动

1)侧卧位,肩前伸,用手玩物,或用手去触碰另一只手及身体的某一部位。

2)仰卧位,保持双手交叉互握状态,或用两手同时触碰胸上方的物体,或双手轮流抓放一物件。

2. 促进手的精细运动功能 早期视觉整合和有目的地使用手是脑瘫作业治疗中发展手精细运动功能的基础。治疗师在治疗中,可以通过使用有趣的玩具和自己的脸部来帮助脑瘫患儿练习视觉固定、视觉跟踪和手眼的协调,并且要经常与患儿保持视觉接触。

(1)脑瘫患儿手功能的常见表现形式:脑瘫患儿常表现为手功能的发育迟缓或不正常,不正常的动作模式往往是几个发育层次的复合。其原因在于患儿的认知和社会心理层次鼓励其尝试做超过其运动能力的活动,而不能完成活动所产生的压力导致其把自己迟缓的动作发育形态叠放在一起。

(2)训练手指控制的方法

1)用来预备整个上肢有更好控制的感觉性活动:如在一个好的体位下,用手和膝来爬;治疗师提起患儿的双脚,嘱咐其用双手走路。

2)用来预备手和手指有更好控制的感觉性活动:如用油、布或刷子擦刷手臂、手及手指;把手指插入黏土中;用大拇指与其余手指将黏土撑开;在指间挤压黏土;用手指撑开橡皮筋;捏衣夹;在装有沙子或豆子的容器中寻找小物件等。

3)用于促进手抓放物件及手眼协调的活动:将患儿的手握紧,在其小指背侧向手腕方向推挤用力,可以诱发手掌打开。如患儿能将手掌打开,但抓持物件困难,可以将一根稍长的圆柱形物件放其手掌内,帮助其弯曲手指,使其抓住物件,并保持拇指处于对掌位。数秒钟后,慢慢减少对手部的帮助,同时向上拉动物件,让患者的手指产生对抗,或在侧面扭动该物件。当患儿已有较大的抓握力时,让其继续练习抓握几次。当患儿已能握持住手中的物件,就应鼓励其伸手抓握物件。为了提高患者对抓握的兴趣,可在一根杆子上悬挂各种有趣的物件如响铃、绒毛玩具或食物等。用不同大小、形状、颜色的圈子套放在相应大小、形状、颜色的物件上,或移动穿挂在一根铁丝上的小物件。

4）用于促进手指分离性运动控制的活动：捡拾小玩具、珠子或豆子，并将其放入狭小开口的容器内；手指头蘸颜料印指印；手指弹弹子；往手指上套指环；使用需要个别手指控制的玩具或用品，如琴键、笛子、计算机键盘等；单个手指的游戏，可用眼睛或不用眼睛来引导，并保持其他手指弯曲在手掌内，翘起单个手指并摆动；堆砌积木、玩智力拼图；与日常生活活动相结合，如拉拉链、扣纽扣等；描图练习、写字练习，笔杆可以由粗到细。

（3）手精细运动功能的训练注意事项

1）先训练姿势控制，再训练精细动作：很多手的精细动作是在坐位下完成的，所以，在开始手精细功能训练之前，要先训练患儿使其获得良好的坐位平衡与保持良好的坐位姿势的能力，或在训练时，给患儿提供适当的座椅和桌子，以帮助其获得良好的姿势控制。

2）注意双侧控制：进行单侧手活动时，要将另一侧手摆放在恰当的位置上，以帮助患儿维持正确的姿势与肌肉张力。

3）注重感觉输入：考虑操作物件的大小、质地、重量与形状，因为手运动的控制开始于感觉输入，不同的感觉探索有利于促进手功能的改善。

4）鼓励采用双手性活动。

5）动作难度应设置在患儿通过努力就能完成的范围内，难度过大，会对患儿产生一种压力，从而诱发或加重痉挛和联合反应，使得姿势控制与动作完成更差。

3. 发展日常生活活动技巧　脑瘫患儿在日常生活活动方面常需要很多的帮助，因此，在治疗过程中，应采取一切可能的方法来发展该方面的技巧与能力，通过患儿在有指导下的反复练习、模仿和逐步学习以实现日常生活中最大限度的功能独立。

（1）进食训练：进食是孩子最先发展的、满足自身需要的能力之一。正常情况下，一个孩子的进食技巧并不需要特别的训练而逐渐增加。他先学会用唇、舌吸吮与吞咽液体，然后，学会撕咬与咀嚼固体食物，用手将食物送到口中。早期的转头与吸吮反射随着学会控制进食活动而消失。脑瘫患儿常有进食困难，其问题可能在于缺少口、舌、头、躯干的控制；坐位平衡差；髋不能屈曲以使身体前倾够及桌面；手眼不协调，不能将食物递送至口中等，帮助患儿尽早发展进食技巧特别重要，因为，良好的营养是健康与生命的保证。

1）体位选择：采取坐位，髋关节屈曲，上身前倾，避免头后仰，食物应来自于身体前方。

2）帮助控制口部功能：可以通过下颌控制技术以改善患儿吸吮吞咽反射，吃手中或勺中的食物，或从杯中饮水的功能。置于下巴处的手指需对下巴施以柔和而沉着的向上推力，且保持手部不离开。但随着患儿口、舌控制的改善，需逐渐减少下颌控制技术的帮助程度，直至完全停止使用该技术。一般来说，下颌控制技术会对脑瘫患儿的唇、舌控制有所帮助，但如果使用2~3周后，患儿的问题持续存在，或情况更糟，应停止使用。

3）纠正流涎：经常性地用手指敲击或轻叩患儿的上唇，并向左右侧方轻轻牵伸唇部肌肉，以改善患儿的闭嘴活动。

4）增加唇、舌的力量：在上、下唇处放上甜性食物，要患儿伸舌舔食。或将黏性食物放在患儿门牙的内侧和腭后部，让其舔食。但应注意的是：先从需要咀嚼的固体食物开始，以帮助改善患儿下颌与口部运动的功能；如果患儿不能控制住伸舌活动，不宜做此类活动，以免加重病情。

5）控制伸舌：一般来说，下颌控制技术可有效预防伸舌，但有时并不足够，治疗师可用一根头部浅平,边缘圆钝的勺子对患儿的舌头施以一定的压力,以阻止舌头外伸,使其能更好地使用双唇与舌头。

6)饮水训练:训练脑瘫患儿饮水时,采用带缺口的杯子,以有效地避免患儿饮水时头部后仰所引发的非控制性的躯干后伸僵硬而产生的呛咳;训练开始应选用稍稠些的液体,如酸奶、玉米粥、谷物面稀饭等,以减少由于液体流速过快,患儿不能有效控制吞咽动作而产生的呛咳。

7)自我进食:鼓励患儿玩耍时,将手和玩具递送至口中并在坐位下使用双手保持身体平衡,为患儿在坐位下的头部直立,用餐具舀起或夹起食物,将食物送至口中等活动做准备。

(2)穿衣训练:正常孩子约在1周岁时开始配合穿衣,如将脚伸出穿鞋子,胳膊伸出穿袖子,约在一周半时开始有意识地脱鞋、脱袜、脱帽,2岁时会脱宽松的衣服,3岁时能穿上宽松的衣服,4岁时会扣大纽扣,5岁时除了困难的步骤如系裤带外,能够完成大部分穿脱衣的动作,6岁时大多能达到穿衣独立。帮助孩子获得穿衣技巧通常要花费大量的时间与耐心,对于脑瘫孩子更是如此。

因脑瘫患儿所表现的情况千差万别,所以,不宜采取统一的训练方法,需具体情况具体对待,但有一些有益的建议可供遵守。①偏瘫型脑瘫患儿穿衣训练时,宜先穿偏瘫侧并将衣物放在患儿能看见和易取到的地方。如上肢有屈曲痉挛,应先对上肢进行缓慢的牵伸,然后再将其带入衣袖内。如下肢有伸直痉挛,治疗师可将双手置于患儿的下腰部并轻轻用力,使其上身前倾,髋、腿屈曲,然后再进行衣物的穿着。②刚开始穿衣训练时,可选择宽松的、易于穿脱的衣物。③穿衣训练应让患儿从完成最后一步的动作做起,以让患儿获得某种成功感,从而提高对穿衣训练的兴趣,然后逐渐增加所完成动作的步骤。如患儿能完成所有穿衣动作的步骤,要给他足够的时间,避免催促,在他完成得好或努力尝试时要给予鼓励。④对于经常将衣服穿倒或穿错左右鞋的患儿,应在衣服或鞋子上做其能够识别的提醒标记。⑤必要时,可使用辅助用具或对衣物进行改良,如用松紧带代替裤带,尼龙搭扣代替纽扣等以提高患儿在穿衣方面的独立能力。⑥在为脑瘫患儿穿衣时,身体处于什么样的位置特别重要,因而要选择合适的体位。如为痉挛性脑瘫患儿穿衣时,仰卧位易使患儿身体僵硬、后挺,增加穿衣的难度,所以给此类患儿穿衣,可采用侧卧位或让患儿趴在治疗师的腿上进行。也可让患儿采取坐位,治疗师位于其身后,或让患儿坐于墙角,以帮助其保持髋部屈曲,身体前倾,而由患儿自己完成穿衣动作。

(3)用厕训练:通过用厕训练可帮助患儿保持身体的清洁和干燥,它对患儿的独立与尊严的发展十分重要。值得注意的是:正常孩子进行用厕训练的年龄受地区、习惯、穿着衣服的类型、家庭帮助程度等因素的影响而各不相同,但一般来说,到了2岁至2岁半时,多数孩子通过训练能保持衣裤的清洁和干燥,即使不进行训练,孩子到了4岁,也能够保持衣裤的清洁和干燥。在对脑瘫患儿进行用厕训练时,常犯的错误之一便是对患儿训练得太早,因为,一些脑瘫患儿的膀胱在相当长的一段时期里都处于新生儿的膀胱状态(易受刺激,但并不处于神经控制之下),如在此期进行用厕训练,势必收效甚微或没有效果。

1)用厕训练的时机:具备膀胱、直肠的控制是保证用厕训练取得成功的先决条件。是否具备足够的膀胱控制能力可从以下几个情况观察得出:①孩子小便时是不是一次尿很多？②他是否能保持衣裤干燥几小时？③是否有迹象表明他知道自己要小便如脸部特殊的表情，两腿夹紧等？若已具备这些情况，说明其膀胱控制能力已足够。

2）排便体位的选择：可将便器置于木盒内，或墙角、三角椅内，该方法可有效地帮助患儿保持双肩及双臂向前，髋部屈曲，提高其坐位下的稳定性和安全性。

3）合作方面的准备：为了测试孩子是否已具备足够的理解与合作能力，可要求他做简单的几件事，如躺下、坐起，指出身体的部位，将玩具放入盒中，递送物件，模仿鼓掌等，若能够做这些，说明他已具备用厕训练的智力条件。

4）身体方面的准备：孩子是否具备充分的身体方面的准备，可从以下几个情况观察得出：①孩子能轻易拾起细小物件吗？②他能很好地行走或移动身体吗？③他能蹲或坐在凳子上吗？④他能保持身体平衡吗？若能做到这些，说明他身体方面的准备已充分，否则，说明他仍需训练或需要体力上的帮助。

5）训练注意点：①当患儿坐在便器上时，要让其明白坐在便器上的目的，不能再同时给他玩具，以免分散注意力；②皮肤感觉过敏者，需在便器上垫上棉质的尿布或纸片；③正常情况下，直肠控制先于膀胱控制。如果孩子有便秘，必须清楚便秘有没有转成慢性和是否需要去医生处就诊；④在训练中，如孩子拒绝合作，要先设法改变其态度与不恰当的行为，然后，定时将孩子放坐在便器上。

4. 其他日常生活技巧的训练　其他日常生活技巧包括床上活动、转移活动、个人洗漱等。有些活动看起来简单，但要训练脑瘫患儿去完成，往往显得复杂而艰难。在训练中，要充分考虑患儿的年龄、脑瘫的类型、严重程度、畸形情况、智力水平、学习意愿、现有的功能情况等因素，制订切实可行的训练计划，按照由易到难、由简到繁、循序渐进、寓训练于娱乐中的原则进行。

五、案例分析

1. 基本情况　患者小帆，男，5岁，早产28周，出生体重2.2kg，产后窒息史。发音不清、构语困难，存在言语表达障碍。多动、情绪不稳，智商测定困难，容易受挫折或发怒，斜视，学习时注意力不集中，学习动力不强。反射异常，运动的随意控制差，日常生活活动存在困难，如不能进食、大小便失控等。肌力不足，不能做蹲起动作，站立时经常摔跤，有明显畸形如膝后弓腿、脚弓塌陷、脚掌外翻、左臂弯曲不直、左手鸡爪状，行走时依靠惯性，步伐不稳，走姿七扭八歪，肌张力高（3级）。

2. 病情分析　①身体功能及结构障碍：肌力不足，肌张力高，反射异常，言语不清，表达障碍，并存在异常姿势和动作；②活动受限：患儿在日常生活活动方面存在障碍，无法独立生活，并且由于言语障碍，无法准确表达自己的意思，与他人交流存在困难；③参与受限：与他人交流、交往、参加社会活动存在困难，无法融入周边的环境，进行正常的生活。

3. 治疗方案　①日常生活活动训练：改善患儿的日常生活活动能力，提高患儿的生活质量；②肌力训练；③步行训练；④交流训练；⑤认知训练；⑥矫形器制作和装配；⑦改善患儿的心理状态，提高患儿的社会适应性；⑧环境改造，提高患儿活动的安全性。

第二节 自 闭 症

一、概　述

（一）概念

自闭症（autism）也称孤独症，是一类起病于 3 岁前，以社会交往障碍、沟通障碍和局限性、刻板性、重复性行为为主要特征的心理发育障碍，是广泛性发育障碍中最有代表性的疾病。广泛性发育障碍包括儿童孤独症、Asperge 综合征、Rett 综合征、童年瓦解性障碍、非典型孤独症以及其他未特定性的广泛性发育障碍。目前，国际上有将儿童孤独症、Asperge 综合征和非典型孤独症统称为孤独谱系障碍，其诊疗和康复原则基本相同。

（二）流行病学

儿童自闭症是一种日益常见的心理发育障碍性疾病。第二次全国残疾人抽样调查结果显示，我国 0～6 岁精神残疾（含多重）儿童占 0～6 岁儿童总数的 1.10‰，约为 11.1 万人，其中孤独症导致的精神残疾儿童占到 36.9%，约为 4.1 万人。儿童孤独症以男孩多见，其患病率与种族、地域、文化和社会经济发展水平无关。

（三）病因

自闭症并不是由父母的教育方式不当所造成，也与环境因素、营养问题无关，病因目前医学上尚无定论，很可能是多方面的因素造成的。至于造成自闭症的因素，大概有下列几项：

1. 基因遗传的因素　自闭症者中，一部分患者有存在智能不足、语言发展迟滞和类似自闭症的亲属。最新有研究表明乙酰胆碱水平低使得识别他人表情的脑部活动降低，从而导致了自闭症症状的出现。也有研究表明一部分特殊基因的表达异常引起了自闭症。另外，5-羟色胺系统异常是解释儿童自闭症的主要神经生化假说之一。

2. 怀孕期间的因素　孕妇在怀孕期间发生过感染。另外，早产、难产、宫内窘迫也可能是自闭症发生的原因。

3. 新陈代谢疾病　如苯丙酮尿症等先天的新陈代谢障碍，造成脑细胞的功能失调和障碍，会影响脑神经信息传递的功能，而造成自闭症。

4. 脑部病变　一部分自闭症患者的脑部结构会发生异常，如脑室的扩大、小脑发育不良等。

二、临床表现及功能障碍

（一）社会交往障碍

缺少与人或者周围环境的互动，有的患儿从婴儿时期起就表现出这一特征，从小就和父母不亲近，从不期待被人抱起，不主动与别的伙伴交流玩耍，总喜欢自己单独活动。有的患儿也许不拒绝别人，但缺乏正确的或者合适的社会交往技巧，与人交往时总是用奇怪的方式，走到别人旁边突然拍一下别人或者大叫一声就走开。有的患者对他们周围的环境一点不在乎，自己愿意怎样做就怎样做，注意力不集中，很难专注于别人要求的事情上。交流时从不注视对方有时甚至回避对方的目光，平时活动时目光也游移不定，看人时常眯着眼,斜视或余光等,几乎不正视,没有表情。

(二) 言语障碍十分突出

大多数患者的言语功能发育迟缓,严重的可能终生不能讲话。有的患者虽然语言功能发育良好或者稍弱后于正常儿童的发育水平,但是也不能和别人正常交流,表现为对别人冷漠、不回应别人,有时还会不停模仿别人讲话。有的患者能够交流,但是使用的词汇很少,讲话时没有音调的变化,像机器人一样。有的患者分不清"你"、"我"、"他",经常混淆。

(三) 兴趣狭窄,行为刻板重复

孤独症儿童常常在较长时间里专注一项活动,不喜欢环境的改变。着迷于自我旋转,不停地擦橡皮,看电视时盯着电视一动不动,不管电视节目如何改变。对于少儿节目或者动物世界等节目不会给予更多关注。每天玩的玩具,看的书永远是相同的,一旦发现改变有可能会大喊大闹或者一动不动地坐着发呆。也有一部分患者喜欢抠鼻、咬指甲、咬嘴唇等行为,严重的甚至会有自残行为。

(四) 大多智力发育落后及不均衡

大多数患者的智力发育落后于正常儿童,仅有少部分患者可以持平。但在一些特殊的方面,这些患者往往表现得比正常儿童更加有天赋,尤其在音乐和记忆方面。一些患者能够比正常人更快地记忆一些单词或者语句,但是因为特殊的言语和行为方式,往往不能很好地应用。也有些患者很容易被音乐感染,烦躁时可以在舒缓的音乐中慢慢安静下来。

三、检查与评估

(一) 儿童孤独症评定量表

儿童孤独症评定量表(childhood autism rating scale,CARS)是具有诊断意义的量表,是对儿童孤独症进行客观评定的常用量表之一(表10-12)。主要适用于医师或儿童心理测验专职人员的他评量表。总分大于30分时,考虑患有儿童孤独症,30～37分考虑轻度或者中度孤独症,大于37分时,则考虑为重度孤独症。

表 10-12　儿童孤独症评定量表(CARS)

一、人际关系	
与年龄相当;与年龄相符的害羞、自卫及表示不同意	1分
轻度异常:缺乏一些眼光接触,不愿意,回避,过分害羞,对检查者反应有轻度缺陷	2分
中度异常:回避人,要使劲打扰他才能得到反应	3分
严重异常:强烈地回避,儿童对检查者很少反应,只有检查者强烈地干扰,才能产生反应	4分
二、模仿(词和动作)	
与年龄相当:与年龄相符的模仿	1分
轻度异常:大部分时间都模仿,有时激动,有时延缓	2分
中度异常:在检查者极大的要求下有时模仿	3分
重度异常:很少用语言或运动模仿他人	4分

三、情感反应

与年龄相当:与年龄、情境相适应的情感反应——愉快不愉快,以及兴趣,通过面部表情姿势的变化来表达	1分
轻度异常:对不同的情感刺激有些缺乏相应的反应,情感可能受限或过分	2分
中度异常:不适当的情感的示意,反应相当受限或过分,或往往与刺激无关	3分
严重异常:极刻板的情感反应,对检查者坚持改变的情境很少产生适当的反应	4分

四、躯体运用能力

与年龄相当:与年龄相适应的利用和意识	1分
轻度异常:躯体运用方面有点特殊——某些刻板运动,笨拙,缺乏协调性	2分
中度异常:有中度特殊的手指或身体姿势功能失调的征象,摇动旋转,手指摆动,用脚尖走路	3分
重度异常:如上述所描述的严重而广泛地发生	4分

五、与非生命物体的关系

与年龄相当:适合年龄的兴趣运用和探索	1分
轻度异常:轻度的对东西缺乏或不适当地使用物体,像婴儿一样咬东西,猛敲东西,或者迷恋于物体发出的吱吱叫声或不停地开灯、关灯	2分
中度异常:对多数物体缺乏兴趣或表现有些特别,如重复转动某件物体,反复用手指尖捏起东西,旋转轮子或对某部分着迷	3分
严重异常:严重的对物体的不适当的兴趣,使用和探究,如上面发生的情况频繁的发生,很难使儿童分心	4分

六、对环境变化的适应

与年龄相当:对改变产生与年龄相适应的反应	1分
轻度异常:对环境改变产生某些反应,倾向维持某一物体活动或坚持相同的反应形式	2分
中度异常:对环境改变出现烦躁、沮丧的征象,当干扰他时很难被吸引过来	3分
严重异常:对改变产生严重的反应,假如坚持把环境的变化强加给他,儿童可能逃跑	4分

七、视觉反应

与年龄相当:适合年龄的视觉反应,与其他感觉系统是整合方式	1分
轻度异常:有时必须提醒儿童去注意物体,有时全神贯注于"镜像",有的回避眼光接触,有的凝视空间,有的着迷于灯光	2分
中度异常:经常要提醒他们正在干什么,喜欢观看光亮的物体,即使强迫他,也只有很少的眼光接触,盯着看人,或凝视空间	3分
重度异常:对物体和人的广泛严重的视觉回避,着迷于使用"余光"	4分

八、听觉反应

与年龄相当:适合年龄的听觉反应	1分
轻度异常:对听觉刺激或某些特殊声音缺乏一些反应,反应可能延迟,有时必须重复声音刺激,有时对大的声音敏感,或对此声音分心	2分
中度异常:对听觉不构成反应,或必须重复数次刺激才产生反应,或对某些声音敏感(如很容易受惊,捂上耳朵等)	3分
重度异常:对声音全面回避,对声音类型不加注意或极度敏感	4分

续表

九、近处感觉反应

与年龄相当:对疼痛产生适当强度的反应,正常触觉和嗅觉	1 分
轻度异常:对疼痛或轻度触碰,气味、味道等有点缺乏适当的反应,有时出现一些婴儿吸吮物体的表现	2 分
中度异常:对疼痛或意外伤害缺乏反应,比较集中于触觉、嗅觉、味觉	3 分
严重异常:过度地集中于触觉的探究感觉而不是功能的作用(吸吮、舔或摩擦),完全忽视疼痛或过分地作出反应	4 分

十、焦虑反应

与年龄相当:对情境产生与年龄相适应的反应,并且反应无延长	1 分
轻度异常:轻度焦虑反应	2 分
中度异常:中度焦虑反应	3 分
严重异常:严重的焦虑反应,可能表现为儿童在会见的一段时间内不能坐下,或很害怕,或退缩等	4 分

十一、语言交流

与年龄相当:适合年龄的语言	1 分
轻度异常:语言迟钝,多数语言有意义,但有一点模仿语言	2 分
中度异常:缺乏语言或有意义的语言与不适当的语言相混淆(模仿言语或莫名其妙的话)	3 分
严重异常:严重的不正常言语,实质上缺乏可理解的语言或运用特殊的离奇的语言	4 分

十二、非语言交流

与年龄相当:与年龄相符的非语言性交流	1 分
轻度异常:非语言交流迟钝,交往仅为简单的或含糊的反应,如指出或去取他想要的东西	2 分
中度异常:缺乏非语言交往,儿童不会利用或对非语言的交往作出反应	3 分
严重异常:特别古怪的和不可理解的非语言的交往	4 分

十三、活动很大

与年龄相当:正常活动水平——不多动亦不少动	1 分
轻度异常:轻度不安静或有轻度活动缓慢,但一般可控制	2 分
中度异常:活动相当多,并且控制其活动量有困难,或者相当不活动或运动缓慢,检查者很频繁地控制或以极大努力才能得到反应	3 分
严重异常:极不正常的活动水平,要么是不停,要么是冷淡的,很难得到儿童对任何事件的反应,差不多不断地需要大人控制	4 分

十四、智力功能

与年龄相当:正常智力功能——无迟钝的证据	1 分
轻度异常:轻度智力低下——技能低下表现在各个领域	2 分
中度异常:中度智力低下——某些技能明显迟钝,其他的接近年龄水平	3 分
严重异常:智力功能严重障碍——某些技能表现迟钝,另外一些在年龄水平以上或不寻常	4 分

十五、总的印象

与年龄相当:不是孤独症	1 分
轻度异常:轻微的或轻度孤独症	2 分
中度异常:孤独症的中度征象	3 分
严重异常:非常多的孤独症征象	4 分

（二）婴幼儿孤独症筛查量表

婴幼儿孤独症筛查量表（checklist for autism in toddlers，CHAT）是一般用于 18 个月以前孩子筛查（表 10-13）。该表阳性率相对稍低，高危儿童容易被诊断，但是非高危儿童也不能排除孤独症的诊断。在评定时要结合其他量表综合考虑。

表 10-13　婴幼儿孤独症筛查量表（CHAT）

A. 询问父母

项目	内容
1	您的孩子喜欢坐在你的膝盖上被摇晃、跳动吗？
2	您的孩子对别的孩子感兴趣吗？
3	您的孩子喜欢爬高比如上楼梯吗？
4	您的孩子喜欢玩"躲猫猫"游戏吗？
5	您孩子曾经玩过"假扮"游戏吗？（如假装打电话、照顾玩具娃娃或假装其他事情）
6	您的孩子曾经用过食指去指，去要某件东西吗？
7	您的孩子曾经用过食指去指，去表明对某件东西感兴趣吗？
8	您的孩子会恰当地玩玩具（如小汽车、积木）吗？（而不是只是放在嘴里、乱拨或乱摔）
9	您的孩子曾经拿过什么东西给你（们）看吗？

B. 观察者评定

项目	内容
1	在诊室里，孩子与您有目光接触吗？
2	吸引孩子的注意，然后指向房间对侧的一个有趣的玩具，说："嘿，看，那里有一个（玩具名）"，观察孩子的脸，孩子有没有看你所指的玩具？
3	吸引孩子的注意，然后给孩子一个玩具小茶杯和茶壶，对孩子说："你能倒一杯茶吗？"观察孩子，看他有无假装倒茶、喝茶等。
4	问孩子："灯在哪里？"或问："把灯指给我看看"，孩子会用他的食指指灯吗？
5	孩子会用积木搭塔吗？（如果会，多少？）（积木的数量：　　　　　　）

注意点：

B2. 确信孩子没有看你的手，但是或是看你指的物品，这个项目记录"是"。

B3. 在其他一些游戏中能诱发假装的例子，这个项目记录"是"。

B4. 如果孩子没有理解"电灯"这个词，重复说"玩具熊在哪里"或其他一些拿不到的物体。孩子能做到，这个项目记录"是"。

评分标准：

1. 明显高危儿童的标准　5 个关键项目不能通过：包括有意向性用手指：A7 和 B4；眼凝视：B2；玩的意向：A5 和 B3。

2. 一般高危儿童的标准　5 个关键项目不能通过：包括有意向性用手指：A7 和 B4；不满足明显高危儿童的标准。

（三）孤独症行为量表

孤独症行为量表（autism behavior checklist，ABC）是一份具有诊断价值的量表，由 Krug 于 1978 年编制（表 10-14）。该表筛查分 57 分，诊断分 67 分。按每道题后面的分数给分,例如第一题答案为"是",则给 4 分,如为"不是"给 0 分。把所有总分加起来。要求评定者与患儿生活至少 3 周,或填写者需要与儿童生活至少半年以上。

表 10-14　孤独症行为量表(ABC)

项目	内容	分数
1	喜欢长时间自身旋转	4
2	学会做一件简单的事,但很快就忘记	2
3	经常没有接触环境或进行交往的要求	4
4	往往不能接受简单的指令(如坐下、过来等)	1
5	不会玩玩具(如没完没了地转动、乱扔、揉等)	2
6	视觉辨别能力差(如对一种物体的特征、大小、颜色等辨别能力差)	2
7	无交往性微笑(即不会与人点头、招呼、微笑)	2
8	代词运用颠倒或混乱(你、我分不清)	3
9	长时间总拿着某种东西	3
10	似乎不在听人说话,以致让人怀疑他有听力问题	3
11	说话不合音调、无节奏	4
12	长时间摇摆身体	4
13	要去拿什么东西,但又不是身体所能达到的地方(即对自身与物体的距离估计不足)	2
14	对环境和日常生活规律的改变产生强烈反应	3
15	当与其他人在一起时,呼唤他的名字,他没有反应	2
16	经常做出前冲、旋转、脚尖行走、手指轻掐轻弹等动作	4
17	对其他人的面部表情没有反应	3
18	说话时很少用"是"或"我"等词	2
19	有某一方面的特殊能力,似乎与智力低下不相符合	4
20	不能执行简单的含有介词语句的指令(如把球放在盒子上)	1
21	有时对很大的声音不产生吃惊反应(可能让人想到他是聋子)	3
22	经常拍打手	4
23	大发脾气或经常发点脾气	3
24	主动回避与别人的眼光接触	4
25	拒绝别人的接触或拥抱	4
26	有时对很痛苦的刺激如摔伤、割破或注射不引起反应	3
27	身体表现很僵硬、很难抱住	3
28	当抱着他时,感到他的肌肉松弛(即使他不紧贴抱他的人)	2
29	以姿势、手势表示所渴望得到的东西(而不倾向于语言表示)	2
30	常用脚尖走路	2
31	用咬人、撞人、踢人等行为伤害他人	2
32	不断地重复短句	3
33	游戏时不模仿其他儿童	3

续表

项目	内容	分数
34	当强光直接照射眼睛时常常不眨眼	1
35	以撞头、咬手等行为自伤	2
36	想要什么东西不能等待(一想要什么,就马上要得到)	2
37	不能指出 5 个以上物体的名称	1
38	不能发展任何友谊(不会和小朋友来往交朋友)	4
39	有许多声音的时候,常常捂着耳朵	4
40	经常旋转碰撞物体	4
41	在训练大小便方面有困难(不会控制大小便)	1
42	一天只能提出 5 个以内的要求	2
43	经常受到惊吓或非常焦虑不安	3
44	在正常光线下斜眼、闭眼、皱眉	3
45	不是经常被帮助的话,不会自己给自己穿衣	1
46	一遍遍重复一些声音或词	3
47	瞪着眼看人,好像要看穿似的	4
48	重复别人的问话或回答	4
49	经常不能意识所处的环境,并且可能对危险的环境不在意	2
50	特别喜欢摆弄、着迷于单调的东西或游戏、活动等(如来回地走或跑,没完没了地蹦、跳、拍、敲)	4
51	对周围东西喜欢嗅、摸或尝	3
52	对生人常无视觉反应(对来人不看)	3
53	纠缠在一些复杂的仪式行为上,就像缠在魔圈里(如走路要走一定的路线,饭前或做什么事前一定要把什么东西摆在什么位置,或做什么动作,否则就不睡不吃)	4
54	经常毁坏东西(如玩具、家里的一切用具很快就给弄坏了)	2
55	在 2 岁以前就发现孩子发育延迟	1
56	在日常生活中至少用 15 个但不超过 30 个短句进行交往	3
57	长时间凝视一个地方(呆呆地看一处)	4

以上 3 份量表是我国用于儿童孤独症的最常用量表。孤独症诊断观察量表(autism diagnostic observation schedule generic,ADOS-G)和孤独症诊断访谈量表修订版(autism diagnostic interview-revised,ADI-R)是目前国外广泛使用的诊断量表,我国尚未正式引进和修订。

ADI-R 是根据 ICD-10 对孤独症的定义,发展出的针对父母或儿童主要抚养人的一种标准化访谈问卷,约需时 90~120 分钟。包括三个核心部分:社会交互作用质的缺陷、语言及交流方面的异常、刻板、局限、重复的兴趣与行为。

ADOS-G 是一种半结构化的评估工具,其中设置了大量有关社会互动、日常生活的游戏和访谈,包含了一系列标准化、层层递进的活动和材料。通过观察儿童在游戏中的表现和对材料的使用,重点对他们的沟通、社会交往及使用材料时的想象能力加以评估。

此外对于孤独症的评定还有一些专项评定的量表。例如评估发育的量表有丹佛发育筛查测验、盖泽尔发展诊断量表、波特奇早期发育核查表和心理教育量表;评估智力测验量表有韦氏儿童智力量表、韦氏学前儿童智力量表、斯坦福-比内智力量表、Peabody 图片词汇测验、瑞文渐进模型测验等。

知识链接 ➘

自 闭 症

自闭症的概念由美国约翰斯·霍普金斯大学专家莱奥·坎纳于 1943 年首次提出。

2007 年 12 月联合国大会通过决议:从 2008 年起,将每年的 4 月 2 日定为"世界自闭症日",以提高人们对自闭症和相关研究与诊断以及自闭症患者的关注。

意义:世界上第一个自闭症病例出现在 1943 年,到现在已有 69 年,人类对于自闭症的认识、对于社会责任的认识迈出了新的历史性一步。"世界自闭症日"提醒人类社会:我们普通人要和自闭症患者相互尊重、相互理解与相互关心。作为普通人,不应把自闭症患者看作怜悯的对象,爱因斯坦不善于和别人交流,牛顿生活中几乎不讲话,没有几个朋友,都有自闭症倾向,但是他们都成了伟大的科学家。深圳孤独症少年孙寿宁获得了"首届香港国际青少年艺术节钢琴大赛 A 组金奖"。这样的例子很多,这也告诉我们,即使是患有自闭症,也没有什么可怕,这些患者依然可以成为很耀眼的明星,甚至改变世界。作为自闭症患者及其直接相关的人员,如自闭症患者家属、学者专家、医生护士等,也应把 4 月 2 日作为继续齐心协力战胜疾病的"加油站"。人们应努力让 4 月 2 日成为自闭症患者自信与愉快生活的节日。

四、方案与实施

(一)应用行为分析疗法

应用行为分析疗法(applied behavior analysis,ABA)目前是国内外最受欢迎的也是最为认可的训练方法之一。训练的方式采用分解式操作教学(discrete trial teaching,DTT)。

DTT 是一种具体的训练技术。它主要具有以下特点:①将每一项要完成的作业活动分解,然后一步步练习;②强化性教学,对每一个分解步骤进行反复训练;③使用提示帮助孩子做出正确的反应;④使用强化物及强化手段(一般选择表扬或者奖励的方式)。

例如教孩子刷牙,则会将刷牙这项作业活动分解成往杯子里装水、打开牙膏、拿起牙刷、往牙刷上挤牙膏、漱口、刷牙、漱口、将洗漱用具放好。然后从第一个动作开始,进行强化训练,最后教患者将这些动作组合起来,从而学会正确的刷牙方式。

ABA 的特点就是不断的重复训练,使患者的功能不断得到强化。因此,在国外一个患儿的治疗师往往有 3 名以上,这样才可以满足一个星期 30～40 个小时的训练强度。ABA 有很好的治疗效果,但是经常由于治疗费的问题不能很好的被实施。

(二)结构化教学法

结构化教学法,也称系统教学法(structured teaching),就是根据儿童的学习特点,有组织、有系统地安排学习环境、学习材料及学习程序,让儿童按照设计好的结构从中学习的一种教学方法。它的基本思想是把教学空间、教学设备、时间安排、交往方式、教学手段等方面作系统安排,形成一种模式,使教学的各种因素有机地形成一体,全方位地帮助孤独症儿童进行学习。

结构化教学法的 5 个组成：①视觉结构；②环境结构；③常规；④程序时间表；⑤个人工作系统。

1. 视觉结构　结构化教学法是以视觉提示为导向，从而弥补自闭症儿童的语言能力不足。儿童的训练环境需要精心安排。训练器材分类要明确，颜色要突出，位置摆放整齐有序，不能杂乱无章。训练室中的所有物品都要能够清晰明了地呈现在患儿的视觉中。例如，当儿童需要完成一项捏橡皮泥的作业活动，治疗师要将一块干净的可以放置橡皮泥的平板放于患儿的胸前，将各种颜色大小的橡皮泥在平板左侧展开，将模型放于平板的右上方，还需要将一个空盘放置于平板的右下方，用于放置废弃的橡皮泥，刚开始的时候治疗师需要手把手地带着患儿进行作业活动，当患儿熟悉了所有物品的作用后，可以让其单独训练，如果将这些物品杂乱地放在一起，患儿可能无法识别这些物品的作用，将会使训练难度增加。

2. 环境结构　就是训练患者在特定的作业环境中完成特定的作业活动。在整个日常活动中，作业环境在不停地改变，也要训练自闭症儿童去适应环境的改变，并且根据作业环境的改变而改变作业活动的方式。例如，学习活动要在教室中完成，但是将一些玩具放在教室中，空余时间也可以成为游戏的场所。另外，也要强化儿童将物品放于规定位置的理念，如粉笔和板刷应该放在讲台上，铅笔应该放在文具盒中等。这些训练能够很好地改善自闭症儿童的生活方式和自理能力。

3. 常规　就是指日常生活和学习过程中的一般规律。例如，要先完成学习任务才能够看电视或者玩游戏；要先完成一项工作后才能得到相应的奖励；穿衣服的时候要先穿内衣最后穿外套；学习过程中要从简单的知识学习开始；做事要按照事先安排好的顺序来完成。自闭症儿童做事往往没有很好的思考方式，不能够理解日常作业活动的正常顺序。在训练时，治疗师要根据患儿的不同情况，制订相应的治疗策略。例如：当患儿做事随意没有条理的时候，治疗师应该给他制订一份任务完成计划表，开始的时候手把手按照计划表上的顺序教他如何完成一项任务，然后慢慢地让他独立地根据计划表上的提示，明白第一步做什么，第二步做什么，这份任务完成计划表最好用简洁明了的图画来代替文字，这样自闭症儿童才能更好地理解。

4. 程序时间表　就是时间安排表，与课表类似。可以分为每日时间安排表或者每周时间排表。通过时间表上的内容可以让患儿知道在某一特定时间段需要去完成一件特定的事。培养患儿良好的时间观念和做事的条理性。

5. 个人工作系统　是指每一个自闭症儿童都有其特殊性，病情轻重程度不同，功能障碍不同，所以每一个自闭症儿童都需要有一套适合自己的独立的训练方式。治疗不能总是采用千篇一律的治疗策略，要做到因材施教。

（三）感觉统合训练

感觉统合训练就是一种以游戏的形式，来丰富儿童的感觉刺激，培养儿童的自身协调能力和社会交往能力的训练方法，另外也能够使性格开朗、稳定情绪和增加自信。训练时可以是一对一训练也可以是儿童之间的合作训练。由于孤独症是神经系统障碍疾病，所以诊断初期，医生都建议对自闭症儿童进行感知觉统合训练。实践证明，科学、系统的感知觉统合训练对于改善自闭症儿童神经系统的信息整合、促进各部感觉器官的发展具有积极作用，是自闭症儿童教育康复的重要内容之一。一般 20 次为 1 个疗程，1 周至少 2

次,1次至少1个小时。一般在2~3个月后,自闭症儿童的表现会有明显改善。

训练方式有抛接球、热水浴、平衡踩踏车、滑梯、平衡台、晃动独木桥、爬行、跨障碍物、平衡木等。

训练时要注意以下原则:

1. 考虑儿童心理发育能力,选择最容易学习的和运动方式比较简单的活动。

2. 干预的方式和活动的选择要遵循儿童正常反射和运动发育。

3. 训练项目尽量让儿童独立完成,避免其他人影响。

4. 逐步增加训练器械的使用,避免超过儿童的耐受性。

5. 感知觉以及运动反应的促进,有利于本体感觉的发育,体位转换、抗阻运动以及利用一些触觉和平衡刺激有利于增加运动控制。

6. 训练项目的选择要循序渐进,从易到难,只有当儿童逐渐掌握后才能改变训练项目。

(四) 音乐治疗

音乐治疗是一个系统的干预过程,在这个过程中,治疗师运用各种形式的音乐体验(如歌唱、律动、乐器、游戏等),以及在治疗过程中发展起来的作为治疗动力的治疗关系,来帮助治疗对象达到健康的目的。音乐治疗有三大特性:灵活性、广泛性和有效性。音乐本身是一种能量,有不同的音调、速度和节奏,这些特性有机的结合,成为复合的听觉信息,通过听觉细胞将信息通过神经冲动传到大脑,从而产生知觉上与情感上的共鸣,使器官协调,或使相应的器官兴奋或抑制。音乐中的情绪发散是无意识的,不知不觉的。音乐对神经结构特别是对大脑皮层有直接影响。不同乐器作用于人的器官,所用乐曲的旋律、速度、音调不同,可分别使人产生镇静安定、轻松愉快、活跃兴奋等不同作用。音乐活动是一种人与人之间的情感交往的桥梁。自闭症儿童与外界的正常联系减少,音乐是弥补这种情感需要的一种良好的手段。音乐活动为患者提供了一个通过音乐和语言交流来表达、宣泄内心情感的机会。儿童在相互的情感交流中相互支持、理解和同情,使患者的各种心理和情感的困扰得到缓解。同时在音乐活动中获得了自我表现和成功感的机会,从而增加了自信心,恢复了心理健康。

(五) 交流能力训练

交流障碍是自闭症患者的主要障碍之一,严重地影响患者的社会参与,所以改善患者的交流能力十分必要。但由于自闭症这一疾病的特殊性,患者改善的速度很缓慢,所以治疗师一定要有耐心。具体训练方法可以参照下列步骤。

1. 模仿训练　首先让患者进行模仿训练,跟着治疗师嘟嘴、张嘴、吐舌头等。治疗师在进行治疗的时候一定要有耐心,无论患者能否完成都要采取鼓励的方式,在学习的过程中一定要不断强化训练成果。

2. 诱导发音　在患者能够很好地进行模仿训练后,就要开始进行发音的诱导。可以在和患者游戏时或者在患者用力做某件事的时候进行诱发。开始以诱发"啊"为主。

3. 练习词语短句　训练可以在患者做某件事的时候进行。例如患者在吃薯片,治疗师不停地教患者讲"薯片",一旦患者讲出来,就给他薯片,并不断强化。然后再学习"吃饭"、"我要薯片"、"我想吃饭"等。

4. 循序渐进　从词然后到短句,再到长句,最后直到患者能够正确的流利地表达出自己的意思为止。切记要循序渐进,要有耐心。

五、案 例 分 析

1. 基本情况 Austin,三岁半,现在被诊断为自闭症。粗大运动发育顺序正常,精细运动发育有轻微迟滞,一岁时可以用手抓食;现在喜欢爬,也喜欢玩水,不加选择地用嘴咬大多数玩具物体。喜欢书,尤其是那些能弄出声音的。只可以和成人玩一些游戏,喜欢一些可以预见到结果的活动;对于别人的呼喊没有反应。

2. 病情分析 检查结果无身体功能及结构障碍。他的异常行为是他参与社会活动、学校活动的最大障碍,因此改善他的行为方式是目前最终的家庭目标。Austin 的认知,心理、神经行为学因素约束着他,使他不能很好地扮演一个正常儿童的角色。另外,这些因素似乎还限制他参与到一个儿童环境中去。

3. 治疗方案

(1)ABA 训练和结构化训练 促进 Austin 的社会活动和交际能力的培养。

(2)音乐治疗 稳定情绪。

第三节 发 育 迟 滞

一、概 述

发育迟滞是指在生长发育过程中出现速度放慢或是顺序异常等现象。一般包括体格发育迟滞、运动发育迟滞、言语功能发育迟滞和精神发育迟滞。发病率在 6% ~ 8% 之间。

体格发育迟滞:体格发育一般情况下就是指儿童的体重和身高发育。儿童体重的增长逐渐减慢,出生后的第一个月体重可增加 1 ~ 1.5kg,三个月后体重约是出生时的 2 倍。一年约增加 6 ~ 7kg。1 ~ 2 岁内体重约增加 2 ~ 3kg,2 ~ 10 岁每年约增加 2kg。儿童的身高在出生时大约是 50cm,第一年增长最快,一般可增加 25cm,第二年生长速度就会减慢,约 10cm,2 岁以后每年约增加 5 ~ 7cm。当儿童生长速度明显落后于其他同龄儿童时,可以考虑是否存在体格发育的问题。

运动发育迟滞:包括粗大运动和精细运动。其中粗大动作是指人体最基本的姿势和移动能力,如坐、行走、爬行、骑车等;精细运动是指手的动作或者手眼协调能力,如抓握东西、手指对捏、画画、搭积木、书写等。儿童的运动发展是遵循一定顺序的,如果儿童的粗大动作比正常同龄儿童晚 4 ~ 5 个月,则其可能存在动作发育迟滞的问题;如果儿童的精细动作有问题,则可能表示其大脑皮层功能的不健全。

言语功能发育迟滞:包括语言的理解和表达两部分。如对自己名字的反应、指认身体部位、听懂短文、模仿说词汇、看图说话、故事复述、提问、电话交谈等。如果一个儿童比同龄正常儿童的语言理解、表达晚 4 ~ 5 个月的话,那么他(她)可能存在语言发展问题或障碍。

精神发育迟滞:一般是指因为智力发育障碍而导致社会适应力或者是社会交际能力不足。功能障碍包括物体模仿、记忆、配对、分类、推理、概念理解、使用简单工具、解决简单问题等能力。也包括自我概念、环境适应、人际互动等能力。如果一个儿童的智力发展或认知水平明显晚于同龄人,可能诊断为精神发育迟滞。

二、检查与评估

目前还没有一种确切的方法诊断发育迟滞,一项指标的异常往往不能够准确地诊断为发育异常。临床上要结合儿童的家族史、生活环境、现病史及既往病史等情况综合考虑。现在的评估一般参考以下的评定量表。

1. 体格发育情况一般根据儿童体重、身高估计公式来评定(表10-15)。

表10-15　儿童体重、身高估计公式

年龄	体重(kg)	年龄	身高(cm)
3～12个月	[年龄(月)+9]/2	出生时	50
1～6岁	年龄(岁)×2+8	12个月	75
7～12岁	[年龄(岁)×7-5]/2	2～12岁	年龄(岁)×6+77

2. 运动发育一般根据精细运动和粗大运动两方面进行评定　儿童的发育遵循由上到下、由近到远、由粗到细、由低级到高级的顺序。一般儿童在2个月的时候能够抬头;4个月的时候能够将手放于正中,并注视;6个月的时候能够扶手坐着,能够灵活的翻身,可以将物品从一只手转移到另一只手;8个月时可以独立坐位,能够桡侧手指抓握;10个月时可以腹爬,可以支持站立,拇指能够与其他手指对指;12个月时可独自站立,可以四点跪位爬行;15个月时可以独自行走,投掷东西。24个月时可以独自上下楼梯,叠起四块积木;36个月时能够骑儿童自行车,可以叠起八块积木。更加详细的评定可以参照Peabody运动发育量表、儿童粗大运动功能评估(gross motor function measure,GMFM)和精细运动年龄评价表。

3. 言语发育也可以按照一定的规律进行评估　3个月时会主动对人笑;5个月时会尖叫;8个月时可以用哭表示不愿意;10个月时会模仿大人发音,能够发出"ba";13个月时会喊"妈妈";15个月时知道亲人的名字;17个月时会用叠词;19个月时可以说10个词,能说出自己的名字;25个月时能够唱儿歌;29个月时能够唱四首以上儿歌。用于言语功能检查的专项量表有中国康复研究中心版的言语迟缓检查法和儿童沟通发育量表(MacArthur communicative development inventory,MCDI)。中国康复研究中心版儿童语言发育迟缓检查法是1990年中国康复研究中心根据日本语言发育迟缓委员会编制的"语言发育迟缓检查法"修订而成的。由于该检查法主要用于评估受测者建立符号与指示内容的能力,所以又称为S-S(sign-significant relation)法。该检查主要从正常儿童语言发展的特征出发,将正常儿童语言发展分为若干个阶段,每个阶段都对应着儿童的实际年龄水平。然后根据正常儿童的语言发展特征和各阶段语言能力的不同,选择测试内容。这些内容包括:理解、表达、交流能力和操作能力。通过实际检查得出被试儿童语言实际发育水平,并对儿童的语言发展水平做出客观、正确的评价。

4. 精神发育迟滞的诊断要满足3个要求:起病于发育时期,即18岁前;智力明显低于平均水平;有不同程度的适应性行为缺陷。

精神发育的评估一般根据 IQ 水平分级,IQ 值由韦克斯勒儿童智力量表获得。但又由于每个人生活环境不同,扮演的社会角色不同,智力低下与社会适应能力程度并不常一致,所以精神发育的评估要根据社会适应能力程度才能确定。依据 IQ 和适应行为,CC-MD-3 将精神发育迟滞分为轻、中、重以及极重度 4 级。

(1)轻度精神发育迟滞

1)IQ 50 ~ 69 分,心理年龄 9 ~ 12 岁。

2)学习成绩差(在普通学校中学习时常不及格或留级)或工作能力差(只能完成较简单的手工劳动)。

3)能自理生活。

4)无明显言语障碍,但对语言的理解和使用能力有不同程度的延迟。

(2)中度精神发育迟滞

1)IQ 35 ~ 49 分,心理年龄 6 ~ 9 岁。

2)不能适应普通学校学习,可进行个位数的加、减法计算;可从事简单劳动,但质量低、效率差。

3)可学会自理简单生活,但需督促、帮助。

4)可掌握简单生活用语,但词汇贫乏。

(3)重度精神发育迟滞

1)IQ 20 ~ 34 分,心理年龄 3 ~ 6 岁。

2)表现显著的运动损害或其他相关缺陷,不能学习和劳动。

3)生活不能自理。

4)言语功能严重受损,不能进行有效的语言交流。

(4)极重度精神发育迟滞

1)IQ 在 20 分以下,心理年龄约在 3 岁以下。

2)社会功能完全丧失,不会逃避危险。

3)生活完全不能自理,大小便失禁。

4)言语功能丧失。

课堂讨论

为了方便患儿更好地融入家庭生活,家庭环境可做哪些改造?

知识链接

世界弱能人士日

世界弱能人士日:1990 年联合国把每年 12 月 5 日定为世界弱能人士日。世界弱能人士日的主要目的是让更多居民认识弱能人士,从了解、关注开始,进而接纳他们,并促进大众对弱能人士采取积极的开放态度。

人间需要真心真情,社会需要关怀关爱。弱能人士是生活在我们身边的一个特殊群体,虽然他们的智力水平可能无法达到正常人的标准,但是,他们同样有着和正常人群共通的情感与知觉,有着生活和享受生活的权利。

三、方案与实施

(一) 日常生活活动训练

个人卫生,包括洗脸、洗手、刷牙、使用手绢、刮脸化妆等;进食动作,包括吸管吸水、勺叉进食、端碗、用茶杯饮水、用筷子进食等;更衣,包括穿脱上衣、穿脱裤子、穿脱袜子、穿脱鞋及穿脱支具等;排便动作,包括小便控制、大便控制、便后自我处理、便后冲洗、卫生纸使用等;器具使用,包括电器插销开关使用、指甲刀使用、开关水龙头、剪刀的使用、锁的使用、钱包的使用等;认识交流行为,包括与人交谈、翻书页、打电话、使用信封信纸等;床上运动,包括翻身、仰卧位-坐位转移、坐位-跪位转移、独立坐位、跪位移动、卧位移动等;移动动作,包括床-轮椅转移、轮椅-椅子转移、轮椅-坐便器转移、操动手闸乘轮椅开关门、制动轮椅进退等;步行动作(包括辅助具),包括前进5m拐弯、迈过10cm高障碍、持0.5kg物品步行10m等;洗澡,包括入浴、洗身、出浴;手工艺制作,包括剪纸、插花、十字绣、编织网袋等。

(二) 感觉统合训练

1. 本体感觉刺激　用粗毛巾或软毛牙刷刷患儿头部,颈部,背部及腹部,四肢可从身体远端向近端刺激,强化本体感觉。

2. 关节挤压　对肩关节、腕关节、髋、膝及踝关节等大关节进行有节奏的挤压,3~5次/秒,强化关节位置觉及本体感觉。

3. 大笼球游戏　患儿在仰卧及俯卧位下,治疗师将大笼球在患儿身上滚动加压,挤压身体不同部位,从而使笼球对身体的压力和与身体的接触不断变化,可强化各部位感觉输入和大脑处理来自身体不同部位的刺激的能力,激活大脑神经网状系统,促进感觉统合;俯卧大笼球,患儿俯卧在大笼球上,治疗师拉住患儿双脚,配合大笼球的转动,前后拉动患儿,动作缓慢,让患儿通过调整自己的头颈、躯干及四肢,自主掌握平衡,年龄较大的孩子可自主完成,该训练可丰富孩子的前庭感觉,增加身体协调性及身体各部位对重力的协调感;仰卧大笼球,患儿仰卧在大笼球上,治疗师握着患儿的大腿或脚踝前、后、左、右缓慢而有节奏的滚动,可强化固有感觉和本体感觉输入(以上训练一般5~10次)。

4. 滚筒训练　让患儿俯卧于滚筒,治疗师从后抓住患儿脚踝,缓慢推动患儿,嘱患儿双手向前撑地,强化前庭固有感觉;仰卧于滚筒,治疗师方法同上,可加强患儿空间结构意识,改善前庭平衡功能;患儿进入滚筒内,通过四肢、躯干的共同配合滚动滚筒,可在沿途放置木钉,在滚动过程中让患儿插木钉,增强手眼协调能力,训练按由易到难的顺序,一般5~6次,以患儿无不适感为宜。

5. 网缆游戏　患儿俯卧于网缆上,前方可放置木钉。治疗师轻摇网缆,患儿在晃动的情况下完成插木钉动作。该活动一方面可以训练患儿手眼协调能力,另一方面可训练机敏度。

6. 蹦床游戏　对于恐惧感强或年龄较小的患儿,可由治疗师背着开始或患儿俯卧或仰躺在跳床上,治疗师在跳床上用力跳跃,带动孩子身体往上弹跃;对年龄较大或功能稍好的孩子可在跳跃时和治疗师进行抛球练习,训练孩子手眼协调。该训练可帮助患儿强化前庭刺激,改善手眼协调。

（三）引导式教育法

引导式教育法,应用教育的概念体系进行康复治疗,通过引导者与患儿的整体活动,诱发患儿本身神经系统形成组织化和协调性,重视患儿人格的形成,认知能力、日常生活活动能力、人际交往等能力的提高。在引导式教育中,安排患儿再学习,并保证学习的连续性、弹性及适时的强化。治疗师可用此教育方法指导日课内容,以接近正常生活,从起床到就寝,包括穿、脱衣物、洗漱、排泄、行为、就餐、入浴等一系列内容均可作为学习内容。通过学习-应用-复习,不仅促进了感觉、语言、智能、社会性行为及人格的发育,且改善了运动功能。

（四）特殊脑力训练

通过益智活动开发儿童智力。选择活动项目激发儿童兴趣。根据精神发育迟滞儿童思维发展的规律进行特殊教育,从游戏开始来激发患儿兴趣。如用击鼓传花等表演节目来训练知觉速度;瞎子抓物游戏训练孩子们的触觉分辨能力;回忆说出一天之内早、中、晚三餐吃的什么饭及最爱吃的是什么饭? 训练记忆力;讲述生动有趣的故事来提高患儿的思维推理能力,如龟兔赛跑的故事,兔子以为自己跑得快不把乌龟放在眼里,在中途睡了一觉,而乌龟已先到达终点,让孩子们联系自己谈谈感想,拓展思维。

（五）交流训练

循序渐进,引导患儿互相交流,包括构音训练、克服鼻音化训练、韵律训练、节律训练和构音器官运动训练。

1. 构音训练　患儿可以做唇、舌、下颌的动作后,要让其尽量长时间的保持这些动作,随后做无声的发音动作,最后轻声引出目的音。

2. 克服鼻音化训练　采用引导气流通过口腔的方法,如吹蜡烛、喇叭、哨子等来集中和引导气流。年龄较大的儿童可采用"推撑"疗法,让患儿把两手放在桌面上向下推或两手掌放在桌面下向上推,在用力的同时发"啊"的音,促进腭肌收缩和上抬,另外发舌根音"卡"也可用来加强软腭肌力促进腭咽闭合。

3. 韵律训练　由于运动障碍,很多患儿的语言活动缺乏抑扬顿挫、重音变化,而表现出音调单一、音量单一以及节律异常。治疗师可用电子琴等乐器让患儿随音的变化调节音调和音量;也可用"启音博士"系统来使患儿在玩的过程中进行韵律训练,现国内已生产并配有软件;用带有音量控制开关的声控玩具对年龄较小的儿童进行训练。

4. 节律训练　用节拍器设定不同的节律和速度,让患儿随节奏发音从而纠正节律异常。

5. 构音器官运动训练

（1）语言指导:对智力较好的患儿,可以让其面对镜子,做张口、闭合、撅嘴、露齿、咧嘴、圆唇、鼓腮、微笑、舌的前伸、后缩、上举、向两侧的运动等动作,反复进行到熟练,对于无法完成以上动作的患儿,治疗师可用手指或压舌板协助其完成。

（2）上抬下颌:治疗师用一手放在颌下,另一手放在患者的头部,帮助患儿做下颌上举和下拉的运动,逐步使双唇闭合。

（3）冰块法:用冰块摩擦面部、颊部、唇部,以促进运动。

（4）毛刷法:用软毛刷在口唇或口唇周围快速的以每秒 5 次的速度刺激局部皮肤,帮助患儿闭唇。

(5)其他:让患儿练习吹口琴、吹喇叭、吹哨子、吹肥皂泡或用吸管在水中吹气等,一方面来引导患儿气流,另一方面来帮助患儿延长呼气。

(六)娱乐休闲活动

通过唱歌、跳舞、书法、编织、郊游、散步等活动改善患儿的认知功能,增进他(她)们与社会的接触。如书法训练,每周5天,每天1小时,选用篆书,由简到繁,由易到难,由独体字到组合字。采用毛笔、砚台、垫布、墨汁、宣纸、笔架等工具,选用学生经常接触到事物,如身体部分、日常用品、常见动物、植物、交通工具五类词为描写内容,可以提高患儿的选择性注意力、转移性注意力、自动性注意力和持续性注意力。

(七)家庭参与

家庭参与包括集体化培训和个体化培训。集体化培训,康复教育知识讲座每周1次,主要向家长讲授精神发育迟滞患儿的发病原因、诊断要点、不同程度精神发育迟滞患儿的训练目标、教育训练的基本原则、方法及重点等。个体化培训,根据患儿存在的主要问题及康复效果,由康复小组成员指导家长学会粗大运动、精细动作、感知觉、语言训练、交流沟通技巧、社会适应能力、生活自理能力等方面的训练方法。对易激惹的患儿指导家长循序渐进,进行抚触脱敏治疗,降低其敏感性;对有特殊并发症的患儿指导家长配合专科医生进行相应治疗。

为保证康复训练的准确性,可以:①家长直接参加每次评价会,了解患儿真实病情及治疗方案;②家长直接进入各治疗室,零距离向治疗师学习家庭教育训练方法;③责任护士深入病房做好康复知识宣教,指导家长进行日常生活能力训练,教授家长正确的服药方法及合理的营养搭配;④康复医师随时对患儿进行床边评定,根据评价指导家长进行家庭教育训练,并负责考核其教育训练方法的准确性。同时多与家长沟通,及时纠正家长存在的各种不良心态及错误认知,缓解其心理压力,强化其对康复治疗的信心。

(八)环境改造

改善周边环境,提高患儿活动的安全性。

四、案例分析

1. 基本情况 患儿小鹏,今年7岁,从小发育就比同龄儿童差。现小鹏只会叫"爸爸、妈妈",家里人跟他说什么都不能理解,大小便也不能自理。平时爱四处走动,对于好奇的东西会乱碰,做事情注意力不能集中。查儿童行为量表为29分;ECT示:右侧额叶、左侧颞叶血流灌注功能异常;自发病以来就入睡难,睡前总是喃喃自语:"脑白金、营养快线";精神检查:意识清晰,目光交流较差,对于简单的问题能够正确回答,但注意力不集中,智力初测无法完成。诊断:精神发育迟滞(中度)伴行为障碍。

2. 病情分析:言语不清,注意力不集中,理解困难;活动受限,无法自己独立生活;与他人交流、交往、参加社会活动存在困难,无法融入周边的环境及进行正常的生活。

3. 作业治疗计划

(1)日常生活活动训练 改善发育迟滞患儿的日常生活能力,提高患儿的生活质量。

(2)感觉统合训练 改善患儿的感觉统合失调,促进儿童的智力发育。

(3)注意力和视觉训练 改善患儿的视觉功能,提高患儿的注意力。

(4)认知理解和表达训练 改善患儿的认知功能,提高患儿的理解表达能力。

（5）家庭参与 改善患儿智能,保证训练的连贯性和系统性。

学习小结
1. 学习内容

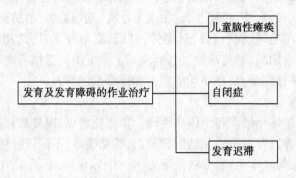

2. 学习方法

认真阅读、理解基本理论知识,即脑瘫的概念、流行病学状况、病因、分类、诊断、功能评定及治疗内容、自闭症的诊断的评定和作业治疗方法、发育迟滞的概念、评定、治疗方法,重点掌握脑瘫、自闭症、发育迟滞的作业治疗。

（朱 毅）

复习思考题

1. 你认为对脑瘫患儿最重要的作业活动是什么?哪些因素促进患儿参与该活动?哪些因素限制患儿参与该活动?

2. 脑瘫患儿的作业治疗如何早期介入?早期介入的注意事项是什么?

3. 你认为一个脑瘫患儿若能在家中独立生活,家居环境需做哪些改变?

4. 叙述自闭症的定义。

5. 简述 ABA 训练并设计一个训练项目。

6. 你认为对发育迟滞患儿最重要的作业活动是什么?哪些因素促进患儿参与该活动?哪些因素限制患儿参与该活动?

7. 发育迟滞患儿的作业治疗如何早期介入?早期介入的注意事项是什么?

第十一章　老年健康促进与作业治疗

学习目的

通过学习成功老龄化、老年性痴呆的作业治疗及老年人预防摔倒等知识,使学生对老龄化的含义有着基本了解,并可结合 ICF 理论,理解成功老龄化在当今社会的意义;同时通过学习老年性痴呆的作业治疗及如何预防老年人摔倒的技术,为以后学习老年人健康打下基础。

学习要点

成功老龄化的含义,作业治疗与成功老龄化的联系;老年性痴呆的概述、临床表现及功能障碍、检查与评估、方案与实施;老年人摔倒的后果及如何预防。

第一节　成功老龄化

一、概　　述

人类的老化进程是不可避免的,21 世纪是人口老龄化的世纪,是老年人口越来越多的世纪。根据联合国数据,到 2050 年,老龄人口将增加到近 20 亿,60 岁以上的人口将超过 15 岁以下的青少年人数。其中发展中国家的老龄人口预计将是现在的 4 倍。在我国,人口老龄化亦是主导性的人口趋势。

人口老龄化将带来持续、深刻的挑战。随着年龄的增加,因疾病和衰老,老年人的躯体功能和认知功能均有不同程度的下降,各种活动和参与能力降低。在经济上主要依靠社会养老的现时代,人口老年的增加意味着将给国家财政预算带来压力,因为养老金的负担会随着老年人口的增多而增大。同时,人口老龄化到一定程度会导致两代人赡养比例的变化,从而影响到在业人口的劳动产出率问题。面对人口老龄化特别是高龄,社会如何提供专业性的医护照料?家庭如何提供专业性的生活照料?如何使老年人的生活有保障和有尊严?如何让老年人过上有欢乐、有创造、有价值的生活?这些已经成为非常重大的社会问题。

作为世界人口老龄化的理论产物,人口老龄观应运而生。1987 年由美国学者罗威(Rowe)和卡恩(Kahn)从个体老化角度提出"成功老龄化"(successful aging)。1990 年第 40 届世界卫生组织哥本哈根会议"开辟地解决人口老龄化的通道",第一次站在全球性高度提出"健康老龄化"(health aging)。1996 年世界卫生组织在《健康与老龄化宣言》中提出实现"积极老龄化"(active aging)的工作目标;1999 年 9 月,日本东京主办了积极老龄化的国际研讨会,提出了积极老龄化的政策框架;2002 年第二届世界老龄大会,将"积极老龄化"写进《政治宣言》,作为应对 21 世纪人口老龄化的"政策框架"正式提出。

目前,无论是法律、社会,还是家庭成员及老年人自己,都认为老年人应该作为被照顾的对象。国际老龄问题联合会前主席海伦·海默琳(Helen R. Hamlin)在马德里指出:"老年人经常被视为需要照顾的对象。但是随着社会进步,今天许多 70 岁甚至 80 岁高龄的老人仍然保持旺盛的精力,如果给予合适的机会,他们可以继续为社会做出很大贡献。老年人应该被视为人力资源中可贵的一部分"。2002 年世界卫生组织纳入术语"积极老龄化(active ageing)"。积极老龄化战略的基本内容是通过各种方式为老年人参与社会创造条件,以期老年人能更好地适应老年社会的发展变化,消除了年龄歧视的不利影响,使老年人生活更加舒适、更有尊严、更有价值。这意味着一次重要的思维转换:那就是将以"需要为基础"转变为"以权利为基础"的方式,保证了老年人参与社会生活的权利。而作业疗法通过提高老年人独立生活及参与各项活动(工作、生产和娱乐、休闲)的能力,改善老年人的生活和工作环境,不仅能够满足老年人的发展性需求和价值性需求,也能够极大地促进老年人参与社会生活,从而有助于降低社会经济压力、促进社会的发展。

本节旨在介绍成功老龄化的内涵、指标及作业治疗在成功老龄化中的作用。

二、国际功能、残疾和健康分类与老化

(一)国际功能、残疾和健康分类(ICF)

ICF 是世界卫生组织中用于提供全球性的语言和分类小组的成员之一,是一个被普遍设计和接受的工具,作为一个生理-心理-社会运行模型,适用于全世界的所有人。它还提供了一个框架来考虑个人作业表现和如何受到外在因素的影响。

在过去,健康状况的后果是就死亡率方面的考虑,然而 ICF 考虑健康状况的内在因素和对功能有影响的情境障碍、推动之间的联系。ICF 认为分类中的不同元素或多或少可以互相影响,而不是因果或等级划分的影响。例如,一个老年人日常生活可能没有任何障碍或活动的限制,但可能是因为他生活的社会中的一些因素而产生参与限制(环境因素)。

ICF 的主要构架是身体功能/构造、活动、参与和个人及环境情境因素,与一些作业治疗模式中描述的人-环境-职业互相影响的 OT 想法相吻合。每个构件可以通过积极的和消极的方法来描述和定义(例如,身体构造和功能的损伤)。

ICF 中每个身体功能和构造被认为是系统而不是器官。活动和参与可以被视为活动限制和参与限制,同时环境因素被描述为患者活动或参与中潜在的推动或障碍。例如,通过使用电话预约服务,一个老年人可以被鼓励参加成人教育班,但是轮候的障碍意味着他们无法每周定期参加。

(二)老化

在过去的数百年中人们都在讨论人是如何老化和为什么老化。生理的老化在概念上说是从怀孕时就开始,或者从生理功能下降变得更加明显的 30 岁开始。过去的生理老化的理论认为一个有机体被设定在一段时间(例如 40 ~ 80 年)内存活,同时老化基因决定人们什么时候会离开这个世界。然而,并不是所有的结构和功能都在同一时间或以同一进度衰退。近期的进化论认为,细胞衰老的速度将受到基因遗传、生活方式或环境的影响,人体的生存由 25% 的基因遗传和 75% 的生活方式所决定,例如营养、体力活动,应避免疾病和创伤,以及在健康的环境中生活和工作。此理论还认为,老化在一定程度上可被

控制,这种可控制性与老年缺陷共存。其他一些理论认为老年缺陷不是由老化所引起,却在很大程度上与老化相关,而健康的生活方式能延缓老年缺陷的发生,并降低发病率。

但是并非所有的老化理论都与生物衰老有关。心理老化被认为在任何时间都可能发生,这涉及成熟、智慧和衰老等概念。也并非所有的身体功能都随着年纪的增加而衰退。社会老龄化的因素也各有所不同。在世界各地区,许多老年人在寿命预期和成功老龄化方面受到社会阶级不平等的弱化。在家庭和工作中的关系和作用变化方面,在社会环境中积极和消极的态度方面,老年人自己都能察觉到发生的变化。

相关的老年人社会学理论主要包括:①艾里克森的心理社会发展理论:该理论认为,老年期的主要危机是"整合与绝望",在这个时期他们能够接受自己过去的生活,并做好死亡的准备。②撤退理论:认为随着老年人口年龄的增长,个人与他人间的人际交往量会逐渐减少,性质也会发生某种变化,充当消极的角色增加,这不仅是正常的,而且是必要的。撤退主要体现在两个方面:一是来自社会方面的撤退,即社会通过一定的退休制度,使老年人口退出原来从事的工作岗位;二是来自个人的脱离,即在进入老年期后,因为社会工作的撤退,许多社会关系减弱。撤退理论概括了老年人口参与社会生活的总趋势,成为有影响的老年社会学理论。但也存在异议,有一部分老人愿意选择继续工作、参与社会活动、活跃文体生活,而不愿意选择自动退避三舍的撤退。③活动理论:认为个体在社会中的角色并不因年龄的增长而减少,老年期同样有着活动的愿望,只是活动速度和节奏放慢而已。但往往在实际生中,许多老人期望扮演社会角色的许多机会被剥夺,使得老人活动的社会范围变窄、程度缩小,从而降低老人存在的价值。因此,应当提供补偿性的活动以维持老人在社会及心理方面的适应。例如,为退休的老人提供职业以外的活动,增加配偶或亲友死亡老人的社会交际活动。同时,老年人也有责任去保持自己的活跃程度。

三、成功老龄化与作业治疗

(一)成功老龄化的内涵与指标

老年不是人生的终结,而是人生新的转折和开始,是生命和生活体验新的发展期;老年人群蕴藏着巨大的发展潜能和价值潜能;老年人群不仅是社会发展的受益者,更是未来社会发展的参与者。那么,何谓成功老龄化?美国学者罗威(Rowe)和卡恩(Kahn)在研究中发现,年龄的增高并不必然带来生理上(身体能力)的衰退。由此得出结论:老年个体之间存在着明显的差异性和可塑性。在进一步的研究中,采用适当的指标,排除那些被疾病干扰了的老年个体,留下的老年人群可称之为"正常老龄化"(normal aging)群体,并将影响正常老年衰老的因素分为内在的生理因素和外在的心理社会因素两个方面。根据外在因素对老年个体的影响,将"正常老龄化"分为"普通老龄化"和"成功老龄化"。两者的区别在于,外在因素加重了普通老龄化的过程,而在成功老龄化过程起一种中性的或积极的作用。所以,"成功老龄化"是相对于"普通老龄化"而言的,它不仅仅是寿命的延长,更重要的是通过生理因素和心理社会因素的积极作用,提高年老过程的生命质量。可将其定义为,在外在因素对人的老化过程起着中性或积极作用下,老年个体保持良好的身心平衡,生命力不断被激发,从而有尊严地生存,并在社会参与中逐步实现自我,即老有所用。

"成功老龄化"可通过身心健康、认知功能、社会能力、生活满意度等多项指标来衡量。判定成功老龄化的具体指标共有 7 项：①寿命(length of life)；②生物健康(biological health)；③心理健康(mental health)；④认知效能(cognitive efficacy)；⑤社会能力(social competence and productivity)；⑥个人调控(personal control)；⑦生活满意度(life satisfaction)。Rowe 和 Kahn 认为，这 7 项指标中最重要的指标是寿命。

在 21 世纪，无论从个人、家庭还是整个社会的发展来说，健康老龄化都是非常重要的。成功老龄化的关键词是"健康"。同时，成功老龄化也是健康老龄化、积极老龄化的前提。国际公认的成功老龄化目标，一是寿命的延长；二是生命质量的提高。后者更为重要。故成功老龄化的目标亦可指为：一是老年个体健康生命延长，生命质量较高，伤残或功能丧失出现较晚，持续时间较短；二是积极参与各种社会生活(人际交往和工作、学习、休闲、娱乐等活动)。

但目前，在对待老年的态度上普遍存在着一些误区：一是只将老年人看做被关怀、被照顾的对象，却忽视了老年人群身上存在的能动性、积极性和创造性。二是只关注老有所养等物质性需求，而忽略了老有所为等精神性需求。其实，这些需求是不能割裂的，所以除了为老年人提供衣食住行，也应当关注精神上和医疗上的照护，力求使老人生活多姿多彩，减少疾病，增进心理健康。这也提示，作业治疗师要更加意识到他们的干预和康复计划，不仅仅需要提升老年人身体健康，也要注重老年人参与社会生活的积极心理因素。

(二) 成功老龄化与作业治疗

作业治疗在老年人中的运用核心在于改善老年人的生活活动障碍、社会活动能力，有效维持并改善生活质量。随着人口老龄化，针对老年人的作业治疗(geriatric occupational therapy)更加得到人们的重视。越来越多的证据也表明，老年人坚持健康的生活方式，在退休以后继续积极地参与社会，尽可能长时间地保持活力，不仅可以提高老年人的生活质量，还可以延缓社会老龄化和生理老龄化的过程，能够增强自身的自理、独立的时间和能力。而作业治疗师能够更主动地认识到作业、健康与生活质量的关系，认识到对生活意义与人生目的的需求，以及老年人群的成长、发展、继续人生历程的需求，和让他们做些什么有社会价值的事情的需求。

因此，作业治疗师在帮助老年人达到成功老龄化时，必须问一些问题。如果老年朋友的唯一体验是帮助的受益者而不是提供者，他们的感觉是什么；如果他们的活动仅限于能够独自使用厕所、洗澡和穿衣，他们有怎样的感觉；或者如果他们的社会交流仅限于对别人提供食物和满足卫生需求表示感谢，他们的感受怎样。由此产生的问题牵涉到怎样使老年人能够有值得按他们的生活方式活下去的生活，以及从作业的合理角度认识个体的差异与多样性。满足这些作业需要和意愿关系到有益健康的经验。正如 Ornstein 和 Sobel 所阐述的，人对保持社交世界、人们的精神和情感生活以及人们的内部生理机制有一种稳定性。大脑通过对这种稳定性的不断调节来调控身体和维持健康。

第二节　老年性痴呆

一、概　　述

随着全球人口老龄化的速度不断加快，患老年性痴呆的人数逐年增多，使得老年性痴呆已成为严重威胁中老年人群生活质量,导致社会与经济负担大幅度增加的全球性问题。

按照 60 岁以上老人抽样调查的发病率推算,我国现有老年性痴呆患者约 388.2 万人,预计到 2025 年,老年性痴呆人数将达到 1009 万,因此,在我国,积极开展并迅速推广老年性痴呆的康复服务不仅十分重要,而且势在必行。

(一) 定义

老年性痴呆也称为阿尔茨海默病(Alzheimer disease, AD),是主要发生于中老年人的原发性大脑皮质的退行性病变,以进行性加重的智能全面障碍,并导致日常生活、工作、社会交往能力下降为临床特征。

(二) 流行病学

据调查,本病最早可在 45 岁发生,且随着年龄的增长,发病率逐步上升。65 岁以上的老人发病率为 1% ~ 1.5%;75 岁以上为 2% ~ 3%;80 岁以上老人的发病率最高,达 20% ~ 30%;到 90 岁以后,有所下降;女性的发病率高于男性,是男性的 1.5 ~ 3.0 倍。

(三) 危险因素

迄今为止,虽然对老年性痴呆的病因已做了大量研究,但仍不明确。目前认为,本病与年龄、遗传、病毒感染、免疫功能改变、铝中毒、神经递质紊乱、脑血管病变、不良的心理社会因素刺激等密切相关。此外,吸烟、酗酒、文化程度低或文盲、社会活动少等因素,也可导致本病的发病率上升。

二、临床表现及功能障碍

(一) 记忆力障碍

记忆力障碍是老年性痴呆最早出现的症状。早期可仅有记忆力减退,主要表现为患者对新近或刚发生的事情不能回忆,如忘记物品放置的位置;手里拿着某物而寻找此物;忘记重要的约会及已许诺的事;忘了炉灶上正在烧水等。随着病程进展,远期记忆力也受损。

(二) 性格改变

常见的有两种改变,一种为以往的性格特征更加突出,如以往具有急躁、易激动、情绪不稳定、多疑等性格特征者,这些特征更加明显,很难与周围人相处;另一种改变为与以往性格特征截然相反,使人感到患者与以往是两个不同性格的人。

(三) 精神和行为异常

患者表现为情绪抑郁或不稳、幻觉、妄想、兴奋躁动、缺少主动性、丧失理性等精神症状和游荡、攻击和破坏等行为异常。

(四) 言语交流困难

主要表现为语言量减少或沉默不语,语言空洞、缺乏中心。因找不到合适的词语而突然中断讲话,或不适当地加入某些无关的词语,使人无法理解其所表达的意思。

(五) 认知缺损

患者表现为难以集中注意力,判断力下降,计算速度变慢或发生困难。严重时,可出现定向力障碍,不能解决生活中遇到的简单问题,如经常迷路,不能辨认熟悉的人,不能依据气温的变化增减衣物,不能根据场合调整衣着等。

（六）日常生活能力、工作、社交能力下降

由于记忆力的减退和认知缺损等原因,患者的生活和工作能力明显降低,不能胜任日常工作和处理生活中的常见问题或经常出差错,如做事颠三倒四,烧焦饭菜,忘关煤气开关,买东西时搞不清价钱,不能按时、按量服药等。由于定向障碍、言语交流困难,患者不愿或害怕外出,而导致社交活动减少,能力进一步下降。

三、检查与评估

（一）运动功能

随着病程进展,患者的运动功能会出现进行性的减退。检查与评估的具体内容,可以依据患者的具体情况而有选择地进行。主要包括运动速度、平衡功能、步态、双侧肢体的协调性、手操控物件的能力以及手的灵活性。

（二）感知功能

主要包括空间关系、深度知觉以及空间视觉定位的能力。

（三）认知功能

重点对注意力、记忆力、定向力、判断力、学习能力、交流能力进行评定。常用的评定有具有简易智能状态检查量表(mini mental state examination, MMSE)、韦氏记忆量表(Wechsler memory scale, WMS)、修订的长谷川智能量表(revised Hasegawa's dementia scale, HDS-R)和 Alzheimer 型痴呆缺陷量表。

（四）精神及心理方面

重点对抑郁状态进行评定。常用评定量表为汉密顿抑郁量表和老年抑郁问卷(简卷)。

（五）日常生活活动能力

患者通常先表现出需要精细运动功能参与的活动能力降低,特别是工具性日常生活活动部分(IADL)。常用的评定用具除了 Barthel 指数和功能独立性评定(FIM)外,还可以使用日常生活功能量表。

（六）环境方面

可以通过与患者和(或)家庭成员(照顾者)的访谈和家访(或实际居住环境的考察)的方式,评定患者在现实环境中的作业表现及安全性。

（七）生活质量方面

可以采用 WHO 生活质量评定量表(WHOQOL)、健康质量量表(quality of well-being scale, QWBS)、生活满意度指数(life satisfaction index, LSI)和 QOL-AD 量表(quality of life in Alzheimer disease)等工具进行评定。

四、方案与实施

基于疾病呈进行性发展,患者存活期普遍较长(平均生存年限为 5~10 年)的特点,老年性痴呆的康复治疗需要多专业组成团队的共同和长期参与,且治疗应同时干预患者及其照顾者。治疗方案应该依据患者的个体需要而量身定做,同时适合于其所处的疾病阶段。治疗采用的路径是整体观和以解决问题为中心。干预可以是一对一形式,也可以是小组形式。

（一）治疗目的

分为早期、中期和晚期 3 个阶段。

1. 早期　可以持续 1~3 年,患者仅表现为近期记忆功能和认知功能的减退,工作和家务能力受到轻微影响,可以正常生活与参与社交。此期的治疗目的主要为:尽可能维持患者各领域的功能独立;教授家人和(或)照顾者如何应对与老年性痴呆患者相处所带来的压力。

2. 中期　可以持续 2~10 年不等,患者近、远期记忆明显障碍,流利性失语,语言理解及换语障碍,习惯改变,不能完成工具性日常生活活动,生活需要他人照料,但仍可自己进食、如厕等。此期的治疗目的主要为:鼓励患者进行身体锻炼与活动;促进其与他人交流和参加社交;对环境做出适当的调整,并帮助其适应。

3. 晚期　仍然可以持续 5~12 年,患者的智能严重低下或完全丧失,记不住任何事情和新的信息,不能辨认亲近的家庭成员,对外界刺激丧失有意识的反应,少语或缄默,生活完全不能自理,因失去姿势控制能力而需终日卧床。此期的治疗目的主要为:最大限度地提升或维持患者的生活质量;促进对自我和他人的意识,维持其身体健康;预防或减轻挛缩,令其感觉舒适。

（二）治疗方法

1. 鼓励身体锻炼与活动　以维持移动能力及健康状态。当需要精细运动功能的活动出现困难或不可能完成时,可采用粗大运动性活动,如涉及坐、站、翻身或转身的活动,散步、打保龄球、拉弹力带、拍巴氏球等。必要时,采用夹板以预防挛缩的发生。

2. 尽可能长时间地维持平衡反应及能力　以预防可能的跌倒和损伤。可以进行踩晃晃板、荡秋千、玩跷跷板、打太极拳等活动。

3. 记忆力训练　对老年性痴呆患者进行记忆力训练,应关注训练的过程,而不是训练的结果,即并不一定要患者记住多少信息内容,而在于让其参加了训练,活动了大脑。训练的方法包括:

（1）保持与复述:将要记忆的信息先朗读,再口头复述,心中默读,然后复习。

（2）回想:通过提示患者回想事件发生时的环境、情绪和身体状态,以促进记忆。

（3）采用内部策略:即鼓励患者本人以一种损害较轻或正常的功能去替代明显缺陷的功能来记住新信息,如患者言语性记忆差,就应鼓励其进行形象性记忆,或反之。言语记忆法包括:联想记忆、组块记忆、时空顺序记忆、首词记忆、比较记忆、自身联系记忆、编故事记忆等。形象记忆法包括:地点放置记忆(将新信息和固定排列的几何部位联系起来,再按顺序反复回顾进行记忆)、链接记忆(将待记信息与相关图像连在一起记忆)和分类记忆(将语言信息转变成不同类型的视觉形象加以记忆)等。

（4）采用外部策略:即利用人体外部辅助或提示来帮助记忆的方法,可以采用日历本、日记本、备忘录和制订日程表的形式。日历本:将所需做的事标注在相应的日期上,或折起一角以提醒患者。日记本:通过写日记的方式,帮助患者记住过去的事。教会患者将日记编上页码,并在最后一页做索引以便查找。备忘录:将需要做的事写在备忘录上,并帮助患者养成每日翻备忘录的习惯。日程表:将一日内要完成的活动或任务,按完成的时间先后次序制成日程表,每完成一项,用笔删除该项。

4. 针对性认知训练　训练时,应使用简单的、只有 1~2 步的指令,以避免患者混淆或产生焦虑情绪。认知训练包括不同的训练活动,如现实导向性训练、思维能力训练、解决问题能力训练和怀旧治疗等。

(1)现实导向性训练:在患者的房间内放一些日常生活中用得着的、简单醒目的物品,如日历、钟表、各种玩具等,训练患者对现实环境,如姓名、地点、日期、星期几、天气等的定向力,并帮助其建立有规律的生活作息,如什么时候起床、就寝、吃饭、服药、洗澡等。

(2)思维能力训练:人的思维过程非常复杂,常涉及分析、综合、比较、抽象、推理、判断、概括等认知能力的参与,其训练的内容及难度应依据患者的具体情况而定,可以通过手写卡片、图文阅读、配对游戏、拼图练习、计算机软件来进行。

(3)解决问题能力训练:结合患者实际生活的需要进行训练,如丢了钱怎么办? 出门忘带钥匙怎么办? 到新地方迷了路怎么办?

(4)怀旧治疗:利用患者现存的、对往昔的记忆,给予追思和强化,以达到改善患者的认知,延缓痴呆病情的进展,愉悦心情,提升生活质量的目的。采取的方法可以是:给患者反复看以往有意义的照片(结婚照、全家福等);让患者讲述难忘的美好回忆;欣赏收藏的旧物等。

5. 心理治疗和行为干预 目的在于配合药物治疗,改善焦虑或抑郁等情绪,提高患者的记忆和生活能力,建立对疾病治疗和生活的信心。可按本病的不同病程阶段,进行不同的治疗和干预。

6. 提供有组织的、结构化的、程序化环境 以减少患者焦虑。如在固定的时间、地点,做同样的事;按固定的次序,使用相同的用具完成活动;坐在餐桌旁开始午餐之前,告诉患者需要洗手等。

(1)早期:患者症状较轻,可有一定的自知力。此时应把疾病的性质、治疗和预后告诉患者,以帮助其进一步认识自己的病情。鼓励患者如常生活,参加家务劳动,同时,告知患者放弃做那些需紧张用脑和易出现危险的事情(如驾驶汽车、游泳等)。

(2)中期:患者症状较严重,而且自知力丧失,记忆和生活能力明显下降。为了改善患者的心理状况,可开展怀旧治疗、音乐治疗和支持性的心理治疗。

(3)晚期:患者记忆力大部分或完全丧失,生活不能自理,还常伴随情绪抑郁、幻觉、妄想、兴奋躁动等精神症状。重点对患者的家属及主要照顾者进行心理疏导或治疗,以缓解由患者所带来的焦虑、压抑、恐惧等情绪。

7. 日常生活能力训练 尽可能长时间地维持患者的自理能力。对早期生活尚能自理的患者,主要是督促和提醒他们主动完成所有日常事务性活动,并确保安全。对于失去部分日常生活能力的患者,可采取多次提醒、反复教、反复做的方法,日复一日地训练失去能力的活动,直到学会为止;或通过改良完成活动的方法、步骤、用具等办法,提高其完成活动的能力及安全性。对于日常生活能力严重丧失但尚能合作的患者,应重点训练吃饭、穿衣、走路和刷牙等自理性活动。训练时,可能需要将活动分成若干步骤,然后,再按步骤进行。训练中,允许患者有充分时间完成,避免催促。必要时,向患者推荐、提供自助具,并训练其使用。

8. 促进患者语言表达和社会化 提供患者参与喜欢的娱乐活动的机会,当患者不能完成先前的娱乐活动时,可按照患者的兴趣或意愿对娱乐活动进行改良,或探索和发展新的娱乐活动。活动内容可以是读报、看电视、听音乐等被动性活动,更提倡聊天、户外游玩、唱歌、聚餐会等主动性活动。

9. 环境改善　以增强患者日常生活的适应力,提高安全性。患者所处的环境应简单、整洁、通道畅通、无杂物、远离危险。可以采取常用物品,固定位置摆放;选择圆角、无玻璃的家具;在不同功能的房间门上贴上形象和醒目的标志;在门后的把手上挂一把钥匙,以提醒患者出门别忘记带钥匙;安装感应门铃,以在患者离家时发出声响,而对家人起提示作用;勿将患者单独留在家中等。

10. 对家人及照顾者的教育　将疾病的性质、发展过程、治疗和预后告诉家人及照顾者;与他们讨论和发展患者的家居认知训练计划;指导他们正确地照顾和护理患者;教授他们积极应对和处理由于长期照顾和护理患者所产生的精神紧张与压抑的自我放松和控制技巧等多方面的教育,以共同促进和维护患者及其家人和照顾者的身心健康。

五、案 例 分 析

1. 基本情况　王某某,女,80 岁,与丈夫同住位于一楼的公寓里,因为近半年来,经常出现语言重复、莫名流泪、遗忘和在社区内迷路,而被收住至社区精神卫生中心,经医生诊断为老年性痴呆早期。患者日常生活基本自理,但需其丈夫的提醒和督促,烹饪和购物时需要丈夫的陪同和帮助,其丈夫因为太过担心,不放心把她单独留在家中,故联系入院康复治疗。

2. 病情分析　王老太的问题属于精神健康的范畴。作业治疗对于认知方面的训练是极其有益的。

3. 治疗方案　治疗师帮助和训练患者与同病房室友进行有效交流;要求患者回忆并讲述前一天的经历;一同参加病房组织的集体性活动,促进其主动参与;鼓励患者完成所有自我料理性活动。一个月后,患者精神状况良好,情绪平和、稳定,要求出院。出院前,作业治疗师与患者及其丈夫进行了大约半个小时的谈话,对穿脱裤子、如厕、沐浴等容易引发患者安全问题的活动,提出改良的意见,如坐在宽大的扶手椅里穿脱裤子,厕所地面需摆放防滑垫,沐浴前需他人帮助调好水温,并最好有人陪同等;建议采用日历本和制订日程表的形式,帮助患者安排一天的生活;每天练习住院期间进行的身体锻炼与活动,一日两次;考虑到患者及其丈夫均年逾 80 岁,提议与子女同住,或请钟点工协助照料患者,以丰富患者生活,增加外出与他人交流的机会。

第三节　老年人摔倒的预防

一、概　　述

世界卫生组织(WHO)将老年人的年龄标准划定为:欧美发达国家≥65 岁,亚太地区≥60 岁。WHO 还规定:60 岁及其以上人口达到总人口的 10% 或 65 岁及其以上人口占总人口数比例达 7% 为老龄化国家和地区。根据这两项规定,我国在 1999 年 60 岁及其以上老人占总人口数的 10.3% 以上,而成为老龄化国家,并于 2000 年与全球同步进入老龄化社会。

鉴于我国的实际国情,我国的老龄化社会具有老年人口绝对数大、老龄化速度快(年增长率为 3.5%)、高龄人数多(2000 年底,≥80 岁的高龄老人有 1100 余万,并以 5% 的速度递增)等特点。为了减轻由老年人口造成的家庭和社会负担,我国不仅需采取积极的措施延缓老龄化进程,更应该顺应世界潮流,积极开展和推行"健康老龄化"的行动计划。

知识链接 ↘

健康老龄化

1990 年 9 月,哥本哈根第 14 届国际老年医学会议提出争创健康老龄化的目标:使老年人在延长生命的同时,具有较高的生活质量。健康老龄化的含义包括:①不仅仅是延长人类的生物学年龄,更要延长人类的心理与社会年龄;②并非指老人不生病,而是指老年人保持和独立生活的时间更长;③延长参与社会的年限,缩短与社会隔绝及受歧视的年限,使老年人能保持社会整体性、社会竞争力,以使老年群体健康,人际关系和谐、协调、团结,社会传统良好。

(一) 定义

老年医学中,将摔倒定义为:老人(特别指高龄老人)在站立和步行时,由于难以维持稳定的直立姿势,以至于身不由己地跌倒在地。

(二) 流行病学

年龄越大,摔倒的发生率越高,且女性高于男性。据报道,65 岁以上的家居老人中,21% ~23% 的男性和 43% ~44% 的女性曾摔倒过。老年人的髋关节骨折,90% 以上是由摔倒所致;在美国,每年大约有 9500 位老人死于摔倒。

(三) 危险因素

摔倒的危险因素可以分为内在因素和外在因素两种。在老年人群中发生的摔倒和引发的损伤,大多数是内在、外在因素相互作用的结果。具有多种危险因素的老人,摔倒的风险会出现指数级的增加。

1. 内在因素　主要包括:与年龄增加或疾病有关的平衡能力受损、移动能力减低、肌肉无力、缺少运动、认知损害,大小便的自控能力减低而导致去厕所匆忙;由内耳疾病、直立性低血压、服用镇静剂和降压药,或由于颈椎病、脑动脉硬化等原因引起的头晕和眩晕;由白内障、青光眼等眼部疾病导致的视物模糊、视野变窄、缺少远近层次和立体感减弱;药物导致的精神不振、注意力涣散等;足部肿胀、畸形等异常情况;穿着不合脚或不防滑的鞋类,或鞋带散开等。

2. 外在因素　主要是环境方面。33% ~50% 的摔倒与环境有关。家居环境中常见的危险是走道上有杂乱的电线、地面不平、椅子太低太软、光线不足、门槛过高、地面打滑等;摔倒最常发生的地点在卫生间、卧室和厨房。室外摔倒多见的地方是路牙和楼梯台阶,尤其是楼梯的第一级和最后一级。在医疗机构和老人院中,摔倒最常见的地方是床旁(在上床和下床时)和厕所。

二、摔倒的后果

(一) 发生骨折

占摔倒者的 3% ~5%,且多为髋关节、骨盆、前臂等重要部位的骨折,而绝大多数的骨折发生在 70 岁以上老人中。

（二）死亡率增加

因摔倒而住院的老人，只有50%能在摔倒以后存活1年;大约5%的髋关节骨折老人在住院期间死亡，在12个月内的总死亡率为12%～67%;在年龄、性别相当的人群中，髋关节骨折患者的死亡率比无髋关节骨折的人高出12%～22%。

（三）生活质量降低

由摔倒所导致的骨折、软组织损伤，其直接后果往往就是功能丧失，影响老人生活的独立性;或老人由于害怕再次摔倒而主动减少活动和社会交往。或因需要较长时间的住院或卧床，而引发焦虑、抑郁等情绪。所有这些因素，都会使得老人的生活质量降低。

（四）家庭负担增加

许多摔倒后重返家庭的老人，由于存在着某些功能缺陷，需要家人的协助和支持，或需要借助辅助器具，甚至是专职保姆的帮助才能正常生活，家庭负担因此而增加。

（五）社会负担增加

老年人摔倒后所需的治疗和护理特别多，而这些方面所耗费的人力、物力和经济费用是巨大的。

三、检查与评估

（一）对象

所有因摔倒而住院的老人;在过去12个月有摔倒史，或在行走、转弯、转移中有不稳情况或有迷惑者;被认为具有高风险摔倒因素的人群，如老年性痴呆、帕金森综合征、脑卒中患者。

（二）方式

基于摔倒为多因素作用的结果，在可能的情况下，摔倒风险的评估应由多学科组成的卫生护理团队的不同成员共同进行而非个人。

（三）时机

主要在个人环境发生改变，健康或功能状况出现变化，发生一次摔倒和出院前进行。

（四）内容

主要是对能够导致老人摔倒的风险因素进行评估，且评估需要考虑与一个人健康、功能状态有关的内在和外在风险因素。

1. 躯体功能　重点为感觉功能、下肢的关节活动度与肌力、姿势与平衡能力及移动能力。

(1)感觉功能:主要包括上、下肢的本体觉与振动觉、视觉(视力、视野、光适应、辨距及辨色)以及听力。

(2)下肢的关节活动度与肌力:除关注髋、膝、踝关节的活动度以及与其活动相关的肌群力量之外，还应注意有无足部疾患如鸡眼、溃烂、胼胝、疼痛、畸形等情形。

(3)姿势与平衡能力:方法包括:在不同支撑平面(双脚并立、前后迈步状、前后呈一条直线、单脚着地)的站立位置下，保持10秒钟;站立位下，轻推老人的前胸部;让老人沿一条直线行走;单腿直立并转身360°;迈步测试(15秒钟内，单腿上下7.5cm高度砖头的次数)以及功能性取物的距离(如肩关节前屈、外展90°取物)等。

(4)移动能力:方法可以采用6分钟走、定时坐到站(timed sit to stand)、定时起身走

(timed up and go test,TUG)等标准化测试,也可以是要求老人完成卧位与坐位、坐位与站位的相互转换,不同路面上的行走(平坦、不平坦、木质、大理石、塑料、草地、有坡),上、下楼梯,绕障碍行走,从地面捡拾物件以及携物行走等动作或任务。

2. 认知功能 通过面谈和简易智能状态检查(mini mental state examination,MMSE),重点对老人的注意力、定向力、对周围环境的观察力、安全的意识等能力做出判断。

3. 服用药物情况 镇静剂、抗抑郁制剂、抗帕金森药物、利尿剂、降压药、安眠药等药物,可产生精神不振、注意力涣散、直立性低血压等症状,从而增加发生摔倒的风险。

4. 精神心理方面 通过面谈和使用老年抑郁问卷(简卷),重点对老人的情绪(紧张、兴奋、低落、焦虑或抑郁)、合作能力、个人意志及心理动机等状态和能力进行判断与评估。

5. 环境评估 主要是对老人目前所处的实际环境进行评估。评估要在老人通常完成这些活动的时间和地点进行,而且使用相同的辅助用具。评估时,要重点关注老人对环境装置的使用(电灯开关、呼叫铃、开窗、打开橱柜够物、取放个人用物)和交流能力(请求帮助与交流需要的能力),环境对老人造成的限制以及安全性。

6. 家庭评估 主要通过家访的形式进行。全面的、重点突出的家庭评估,对发展有效的预防摔倒干预计划发挥着极其重要的作用,可以显著降低特别是高危人群的摔倒发生率。全面的家庭评估涉及所有老人个体可能存在的摔倒风险因素,并包括其常穿的鞋、助行用具、佩戴的眼镜、助听器、大小便习惯、床与厕所的距离及其家庭成员或照顾者的照顾态度、技巧与能力等内容。最后,还需确定老人是否需要他人的监护或体力帮助。

四、方案与实施

根据世界卫生组织的报告,如果没有政策制定者、研究者、实施者共同采取的行动,由摔倒所带来的经济和社会负担在未来的几十年将以蔓延的速度增加。政策的作用就是为预防摔倒融入实践提供基础设施和支持性条件;研究者就是要提供证据以支持预防措施的有效应用;实施者就是依据政策所制定的标准和方案,将有效的证据应用到实践场所。

在人群数量快速增长的老年人群中,摔倒的风险因素复杂而多样,这就需要具有系统化的预防策略,并提前采取行动。预防摔倒的工作不仅需要包括护士、物理治疗师、作业治疗师、医生、药剂师、营养师、社工等组成的健康和社会服务团队的参与,还应尽可能包括为老年人的健康和安全服务的国家、宗教、各级地方政府的政策制定者和具有司法权力的立法者;急救服务人员、警察和消防人员等紧急服务提供者;流行病学家、行为学家、社会学家、医学专家、卫生经济专家、政策与卫生方面的专家;向老年人提供和传播有用信息的教育者;对公共安全负有责任的公共交通提供者、城市规划者、建筑设计师、房地产开发商、房产维修人员、房产管理者,以及设计和强制执行建筑规范和标准者;向老年人提供产品和服务的私人业主等潜在伙伴。

(一) 治疗目的

主要包括:降低老人摔倒和意外死亡的机会;减少老人因摔倒后的骨折等不良后果所造成的老人不能步行和(或)生活不能自理的情形;减低老人因害怕摔倒,而减少活动与社会交往的障碍心理的发生率;为创建健康老龄化社会这一目标作贡献。

(二) 治疗方法

有效的预防摔倒方案应依据评估的结果发展而来,并能够系统地干预被证明存在的风险因素。预防摔倒方案中至少应包含下列内容：

1. 教育　对象除了老人以外，还应包括家庭成员、照顾者，甚至是老人入住的养老护理机构的工作人员。内容主要包括：谁是发生摔倒的风险人群？为什么？什么是已知的可以减低风险的措施？能够做些什么去解决降低风险的障碍。教育方法包括通过收音机、电视、互联网、发放印刷品等途径，传播预防摔倒的信息，或者通过讲座、会议、持续的教育方案等进行宣传。还有就是发展供卫生服务人员和服务提供者使用的国家教育和训练指南，将预防摔倒纳入日常卫生和社会服务制度中。

2. 确保移动的安全　可以通过如下办法确立。

（1）进行实际移动能力的评估。

（2）通过书面、语言、视觉等交流形式，与家庭成员或照顾者一同确定老人安全移动的范围或区域。

（3）确定将助行用具摆放在老人喜欢离床的一侧，并在可能的情况下圈定具体的摆放位置。

（4）确定在移动的过程中，穿着合适的防滑鞋。不鼓励老人着袜或穿拖鞋行走。

（5）确定已配备需要使用的辅助用具，包括眼镜、助听器、拐杖等，并能够熟练和安全地使用。

（6）必要时，监护或帮助老人。

3. 鼓励身体锻炼　特别是能够改善步态、下肢协调性与肌肉力量、移动能力、平衡能力的锻炼性活动，是多因素干预方案中最重要的内容之一。尽管有关锻炼的最佳类型、时间、频度和强度的研究较少，但持续进行10周或更长时间的锻炼是必要的。最好由专业人士提供和制订个性化的运动处方，以确保运动的安全和有效。

4. 积极参与功能性和娱乐性活动　尽量保持日常生活自理，保留或发展新的兴趣、爱好，积极参加手工艺、有组织的出外游玩、参加烹饪小组、朋友聚会等活动，以尽可能多的方法让每天变得充实和积极。

5. 健康教育　向无认知损害的老人，提供有关所用药物的服药时间、剂量、副作用，以及与食物、其他药物和补充剂的相互作用等方面的教育。确定没服用不必要的非处方用药，并提醒其按时和定期复诊。

6. 控制和减少尿失禁的发生　从本质上来说，尿失禁并不是摔倒的直接危险因素，但老人为了避免或减少尿失禁的机会而频繁和匆忙地排尿，会大大增加摔倒的风险。

（1）盆底肌的电刺激或生物反馈训练：对于压力性和混合性尿失禁有效，但对紧急尿失禁效果不确定。

（2）定时和彻底的排尿：对于有控制能力的尿失禁的老人来说，养成定时和彻底排尿的习惯，可以减少或杜绝尿失禁的再发生。

（3）采取能够减低尿失禁发生的策略：主要包括预防或及时治疗尿路感染；将步行去厕所纳入训练常规，以使患者能够步行到厕所；尽可能将床安排在厕所附近；及时对去厕所的需求做反应；提供便椅或尿壶；保持去厕所的通道畅通和厕所夜间亮灯；不能下床者，保证能够到呼叫铃或被定时询问是否需要；与患者个人需要、能力及排尿模式相适应的去厕所帮助方案；穿着易于脱除的衣裤；排尿时穿着防滑的鞋。

7. 控制和减少摔倒发生的医学情况　如治疗心律失常和安静状态下的低血压；停止或减少使用能引发直立性低血压或有镇静作用的药物；纠正视觉和听觉障碍等。

8. 环境改善　确定以下做法，以使环境更安全。

（1）使用高度合适的床：多数情况下，床的高度应该是在人髋、膝、踝都呈 90°时，脚掌可以平贴在地面上。如果床带有轮子，轮子应被刹住。

（2）合理安排床的位置：将床摆放在离厕所距离较近的位置，或在房间内摆放尿壶或厕所椅。

（3）将老人常用的物品摆放在其可以轻松触及的范围内。如电话、呼叫灯、眼镜、助行用具、尿壶等物品。

（4）提供无障碍环境：保持房间内无杂物或抛撒物，地面清洁、干燥、防滑，通往厕所的通道宽敞、无障碍物；房间内有合适的灯光照明，且能满足老人的需要（特别是夜间）；必要时进行环境改造，如床旁、坐厕、楼梯旁安装扶手，加高坐厕，使用防滑垫、淋浴椅等。

9. 其他　包括必要的认知和行为干预，安全转移的训练，营养补充，补充维生素 D 和钙，辅助具的提供和修理，以及使用髋关节保护垫等。值得注意的是，部分身体或药物方面的限制措施，并不能有效减少摔倒的发生，反而有证据支持增加了摔倒的风险。

五、案 例 分 析

1. 基本情况　何某某，女，79 岁，因起床匆忙去厕所时摔倒，导致骨盆骨折而由救护车从其入住的养老院转入急诊科，骨科从急诊科将其收住入院。通过对其进行跌倒风险因素的评估，表明她具备下列多种跌倒危险因素，包括：年纪超过 65 岁；曾有 3 次跌倒史；她需要步行架，才能完成起身和行走测试（timed up and go，TUG），花费的时间远远超过同龄老人的平均水平；夜间经常小便失禁和常规冲向厕所；跌倒之前的 MMSE 评分为 22/30，患有左足跟痛；不喜欢户外活动，没有机会接受阳光直射。

2. 预防摔倒的策略　除了标准化的策略，还根据评估结果，发展了以下目标性的、个性化的干预，以减低她跌倒的风险：膀胱控制顾问，盆底肌肉的锻炼，包括夜间提供便椅和穿戴纸尿裤；OT 师对其进行认知能力的进一步评估，并提供合适的认知干预；确保走路时使用远光眼镜；多晒太阳。

学习小结
1. 学习内容

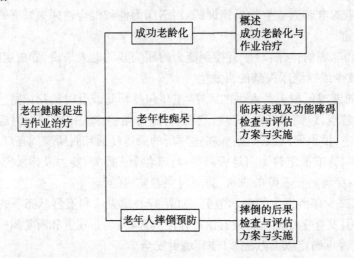

2. 学习方法

认真阅读、理解文中阐述的内容,并补充阅读与增龄有关的机体结构与功能改变方面的相关知识,熟悉老年常见病,如老年性痴呆、帕金森综合征、脑卒中、白内障、糖尿病等的基本临床知识。结合本节所提供的案例分析,理解与学习作业治疗的临床推理过程。

（胡　军　戴　玲）

复习思考题

1. 成功老龄化的意义是什么?

2. 老年性痴呆的作业治疗的原则是什么?

3. 摔倒预防的评估对象主要包括哪些人群?

4. 预防摔倒方案的基本内容有哪些?

第十二章　其他部分疾病的作业治疗

　　　学习目的

　　　通过学习烧伤、冠心病、慢性阻塞性肺疾病、肥胖症等疾病的作业治疗及体重管理使学生了解烧
伤、冠心病、慢性阻塞性肺疾病、肥胖等疾病作业治疗的原则和方法,并能结合具体病例进行矫形器的
设计制作和应用、良好体位摆放、心理社会适应训练、慢性疾病的功能性活动及肥胖症的功能锻炼等。

　　　学习要点

　　　烧伤作业评定、烧伤作业治疗原则、烧伤作业治疗主要方法;冠心病的概述、临床表现与功能障
碍、检查与评估、方案与实施;慢性阻塞性肺疾病的概述、临床表现与功能障碍、检查与评估、方案与实
施;肥胖症的概述、临床表现与功能障碍、检查与评估、方案与实施。

第一节　烧　　伤

一、概　　述

　　烧伤是指热力(火焰、热水、热蒸汽、热油、热水泥等)、电流以及化学物质和放射性物
质作用于人体皮肤、黏膜、肌肉等造成的损伤。烧伤主要是皮肤损害,严重者可伤及皮下
组织、肌肉、骨骼、关节、神经、血管甚至内脏,可发生一系列的局部和全身性反应或损伤。
由于电流、化学物质、放射线等所致的组织损伤习惯上也称为烧伤。

　　烧伤患病率:美国约 10 000/百万人口,丹麦 4140/100 万人口,我国重庆估计(5000 ~
10 000)/100 万人口。

　　病因:根据文献资料,在美国,在所有烧伤病例中,火焰伤占 44%、热液灼伤 29%、热
物体接触致伤占 8%、电击伤 6%、半流体半固体烧伤 5%、蒸汽伤 4% 以及化学伤 4%。我
国肖红等在 2000 年对 17 339 例烧伤原因分析时发现,热力(包括热液、蒸汽、火焰、炽热
金属液体或固体)所致烧伤占 89.11%,电击伤为 7.24%,化学烧伤为 2.68%,热挤压伤
为 0.89%。热力烧伤中又以热液烫伤为主,占 49.31%。余发强等 2000 年报道,热液烧
伤占 1266 例烧伤患者中的 53.26%,火焰烧伤占 33.89%,化学烧伤占 2.69%,电烧伤占
4.34%,其他类烧伤占 5.92%。

　　据中国中西医结合学会烧伤专业委员会 2006 年资料,我国每年大约有 350 000 例烧伤
患者需住院治疗,其中 90% 以上为大面积烧伤,伤后存活率可高达 99%。但由于伤后瘢痕
增生、挛缩等影响,大部分烧伤者会遗留各种功能障碍,需进行康复治疗。据统计,至少有
1/3 的烧伤者由于瘢痕增生而发生不同程度的功能障碍和毁形,如肌腱挛缩、关节脱位、
运动功能障碍、职业、心理障碍等。这不仅增加了治疗费用,而且导致生活质量的降低。导
致这些障碍的最主要原因为烧伤后的肿胀、疼痛、瘢痕增生、挛缩、制动等。及时地开展康复

治疗有利于这些症状的控制、缓解或消除,最大限度地减轻这些症状的影响,同时促进肢体功能的恢复,提高生活自理能力和职业能力,促进烧伤患者重新参与社会生活。

作业治疗在烧伤康复治疗中发挥十分重要的作用,作业治疗主要通过压力治疗控制烧伤后瘢痕增生、减少瘢痕所导致的关节挛缩与变形;应用矫形器预防瘢痕挛缩、保持关节功能、预防畸形;通过 ADL 训练促进烧伤患者生活独立;通过职业训练促进再就业,使患者平等地参与社会生活;通过功能性活动治疗改善肢体功能、提高手的灵活性、肢体的协调、改善心理状态、促进重返社会等。

二、临床表现及功能障碍

1. 运动功能障碍　是烧伤后最常见、对患者影响最大的障碍,根据烧伤部位和程度的不同可表现为关节活动障碍、肌力减退、平衡协调障碍、步行障碍、手功能障碍等。造成以上障碍的可能原因有:肿胀、疼痛、瘢痕增生、挛缩、畸形、长期制动等。

2. 生活自理能力障碍　常表现为步行能力障碍、进食、穿衣、如厕、洗澡、个人卫生等活动障碍。主要原因为瘢痕增生、关节挛缩、肢体畸形等。

3. 感觉障碍　表现为感觉减退、疼痛、瘙痒等。感觉障碍程度与烧伤深度和瘢痕增生程度有关,主要原因为神经末梢破坏、瘢痕增生等。

4. 工作能力障碍　表现为工作能力下降,甚至完全不能参加工作。主要原因为运动功能障碍、容貌受损、心理障碍等。

5. 心理障碍　表现为烦躁、焦虑、抑郁、性格改变等,心理障碍与烧伤程度、功能障碍程度、家庭支持等因素有关。

6. 社会参与障碍　表现为不合群、不愿意参加社会活动、甚至不愿外出等,与运动障碍、容貌损害、生活自理能力障碍、工作能力障碍、家人及社会支持等因素有关。

三、检查与评估

(一) 临床评定

烧伤后临床评定主要指烧伤面积、深度、严重程度等方面的评定。由于烧伤的深度与是否需要进行压力治疗有关,本节仅对烧伤深度评定进行介绍,其他内容详见《外科学》相关内容。

1. 烧伤深度的评定　常采用三度四分法。

(1) Ⅰ度烧伤:伤及表皮,局部出现红斑,轻度肿胀,表面干燥,有疼痛和烧灼感,皮肤温度稍高。因生发层健在,再生活跃,2～3 天后症状消失,3～5 天脱屑痊愈,不留瘢痕,不需压力治疗。

(2) 浅Ⅱ度烧伤:伤及整个表皮直到生发层,出现较大水疱,渗出较多,去表皮后创面红肿、湿润,剧痛,感觉过敏,皮肤温度增高。由于生发层部分损伤,上皮的再生有赖于残存生发层及皮肤附件。若无感染或受压,1～2 周左右愈合,无瘢痕,有色素沉着,不需压力治疗。

(3) 深Ⅱ度烧伤:伤及真皮深层,水疱较小,去表皮后创面微湿,浅红或红白相间,可见网状栓塞血管,感觉迟钝。因残留部分真皮,可再生上皮,创面可自行愈合。如无感染或受压,3～4 周愈合,形成一定肉芽组织,留瘢痕,需常规进行压力治疗。如残留上皮感染、破坏,可呈Ⅲ度烧伤表现。

(4)Ⅲ度烧伤:伤及皮肤全层,甚至皮下组织、肌肉、骨骼。创面无水疱,蜡白或焦黄,干燥,皮肤如皮革样坚硬,可见树枝状栓塞血管,感觉消失。因全层皮肤以下的损伤,创面修复依靠需依赖植皮和周围正常皮肤长入。3~5周焦痂自行分离,出现肉芽组织,愈合后往往留有瘢痕或因瘢痕增生挛缩而致畸形,需预防性加压治疗。

2. 烧伤面积的评定　烧伤面积通常指Ⅱ度以上烧伤部位的面积总和,常用评定方法有手掌法和中国九分法(具体评定方法见《外科学》)。

3. 烧伤严重程度的评定(见《外科学》内容)

(二)功能评定

包括肌力评定、关节活动度评定、手功能评定、ADL评定、职业能力评定、生存质量评定等。具体评定方法见本套教材《康复评定学》及本书相关章节。

(三)瘢痕评定

1. 主观评定　主观评定常用温哥华瘢痕量表(Vancouver scar scale,VSS)对瘢痕整体情况进行评定,应用目测类比法(VAS)对疼痛和瘙痒情况进行评定。VSS是临床上最为常用的瘢痕评定量表,主要评估瘢痕与正常皮肤的分别,内容包括色泽、血液循环、柔软程度及瘢痕厚度4项(表12-1)。

2. 客观测量　包括应用颜色辨别系统分析瘢痕的颜色,应用软组织触诊超声系统测定瘢痕的厚度,应用硬度检测系统检测瘢痕的硬度,采用激光多普勒血流测定仪测定瘢痕的血流情况等。

表 12-1　温哥华瘢痕量表(VSS)(香港版本)

检定项目	方法	分数
色泽 (pigmentation)	1. 利用硬胶片按压在瘢痕上 2. 观察瘢痕的色泽 3. 利用正常皮肤的色泽与瘢痕的色泽比较	0 = 正常颜色 1 = 浅白色或浅粉红色 2 = 深浅混集 3 = 深色
血液循环(vascularity)	1. 放开胶片 2. 观察瘢痕的血液循环程度	0 = 正常 1 = 粉红色 2 = 红色 3 = 紫色
柔软程度 (pliability)	1. 手指轻按瘢痕 2. 感觉瘢痕的柔软度	0 = 正常 1 = 柔软 2 = 有少许拉紧 3 = 有点硬 4 = 令关节弯曲,很难把关节伸直 5 = 已造成永久性软组织挛缩,例如关节畸形

续表

检定项目	方法	分数
瘢痕厚度 (height)	利用软尺或间尺度量瘢痕突出 皮肤的厚度	0 = 正常(平坦的) 1 = >0~1mm 2 = >1~2mm 3 = >2~4mm 4 = >4mm

四、方案与实施

(一) 烧伤作业治疗原则

烧伤作业治疗原则与整个康复治疗原则一致,作业治疗原则为:早期介入,全程服务;预防为主,重点突出;团队合作,全面康复。

"早期介入"指烧伤后尽早开展作业治疗服务,受伤之时起就需要作业治疗介入,而不是等到创面愈合、甚至瘢痕增生、关节挛缩后才开始进行作业治疗治疗。如烧伤早期的体位摆放、矫形器应用等在烧伤后早期就应及时跟进。"全程服务"指在烧伤治疗的全过程均进行作业治疗服务,而不是烧伤后期才进行作业治疗服务,作业治疗服务包括早期的体位、矫形器应用;中期的功能性活动、ADL训练、压力治疗;后期的职业康复、出院前准备、环境改造等;出院后的家庭康复指导、跟踪随访等。

"预防为主"指烧伤作业治疗应以预防瘢痕增生和关节挛缩为主,预防功能障碍的出现,而不是等功能障碍出现了才进行治疗,因为一旦出现了瘢痕增生和关节挛缩、脱位,其治疗十分困难,疗效也远不及早期预防。"重点突出"指烧伤后作业治疗的重点应放在控制瘢痕增生和关节挛缩、提高ADL能力和工作能力、促进患者重返社会生活等方面。

"团队合作"指作业治疗师与烧伤科医生、康复医生、其他康复治疗师、护士等专业人员紧密合作,全面考虑,共同完成。"全面康复"指烧伤作业治疗不仅针对肢体功能上的康复,更要针对心理、职业和社会功能提供全面的治疗服务。

(二) 烧伤作业治疗方法

烧伤后常用的作业治疗方法包括健康教育、体位处理、矫形器应用、压力治疗、ADL训练、功能性作业活动训练、职业训练、社会适应训练、环境改造、辅助器具选择与使用训练等。

1. 健康教育 烧伤早期就应针对患者进行烧伤康复知识教育,让患者了解伤后创面愈合过程,清楚瘢痕生长过程,对可能出现的瘢痕增生、瘙痒等症状有基本的认识,清楚治疗方法及注意事项,更重要的是让患者建立信心、积极参与康复治疗过程。

2. 体位处理 为预防瘢痕挛缩,伤后早期开始应将烧伤肢体置于对抗可能出现瘢痕挛缩的位置,如颈部烧伤应去枕仰卧位或将枕头置于颈后部而不是头部;颈后部烧伤则将枕头置于枕后部;肘部屈侧烧伤应将肘关节置于伸直位;伸侧烧伤应将肘关节置于屈曲位;屈伸侧均烧伤则应将肘关节置于功能位。全身大面积烧伤者体位摆放方法如下(图12-1)。

颈部:伸直或过伸,去枕

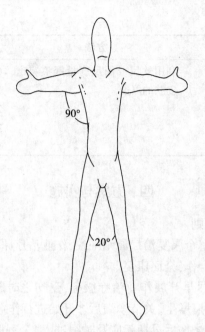

图12-1 大面积烧伤患者早期体位摆放示意图

肩关节:外展90°并外旋转

肘关节:伸直

前臂:旋后

腕手部:保护位,即腕关节背伸30°,掌指关节屈曲70°,指间关节伸展,拇指外展对
掌位。

躯干:伸直位

髋关节:外展10°,避免外旋

膝关节:伸直位

踝关节:背伸90°

3. 矫形器应用 矫形器在烧伤不同阶段均起到较好的治疗作用,早期用于保护关节
及肌腱,预防畸形,促进创面愈合,协助体位摆放;中后期用于预防及矫正畸形,扩大关节
活动范围。

烧伤后常用的矫形器包括颈托、肩外展矫形器、肘关节伸展矫形器、手保护位矫形器、
拇指外展矫形器、分指矫形器、髋关节外展矫形器、膝关节伸展矫形器、踝足矫形器等。

4. 压力治疗 压力治疗是经循证医学证实的抑制烧伤后增生性瘢痕的最有效的方
法之一,是烧伤治疗的常规方法。主要用于抑制增生性瘢痕,缓解疼痛及瘙痒症状,预防
及治疗肢体肿胀。一般来说,对于Ⅲ度烧伤及21天以上愈合的创面应进行预防性加压,
深Ⅱ度烧伤瘢痕应进行压力治疗,对已增生的瘢痕更应该及时进行压力治疗。

压力治疗的实施方法包括绷带加压和压力衣加压,绷带加压方法简便、可早期使用,
但压力大小难以准确控制,只适合暂时性使用;压力衣加压压力控制较好,穿戴敷贴,可提
供较好的压力,适合长期使用,但压力衣制作要求较高,制作过程较复杂。除压力衣及绷
带外,进行压力治疗时一般需使用压力垫以增加局部压力,应用支架保护肢体,避免长期

加压导致肢体畸形的发生。

压力治疗要应用至瘢痕成熟时为止，至少需要使用半年时间以上，一般需使用1年左右，每天除洗澡及部分治疗需解除压力外应全天加压，每日应保持23小时以上有效压力。有效的压力范围为5~40mmHg，理想的压力为24~25mmHg，接近毛细血管末端压力，但临床上一般压力衣较难达至这一压力水平，研究证实，15~20mmHg压力已可以较好地抑制增生性瘢痕。

5. ADL训练　根据烧伤者ADL评定结果、患者的需求评定结果进行针对性的ADL训练，包括床上活动、穿衣、进食、转移、如厕、个人卫生、家务活动等内容，并为有需要者制作生活自助具，如肩肘关节挛缩者可制作加长手柄的勺子协助完成进食活动，手抓握功能差者可制作加粗手柄工具、"C"形夹工具、万能袖带等自助具帮助患者完成日常生活活动。

6. 手功能训练　手部是最易发生烧伤的部位，并且手部烧伤后功能影响也最为明显，因此烧伤后手功能训练十分重要，治疗方法包括压力治疗、矫形器应用、功能性活动（手工艺、园艺、游戏等活动）、手法治疗等内容。

7. 功能性作业活动训练　包括生产性活动、手工艺活动、艺术活动、园艺活动、体育活动、治疗性游戏等，这些活动可提高肢体运动、感觉功能，改善疼痛、瘙痒等症状，改善心理状态，促进参与或重新社会生活。

8. 职业训练　针对职业评定结果及未来工作计划或安排，针对性地进行体能强化训练、工作强化训练、工作模拟训练、职业培训、职业指导等内容，使患者早日重返工作岗位。

9. 社会适应性训练　烧伤后因肢体功能障碍、心理障碍，加上容貌的毁损，患者往往惧怕参与社会生活，需要进行伤残适应、社会适应训练，早期可采取小组式活动和集体社会适应性训练内容，适应后进行个别性的训练。

10. 其他治疗　如辅助器具选配与使用训练、感觉脱敏训练、出院前准备、家居环境改造指导、家庭/社区康复指导等。

（三）作业治疗实施

烧伤后作业治疗应尽早开始。如条件允许，伤后在不影响抢救的情况下第一时间可以介入作业治疗。烧伤后生命体征平稳，无生命危险后即可介入，只是不同时期介入的方法不同。烧烫伤后应立刻进行冷疗，早期抬高肿胀的肢体，伤后24~72小时内即可使用矫形器将患肢（特别是手部）固定于正确的位置，早期未受伤肢体或关节进行主动活动等。不同时期作业治疗方法如下所述：

1. 早期作业治疗　受伤开始至创面愈合时期。

（1）治疗目标：预防挛缩、畸形；保持关节活动范围；促进创面愈合；减轻肿胀、疼痛。

（2）治疗方法

1）健康教育：同前述。

2）体位摆放：同前述。

3）矫形器应用：早期主要是协助体位摆放、固定和保护矫形器的应用，如肩外展矫形器（图12-2A）、手保护位矫形器（图12-2B）等。

（3）活动：视受累关节及皮肤和创面情况进行主动或被动活动，轻柔活动受累关节，保持ROM，预防挛缩及僵硬。

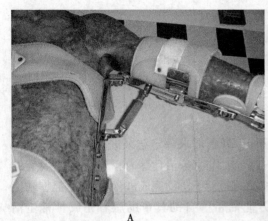
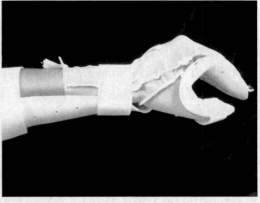

A

B

图 12-2 烧伤早期矫形器

A. 肩关节外展矫形器;B. 手保护位矫形器

2. 中期作业治疗 创面愈合至瘢痕成熟时期(伤后 1、2 个月至 1、2 年)

(1)康复目标:控制瘢痕增生;预防挛缩、畸形;保持和增加关节活动范围;增强肌力和耐力;提高生活自理能力;提高工作能力

(2)治疗方法

1)压力治疗:对于Ⅲ度烧伤或超过 3 周愈合的创面,在创面愈合后就应开始压力治疗,早期可先从每日 8 小时开始,过渡到全天加压。具体方法见本节前述内容。

2)矫形器应用:此期继续使用保护矫形器,出现关节挛缩者需要使用渐进性矫形器(图 12-3A)或动态牵伸矫形器(图 12-3B)

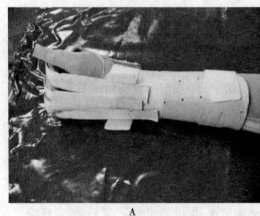
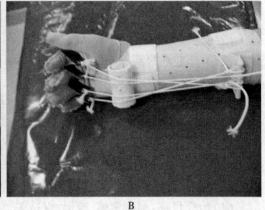

A

B

图 12-3 烧伤中期常用矫形器

A. 渐进性矫形器;B. 动态牵伸矫形器

3)功能性作业活动。

4)ADL 训练。

5)辅助器具配备及使用训练。

6)社会适应性训练。

7）职业训练：早期体能强化为主，瘢痕稳定后进行工作强化训练、工作模拟、职业培训等。

8）家庭康复指导及环境改造：包括出院前准备、家庭康复指导、环境改造等。

3. 后期作业治疗　瘢痕成熟后（伤后1、2年以上）

（1）康复目标：重返工作岗位及重新参与社会生活。

（2）作业治疗方法。

1）职业训练：职业强化、职业培训、工作安置等。

2）社会适应训练：真实社会环境下的训练。

3）继续前期治疗：如部分患者仍可能需要使用矫形器或辅助器具，部分患者还需要使用压力治疗。

五、压 力 治 疗

（一）压力治疗的概念

压力治疗（pressure therapy）又称加压疗法，是指通过对人体体表施加适当的压力，以预防或抑制皮肤瘢痕增生，防治肢体肿胀的治疗方法。该疗法是经循证医学证实的防治增生性瘢痕最为有效的方法之一，常用于控制瘢痕增生、防治水肿、促进截肢残端塑形、防治下肢静脉曲张、预防深静脉血栓等。

（二）压力治疗作用

1. 预防和治疗增生性瘢痕　通过持续加压使局部毛细血管受压萎缩，数量减少，内皮细胞破碎，从而造成瘢痕组织局部的缺血、缺氧，而缺血、缺氧又可抑制胶原纤维的产生、加速胶原纤维的降解、使胶原纤维结构重组而平行排列，从而抑制瘢痕增生和促进瘢痕成熟。

2. 控制肢体水肿　通过加压可促进血液和淋巴回流，从而减轻水肿。

3. 促进截肢残端塑形　通过适当的压力使截肢后残肢尽早塑形，以利于假肢的装配和使用。

4. 预防深静脉血栓　通过压力治疗预防长期卧床者下肢深静脉血栓的形成。

5. 防治下肢静脉曲张　通过压力治疗预防从事久坐或久站工作人群下肢静脉曲张的发生，当出现下肢静脉曲张时也可通过压力治疗改善症状。

6. 预防关节挛缩和畸形　通过控制瘢痕增生可预防和治疗因增生性瘢痕所致的挛缩和畸形。

（三）压力治疗的方法

常用的压力治疗方法包括绷带加压法和压力衣加压法，一般在使用压力衣加压前，通常使用绷带进行加压治疗。在临床工作中常需配合压力垫和支架等附件以保证加压效果。

1. 绷带加压法　指通过使用绷带进行加压的方法，根据使用材料和方法的不同，绷带加压法包括弹力绷带加压法、自粘绷带加压法、筒状绷带加压法等方法。

（1）弹力绷带加压法：主要用于早期瘢痕因存在部分创面而不宜使用压力衣者。弹力绷带为含有橡皮筋的纤维织物，可按患者需要做成各种样式。使用时根据松紧情况和肢体运动情况往往需4～6小时更换一次。开始时压力不要过大，待患者适应后再加压力,至患者可耐受为限。治疗初愈创面时,内层要敷1~2层纱布,以减轻对皮肤的损伤。

弹力绷带加压法优点为价格低廉,清洗方便,易于使用,缺点为压力大小难以准确控制,可能会导致水肿、影响血液循环、引起疼痛和神经变性。

使用方法:对肢体包扎时,由远端向近端缠绕,均匀的做螺旋形或8字形包扎,近端压力不应超过远程压力;每圈间相互重叠1/3~1/2;末端避免环状缠绕。压力以绷带下刚好能放入两指较为合适。Parks研究指出,每层缠绕在四肢的绷带可产生10~15mmHg压力,而在胸部只能达到2~5mmHg。

(2)自粘绷带加压法:用于不能耐受较大压力的脆弱组织,可在开放性伤口上加一层薄纱布后使用。主要用于手部或脚部早期伤口愈合过程中。对于2岁以下儿童的手部和脚部,自粘绷带能够提供安全有效的压力。

自粘绷带加压法的优点为可尽早使用,尤其适合残存部分创面的瘢痕;此外,可提供安全有效的压力于儿童手部或足部。缺点为压力大小难以控制,压力不够持久。

使用方法:与弹力绷带加压法基本相同,以手为例,先从各指指尖分别向指根缠绕,然后再缠手掌部及腕部,中间不留裸区以免造成局部肿胀,指尖部露出以便观察血运情况。

(3)筒状绷带加压法:用于伤口表面可承受一定压力时,弹力绷带和压力衣之间的过渡时期。这种绷带为长筒状,有各种规格,可直接剪下使用,根据选择尺寸不同,提供不同的压力。

具有使用简便、尺寸易于选择等特点,尤其适于3岁以下生长发育迅速的儿童。单层或双层绷带配合压力垫可对相对独立的小面积瘢痕组织起到较好疗效。缺点为压力不易控制、不持久,不适合长期使用。

(4)硅酮弹力绷带法:硅酮和压力治疗是目前公认的治疗烧伤后增生性瘢痕的有效方法,因此,有人将两者结合使用。现已有成品销售,使用更加方便。国内学者报道弹力套与硅凝胶合用比单独使用任何一种的效果更好,疗程明显缩短,使用更方便,而且对不宜长期使用加压疗法者更具有优越性。而中国香港及国外地区一些研究未发现两者结合使用优于单一疗法的证据。

2. 压力衣加压法　通过制作压力服饰进行加压的方法,包括成品压力衣加压法和量身定做压力衣加压法。

(1)成品压力衣加压法:可通过使用购买的成品压力衣进行压力治疗。如选择合适,作用同量身定做的压力衣。国内已有生产厂家进行成品压力衣的生产和销售。

优点为做工良好,外形美观,使用方便及时,不需量身定做,适合不具备制作压力衣条件的单位使用。缺点为选择少,合身性差,尤其是严重烧伤肢体变形者难以选择适合的压力衣。

(2)量身定做压力衣加压法:利用有一定弹力和张力的尼龙类织物,根据患者需加压的位置和肢体形态,通过准确测量和计算,缝制成头套、压力上衣、压力手套、压力肢套、压力裤等使用。

优点为压力控制良好、穿戴舒适、合身。缺点为因制作程序较复杂、需时长、制作成本高,外形通常不如成品压力衣美观。

(3)智能压力衣加压法:智能压力衣是目前较新的压力衣制作方法,在港台地区已应用于临床。智能压力衣也属于量身定做压力衣的一种,但制作工序已智能化,应用专门的制作软件及硬件进行制作。

除了具有量身定做压力衣的优点外,还具备制作方便、节省制作时间以利于早期使用、合身性更佳、外形美观等优点。缺点为制作成本高,价格较贵。

3. 压力面罩加压法　由于头面部形状不规则,眼睛周围、口周、鼻周等部位难以加压力,绷带无法使用,压力衣(压力头套)对眼周、口周加压效果不佳,近年出现通过压力面罩加压方法。

(1)低温热塑板材压力面罩:应用无孔低温热塑板材直接在头面部制作的压力面罩,取型方法同矫形器,取型后割出眼、口等位置,使用弹性带(橡皮筋带)固定于头部。

优点:操作较简单,可对口周、眼周施加有效压力;缺点:透气性差,相对于高温材料美观性稍差。

(2)透明压力面罩:使用特殊材料透明高温板材制作的压力面罩,制作方法同高温板材矫形器,利用石膏、牙科取型粉制出面部形状的阴模,封好口鼻位置,灌石膏制作阳模,修模,将加热的高温材料在石膏阳模上成型,修改、加弹性带子固定。

优点:可对口周、眼周施加有效压力,美观性较好;缺点:透气性不佳,制作技术要求较高,制作过程复杂。

4. 附件的应用　在进行压力治疗时往往需要配合使用一些附件以保证加压效果,同时尽量减少压力治疗的不良反应。

(1)压力垫:是指加于压力衣或绷带与皮肤表面之间,用以改变瘢痕表面的曲度或填充凹陷部位,以集中压力在所需要的部位的物品。由于人体形状不规则,为了保持凹面或平面瘢痕均匀受压或增加局部压力,需在穿着压力衣时配置压力垫以达到更好的治疗效果。压力垫常用的材料有海绵、泡沫、塑性胶、合成树脂、合成橡胶、热塑板等。

(2)支架:是用硬的热塑材料或其他材料制成的支托架,置于压力衣或绷带下面,用于保持肢体的正常形态以预防应用压力治疗引起的畸形。常用于保护鼻部、前额、双颊、耳廓、鼻孔、掌弓等易受损伤或易变形的部位不受长期加压而损害。支架常用材料为低温热塑材料。

(四) 压力治疗的原则

进行压力治疗应遵循以下基本原则:

1. 早期应用的原则　压力疗法应在烧伤创面愈合后尚未形成瘢痕之前就开始。有研究指出,加压治疗开始时间越早,其治疗和预防效果越好。一般10天内愈合的烧伤不需使用压力疗法;10~21天愈合的烧伤应预防性加压包扎;21天以上愈合的烧伤必须进行预防性加压包扎;已削痂植皮的深Ⅱ度、Ⅲ度烧伤应预防性加压包扎。

2. 合适的压力/有效压力　理想的压力为24~25mmHg(有效压力10~40mmHg),接近皮肤微血管末端之压力,若压力过大,皮肤会缺血而溃疡,压力过小则无法达到治疗效果。四肢压力可大一些,躯干压力过大会抑制肺扩张,影响呼吸。头面部、儿童压力应小些。一般单层压力衣最多只能达到20mmHg左右压力,要达到足够的压力必须用双层或加压力垫。研究表明,临床上使用10%缩率的压力衣,内加9mm的压力垫可取得较为理想的效果。

有效的压力是指在不同体位或姿势下,压力始终保持在有效范围。如腋下为最易发生瘢痕严重增生的区域,当上肢自然下垂或肩关节活动时,作用在腋部的压力会明显下降,因此需要应用"8"字带来保证活动时有足够的压力。此外,文献指出,压力衣使用一个月后,压力会下降50%,所以应定期调整,保证有足够的压力。

3. 长期使用　长期使用指压力治疗应持续到瘢痕成熟时为止。从创面基本愈合开始,持续加压至瘢痕成熟,至少需半年到一年时间,一般需1~2年,严重者甚至需应用压力治疗3~4年时间。另外长期使用也指每天应用的时间长,每天应保证23小时以上有效压力,只有在洗澡时才解除压力,每次解除压力时间不超过30分钟。

(五) 压力治疗的适应证与禁忌证

1. 压力治疗的适应证

(1)增生性瘢痕:适用于各种原因所致的瘢痕,包括外科手术后的瘢痕和烧伤后的增生性瘢痕。

(2)水肿:适用于各种原因所致肢体水肿,如外伤后肿胀,偏瘫肢体的肿胀,淋巴回流障碍导致的肢体肿胀,下肢静脉曲张性水肿,手术后的下肢肿胀,乳癌根治术后上肢肿胀等。

(3)截肢:用于截肢残端塑形,防止残端肥大皮瓣对假肢应用的影响。

(4)预防性治疗

1)烧伤:预防烧伤后21天以上愈合的创面发展成增生性瘢痕及预防瘢痕所致的关节挛缩和畸形。

2)长期卧床者:预防下肢深静脉血栓的形成。

3)久坐或久站工作者:预防下肢静脉曲张的发生。

2. 压力治疗的禁忌证

(1)治疗部位有感染性创面:此时加压不利于创面的愈合,甚至会导致感染扩散。

(2)脉管炎急性发作:因加压加重了局部缺血,使症状加重,甚至造成坏死。

(3)下肢深静脉血栓:加压有使血栓脱落的危险,脱落栓子可能导致肺栓塞或脑栓塞,造成严重后果。

(六) 不良反应及处理

压力治疗过程中可能会出现部分不良反应,尤其是在压力应用之初和运动量较大时,但通常不影响压力治疗的应用。常见的不良反应包括:

1. 皮肤损伤　绷带或压力衣可对瘢痕造成摩擦,导致皮肤损伤,还会出现水疱和局部溃烂,尤其是新鲜瘢痕。处理方法:可在绷带或压力衣下加一层纱垫,四肢可用尼龙袜做衬,减少压力衣和皮肤之间的摩擦,出现水疱后,抽出其中液体,涂以甲紫。只有破损严重或创面感染时才解除压力。

2. 过敏　一小部分人可能对织物过敏,发生皮疹或接触性皮炎。可加一层棉纱布进行预防,过敏严重者可考虑其他方法。

3. 瘙痒加重　尤其在起始的1~2周。可能与织物的透气不良、皮肤出汗、潮湿、化学纤维的刺激有关。一般无须特殊处理,瘙痒可在压力作用下减轻。

4. 肢端水肿　主要因近端使用压力而导致肢体远端血液回流障碍,造成远端肢体水肿,如压力臂套可导致手部肿胀。处理方法:如近端压力较大,远端亦应加压治疗,如穿戴压力手套或压力袜。

5. 发育障碍 偶见于儿童,国外及中国香港均有压力治疗影响儿童发育的报告,如颌颈套引起下颌骨发育不良而后缩。此外,如压力使用不当(如未使用支架保护)可引起手部掌弓的破坏、鼻部塌陷、胸廓横径受损出现桶状胸等。处理方法:预防为主,使用压力垫和支架保护易损坏部位,如鼻部、耳部、手部等。

(七)压力治疗应用注意事项

1. 应用前解释说明 应用前解释说明对患者能否坚持应用压力治疗和是否正确应用压力治疗相当重要。临床实践证明,使用压力治疗的最初两周关系到患者能否坚持正确应用压力治疗,因此使用前的解释说明非常重要。治疗师应深入向患者讲解瘢痕的发生发展过程、压力治疗的作用、效果、长期使用的原因和不使用压力治疗的可能后果。因压力治疗早期可能会引起部分不适,如发生水疱、皮肤破损、瘙痒等,但两周后以上情况会好转,除控制瘢痕外,压力治疗还有一定的止痒作用,如果患者前两周能坚持压力治疗,一般都能坚持完整个治疗过程。

2. 压力衣应用注意事项

(1)设计制作注意事项

1)所有瘢痕都应被压力衣覆盖,至少在上下 5cm 范围。

2)若瘢痕位于关节附近或跨关节,压力衣应延伸过关节达到足够长度,这样既不妨碍关节的运动,又不致压力衣滑脱。

3)在缝制过程中,应避免太多的接缝;另外,在特定区域加双层及使用尼龙搭扣固定等方法可减少压力衣的牵拉能力。

4)若皮肤对纯合成的弹力纤维材料过敏而不能穿戴时,应考虑换用其他材料或方法。

(2)穿戴注意事项

1)未愈合的伤口,皮肤破损有渗出者,在穿压力衣之前,应用敷料覆盖,避免弄脏压力衣。

2)为了避免瘢痕瘙痒和搔抓后引起皮肤破损等问题,穿压力衣之前可用油膏和止痒霜剂、洗剂擦洗。对于多数人而言,适当的压力可明显减轻瘢痕处的瘙痒。

3)穿戴压力衣期间极个别的可能有水疱发生,特别是新愈合的伤口或跨关节区域,可通过放置衬垫材料进行预防。如果发生了水疱,应保持干净并用非黏性无菌垫盖住。只有在破损后的伤口过大或感染时才停止使用,否则应持续穿戴压力衣。

4)在洗澡和涂润肤油时,可除去压力衣,但应在半小时内穿回。

5)每个患者配给 2~3 套压力衣,每日替换、清洗。

6)穿脱时避免过度拉紧压力衣。先在手或脚上套一塑料袋,再穿戴上肢部分或下肢部分会比较容易。

(3)保养注意事项

1)压力衣应每日清洗以保证足够的压力。

2)清洗前最好浸泡 1 小时,然后清洗。

3)压力衣应采用中性肥皂液于温水中洗涤、漂净,轻轻挤去水分,忌过分拧绞或用洗衣机洗涤。

4)不可机洗,如必须用洗衣机洗涤时应将压力衣装于麻织品袋内,避免损坏压力衣。

5)压力衣应于室温下自然风干,切勿用熨斗熨干或直接暴晒于日光下。

6)晾干时压力衣应平放而不要挂起。

7)定期复诊,检查压力衣的压力与治疗效果,当压力衣变松时,应及时进行压力衣收紧处理或更换新的压力衣。

3. 绷带加压注意事项

(1)绷带缠绕应松紧适宜,压力大小均匀,远端压力不应高于近端。

(2)及时更换及清洗绷带以保证需要的压力。一般绷带使用4小时内应重新缠绕或更换。

(3)注意观察肢体血运情况,避免压力过大影响肢体血液循环。

4. 压力面罩加压注意事项

(1)确保压力面罩合体:由于压力面罩较硬,稍不合体就会造成局部压力过大或过小,导致皮肤损伤或达不到治疗效果。

(2)定时清洗:由于透气性不佳,穿戴后要及时清洗以免出现异味。

(3)定时解除压力:每穿戴压力面罩2小时后应解除压力几分钟并清洗面罩,以保护面部皮肤,避免因面罩透气性不佳、汗液聚集造成皮肤损害。

5. 压力垫和支架应用注意事项

(1)压力垫应覆盖所要加压的整个瘢痕组织,包括瘢痕组织外3~5mm。

(2)压力垫不宜过大,过大则不能建立需要的曲度。瘢痕面积较大时可进行分区处理,优先处理影响关节活动的区域和增生明显的瘢痕。

(3)靠近关节的压力垫应结合动力因素进行处理(如表面割出"V"形),以保证不影响关节活动和在关节活动时仍保证足够的压力。

(4)压力垫应定期清洁,保持局部卫生。一般同样的压力垫需要有两套。

(5)确保穿戴位置正确。因压力垫通常不易穿戴,在穿戴过程中易错位,穿戴位置不合适容易引起局部不适。

(6)支架应光滑服贴,不应产生局部压迫,必要时可加用衬垫。

6. 定期检查和调整 应定期检查和调整压力衣、压力垫和支架以确保安全和保证压力在有效范围,出现过松或过紧情况应及时找治疗师调整。

7. 压力治疗应配合其他治疗共同应用 如矫形器、功能性活动、牵伸、手术等。主动活动对维持关节活动是十分必要的,穿戴压力衣可进行一般性活动但不能进行剧烈运动。

六、案例分析

1. 基本情况 伍某,女,30岁,煤气爆炸致全身95%面积烧伤伤后外院急救并进行多次植皮手术,2个月后入住康复中心。入院情况:全身存在约10%散在未愈合创面,余处创面已愈合,瘢痕颜色红、质软、微高出皮面。由于伤后一直卧床,未坐起及使用轮椅,所以全身关节活动范围明显受限,以肩关节、肘关节、腕关节、掌指关节、膝关节、踝关节活动受限明显。

2. 功能评定 入院第二天行作业评定:①ADL能力评定;②手上肢功能;③瘢痕情况;④娱乐休闲情况;⑤工作;⑥需求评估;⑦生存质量评定。

3. 治疗方案　①宣教(患者及家属烧伤康复知识教育);②体位摆放指导;③矫形器应用(臂外展矫形器、夜用手保护体矫形器、日用掌指关节屈曲动态矫形器);④压力治疗(量身定做全身压力衣两套,全天穿戴);⑤活动:先逐渐抬高床头,一周内完成床上坐位,两周可坐轮椅到治疗室治疗,床边各关节主动、被动活动(主动为主,被动后必须进行主动活动),功能性活动(拿较大物品至不同位置);⑥轮椅及生活自助具配制(长柄进食辅助器具,以后视功能情况配备刷牙自助具、洗澡自助具等);⑦ADL 训练(进食、穿衣等)。

经系统治疗 4 个月出院,患者出院时患者生活完全自理;手功能正常(但存在双小指 MP 过伸畸形);全身瘢痕控制良好并稳定(尚未成熟),可自行压力治疗及各日常基本治疗活动;可参与基本的社区活动和休闲活动。出院后半年重返教师岗位。

第二节　冠 心 病

一、概　　述

冠状动脉粥样硬化性心脏病(简称冠心病)是导致人类死亡和残疾的最常见原因之一。随着冠心病的发病率在全世界范围内呈逐年上升的趋势,以及由于急救医学和临床医学水平的不断提高,更多冠心病患者的生命得以挽救和长时间保留,使得冠心病的康复成为全球重点关注与发展的内容。

冠心病康复通常需要多学科成员组成的团队参与,医生、护士、作业治疗师、物理治疗师、运动生理学家、营养师、社会工作者均在冠心病康复中发挥作用。作业治疗师主要通过评估和分析冠心病患者的日常生活活动,帮助其改良他们先前需要进行和乐于进行的活动,使其能够安全地继续从事该类活动,拥有积极的、有意义的、高质量的生活。

(一) 定义

冠心病是由于血脂增高、血管壁损伤等原因,导致冠状动脉壁脂质沉积形成粥样硬化斑块,再在粥样硬化斑块的基础上逐渐形成血栓,造成冠状动脉狭窄、阻塞,引起心肌缺血甚至坏死的心血管疾病。

(二) 流行病学

美国心脏协会 2005 年报告称:心脏疾病是美国首位的死亡原因,在所有死亡人员中,41% 是由心脏动脉疾病引起,大约有 5700 万或占美国人口 45% 的人患有不同类型的心脏动脉疾病。在中国,根据北京市卫生局发布的《2010 年北京市居民死亡原因分析》报告,在北京居民的死亡原因中,心脏病占第 2 位。

(三) 危险因素

有十项危险因素,包括年龄、性别、家族史、吸烟、高胆固醇、高血压、肥胖、糖尿病、心理压力、长期伏案的生活方式,可以增加罹患心脏动脉疾病的机会,其中,前三项为不可控的危险因素。随着年龄的增加,患心脏病的风险增加。男性心脏病发病年龄较女性提前十年,但女性随着更年期的临近,心脏病的风险逐渐增加,并一直持续到 70 岁,且发病率超过男性。在直系亲属中,如有男性在 55 岁之前发病,女性在 65 岁之前发病,风险增加;有兄弟姐妹发生心脏病者,其心脏病发生率较没有兄弟姐妹发生心脏病者增加 3~4 倍。

二、临床表现及功能障碍

(一) 心绞痛
是冠心病的主要临床表现。心绞痛是指心前区出现压迫、缩窄、烧灼性疼痛,可以向左上肢内侧、左颈部、下颚、上腹部等部位放射,持续时间一般为数分钟,很少超过 25~30 分钟。常见的诱因为用力、情绪激动、劳累等。去除诱因或服用药物后,疼痛往往可以突然缓解。

(二) 乏力、心慌、胸闷、甚至呼吸困难
心功能不全患者,会明显地出现此类临床表现。

(三) 肌力、体能、耐力的降低
可能是骨骼肌血流灌注减少的结果。

(四) 日常生活活动能力下降
由于疼痛或虚弱,患者可能不能完成需要高举上肢过头的活动,如脱套头衫,取高处橱柜中的物品等。出于担心或恐惧,患者可能会有意识地停止某些活动。

(五) 工作能力下降
患者可能因为疼痛、虚弱或工作任务所需耗能超过了安全限制等原因,不能继续从事先前的工作。

(六) 精神、心理异常
患者可能因为疼痛、虚弱,害怕死亡而出现压抑、焦虑情绪以及无望、无助感。

三、检查与评估

(一) 心血管的一般功能
主要包括血压、心率和脉搏。

(二) 肌力、体能、耐力
患者常出现肌力与体能有所下降,精细运动与灵活性减低,容易疲劳等情形。

(三) 心电运动试验
以评估患者的心肺功能状态,并确定相对安全的运动或活动水平。常用的运动试验方法有心电监护下的运动平板试验和功率自行车试验。

(四) 日常生活活动能力
通常采用 Barthel 指数和功能独立性测定量表进行评定。

(五) 工作分析与能力评定
可以将根据心电运动试验的结果所确定的相对安全的运动或活动水平,与特定工种所需的能量消耗水平进行比较,以评定患者是否具备安全从事某种工作活动的能力。表 12-2 是美国心脏协会在 1989 年发表,后来为世界卫生组织所推荐的某些工作活动所需的能量消耗情况。

表 12-2　某些工作活动所需的能量消耗

工作活动	能量需求		
	kJ/min	kcal/min	METs
面点店的一般活动	11.7	2.8	2.3
装订书籍	11.7	2.8	2.3
木工的一般活动	15.9	3.8	3.2
女侍者、保姆	11.7	2.8	2.3
室外建筑工人	25.1	6.0	5.0
电工:铅管内铺线	15.9	3.8	3.2
农民:捆草、清扫谷仓	36.8	8.8	7.3
放牧家畜	15.9	3.8	3.2
驾驶收割机/拖拉机	11.7	2.8	2.3
饲养动物	18.4	4.4	3.7
救火队员	20.9	5.0	4.2
林业:用斧伐木(快速地)	79.5	19.0	15.8
剥树皮	23.0	5.5	4.6
搬运木头	50.2	12.0	10.0
放平木头	36.8	8.8	7.3
机械加工(用机器)			
加工金属板	11.7	2.8	2.3
操纵车床	14.6	3.5	2.9
操纵冲压机	23.0	5.5	4.6
水泥工、混凝土工	32.2	7.7	6.4
搬运工、推重物(>75kg)	32.2	7.7	6.4
操纵大功率设备	11.7	2.8	2.3
园林工	20.9	5.0	4.2
养路工	27.6	6.6	5.5
修鞋匠	11.7	2.8	2.3
用铁锹挖沟	39.3	9.4	7.8
坐位:轻工作(集会/准备、办公室/接电话、驾驶汽车等)	7.1	1.7	1.4
	11.7	2.8	2.3
缝纫工作:一般的	11.7	2.8	2.3
紧急的	18.4	4.4	3.7
打字、修表	7.1	1.7	1.4
步行(5km/h)	16.3	3.9	3.3
轻松漫步或站立,负重<25kg	20.9	5.0	4.2
漫步或站立,负重29~40kg	23.0	5.5	4.6
漫步或站立,负重50~74kg	29.7	7.1	5.9

┌───┐
　知识链接 ↘

代谢当量(MET)

代谢当量(metabolic equivalent,MET)是指在安静状态下,机体每分钟每千克体重的耗氧量。1MET = 3.5ml/(kg·min)。

MET 值既可以用来反映心脏功能水平及运动能力,也可以用来表示康复方案中的运动或活动强度。
└───┘

(六)精神与心理方面

可以根据患者的具体情况进行选择性评定。常采用焦虑或抑郁自评量表,以评定患者有无焦虑或抑郁情形。

四、方案与实施

(一)治疗目标

冠心病的作业治疗可分三个时期进行。

1. Ⅰ期　是指发生急性心肌梗死,接受冠状动脉旁路移植术或经皮冠状动脉腔内成形术,或不稳定心绞痛患者的整个住院时期。此期的治疗目标主要为:预防由于卧床带来的肌肉力量丢失;通过检查和评估患者的功能性活动能力,确定患者适当的家居活动;教育患者个人存在的风险因素,并教授降低这些风险的办法。

2. Ⅱ期　是指自患者出院起,至病情稳定性完全建立为止的一段时期,通常为 5~6 周的时间。此期的治疗目标主要为:在安全限度内,逐步恢复患者包括轻度家务劳动、娱乐活动在内的一般性的日常生活活动能力。

3. Ⅲ期　是指病情处于稳定状态的时期。康复对象主要包括陈旧性心肌梗死、稳定型心绞痛、隐匿性冠心病、冠状动脉旁路移植术和经皮冠状动脉腔内成形术后的人群。此期的治疗目标主要为:在安全限度内,全面提高患者的运动与活动能力;控制和改善冠心病的危险因素;尽可能恢复患者病前的生活和工作;提升患者的生活质量。

(二)治疗时机(Ⅰ期)

在过去 8 小时内,没有新的/再发的胸痛,没有新的明显的心律失常或心电图改变,肌酸激酶和(或)肌钙蛋白水平没有升高,没有出现新的心力衰竭失代偿征兆(静息时呼吸困难伴湿啰音)。

(三)可继续进行活动的指征

在康复进程中,当患者活动后出现以下反应,可继续进行活动:适量的心率增加;与静息时相比,收缩压增加 10~40mmHg;心律监测没有新的心律失常或 ST 段改变;没有心悸、呼吸困难、过度疲乏、胸痛等症状出现。

(四)须停止活动的指征

在康复进程中,当患者活动后出现下列情况时,须立即停止活动:舒张压 >110mmHg;收缩压下降 >10mmHg;明显的室性、房性心律失常;二度或三度房室传导阻滞;不能耐受运动的症状体征,包括心绞痛、明显气短、心电图缺血改变。

(五)治疗方法

1. Ⅰ期　刚开始的治疗是一对一的形式,以便于作业治疗师可以通过面谈了解患者的生活方式,并评估患者对于运动或活动的心血管反应。运动或活动需要在心电监护下进行,并记录心率、血压、运动心电图变化和症状。

(1)适当的运动和(或)活动:具体的内容可以是:

第一天:充分床上休息后,下床到椅子上,床边大小便。

第二天:例行第一天活动,坐位下,轻微的柔韧性活动,房间内走步。

第三天:站立位下,轻微的柔韧性活动,大厅内行走5～10分钟,2～3次。

第四天:站立位下,轻微的柔韧性活动,大厅内行走5～10分钟,3～4次。

随着患者的能力进展,运动或活动的时间可以逐渐增加,活动的内容可以参考表12-3。

表12-3　适用于Ⅰ期心脏康复的活动

活动	方法	MET	平均反应心率
如厕	便盆	1～2	比休息时每分钟增加5～15次
	尿壶(床上)	1～2	
	尿壶(站立)	1～2	
洗澡	床上洗澡	2～3	比休息时每分钟增加10～20次
	盆浴	2～3	
	淋浴	2～3	
走路	平坦路面:		比休息时每分钟增加5～15次
	每小时2英里(3.2km/h)	2～2.5	
	每小时2.5英里(4.0km/h)	2.5～2.9	
	每小时3英里(4.8km/h)	3～3.3	
上体运动	站立时:		比休息时每分钟增加10～20次
	上肢运动	2.6～3.1	
	躯干运动	2～2.2	
腿部体操		2.5～4.5	比休息时每分钟增加15～25次
爬楼梯	1层楼=12个台阶:		
	下1层楼	2.5	比休息时每分钟增加10次
	上1～2层楼	4.0	比休息时每分钟增加10～25次

(2)危险因素的教育:针对患者个人存在的危险因素进行教育,并教授降低这些危险因素的办法。

2. Ⅱ期　每一个患者在出院前,都要给予其一个个性化的家居康复治疗方案,内容包括活动和运动指引;活动或任务简化;性生活指导;运动不耐受的症状和体征等。方案尽量与患者的生活方式相适应。如果可能,最好在开始前,给患者做个心电运动试验,然后,依据试验结果制订运动或活动方案。

(1)心肌梗死患者的家居作业训练方案:心肌愈合大约需要4～8周时间,在这一时期,患者的活动通常被限制在2～4MET的范围。重点解释可以增加心脏压力和负荷的活动或任务(弯腰用力、上肢上举过头)的简化方法。当患者能够快步走或爬两层楼梯(接近5MET)而没有不耐受的症状时,他们就能够重新恢复性生活。由于某些心脏药物可能对患者的情绪、性功能和个人意愿产生重要影响,所以,当患者的情绪、性能力和个人意愿在心脏病事件后发生改变时,应该告知他们与医生联系,考虑更换新药。告知患者,当出现下列运动不耐受的症状与体征时,应立即停止活动:胸痛或疼痛放射到牙齿、颌部、耳朵或上肢;呼吸短促、运动性疲劳;轻度头痛或头晕;反胃或呕吐;1~3天内体重不寻常地增加3~5磅(1.4~2.3kg)。

(2)冠状动脉旁路移植术后患者的家居作业训练方案:在术后2~5周进行运动试验,根据运动试验的结果给患者提供安全的运动和活动。因为胸骨被打开,需要告知患者,在术后6~12周内,避免提举和推拉10磅(4.5kg)以上的物件,尤其是身体侧方的提举和拉的动作;端起一个重的水瓶或咖啡壶时,要用双手端起,一只手托住底部,一只手抓住把手。告知主诉有咔嗒声的患者,避免引起咔嗒声的活动并禁止上肢的任何运动。性生活时,宜采取侧卧位或面对面的椅上坐位,以避免对胸骨造成的压力。

(3)经皮冠状动脉腔内成形术后患者的家居作业训练方案:心电运动试验可以早至术后2~3天,但常规是在术后2~5周进行,6个月时重复。一方面评估患者能够耐受的运动水平,另一方面判断有无血管再狭窄。已有非常大量的研究结果表明:有氧运动对大多数与心脏疾病有关的危险因素有积极的影响。所采用的运动形式,应该是患者有兴趣参与的、能够完成和坚持的,如果患者喜欢散步,可以建议其在商场散步、运动平板上行走、户外散步等。在腹股沟处行导管穿刺者,应在穿刺部位已基本愈合后,再开始下肢运动。如果患者吸烟,要劝其戒烟,必要时,将其转至戒烟门诊。

3. Ⅲ期 程序性治疗一般为2~3个月,自我锻炼应该持续终身。具体的治疗方法应依据个体的实际情况而定,在治疗内容的选择上,需充分考虑并尊重其兴趣、爱好、特长、生活习惯等因素,以促进其拥有健康、平衡、高质量的生活。

(1)增加患者的体能与耐力:根据运动试验的结果,提供在安全限度内的不同内容与强度(MET)的活动,活动的形式可以是个人性的,也可以是小组性的。活动的内容可以参见表12-4~表12-6。

表12-4 家居性活动的代谢当量

MET	活动内容
1.0~2.5	拖地、去尘、直起身、取食、布置餐台、缝纫和编织、将食品之类的杂货放回原处、整理床铺、安静地站起、用驾驶型的割草机修整草坪、性生活、穿脱衣物、睡觉、看电视、洗碗
2.6~4.0	照顾孩子、洗澡、洗漱、散步、跑步、与孩子中等强度的玩耍、平常的家居清洁、下楼、打扫车库、耙草、提15磅(6.8kg)重物步行
>4.0~6.0	擦窗子、用力移动家具、跪着擦地板、清理下水道、刷外墙漆、粉刷和给室内贴墙纸、除草
>6.0~10.0	提着杂物上楼、从盒子中搬出家用品、每分钟铲土超过16磅(7.3kg)、负重50~74磅(22.7~33.6kg)站立或行走

表 12-5　休闲和娱乐活动的代谢当量

MET	活动内容
1.0 ~ 2.5	乘坐动力船、乘船钓鱼、用气泵充气、打字、使用电脑进行轻度的办公室工作、打牌、弹钢琴、使用缝纫机、坐着学习、读书、写字
2.6 ~ 4.0	栽秧、打鼓、喂小型的农场动物、站着捆扎小到中等的盒子、站着工作的酒吧招待、院中散步
>4.0 ~ 6.0	铺地毯或地砖、缓慢地劈木材、干农活、喂牛、木匠活、打磨家具表面、筑路、提重物
>6.0 ~ 10.0	干农活、捆干草、用混凝土涂抹墙壁、移动重物、携带消防水带的消防员

表 12-6　锻炼和体育运动的代谢当量

MET	活动内容
1.0 ~ 2.5	慢速度的散步、抛接篮球或足球
2.6 ~ 4.0	极轻负荷的功率自行车、提举轻到中度的物件、中等速度的散步、牵伸运动、瑜伽、水中有氧运动
>4.0 ~ 6.0	骑车 10.0 ~ 11.9 英里/小时（16.0 ~ 19.0km/h）、躲避球、跳房子、有氧舞蹈、中等费力的活动
>6.0 ~ 10.0	5 ~ 6 英里/小时（8 ~ 9.6km/h）的跑步、打篮球、跳绳、竞走、中等速度游泳、中等速度的骑车[>12 英里/小时（19.2km/h）]

（2）增加柔韧性的活动：柔韧性差会导致日常生活能力的下降，增加腰背痛的危险。需以缓慢、可控的方式进行，并逐渐增加活动范围。建议每周 2 ~ 3 天，活动范围力求达到产生轻度不适感，但无疼痛，并保持该体位 30 ~ 90 秒，期间保持正常呼吸。

（3）压力管理的指导和训练：由于疼痛、虚弱和对生命安全的担心，患者常承受很大的心理压力，甚至产生焦虑和压抑情绪。指导和训练患者采用腹式呼吸方法；将注意力集中于安慰性的事实或想象；对活动水平的自我监测；突发心脏问题的应急处理等技术，利于舒缓压力，减轻焦虑与压抑。

（4）体重控制与管理：冠心病患者通常伴有肥胖，而肥胖本身又是导致或加重冠心病的重要因素，因此，有必要对冠心病患者实施体重控制与管理计划。干预办法主要包括增加运动，配合饮食和行为干预。具体方法请参见本书的第十二章第四节。

（5）提供辅助用具及必要的日常生活指导和训练：部分冠心病患者可能会因为疾病的严重程度，或受到其他伴随疾病如骨性关节炎、慢性阻塞性肺疾病（COPD）等的影响，出现日常生活能力受限的情形，作业治疗师可以针对其受限活动进行指导和训练，如用坐位代替站位，或提供长柄夹、晾衣叉等辅助用具，以减少上肢上举过头的需要，从而减轻心脏的负担。

（6）心理与社会支持：通过提供讨论性的小组或咨询活动，鼓励患者表达情感、思想、需要，促进与焦虑、害怕、生活方式、饮食、社交技巧等主题相关的讨论。帮助患者建立、发展家庭与社会支持力量，提高其社会适应力。

（7）危险因素的管理和干预：在冠心病的危险因素中，吸烟、高胆固醇、高血压、肥胖、糖尿病、心理压力及长期伏案的生活方式，被认为是可以干预的，且研究已明确证实：综合危险因素的管理可以延缓动脉硬化的进程（部分病例可逆转硬化）；促进斑块稳定、防止斑块破裂；降低再梗死的风险；减少对心脏介入治疗的需要；减少住院机会；提高生活质量；降低死亡风险。具体方法包括：①戒烟；②减少饮食中脂肪、特别是饱和脂肪（＜总热量的7%）和胆固醇（＜200mg/d）的摄入，增加ω-3脂肪酸、可溶性纤维（10～25g/d）和植物性固醇（2g/d）的摄入；③多吃水果、蔬菜，适量饮酒（酒精摄入量少于30ml/d），限制盐的摄入（氯化钠盐＜6g/d或钠盐＜2.4g/d）；④控制高血压与体重，增加运动；⑤控制糖尿病，规律的运动；⑥增加心理调节能力，积极参加社交活动，争取社会支持；⑦改良生活方式，增加活动时间，避免久坐。

（8）职业康复：对于年龄在50岁以下的青壮年患者，他们往往具有正常的躯体功能和骨骼肌质量，大部分患者可以在出院后很快恢复工作。美国心脏协会1998年的报告称：88%的65岁以下冠心病患者能够重返工作。对于心脏负荷试验正常的低危患者，可于2周后恢复工作。需要恢复高强度体力工作的患者，可以加强力量训练性活动，并于恢复工作前进行力量性评估，必要时，在严密监控下，对心脏负荷大的活动（如提举重物）进行评估，以确保安全。

（9）康复教育：教育是冠心病康复的重要内容，并应贯穿整个康复过程。教育的对象包括患者及其家属，教育的方式可以是个体化的一对一，或小组性，也可以是举办学习班，编写和派发有关的宣传册或科普文章。内容主要包括：①冠心病的病理生理和临床基础知识；②冠心病的所有已知危险因素及可采取的干预措施；③如何处理突发心脏问题；④利用代谢当量（metabolic equivalent, MET）系统，教会患者建立完成不同任务需要不同水平能量消耗的概念；⑤教授有关能量节省与工作简化的概念；⑥教会患者制订时间管理表，合理安排休息与活动，建立自理、工作、娱乐间的平衡；⑦运动中的注意事项；⑧需干预的临床问题。

五、案例分析

1. 基本情况　江某某，女，32岁，已婚，是3岁孩子的母亲，护士，在分娩了第二个孩子的当天，突然出现偏头痛，且迅速恶化，呼吸短促，心率达135～140次/分，需要面罩给氧10L/min来维持其血氧饱和度，诊断为前壁心肌梗死。冠状动脉造影显示：冠状动脉正常。

2. 治疗方案　在住院的第4天，患者病情稳定，开始接受康复治疗。作业治疗内容主要包括床上移动、床上翻身坐起、床边坐位、坐位下使用便盆、床旁站立、病房内缓慢踱步等过渡性活动，然后，进行病房内行走的活动，并逐渐延长行走的时间和距离。所有活动均在OT师的陪同和监护下进行。了解其出院后在家居内需完成的活动内容，并给予安全建议和完成活动（能量节省技术、时间管理、制订活动计划）的指导。必要的康复宣教和发展个体化的家居活动方案。患者于住院的第7天出院。

出院后离发病满4周后，根据家居性活动的代谢当量参考表，选择其愿意和乐于参与的活动，注意有无活动不耐受的情况发生。与患者及其丈夫单独和共同谈话，争取其丈夫对患者的最大支持和可能的帮助。关注患者的情绪和压力情况。作业治疗内容强调运动水平、体能、耐力的循序渐进的提高;强化患者的时间和压力管理技术;进行职业能力的评估与训练。

通过 6 个月的康复锻炼,患者已重新获得病前的体能,能够开始越来越多地进行病前所从事的活动,减少了对钟点工的依赖,建立了对未来生活的信心。

第三节　慢性阻塞性肺疾病

一、概　　述

慢性阻塞性肺疾病(chronic obstructive pulmonary disease,COPD)是一种呼吸系统常见的慢性疾病,由于其患病人数多,死亡率高,社会经济负担重,已成为一个全球性的重要的公共卫生问题。在世界范围内,慢性阻塞性肺疾病居当前死亡原因的第 4 位,70% 的慢性阻塞性肺疾病患者主诉正常生活受到限制。根据世界银行及世界卫生组织发表的研究显示,至 2020 年,慢性阻塞性肺疾病将位列世界经济负担的第 5 位。

慢性阻塞性肺疾病的康复就是通过多种锻炼程序和持续的教育与管理,对阻止或延缓肺部病变的进展,有效地利用现存的肺功能并争取改善肺功能,提高体力活动能力,改善心理及情绪状态,延长寿命及提高生活质量等方面,发挥着积极、有效的作用。

(一)定义

慢性阻塞性肺疾病是一种具有气流受限特征的可以预防和治疗的疾病,气流受限不完全可逆、呈进行性发展,与肺部对香烟烟雾等有害气体或有害颗粒的异常炎症反应有关。COPD 主要累积于肺,但也可引起全身的不良反应。

(二)流行病学

目前有关慢性阻塞性肺疾病的流行病学资料大多源于发达国家,且由于其定义的变迁,以及有关慢性阻塞性肺疾病的流行病学调查采用的标准不同,很难保证数据的准确性。根据钟南山等于 2002~2003 年在我国进行的慢性阻塞性肺疾病全国流行病调查的结果,在我国 40 岁以上人群中,慢性阻塞性肺疾病的总患病率为 8.0%,且男性明显高于女性(12.4%∶5.1%);农村高于城市(8.8%∶7.8%);患病率随着年龄的增长而增加,且 61.5% 的患者有吸烟史。我国每年因慢性阻塞性肺疾病死亡的人数达 100 万,其死亡率,在城市和农村分别列当前所有疾病死亡原因的第 4 位和第 1 位。

(三)危险因素

慢性阻塞性肺疾病的危险因素主要包括遗传、吸烟、呼吸系统感染、接触粉尘、废气和烟雾的职业环境、空气污染和社会经济地位低下等。

二、临床表现及功能障碍

(一)慢性咳嗽、咳痰、劳力性呼吸困难

慢性咳嗽、咳痰、劳力性呼吸困难是慢性阻塞性肺疾病患者的主要临床表现。合并感染时,可出现咳血性痰或咯血。严重时,可出现呼吸衰竭的症状。

(二)体能、耐力、活动能力降低

由于肺的气体交换功能受到阻碍,机体常处于慢性缺氧状态,加之慢性咳嗽、咳痰、异

常呼吸模式等因素所造成的额外体能消耗,慢性阻塞性肺疾病患者在体能、耐力,对活动的耐受性方面,均会出现不同程度的降低。

(三) 姿势控制异常,平衡和移动能力降低

由于体能下降、容易疲劳、呼吸困难等原因,慢性阻塞性肺疾病患者为了减少肌肉用力,增加肺的通气量,通常采用驼背,吸气时双侧耸肩的适应性的呼吸模式,进而引发姿势控制异常,影响平衡和移动能力。

(四) 日常生活活动能力降低

由于体能下降、容易疲劳,活动会加重呼吸困难等原因,慢性阻塞性肺疾病患者可能会出现日常生活活动能力下降或不同程度的依赖情形。

(五) 焦虑和(或)抑郁

有大量的研究表明,慢性阻塞性肺疾病患者抑郁和焦虑的发病率明显高于其他疾病患者,且抑郁、焦虑状态的共患率在50%左右。

(六) 生活质量低下

慢性阻塞性肺疾病患者由于肺功能减退,活动能力逐渐丧失,常常表现出社会活动明显减少、甚至与社会隔离,加上用于疾病诊治所带来的沉重经济与精神负担,其生活质量严重下降。

三、检查与评估

(一) 肺功能测定及检查

用于了解患者肺功能的受累范围、程度和可恢复性,并可以客观和动态地观察疾病的进展情况和判断治疗效果。内容重点包括:

1. 最大通气量 是指以尽可能大的幅度和尽可能快的呼吸频率呼吸时,每分钟的肺通气量,是临床上反映气道通气功能的重要指标。COPD 患者常出现显著降低。

2. 第一秒用力呼气量/用力呼气量 嘱患者深吸气到肺总量后,用爆发力快速将全部肺活量在最短时间内呼出,即可测到用力呼气量的曲线,此为容量-时间曲线。计算出第一秒钟的用力呼气量和总的用力呼气量,然后,再计算出第一秒用力呼气量与用力呼气量的比值。该指标可以反映气管、支气管阻力情况的特征,从而判断被检查者有无阻塞性气道功能障碍、阻塞程度及其可逆性。慢性阻塞性肺疾病患者该比值 <70% 。

3. 残气量/肺总量 残气量是指最大呼气末,肺内残留的气体量。肺总量,是指最大吸气末,肺内所含气体的总量。慢性阻塞性肺疾病患者,由于肺弹性回缩力下降,肺总量增加,同时,由于气道早期闭合,使得残气量增加,因此,该比值通常 >40% 。

(二) 上肢和手的肌力、关节活动度

可使用握力计、量角器和徒手肌力评定等用具及方法进行评定。

(三) 姿势控制、平衡和移动能力

可通过观察、平衡仪测定、实际完成功能性活动等方法进行评定。

(四) 体能、耐力,对活动的耐受性

可采用6分钟或12分钟行走距离测定和运动平板或功率自行车试验等方法进行评定。如果慢性阻塞性肺疾病患者同时伴有心脏病,还应该评估患者对活动或运动的心血管反应。

（五）认知技能

主要通过谈话和观察患者实际完成功能性活动等方法,了解其对疾病及由疾病所带来的问题的认识,在生活中的安全性。必要时,需对患者的认知能力进行进一步的评估。

（六）日常生活活动能力

可以采用 Barthel 指数或功能独立性测量来评定。在进行日常生活能力评估的同时,应注意观察患者的呼吸模式,有无屏气、呼吸变浅促,或呼吸时上抬肩部的现象,并测量心率和血压。必要时,通过指动脉监测血氧饱和度,如在完成日常生活活动中,血氧饱和度低于 90%,就要考虑吸氧。

（七）精神与心理方面

常用评估量表有贝克抑郁量表、贝克焦虑量表、老年抑郁量表以及自评抑郁量表和抑郁状态问卷等。

（八）生活质量方面

目前广泛用于慢性阻塞性肺疾病患者的普适性生活质量评估量表有 WHOQOL 简表、SF-36(the medical outcomes study 36-item form health survey)、疾病对生活影响测量表(the sickness impact profile,SIP)和健康质量指标(the quality of well-being index,QWB)等。特殊性生活质量评估量表有圣·乔治呼吸问卷(the St George's respiratory questionnaire,SGRQ)、慢性呼吸疾病调查问卷(chronic respiratory questionnaire,CRQ)和西雅图阻塞性肺疾病调查问卷(the Seattle obstructive lung disease questionnaire,SOLDQ)等。

四、方案与实施

（一）治疗目标

由于慢性阻塞性肺疾病是不能够被完全逆转或纠正的慢性障碍,因此,对慢性阻塞性肺疾病患者的治疗目标主要是在障碍的限制下,令其最大限度地发挥功能。具体目标如下:

1. 患者具备完成功能性活动所需要的体能、耐力、关节活动度。
2. 患者能够最大限度地完成与障碍限制相一致的日常生活活动。
3. 在完成日常生活活动期间,患者有恰当的呼吸能力。
4. 保持良好的精神、心理状态,享有高质量的生活。
5. 维护和促进患者的肺健康,延长其寿命,降低其死亡率。

（二）治疗方法

1. 日常生活指导　以保证患者能够顺利地完成一天的任务与活动。

(1)制订计划:计划好一天所要做的各种事情,什么是必须做的,然后,排好先后完成的顺序;在身体状况好的时候,做费力的工作;尽量采取坐位下完成活动;复杂与简单的工作交替起来做;复杂的工作分步骤在不同的时间里做;在家庭成员间养成分工合作的习惯。

(2)利用工具完成日常活动:如使用带轮子的推车搬运重物,使用带烘干功能的全自动洗衣机、自动洗碗机、自动升降的晾衣架、自动饮水机或电子水瓶、吸尘器等工具完成家务活动。尽量坐着干活,推动物体比拉动物体省力。

(3)出现呼吸困难时的处理方法:先坐下,用双手撑住膝部,使身体稍向前倾,并尽力保持情绪镇定和放松。如就近没有凳子或椅子,可以在附近找一可以依靠的物体就地坐下,手腕交叉置于脑后以利于呼吸。闭上眼睛,尽可能地放松腹部、胸部、颌部的肌肉。必要时,拨打急救电话。

(4)如何过性生活:性生活是人类健康生活不可或缺的部分,是向爱人表达爱情的自然手段。虽然,进行性生活可能会引起气促,但只要掌握正确的呼吸方法,坚持运动训练,按时服药,应该能够将气促控制在最低限度内。同时,请记住轻微的气促对身体并无不良影响。当然,如果性生活后,气促明显加重,一定要及时就医。一些非常实用的建议包括:在性生活前,进食不宜过饱,勿饮酒;采用不增加胸部负担的体位,如采用坐位或侧卧位;以身体抚触为主,减少剧烈的运动;如果在日常活动时需要吸氧,那么,在发生性生活过程中也要吸氧。

(5)活动简化与能量节省技术:洗澡是项特别费力的活动,因为,热而潮湿的空气和较多的上肢与手的用力活动会增加呼吸难度。最常采用的建议是:洗澡时使用排气扇或保持浴室门敞开,以减低空气湿度;坐在椅子上洗澡;在洗头、剃须、搓洗上肢和胸部时,将肘部支撑于大腿上;着浴袍代替用毛巾擦干身体等。

(6)饮食指导:慢性阻塞性肺疾病患者和健康人相比,呼吸需要花费更多的能量,因此,此类患者应选择营养丰富、价值高的食物,以保证充足的能量、维生素、微量元素与矿物质等营养物质的摄入,从而保证内脏和肌肉的正常工作。进食时保持心情放松,时间充足,止于"八分饱"。一般来说,均衡地摄取水果、乳制品、肉类、豆类、淀粉类、食用油,就能够保证充足的维生素和矿物质的供应,但如果患者食欲不振,或正在服用药物,就可能需要额外地补充维生素。富含维生素的食物有黄绿色的蔬菜,如海草类、菌类、芋类、菠菜、甜玉米、胡萝卜、南瓜、番茄等以及如橙子、草莓、哈密瓜、猕猴桃等水果。慢性阻塞性肺疾病患者如果水分摄入不足,可以引起便秘,痰液黏稠不易咳出,口腔黏膜干燥等症状,因此,该类患者每天应饮用 8 ~ 10 杯水(包括饮料、牛奶、汤)。

2. 提供患者练习和使用正确呼吸运动的机会   正常情况下,人通过鼻子进行呼吸运动。气体经过鼻腔的过滤与加温、湿润进入肺部,可以有效预防空气中的污物、有害物质及冷刺激对肺造成的伤害,而慢性阻塞性肺疾病患者,由于呼吸运动模式的异常、呼吸困难,常出现张口呼吸和无效呼吸,进一步加重对肺的伤害性刺激和呼吸困难。通过正确的呼吸运动训练,可以改善异常的呼吸运动模式,减轻呼吸困难。

(1)缩唇呼吸:缩唇呼吸是经鼻吸气,然后通过鼓腮、缩唇(口形如吹口哨状)缓慢用口呼气,尽量延长呼气时间,呼气时发出"呼"的字音,可以产生 $2 \sim 5cmH_2O$($0.2 \sim 0.5kPa$)的阻力,防止气道闭陷,有利于肺内气体充分排出,缓解呼吸困难。缩唇呼吸的吸气与呼气的时间比大致为 2:1。在日常活动中,如从事抬、推、携物走、登楼梯等费力活动时,以及气喘时可以使用,且在放松时吸气,用力时呼气。如需要进行使呼吸加快的活动时,呼气时间可稍稍短些,而在放慢走路速度,或出现呼吸困难时,则使呼气时间稍长些。

(2)腹式呼吸:腹式呼吸即为利用膈肌的呼吸方法。吸气时,膈肌下降,腹部向外鼓起,肺部扩张吸入新鲜空气,呼气时,腹部慢慢回缩、凹陷,膈肌向上回复原位,将气体从肺内排出。由于膈肌是主要的呼吸肌,呼吸运动的 70% 由膈肌完成,它容易受到重力和体位的影响,在仰卧位时,位置最高,最不利于呼吸,而在坐位和立位时,受到重力作用,位置较低,易于呼吸。在日常生活的各个方面,包括运动当中,出现气促时,都应使用正确的腹式呼吸方法。头低位和躯干前倾位,可以使膈肌上升,改善膈肌的工作效率,利于缓解患者的呼吸困难。在日常生活中,养成腹式呼吸的习惯。

(3)深呼吸:患者取舒适的坐位或床上半卧位,轻闭双眼,做缓慢、深长的呼吸运动,重复3~4次,以避免过度换气带来的不适。宜于情绪紧张、身体疲劳时使用。

(4)全身性呼吸体操:就是将腹式呼吸与扩胸、弯腰、下蹲等动作结合起来,即呼气时,缓慢弯腰并下蹲,同时伴随腹部慢慢回缩、凹陷,起身时开始吸气,持续至恢复直立并完成扩胸动作,同时伴随腹部向外鼓起,如此循环往复。视患者体力情况,每次练习时间可以不等。

3. 放松练习　慢性阻塞性肺疾病患者常因气促,而使用辅助呼吸肌、甚至全身的肌肉来参与呼吸,这种情形不仅导致体能消耗与身体对氧的需要增加,还会使得全身肌肉处于紧张状态。为了缓解或消除这一紧张状态,可以教授患者适当的放松技术与技巧,具体的做法如下:

(1)传统锻炼的放松功:患者取床上卧位或椅上坐位,松开衣领、袖口、裤带等,以减少对身体的束缚,双眼微闭,思想集中在"静"与"松"上。可以口中缓慢默念"头颈松-肩膀松-手臂松-胸腹松-背部松-大腿松-小腿松",同时配合相应的动作,如此反复,直至身体完全放松。

(2)坐位放松:患者取舒适的坐位,头颈与躯干前倾、趴伏在身体前方桌上的被子或枕头上,充分放松肩背部的肌肉。

(3)立位放松:患者背靠着墙壁或坚实的家具站立,双脚自然分开并稍离开墙壁或家具,双手自然下垂于身体两侧,含胸、塌背,使肩背部肌肉完全放松。

(4)休息放松:取舒适的坐位或床上半卧位,轻闭双眼,做缓慢、深长的呼吸。

(5)在各种活动中的放松:日常活动尽可能选择在坐位下、桌面上进行,以减少双上肢的用力;活动安排有计划、时间充裕,以减少情绪紧张;边听节奏舒缓的音乐,边完成活动,以音乐节奏带动完成活动的节奏;在完成日常活动时,放松与完成活动无关的身体其他肌群,以减少不必要的肌肉紧张。

4. 增加上肢肌力与耐力的练习　大多数慢性阻塞性肺疾病患者,在进行如梳头、晾衣物等上肢性的日常生活活动时,容易出现呼吸困难,其原因在于这样的活动一方面导致肺通气量增加,另一方面导致辅助呼吸肌因参与了上肢的活动而减少了参与呼吸方面的做功。增加上肢肌力与耐力的练习,可以减少上肢活动时对辅助呼吸肌的依赖,从而减轻呼吸困难。练习方法可以利用弹力带、橡皮筋、拉力器等作为练习用具;可以通过游泳、划船、打乒乓球等娱乐性活动;也可以采用木工作业、陶艺制作等治疗性活动,更鼓励患者在日常生活中,通过多从事上肢上举过头的活动来发展和获得上肢的肌力与耐力。

5. 心理治疗　慢性阻塞性肺疾病患者的心理紊乱或障碍是多方面的,包括认知情感障碍(焦虑、抑郁)、应激相关障碍(急性应激、适应障碍)、神经症(广泛性焦虑障碍和惊恐发作)和人格障碍等,因此,心理辅导与治疗应成为慢性阻塞性肺疾病康复的重要内容。治疗方法主要包括小组讨论,发展支持小组或应激管理小组,传授放松和相关问题(如与配偶、朋友、工作伙伴的相处)的处理技巧,行为干预和必要的认知-行为治疗等,以支持和鼓励患者,积极投入和参与现实生活,尽力减少对配偶或照顾者的依赖,达到或保持社会化。

6. 提供药物吸入疗法训练 吸入疗法就是利用呼吸道的特点,通过各种吸入装置,使药物以气溶胶或干粉形式进入呼吸道,与呼吸道黏膜结合,发挥药物的局部治疗作用。吸入疗法的装置主要有手控型压力定量吸入器和干粉吸入器两种,具备使用方便、起效快、体积小、易携带等特点。药物吸入治疗对慢性阻塞性肺疾病患者急性期与稳定期的治疗都十分重要。

7. 提供或推荐辅助用具,并训练其使用 并不是所有的患者都需要使用自助具,但随着病情的进展,一些自助具将有助于减少患者发生呼吸困难的机会与程度,或帮助其完成日常所需的活动。如弯腰系鞋带、穿裤子时,也许会引起患者明显的呼吸困难,弹力鞋带、长柄鞋拔或长柄夹对其是有帮助的。

8. 改善家居环境 具体做法有:调整家具的摆放位置,保持通道宽敞与畅通;重新安排物品存储的位置,将常用物品放在触手可及的地方;合适的操作台高度(比肘部低 6cm 左右);配备能使后背和上下肢得到充分放松的椅子;避免不必要的弯腰、举臂和用力够物动作等。目的在于减少患者的体能消耗,减少呼吸困难发生机会或程度,增加家居生活的安全性。

9. 长期家居氧疗 长期家居氧疗是指患者脱离医院环境后,在社区或家中施行的长期用氧治疗。长期家居氧疗的适应指征主要包括慢性呼吸衰竭的稳定期、睡眠性低氧血症以及运动性低氧血症。每天吸氧 18 ~ 24 小时,持续时间达到 6 个月以上。长期氧疗的目的在于纠正 COPD 患者的低氧血症,降低肺动脉压力,延缓疾病的进展,提高生存率,改善睡眠、生活质量和神经精神状态。给氧的方法一般为经鼻导管或面罩给氧,氧流量为 4 ~ 6L/min。供氧源可以是压缩氧气瓶、液态氧储氧器和氧浓缩器(电动制氧机)。治疗师可以根据患者的病情需要、经济能力、活动范围(是否需要离家)及家居具体环境等因素,作出推荐,并协助患者进行选择。

10. 患者和家属的教育 通过教育,以提高患者对慢性阻塞性肺疾病的认识和自身处理疾病的能力,更好地配合治疗;主动加强预防措施,维持病情稳定,减少病情反复加重的机会,提高生活质量。可以通过开设慢性阻塞性肺疾病患者学习班、俱乐部、联谊会;组织患者集体观看相关内容的电视节目、录像或听录音带;编写和派发与慢性阻塞性肺疾病有关的宣传册或科普文章;组织慢性阻塞性肺疾病患者防治疾病讨论会,分享各自对疾病防治的经验和体会等多途径、多种方式的教育活动,要求和鼓励患者积极地参加。教育内容包括:①COPD 的病理生理和临床基础知识;②常用药物的作用、用法和不良反应;③吸入用药技术;④一些切实可行的锻炼方法,如腹式呼吸、深呼吸及缩唇呼吸锻炼;⑤一些最基本的判断病情轻重的方法,如 6 分钟步行、登楼梯或呼吸流量峰值(PEF)的测定;⑥赴医院就诊的时机;⑦如何减轻呼吸困难症状;⑧如何识别可能导致额外呼吸问题的可能伤害;⑨对于符合指征且具备条件者,帮助他们开展长期家庭氧疗,并教授相关设备的使用与保养方法;⑩如何减少与控制危险因素,如戒烟,湿冷季节或空气污染时段避免外出等。

五、案 例 分 析

1. 基本情况 汤某某,男,72 岁,已婚,与妻子同住在带电梯的公寓里,退休工人,诊断 COPD5 年,伴有糖尿病 2 年,因出现严重的呼吸困难和缺氧症状而入院。经三天的吸氧(6L/min),抗生素 + 类固醇和雾化吸入治疗,呼吸状况明显改善,安静时的血氧饱和度为 98%,心率 80 ~ 86 次/分。在这之前,患者日常生活能够自理,可以独立步行,偶尔与妻子同去离家大约 300m 的农贸市场买菜。患者希望出院后,能够回到其住所,继续与妻子生活在一起。

2. 治疗方案　在患者所入住的病房内进行。保持吸氧 6L/min 状态,教授放松技术,并练习。三天后,指导患者配合恰当的呼吸,进行上肢的肌肉和关节活动度练习,尝试独立完成床边洗漱、穿衣、如厕等活动。同时考虑治疗计划中增加耐力训练的内容,并教育患者在日后的生活中,注意把握活动的节奏,允许自己花费更多的时间去完成某些活动或任务,在采用作业治疗师的建议后,能够较顺利地完成独立洗澡活动,一次性室内自由行走 20 分钟。向患者提供有关工作或任务简化和能量节省的宣传单页,建议其做好每日活动计划和时间安排,逐渐增加体能和耐力。

第四节　肥胖与体重管理

一、概　　述

肥胖是一种广泛流行的、严重的、难以控制的公共卫生问题,是与遗传、生物和行为等多因素有关的疾病。目前,肥胖患者在全球范围内呈快速增长趋势,体重管理已成为席卷全球的国际热点和新浪潮。

过去,中国人群一直以低体重著称于世,直至 20 世纪 80 年代以后,肥胖病的发病率出现逐年攀升的势头,肥胖人数急速增加。根据国际生命科学学会中国办事处中国肥胖问题工作组联合数据汇总分析协作组对我国各地人群的调查结果的分析,估算目前全中国拥有超重者至少 2 ~ 3 亿人,肥胖者 3000 万 ~ 4000 万人。由于肥胖会对患者的身心造成程度不同的损害,因此,对肥胖患者实施减重计划或体重管理,不仅是顺应世界潮流的需要,也是现实的使然。

(一)定义

肥胖是指构成身体的组成成分中,脂肪蓄积过多,且体重超过标准体重 20% 以上的病理状态。

(二)流行病学

亚洲国家肥胖的总体发病率低于欧美国家。在美国 20 岁及 20 岁以上人群中,有 50% 的女性和 59% 的男性超重或肥胖,还有约 1/4 的 6 ~ 17 岁的儿童和青少年超重或肥胖,居世界最高水平之列,而且还在不断增长。在我国,超重者约占人口总数的 22.4%,肥胖者约占人口总数的 3.1%,且超重和肥胖率存在北方高于南方,城市高于农村,女性高于男性的现象。

(三)肥胖的病因

非常复杂,主要包括下列几个方面:

1. 遗传因素　肥胖者往往有明确的家族史,如父母亲均肥胖,其子女肥胖的机会可达 70% ~ 80%,如父亲或母亲一方肥胖,则其子女肥胖的机会约为 40% ~ 50%。

2. 热量摄入过多与消耗减少　一般来说,肥胖者的食欲较好,进食量偏多,不喜欢运动,这些情况极易造成摄入的热量超过机体消耗,能量过剩的结果便是脂肪组织在体内的贮存增加。

3. 不良饮食习惯　饮食习惯是在日常生活中逐渐形成的,常见的不良饮食习惯有挑食、偏食、贪食、暴饮暴食、三餐分配不当、爱吃零食、饮食不规律等。由不良饮食习惯所带来的营养过剩、某些营养素的不足或营养素的比例失衡,都会引发肥胖。

4. 不科学的进食方法和不良嗜好　进食方法直接关系到进食量的多少与食物的消化吸收,不科学的进食方法包括进食速度过快、边吃饭边看电视或报纸、不注意营养搭配等。喜食重油、重盐的食物、嗜酒、嗜糖、嗜喝含糖的饮料等行为,可以导致或加重热量摄入过剩和营养素失调,引发或加重肥胖。

5. 社会心理因素　从世界范围来看,在富裕国家里,经济状况越好者,其肥胖发生率越低,经济状况越差者,其肥胖发生率越高,但在不太富裕的国家里,这种情况正好相反。不幸的童年、既往巨大的心理创伤、现有沉重的思想负担、生活不幸、过度兴奋、抑郁等心理状况都可以增加肥胖的发生率。

6. 某些内分泌疾病或情况　如甲状腺功能减退、库欣综合征、多囊卵巢综合征、胰岛素瘤、生长激素缺乏、妊娠及绝经等内分泌疾病或情况,都可以伴随肥胖。

7. 某些药物的影响　常见的能够促使体重增加的药物有抗精神病、抗抑郁、癫痫药物,类固醇激素、肾上腺素能阻滞剂及糖尿病用药等。

(四) 肥胖的危害

主要表现在以下几个方面:

1. 使发生多种疾病的机会大大增加　肥胖可使高血压、糖尿病、动脉粥样硬化、冠心病、脑血管病、胆石症、退行性骨关节炎等发病率增加(表 12-7)。

表 12-7　正常体重人群与肥胖者的疾病发生率(%)

疾病		动脉粥样硬化	高血压	冠心病	胆石症	糖尿病	多发性骨关节炎
体重	正常	28	18	25	1.5	1.5	7.8
	肥胖	52	60	47	9	7	36

2. 生活质量严重下降或恶化　肥胖患者常因体态臃肿、活动不便、动作不灵活、打鼾、多汗等情况而感到自卑,或遭受他人的羞辱和歧视,导致生活质量严重下降或恶化。

3. 内分泌功能紊乱　肥胖极易引起胰岛素抵抗、甲状腺功能低下、性激素水平降低等内分泌功能紊乱。

4. 免疫能力下降　肥胖可使儿童感染性疾病和变态反应性疾病的患病率、严重度和病死率均较正常儿童明显增多;使成人发生呼吸道感染和哮喘的机会大幅度增加;使男性直肠癌、结肠癌、前列腺癌和绝经期妇女膀胱癌、宫颈癌和乳腺癌的死亡率显著上升。

5. 死亡率上升　研究表明,年龄 45 岁的超重男性,其寿命比正常体重的人短 4 年。体重指数(body mass index,BMI) $>30kg/m^2$,或者男性腰围 $>102cm$,女性腰围 $>88cm$ 的肥胖者,其过早死亡的风险是正常体重者的 2 倍。

二、临床表现及功能障碍

（一）临床症状

包括体重增加、食欲亢进、呼吸短促、睡眠打鼾、胸闷心慌、怕热多汗、易感疲劳、腹胀便秘等。严重者,还会出现下肢水肿、男性阳痿、女性不育、月经量过少或闭经等症状。

（二）临床分型

肥胖病可以分为单纯性肥胖病(或获得性肥胖病)和继发性肥胖病两种类型。单纯性肥胖病与生活方式有关,以过度进食、体力活动过少、行为偏差为特点,约占肥胖患者总数的95%。继发性肥胖病常常出现于多种内分泌、代谢性疾病的发展过程中,也可由遗传、外伤或服用某些药物所引起,约占肥胖患者总数的5%。

三、检查与评估

（一）身高、体重、腰围、臀围的测量

最好采用同一个测量用具,由同一个人进行测量。

1. 身高　用身高 – 体重计进行测量。被测者脱鞋站在身高 – 体重计的站立平台上,使头、臂、臀、脚跟均与身后的垂直立柱相触,头颅顶点至平台的垂直距离即为身高。

2. 体重　用身高 - 体重计或磅秤进行测量。被测者应仅着内衣,在空腹和排空大小便后测量。国际标准体重公式为:标准体重(kg) = 身高(cm) – 100。我国标准体重公式为:标准体重(kg) = 身高(cm) – 105,或标准体重(kg) = [身高(cm) – 100] × 0.9。

3. 腰围　在《中国成人超重和肥胖预防与控制指南》中,将腰围的测量方法规定为:让被测量者直立,两脚分开 30 ~ 40cm,用一根没有弹性、最小刻度为 1mm 的软尺,将其零点放在腋中线髋骨上缘与第 12 肋骨下缘连线的中点(通常是腰部的天然最窄部位),沿水平方向围绕腰腹部一周,紧贴而不压迫皮肤,在正常呼气末所测得的读数,读数精确至 1mm。腰围与腹部脂肪含量有关,而腹部脂肪过多是危险因素和死亡的一个独立预测因子。世界卫生组织(WHO)建议男性腰围 > 94cm,女性腰围 > 80cm 作为肥胖的标准。

4. 臀围　《中国成人超重和肥胖预防与控制指南》中规定,用一根没有弹性、最小刻度为 1mm 的软尺,测得的臀部最大水平周径即为臀围。

（二）计算体重指数（BMI）和腰臀（围）比

BMI 的计算公式:$BMI = 体重(kg)/身高(m^2)$。适用于 20 ~ 69 岁的成年人的肥胖评估,但是,不适用于举重者、体力劳动者和竞技类运动员,因为他们 BMI 的升高不是因为体脂,而是归结于肌肉。理想的 BMI 值为 $21kg/m^2$。世界卫生组织(WHO)和我国,根据 BMI 的数值确定的超重和肥胖的界限以及某些疾病风险分别见表 12-8、表 12-9。

腰臀(围)比计算公式为:腰臀(围)比 = 腰围 ÷ 臀围。是测量腹部肥胖的指标,也可以反映存在的健康风险,详细信息参见表 12-10。

表 12-8　WHO 成人超重和肥胖界限

体重分类	BMI(kg/m²)	腰围男性 >102cm(40 英寸)女性 >88cm(35 英寸)的疾病风险*
正常	18.5 ~ 24.9	增加
超重	25.0 ~ 29.9	高
Ⅰ度肥胖	30.0 ~ 34.9	很高
Ⅱ度肥胖	35.0 ~ 39.9	很高
Ⅲ度肥胖	≥40	极高

注：* 糖尿病、高血压、心血管疾病的危险性

表 12-9　我国成人超重和肥胖界限

体重分类	BMI(kg/m²)	相关疾病风险*	
		男性 <85cm,女性 <80cm	男性 >85cm,女性 >80cm
正常	18.5 ~ 23.9	—	增加
超重	24.0 ~ 27.9	增加	高
肥胖	≥28	高	极高

注：* 糖尿病、高血压、血脂异常和危险因素聚集

表 12-10　腰臀(围)比的健康风险阈值表

性别	腰臀(围)比值				
	20 ~ 29 岁	30 ~ 39 岁	40 ~ 49 岁	50 ~ 59 岁	60 ~ 69 岁
男	0.87	0.92	0.95	0.96	0.98
女	0.78	0.79	0.80	0.82	0.84

（三）心肺功能评定

以评估体重因素对心肺功能的影响,以及被评估者目前的运动能力及安全性。具体评估方法详见本书相关章节及《康复评定学》。

（四）其他测定

如生物电阻抗、近红外线交互作用、皮褶测量等。其中生物电阻抗、近红外线交互作用法,在脂肪过多或肥胖成年个体的准确性尚不肯定,因此,应该在严格的条件下使用。尽管通过皮褶测量很容易获得体脂比例的估算值,但在利用这一方法进行体脂的测量和估计时,存在观察者自身变异和观察者间变异,因此,最好与 BMI 一起使用。

（五）膳食评价与生活方式调查

膳食评价是体重管理项目的重要组成部分,主要通过询问的方式,对被评估者全天的总能量摄入、脂肪和胆固醇摄入量,以及饮食营养素和纤维素含量是否足够等情况进行评价。通过对被评估者每天的进食时间安排、进食量的分配、生活习惯、日常活动、饮食行为、引起过量进食的原因以及社会文化因素的影响等方面的生活方式调查,了解其居家、

工作、休闲和运动所产生的能量消耗,评价其能量摄入与消耗是否平衡,并为日后发展健康的、利于体重控制的生活方式提供依据和参考。

(六) 其他

此外,还应了解被评估者有无肥胖的家族史,有无基础代谢性疾病如甲亢等,个人的体重变化史,个人对体重和体形的观点等方面的信息,以助于设立更合理、更现实的体重管理目标。

四、方案与实施

(一) 治疗目标

由于肥胖与许多慢性病一样,并不能彻底治愈,因此,通常需要为超重和肥胖者发展和制订长期或终身的体重管理和干预计划。治疗的长期目标主要包括:体重较基值减少 5% ~15%,争取控制并维持 BMI 在 <25kg/m^2 的范围;消除或降低因超重或肥胖所致的健康危险因素的增加;发展持续终身的健康生活方式。

(二) 治疗对象

所有体重超重者,都应考虑实施体重控制计划。危险因素越高的人群,减重效果会越好,对健康越有利。特别需要实施体重控制计划的治疗对象包括:BMI >30kg/m^2 或 BMI 为 25 ~30kg/m^2 并伴腹型脂肪分布;女性腰围 >88cm,男性腰围 >102cm;已出现肥胖合并症的 2 型糖尿病、高血脂、高血压者;BMI >25kg/m^2 合并吸烟等危险因素者。

(三) 体重管理的临床意义

体重管理包括减轻体重和体重维持两个阶段。减轻体重就是采取能量负平衡,使体重急性减轻;维持体重就是保持失去的体重水平。对超重及肥胖患者实施体重管理,可以达到改善临床症状,减少危险因素,提高生活质量和延长预期寿命的目的。

(四) 治疗方案

到目前为止,对于肥胖还没有最佳治疗方案,治疗干预主要侧重于合理营养和平衡膳食、增加体力活动、运动锻炼、生活方式的调整或改变、环境、心理及社会支持、伴随疾病的控制,以及必要的教育与行为干预等。

1. 合理营养和平衡膳食　遵循与肥胖有关的膳食原则,再依据肥胖者(超重者)的食物来源、个人生活习惯,尽量考虑其个人对食物的选择和口味的喜好,量身制订营养合理、平衡的膳食计划,以确保减轻或控制体重目标的安全和顺利地实现。

(1)国外学者提倡的与肥胖有关的膳食原则:根据各个国家的食物供应,提供食物选择的指导意见;尽可能平均分配每日的摄食量,不应漏餐;膳食量应充足,避免餐间点心;膳食总能量,脂类和油类≤20% ~30%,碳水化合物为 55% ~65%,蛋白质≤15%;鼓励食用新鲜水果、蔬菜和粗粮;限制饮酒;每日摄入食盐量应 <10g。

(2)中国居民平衡膳食的指导意见:食物多样,谷类为主;多吃水果、蔬菜和薯类;常吃奶类、豆类及其制品;经常吃适量的鱼、禽、蛋、瘦肉,少吃肥肉和荤油;食量与体力活动要平衡,保持适宜体重;吃清淡少盐的膳食;如饮酒应限量;吃清洁卫生、不变质的食物。

(3)中国居民的平衡膳食宝塔:《中国居民膳食指南》以直观的宝塔形式将平衡膳食转化为各类食物的量,详见图 12-4。虽然平衡膳食宝塔,是针对健康人提出的一个营养比较理想的膳食模式,但对已经超重或肥胖的成年人同样具有指导意义。可以利用其与现有的膳食模式进行比较,找出不合理之处;如果需要采取节食措施,也要建立在平衡膳食的基础上。

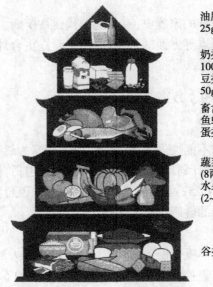

油脂类
25g(0.5两)

奶类及奶制品
100g(2两)
豆类及豆制品
50g(1两)

畜禽肉类50~100g(1~2两)
鱼虾类50g(1两)
蛋类25~50g(0.5~1两)

蔬菜类400~500g
(8两~1市斤)
水果类100~200g
(2~4两)

谷类300~500g(6两~1市斤)

(建议平均每人每日各类食物摄入量)

图12-4 中国居民膳食指南及平衡膳食宝塔

(4)各类食物的参考摄入量:为了适合不同人群的饮食习惯和能量需要,中国营养协会列出了3个能量水平的各类食物的参考摄入量。详细内容见表12-11。

表12-11 不同能量水平膳食的各类食物参考量(g/d)

食物名称	低能量 (1800kcal) (7531kJ)	中等能量 (2400kcal) (10 042kJ)	高能量 (2800kcal) (11 715kJ)
谷类	300	400	500
蔬菜	400	450	500
水果	100	150	200
肉、禽	50	75	100
蛋类	25	40	50
鱼虾	50	50	50
豆类及豆制品	50	50	50
奶类及奶制品	100	100	100
油脂	25	25	25

注:* 热量单位 1kcal = 4.18kJ

(5)各类食物的互换表:包括谷类、豆类、乳类和肉类。详细内容分见表12-12 ~ 表12-15。

表 12-12 谷类食物互换表(相当于 100g 米、面的谷类食物)

食物名称	重量(g)	食物名称	重量(g)
大米、糯米、小米	100	烧饼	140
富强粉、标准粉	100	烙饼	150
玉米面、玉米糁	100	馒头、花卷	160
挂面	100	窝头	140
面条(切面)	120	鲜老玉米(市品)	750 ~ 800
面包	120 ~ 140	饼干	100

表 12-13 豆类食物互换表(相当于 40g 大豆的豆类食物)

食物名称	重量(g)	食物名称	重量(g)
大豆(黄豆)	40	豆腐干、豆腐泡	80
腐竹	35	素肝尖、素鸡、素火腿	80
豆粉	40	素什锦	100
青豆、黑豆	40	北豆腐	120 ~ 160
膨化豆粕(大豆蛋白)	40	南豆腐	200 ~ 240
蚕豆(炸、烤)	50	内酯豆腐(盒装)	280
五香豆豉、千张、豆腐丝(油)	60	豆奶、酸豆奶	600 ~ 640
豌豆、绿豆、芸豆	65	豆浆	640 ~ 800
豇豆、红小豆	70		

表 12-14 乳类食物互换表(相当于 100g 鲜牛奶的乳类食物)

食物名称	重量(g)	食物名称	重量(g)
鲜牛奶	100	酸奶	100
速溶全脂牛奶	13 ~ 15	奶酪	12
速溶脱脂牛奶	13 ~ 15	奶片	25
蒸发淡奶	50	乳饮料	300
甜炼乳(罐头)	40		

表 12-15 肉类食物互换表(相当于 100g 生肉的肉类食物)

食物名称	重量(g)	食物名称	重量(g)
瘦猪肉	100	酱牛肉	65
猪肉松	50	牛肉干	45
叉烧肉	80	瘦羊肉	100
香肠	85	酱羊肉	80

食物名称	重量(g)	食物名称	重量(g)
大腊肠	160	兔肉	100
蛋青肠	160	鸡肉	100
大肉肠	170	鸡翅	160
小红肠	170	白条鸡	150
小泥肠	180	鸭肉	100
猪排骨	160~170	酱鸭	100
瘦牛肉	100	盐水鸭	110

(6)每日实际应摄入能量的设定与计算:人体的每日总能量消耗包括基础代谢(用于维持人体基本的生命活动,维持生存状态所需的能量)、适应性产热(主要用于食物消化与吸收的生热反应)和体力活动消耗三部分,其中,基础能量消耗约占能量消耗的70%,适应性产热约占能量消耗的5%~10%,体力活动消耗约占能量消耗的20%~25%。性别、年龄、身高、体重、体形、体温、疾病、环境温度、承受压力的水平等因素,会导致人体基础能量消耗的改变。食物的营养成分、烹饪方法、温度、体积、进食速度、持续时间,人的情绪状态等因素,影响人体适应性产热所需的能量。

为了达到减重的目的,每日的能量摄入量应低于能量消耗量,使机体处于适当的能量短缺状态。能量短缺的数值通常由减重的目标决定。目前公认的安全和现实的减重目标为每周减重0.5~1.0kg,每日的能量短缺值为500~600kcal(1kcal=4.18kJ)。因此,每日实际应摄入能量值(kcal)=每日所需热量-(500~600)(能量短缺值),通常不少于1500kcal。对于肥胖程度严重,减重目标大于10kg者,每日的热量短缺可能需要达到1000kcal,但最低能量摄入值不应低于800kcal。如若采取极低能量的膳食计划,必须实行严格的医疗情况的监控。

可依据减重者的性别、年龄、身高、体重,采用下列公式,粗略估算其每日所需的能量值(kcal):

每日所需的能量值(kcal):

男性:[66+1.39×体重(kg)+5×高度(cm)-6.8×年龄]×活动因子;

女性:[655+9.6×体重(kg)+1.9×高度(cm)-4.7×年龄]×活动因子。

或:每日所需的能量值=基础代谢能量值×95%×活动因子。

(7)饮食餐单的制订:饮食应强调低糖、低脂、低胆固醇,富含营养素、复合糖类和膳食纤维的基本原则。在减重的初始阶段,应同时减少总能量摄入和脂肪能量百分比。根据每日实际应摄入的能量,按照平衡膳食宝塔选择各类食物的比例,再兼顾减重者的饮食习惯和个人喜好,确定具体的食物内容及量,并制成不同搭配的进食餐单供其选择,或通过教育,教会减重者自己制订。

2. 增加体力活动 体力活动是人体除基础代谢之外的另一种能量消耗的主要形式,因此,在同等进食的条件下,即使是同种性别、同等身高与体重的人,缺少体力活动者发生肥胖的机会会高于参加体力活动者,或高于职业活动中有较多体力消耗的人。在《中国居民膳食营养素参考摄入量》中,中国营养协会将职业活动建议分成三个活动水平,并按性别给出不同数值的活动因子,以供在设定每日实际应摄入的能力值时作参考。具体内容及应用举例,分别见表 12-16 和表 12-17。

表 12-16　中国成人职业活动水平分级的建议

活动水平	职业工作分配时间	工作内容举例	活动水平 男	女
轻	75% 时间坐或站立,25% 时间站着活动	办公室工作、修理电器钟表、售货员、酒店服务员、化学实验操作、讲课等	1.55	1.56
中	25% 时间坐或站立,75% 时间特殊职业活动	学生日常活动、机动车驾驶、电工安装、车床操作、金工切割等	1.78	1.64
重	40% 时间坐或站立,60% 时间特殊职业活动	非机械化农业劳动、炼钢、舞蹈、体育活动、装卸、采矿等	2.10	1.82

表 12-17　轻度活动水平工作者每日实际应摄入能量值的计算方法(每周减重 0.5~1.0kg)

方法	例 1	例 2
性别、年龄、体重	男、38 岁、95kg	女、43 岁、80kg
估算基础代谢能量值	11.6×95+879=1981kcal	8.7×80+829=1525kcal
按 95% 调整	1981×95%=1882kcal	1525×95%=1449kcal
乘以活动因子	1882×1.55=2917kcal	1449×1.56=2260kcal
得到一日能量所需		
扣除减重所需能量短缺	2917−600=2317kcal	2260−600=1660kcal
按百位数取整		
得到实际应摄入能量值	2300kcal	1700kcal

(1)目的:在于增加机体的能量消耗,减少摄入的多余能量以脂肪的形式在体内积存的机会,以维持体重,或利于体内积存的脂肪被动员,以提供能量的方式被机体消耗,从而使体重减轻。此外,伴随体重减轻的是基础代谢所消耗的能量值的降低,要想维持减重效果,在每日同等数量能量摄入的情况下,必须再增加体力活动 20~30 分钟,以消耗多余的热量。

(2)方法:随时随地抓住机会活动,如用步行登楼梯代替乘电梯;1km 之内的路程步行而不乘车;上下班时,可以提前 1~2 站下车改步行;每周至少 1~2 天不看电视或每天减少看电视的时间等。将家居清洁、散步、跳舞、骑车等活动纳入每天的日程安排。

3. 规律性运动锻炼　一项由减重达到或超过 30 磅(13.5kg)并保持 5 年及以上的数千人参加的研究结果表明,规律性运动是与成功体重控制强烈相关的关键因素之一。有关多种体力活动和运动 30 分钟的能量消耗值,可以参见表 12-18。

(1)作用:通过规律性运动锻炼,不仅可以增加机体能量消耗,减少体内、尤其是内脏脂肪的沉积,还可以刺激机体的产热反应,提高基础代谢水平,改变肌肉形态和生化能力。

表 12-18 多种体力活动和运动 30 分钟的能量消耗值

活动或运动项目	30 分钟的能量消耗(kcal)
静坐、看电视、看书、聊天、写字、玩牌	30 ~ 40
轻家务活动:编织、缝纫、清洗餐桌、清扫房间、坐着跟孩子玩	40 ~ 70
院中漫步、慢速跳舞、广播体操、骑车(8.5km/h)、站着跟孩子玩	100
步行上学或上班、打乒乓球、游泳(20m/min)、骑车(10.0km/h)	120
快速步行(100 ~ 120m/min)	175
打羽毛球、排球、太极拳,跟孩子玩(走、跑)	150
擦地板、快速跳舞、打网球(中等强度)、骑车(15.0km/h)	180
网球、羽毛球比赛,爬山(5°坡度),一般速度慢跑,滑冰(中等)	200
一般速度跑步,跳绳(中速)、仰卧起坐、骑车(19.0 ~ 22.0km/h)	200 ~ 250
上楼梯、游泳(50m/min)、骑车(22.0 ~ 26.0km/h)、跑步(160m/min)	300

(2)好处:降低血压、降低"坏胆固醇"、升高"好胆固醇"、总体降低心脏病的风险;降低患乳腺癌、结肠癌、子宫内膜癌、前列腺癌和肾癌的风险;提高胰岛素受体的敏感性,降低血糖水平;增加骨密度,改善心血管功能和肺功能以及缓解压力、改善情绪等。

(3)强度、频度与时间:每天进行 30 分钟中等强度的运动锻炼或体力活动即可。有充分的科学证据支持,这一运动量能够燃烧显著数量的能量,改善总体健康状况,减少疾病风险,而且,三次 10 分钟运动与一次 30 分钟运动的效果一样。如果减重者多年缺少运动锻炼,而且体重严重超重,推荐花 6 个月的时间达到这一目标。值得提醒的是,在运动数周或数月之后,一旦接近了减重的目标,如果维持每日的能量摄入不变,就需要开始每天 60 分钟中等强度的运动以预防体重回升。

(4)方式:可以是散步、骑车、游泳、跳舞、园艺等,任何减重者喜欢或愿意选择和能够坚持的方式。30 分钟的散步约相当于行走 5000 步。也可以选择由专业人士量身定做的力量性运动训练方案。

(5)注意事项:如果 BMI 超过 $25kg/m^2$,运动时应考虑保护髋、膝关节,以保证能够终身进行运动锻炼;考虑那些可以尽量减少对髋、膝关节产生冲击和对脊柱造成压力的运动。

4. 生活方式的调整或改变 饮食搭配不合理,不良饮食习惯,不科学的进食方法和不良嗜好是导致超重和肥胖的重要因素,也是导致减重失败或不能维持减重成果的主要原因,因此,在体重管理方案中,生活方式的调整或改变是不可或缺的干预内容。

（1）合理营养、能量平衡的饮食结构：参照国外学者提倡的与肥胖有关的膳食原则和中国居民平衡膳食的指导意见，制作每日的饮食餐单，做到饮食结构合理，能量平衡。

（2）良好的进餐习惯：包括养成并遵从一日三餐，定时进餐的习惯；拒绝餐间点心和夜宵；不准备多余食物；在餐前食用水果或素汤；采用增加饱腹感、能量低的食物，如芹菜、包菜、黄瓜、燕麦片等；限制食物体积等。

（3）戒除不良嗜好：不喝含糖饮料；远离西式快餐、油炸食品；尽量减少或避免食用甜点、巧克力等含糖食物。

（4）科学方式进餐：细嚼慢咽，每口食物咀嚼不少于25次；限制一口量，因一餐大约进食100口；不边看电视边进食；不挑食、偏食、贪食、暴饮暴食；三餐分配得当，可以根据个人实际生活情况，或平均分配三餐的能量供给，或遵循早吃好、午吃饱、晚吃少的原则，或尽可能考虑减重者的生活习惯。

5. 环境、心理及社会支持　肥胖者由于身体通常较常人臃肿，举止不灵活，容易出汗、气喘，睡眠时打鼾等原因，严重影响个人形象，也容易遭受他人的侮辱和歧视，从而产生自卑、颓废、压抑等不良情绪与心理，甚至影响择业、就业、婚姻与社交。为了确保减重计划的顺利实施，减缓情绪和心理压力，全面提升减重者的生活信心与生活质量，应对其提供切实有效和长期的环境、心理及社会支持。

（1）创造宽松、友善的环境氛围：肥胖是多因素复杂作用的结果，它并不等同于失败和缺乏毅力。由环境氛围所产生的紧张与压力，会促使过量进食行为的出现，加重肥胖。

（2）发展帮助和支持的力量：让家庭成员参与体重管理计划；帮助建立或加入减重组织；定期跟踪其包括体重、腰围、臀围、运动时间，摄入的食物类型与总量等内容的个人资料或统计数据，以利于获得支持，及时解决所面临的问题。

（3）自我监控：自我控制的最好办法是写日记或进行包括重要统计数据在内的其他类型的记录，并不断更新。在开始体重管理方案的头一年的时间里，至少需要每周或每两周称一次体重，计算BMI，如有可能，一个月测量一次体脂，并记录。日记的内容则包括日期、体重、腰围、臀围，个人每日设定的能量摄入值目标和实际摄入的能量值，当日所从事的体力活动与运动的内容、时间及能量消耗情况，对体重管理的个人想法和感受，遭受的困难等，以及时提醒减重者做了些什么，什么是对的，什么是错的，哪些方面需要改进，是否有可能实现预定目标。

（4）管理压力：每个人不时都会感到压力，压力构成了生活的一部分。压力的来源可以是诸如生病、离异、失业等负性事件，也可以是诸如孩子出生、开始一项新工作等正面事件。有许多研究支持压力是导致人们过量进食的主要原因之一。过量进食能够导致体重增加，体重增加本身又会成为压力。管理压力的方法包括：发现压力源，并处理它，如压力是由照顾老人或孩子引起，可致电亲友，请求他人短时接替；将每日应该做的事情列出清单，编排出先后完成次序，然后，按清单行事；今天完成不了的事情，留待明天完成，或留待没有压力时再做；深呼吸3~4次，直至感到冷静和放松；嘱减重者闭上双眼，花大约5分钟或10分钟的时间，使用视觉想象、描绘一个能令其放松的场景(欣赏匆匆流淌的小溪,风摇曳着树木),并沉浸其中,感受声音、气味,所见到的一切;或听具有抚慰作用的背景音乐,或闭目聆听熟悉的、感觉舒服和放松的音乐片段等。

(5)自我奖励正面行为:美国儿童肥胖治疗领域的首席专家 Dr. Leonard Epstein 研究发现,奖励年轻人的正面行为远比惩罚其负面行为有效,且奖励正面行为与 10 年及 10 年以上的长期成功的体重控制有很强的相关性。奖励的方式可以是一顿健康餐或运动;陪伴喜欢的或重要的人;花半小时做自己喜欢的事(给好友打电话、洗澡、散步);观看喜欢的电影;购买喜欢的书籍、衣物等。

6. 伴随疾病的管理与控制　帮助与督促减重者积极治疗基础代谢性疾病,控制与肥胖有关的疾病症状;对于已发生功能障碍者,提供相应的功能训练,或提供必要的辅助用具及家居环境改造;进行与疾病相关的健康教育。

7. 必要的教育与行为干预　因肥胖很少能被治愈,所以,应像对待许多其他慢性病患者一样,通过提供必要的教育和行为干预,对肥胖者进行长期,乃至终身的管理。主要内容包括:①终身采取控制体重的行动;②严格控制脂肪的摄入,用低脂食物代替高脂食物,不吃或尽量少吃油煎、油炸食物;③无论是体重增加或减少,都需要定期接受饮食指导,及时调整能量的摄入;④邀请肥胖者的配偶或家庭其他成员参加营养咨询,以提高肥胖者对体重控制计划的依从性;⑤建议多数女性每天能量摄入的控制水平为 1200 ~ 1500kcal,多数男性为 1500 ~ 2000kcal,并每日服用多种维生素、矿物质补充剂,以保证充足的营养摄入;⑥安全减重,一般以每周减 0.5 ~ 1kg,或每周减少原体重的 1% 的速度为宜;⑦向肥胖者提供有关防止漏餐或营养缺乏的咨询指导;⑧控制进食的情绪,不用食物来处理不愉快的情绪,只饮用不含能量物质的水,限制或杜绝饮酒;⑨仔细计划食物准备,不准备过量食物,不吃剩下的食物,减少外出进餐机会;⑩在没有生活方式调整的前提下,不要使用减肥药物。

五、案 例 分 析

1. 基本情况　蔡某某,女,25 岁,未婚,办公室文员,自幼较胖,自参加工作起,近三年体重增加明显,影响其恋爱与社交,要求减重。评估结果:体重 82kg,身高 165cm,腰围 95cm,臀围 110cm,腰臀(围)比 = 0.86,BMI 30.12kg/m²,超重 40%。膳食评价与生活方式调查提示:能量摄入总量为 2865kcal/d,能量消耗仅为 2520kcal/d,能量剩余(摄入 - 消耗)为 345kcal/d;饮食结构不合理,脂肪、蛋白质摄入比例偏高,主食不足;不吃蔬菜,食用水果量多,且喜食零食;缺少体力活动。

2. 治疗方案

(1)体重干预目标:每周减重 1.0 ~ 1.5kg,3 ~ 6 个月内减重 8.0 ~ 10.0kg。

(2)体重干预计划:设定蔡某某每日实际应摄入的能量值为 1500kcal;依据此能量值,制订个体化餐单;每日快走 1 小时;杜绝零食,限制食用水果的种类和量;适当增加户外活动,以减少静坐和看电视的时间。

(3)干预结果:3 个月后,成功减重 8.5kg。调整每日能量摄入值为 1300kcal,继续先前的干预措施。

学习小结

1. 学习内容

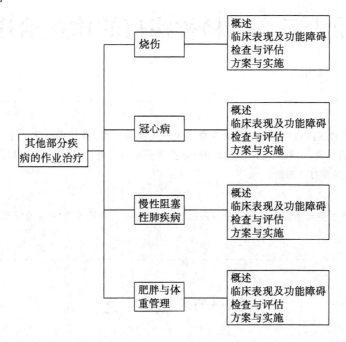

2. 学习方法

认真阅读、理解文中阐述的内容,并补充阅读与肥胖密切相关或通常相伴的疾病,如冠心病、糖尿病、多囊卵巢综合征等临床医学知识。结合本节所提供的案例分析,理解与学习体重管理与干预计划的临床制订过程。

（戴　玲　李奎成）

复习思考题

1. 烧伤的定义是什么？

2. 烧伤的作业治疗包括哪些内容？

3. 慢性阻塞性肺疾病的定义是什么？

4. 肥胖的主要危害有哪些？

5. 最常用的肥胖评定方法有哪些？

6. 体重管理和干预的基本内容有哪些？

第十三章　精神疾病的作业治疗

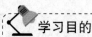

学习目的

通过学习精神疾病的常见致病因素及常见精神疾病的分类、精神疾病作业治疗的发展演变历史、作业治疗理论模式、主要治疗目的等知识使学生掌握精神疾病治疗的基本基础理论和治疗方法，为进一步的临床实践打下基础。

学习要点

精神疾病的主要致病因素及常见精神疾病的分类；精神疾病作业疗法的治疗原则、目的及技术方法。

第一节　概　　述

精神疾病(mental illness)是指在内、外各种致病因素影响下,大脑功能活动发生紊乱,导致患者认知、情感、行为和意志等精神活动发生不同程度障碍的疾病。我国各类精神疾病患者逾 1 亿人,平均 13 人中就有一名精神疾病患者,其中重症患者超过 1600 万人。调查资料显示,精神疾病的患病率呈上升趋势。因此,我国对于精神疾病的康复任务十分繁重。

一、精神疾病的病因和分类

根据目前精神医学的现状,许多精神疾病的病因还是未充分认识的复杂问题,就至今获得的认识而言,大多数精神疾病往往是由许多不同因素相互作用所致。

(一)精神疾病的主要原因

根据目前精神医学的现状,许多精神疾病的病因尚不十分清楚,主要有遗传因素、体质因素、环境因素以及躯体因素等。其中,生物性因素(细菌、病毒等)与理化性因素(各种机械性因素及化学品中毒等)可能是脑器质性与躯体疾病所致精神疾病(脑炎、脑肿瘤、肝性脑病、CO 中毒等)的主要病因。而这类躯体因素,有时也会在发病过程中结合其他因素。

(二)常见精神疾病的分类

精神疾病的种类较多,各国分类不尽相同。根据 1984 年 4 月制定通过的《中国精神疾病分类方案与诊断标准(第二版)》(CCMD-2),我国将常见精神疾病分为 10 类:包括脑器质性与躯体疾病所致的精神障碍;精神活性物质所致的精神障碍;精神分裂症;情感性障碍(心境障碍);偏执性精神障碍;心理生理障碍、神经症与心因性精神障碍;人格障碍与性心理障碍;精神发育迟缓;儿童少年期精神障碍;其他精神障碍。

二、精神疾病作业疗法的发展

精神疾病的作业疗法,在美国始于19世纪的"道德运动"及20世纪初的"习惯训练"的作业治疗理论。随后在20世纪30年代到80年代精神疾病作业疗法又出现了不同的作业治疗模式,到90年代,美国和澳大利亚分别发展了"作业科学(occupational science)",作业疗法学者希望从"作业科学"研究中,能更肯定活动在治疗上的效率与效能,同时更强调"以客户为中心"的服务指引,重新强调患者的参与性及对治疗计划的参与尤为重要。

在整个精神疾病作业疗法发展过程中,除了采用自我专业发展的治疗理论,同时也引用了心理学及精神医学上的治疗理论及疗法,融会于作业疗法的疗程设计、实践及评定中,包括行为疗法、认知行为疗法、社交技能训练和专业咨询辅导方法等。

三、精神疾病作业治疗的理论模式

根据作业治疗师在精神疾病治疗中经常采用的治疗理论模式与治疗构造模式,精神疾病作业治疗的理论模式主要有:行为治疗模式、人类作业模式、认知行为治疗模式、作业表现治疗模式。

四、作业疗法的作用和治疗原则

随着康复治疗对精神疾病治疗的干预,即便一些病情严重的患者,也有在社区独立生活的机会,其中作业治疗是重要的康复治疗内容。

(一)作业疗法在精神疾病中的作用

作业治疗是选择相应的作业治疗活动,帮助患者有目的地利用时间、精力及兴趣,使患者能加强体能、适应能力和生产力,以改善患者的心态、情绪和社交能力,从而提高生活质量。

(二)作业疗法的治疗原则

治疗原则应根据患者的背景及家庭状况,利用现有的资源,建立良好的治疗师与患者之间的关系,阻止或减少精神疾病所带来的影响,以便使患者回归家庭、社会,参与工作,尽可能拥有独立的生活。

(三)作业疗法的主要治疗目的

作业疗法的主要治疗目的是协助训练及支持精神功能障碍者恢复生活和工作的信心,参与有意义的活动以及积极地适应和融入生活环境,从而回归家庭和社会。

具体来说,作业疗法对精神疾病患者具有以下治疗目的:

1. 减轻患者病情,维持和促进患者的身体健康状态。
2. 恢复或改善患者的心理与躯体的功能。
3. 帮助患者学习和掌握如何适应生活及工作的技巧。
4. 回归、适应及融入社会。

五、精神疾病作业治疗的主要方法

治疗精神疾病的作业疗法主要是在生活技能、心理和行为、社会和职业上进行训练,使其能适应病情稳定后在家庭和社会的生活、学习、劳动和社会环境。

1. 通过有效的沟通,建立良好的患者与治疗师的关系。
2. 制造模拟环境和气氛,并帮助其提高适应环境的能力。
3. 作业活动的分析与合成。
4. 通过小组治疗及活动,提高作业表现能力,促进人际关系。
5. 教育/咨询/辅导。

针对精神疾病的作业治疗应采取"以人为本"的原则,应针对患者的需要及其能力、生活环境、社会文化等方面,具体确定治疗目标、评定方法和作业治疗内容。所以,实际工作中在遵循总体治疗目标基础上,可根据具体情况"同病异治、异病同治"。

第二节　常见精神疾病的作业治疗

一、创伤后精神压力综合征

(一) 概述

创伤后精神压力综合征(post-traumatic stress disorder,PTSD),是近几年来为大家广泛注意的精神疾病之一。又译为创伤后应激障碍、创伤后压力综合征、创伤后精神紧张性障碍等。指人在生命遭到威胁、严重物理性伤害、身体或心灵上的胁迫或孩童时期遭受身体或心理上的性虐待、战争、车祸、目睹亲人的突然死亡、自然灾难等后心理状态产生失调的后遗症。PTSD 在精神病学是一个较新的诊断,第一次出现在美国1980 年的《精神疾病诊断和统计手册》(*Diagnostic and Statistical Manual of Mental Disorders*,DSM)上。并于 2007 年《疾病和有关健康问题的国际统计分类》第 10 版修订本(ICD-10-E)中,对 PTSD 的诊断标进行了修订;中国诊断标准是由中华精神科学会于2000 年颁布的《中国精神障碍分类与诊断标准》第 3 版(CCMD-3)确定。2008 年 7 月由卫生部进行了修改。

公元前 1900 年首先由埃及人提出创伤后心理障碍,用以形容那些对于创伤歇斯底里的反应。希腊著名医学家希波克拉底使用体内平衡理论来解释为何疾病和压力是一种威胁一个系统的平衡或生理平衡状况的反应。一世纪前,弗洛伊德的学生 Kardiner 是第一位描述这种"创伤后心理压力失调症状"的心理学家。根据压力的理论,创伤后压力被视为一种"神经传递的化学不平衡"。

目前,国际上发达国家都在该领域展开了研究。有关调查表明,在灾害发生后的地区,自杀率会升高,而更多的人会出现心慌、失眠、做噩梦、感觉木然、注意力不集中等现象,还有人过量饮酒和服药,形成酒依赖或药物依赖,这些都是心理应激障碍的表现。我国精神卫生研究学者认为,急性应激实际上是灾害发生后立即出现的心理反应,通常持续几小时到几天便能迅速恢复;创伤后应激障碍通常在严重灾害后延迟发生,潜伏期一般为数周,有的则更长。我国有亲身经历灾害的心理研究学者总结发现:灾后人们往往不由自主地出现灾害情景的可怕回忆,而且他们还常做噩梦,在梦中重演灾害的经历。他们往往回避接触、看到类似的情况和事件,表现出焦虑、恐惧,不愿看亲人的遗物,不愿经过出事的地点或街道,他们表面上冷淡,但内心却警觉性很高。

国际上心理学家们正在展开对一些情绪化事件的新观察,并设法弄清它们为何会产生难以抹去的记忆。有心理学家指出这不是对记忆进行的激进方式,我们想做的是帮助人们能够更好的控制他们想要的记忆,阻止他们不想要的干扰记忆进入头脑。心理学家还发现,应激反应本来是身体遭到外界强烈的刺激后,经大脑综合分析产生的一系列反应,如神经兴奋、激素分泌增多、血糖升高、血压上升、心率加快、呼吸加速等。这种情况是正常的,其作用在于使身体能对刺激作出迅速而及时的反应。只要其强度、频率和持续时间适当,不但不会对人体造成损害,而且对保护机体有益。但是,如果外界的刺激过度激烈,或者长期、反复地出现,以致超出机体能够承受的极限,将会造成病理性损害,出现诸如失眠、容易疲劳、烦躁不安、情绪化记忆的反复干扰等症状,但又查不出任何明显的器质性病变。

据统计80%的美国人在一生中会经历某些创伤性事件,其中10%的人会发展到更为极端的压力反应阶段(PTSD)。2001年,一项由Wee和Myers进行的研究表明,超过50%的灾难救助人员极有可能患严重的创伤后困扰症,在对创伤事件的急性回应中,个人身体和情感的平衡被破坏,通常的应对方法并不起作用,往往需要药物的治疗。

(二)临床表现与障碍

大部分人对创伤事件的情感会在几个月后淡去,如果其持续过长的时间,就有可能引起精神的失调,导致创伤后精神压力综合征。主要症状分为回避症状和过度警觉症状:

1. 回避的症状　回避和创伤有关的事情或者谈话;避免那些可以让你回想创伤的活动、地点或者人物;基本上失去了对生活和活动的兴趣;情感解离、麻木感(情感上的禁欲或疏离感,在感情上变得麻木,尤其是对自己所爱的人。感觉自己不可能享有正常人的生活)。

2. 过度警觉的症状　失眠或做噩梦、易怒、注意力难以集中、警觉过度(长期处事小心翼翼、过度的惊跳反应或者情绪易变)。长时间过度警觉的PTSD患者导致自己时常处于危险状态之中,在这种慢性持续状态下,其精神和肉体不可能完全放松,工作不可能有成效,更不能享受生活。

另外,PTSD患者还会有一些其他令人痛苦的症状。如可能会因为自己活下来了而别人死了有内疚、羞愧和无望感;或有一系列的身体症状,包括头痛,胃部不适和胸痛等。

PTSD的发病时间可能会延迟数年甚至数十年。创伤记忆有时候会被贮存在程序记忆(procedural memory)中,当患者做了某一特定身体动作时,便触发了PTSD。延迟发病的PTSD也有可能在另一个压力事件下引发,如家人或亲密朋友之死亡、或被诊断患有重大疾病。

(三)检查与评估

创伤后精神压力综合征会出现感觉处理、认知和情绪调节能力等障碍,对患者的自我护理、家庭活动和社会交往等造成影响。

评估时首先注意聆听患者的自述,创伤后精神压力综合征的患者往往详细讲述他们受伤害时的情节和吓人的场面。例如,幸存者往往目睹了亲人或好朋友悲惨地死于灾难的全过程,在相当长的一段时间里因内疚和和没有能力解救亡者的懊悔或无法摆脱死亡的恐惧感,处于极度紧张或遭受失眠、噩梦、噪声的折磨。这种强烈的焦虑会持续 3 周左右,如果始终不能摆脱这种情形就可以确诊为创伤后精神压力综合征。

其作业治疗评估主要用日常生活活动能力评估(FIM)、社交恐惧症自评量表(表 13-1)、活动量表评定(表 13-2)等。

表 13-1 社交恐惧症自评量表

1. 我怕在重要人物面前讲话。	答:(1 2 3 4)
2. 在人面前脸红我很难受。	答:(1 2 3 4)
3. 聚会及一些社交活动让我害怕。	答:(1 2 3 4)
4. 我常回避和我不认识的人进行交谈。	答:(1 2 3 4)
5. 让别人议论是我不愿的事情。	答:(1 2 3 4)
6. 我回避任何以我为中心的事情。	答:(1 2 3 4)
7. 我害怕当众讲话。	答:(1 2 3 4)
8. 我不能在别人注目下做事。	答:(1 2 3 4)
9. 看见陌生人我就不由自主的发抖、心慌。	答:(1 2 3 4)
10. 我梦见和别人交谈时出丑的窘样。	答:(1 2 3 4)

注:根据评估结果确定患者焦虑或恐惧分型并根据患者的实际情况制订相应作业治疗方案

表 13-2 活动量表评定

活动名称		兴趣			过去与参与			将来的兴趣	
		强	一般	没有	经常	有些时候	从不会	是	否
体育球类活动	1. 打篮球								
	2. 打排球								
	3. 打乒乓球								
	4. 驾驶								
	5. 露营								
	6. 木工								
	7. 跑步								
	8. 砌模型								
	9. 踏单车								
	10. 踢足球								
	11. 童军								
	12. 镶嵌手工								
	13. 义务工作								
	14. 做运动								

续表

活动名称		兴趣			过去与参与			将来的兴趣	
		强	一般	没有	经常	有些时候	从不会	是	否
智力性及音乐活动	1. 弹钢琴								
	2. 古典音乐欣赏								
	3. 话剧								
	4. 吉他								
	5. 科学								
	6. 拼字游戏								
	7. 桥牌								
	8. 摄影								
	9. 数学								
	10. 听讲座								
	11. 知识学习								
	12. 下棋								
	13. 写作								
	14. 演奏会								
	15. 语言性活动（例：学习新语言、拼字游戏）								
	16. 阅读								
社交性活动	1. 唱歌								
	2. 打网球								
	3. 跳的士高								
	4. 电影								
	5. 度假								
	6. 购物								
	7. 交谈								
	8. 旅游								
	9. 派对								
	10. 沙滩活动								
	11. 探访								
	12. 跳舞								
	13. 约会朋友								
	14. 做衣服								

续表

活动名称	兴趣			过去与参与			将来的兴趣	
	强	一般	没有	经常	有些时候	从不会	是	否
1. 编织								
2. 缝补								
3. 缝纫								
4. 烤食物								
5. 理发								
6. 抹地								
7. 烹饪								
8. 皮具手工								
9. 手工艺								
10. 烫衣物								
11. 陶器手工								
12. 洗衣服								
13. 刺激性工艺								
14. 装饰								

(左侧竖排标题：精细手工艺及家务性活动)

注:1:兴趣:此活动引起你注意或好奇的程度;过去的参与:在过去任何时段里,你曾投入的时间和能力的分量;将来的兴趣:你是否将来会参加这活动

2:兴趣栏:2 表示强,1 表示一般,0 表示没有;过去的参与:2 表示经常,1 表示有些时候,0 表示不会;将来的兴趣:1 表示是,0 表示否

以上各项得分加起来的分数填在表 13-3 中。

表 13-3 活动量表汇总表

分类	兴趣	过去的参与	将来的兴趣
1. 体育球类运动			
2. 智力性及音乐活动			
3. 社交性活动			
4. 精细手工艺及家务性活动			
总分	(0～30)	(0～30)	(0～30)

注:通过活动量表问卷填写表,从体育球类运动、智力性及音乐活动、社交性活动、精细手工艺及家务性活动四个方面内容进行评估,检查患者的兴趣活动和参与状况的 3 种情况。目的是了解患者的兴趣活动取向和特点,设计相应的作业活动,帮助患者摆脱否认、愤怒、抑郁、失望等心理问题,向心理适应阶段过渡,以达到预期的作业治疗目的

（四）方案与实施

创伤后精神压力综合征的作业治疗可以是治疗师与患者的一对一治疗,也可以是小组治疗。作业治疗师通过 PTSD 患者各个时期不同的表现了解患者不同的需求及目标,制订相应的作业治疗方案。除针对患者的一般生活、工作、社交、学业等问题外,患者的自我概念、自信心及价值观念的矫正与重整,也是治疗的目标。常用作业治疗方法有:

1. 心理支持及咨询　作业治疗师首先要成为一个好的聆听者,让患者知道大家在分享他的感受。辅助患者认清自己的内、外世界,帮助患者学会控制情绪,纠正不合理的逻辑及社会价值观,重建患者的自信与价值观。

2. 通过适当的社交训练　过度的懊恼和悲伤导致患者在情感上完全瓦解,继而变得"麻木",表现出长久的"颓废"。无法正常进行日常的生活。通过参与社会活动,使其适应新角色,增强患者自信心及社交水平。

3. 日常生活技巧训练　如果患者料理日常生活有困难,鼓励他们自己去做,当活动超出他们力所能及的范围时,才给予帮助。

4. 文娱训练　鼓励患者参与适宜的文娱活动,体能锻炼和身心放松的交替使用有助于减轻一些身体的不适。

5. 职业评估及训练　选择适合的职业活动,促使患者从创伤事件及其阴影中走出来,重新实现人生价值。

二、抑　郁　症

（一）概述

抑郁症是神经症精神疾病之一,是由各种原因引起的以抑郁为主要症状的一组心境障碍或情感性障碍,以显著而持久的心境低落为主要临床特征,且心境低落与其处境不相称,严重者可出现自杀念头和行为。多数病例有反复发作的倾向,每次发作大多数可以缓解,部分可有残留症状或转为慢性。抑郁症至少有10%的患者可出现躁狂发作,此时应诊断为双相障碍。抑郁症病因与发病机制还不明确,也无明显的体征和实验室指标异常,常见的病因主要有遗传因素、生化因素及社会、心理因素等。

（二）临床表现与障碍

按照中国精神障碍分类与诊断标准第三版（CCMD-3）,根据对社会功能损害的程度,抑郁症可分为轻性抑郁症或者重症抑郁症;根据有无"幻觉、妄想,或紧张综合征等精神病性症状",抑郁症又分为无精神病性症状的抑郁症和有精神病性症状的抑郁症。

抑郁症的临床表现主要有心理症状和躯体症状两大方面。常见心理症状主要有心境低落、兴趣下降乃至丧失、身心疲惫、自信心下降、自责、思维和注意力困难等;躯体症状主要有睡眠障碍、食欲下降或体重明显减轻、性欲下降、症状呈现出晨重晚轻的规律、身体不适症状等。

（三）检查与评估

《美国精神障碍诊断与统计手册》第四版（DSM-Ⅳ）诊断标准及中国精神障碍分类与

诊断标准(CCMD-3)有关抑郁症的主要临床表现如下:

以心境低落为主,并至少有下列4项:①兴趣丧失、无愉快感;②精力减退或疲乏感;③精神运动性迟滞或激越;④自我评价过低、自责或有内疚感;⑤联想困难或自觉思考能力下降;⑥反复出现想死的念头或有自杀、自伤的行为;⑦睡眠障碍,如失眠、早醒或睡眠过多;⑧食欲降低或体重明显减轻;⑨性欲减退。

抑郁症作业能力障碍常用的评估量表是抑郁自评量表(SDS)。

(四) 方案与实施

抑郁症在急性期时,首要的是采取有力措施控制症状,尽早地减轻患者的痛苦;并应长程治疗,预防复发。抑郁症的治疗方式包括药物治疗、心理治疗、康复治疗等。

1. 治疗目标 作业治疗的主要目标包括:学习自我松弛和减压;适当地宣泄情绪,舒减内心的抑郁,或改变引起过度情绪反应的思想,以对不良行为和异常行为进行矫治;鼓励解决生活上的问题;鼓励与社会保持接触,维持正常的工作和其他的社会生活;协调家庭成员的积极参与,共同配合治疗程序。

2. 治疗方法

(1)松弛训练:有多种形式,其主要目的在于放松身心,减低焦虑现象。如肌肉放松训练、转换注意力活动以及自我冥想等。

(2)文体娱乐活动:可以培养患者参与群体活动,扩大接触交往面,改善社交能力,以提高生活的情趣,促进心身健康。同时,借助这些活动取代或转换专注目标也可达到松弛的效果。治疗师应鼓励患者找出喜爱的活动,以这些活动转移患者的专注力,以避免引起紧张焦虑状态。

(3)问题处理技巧训练:以知识教育配合适合的行为及技巧训练,帮助患者学会善于处理及应付各种生活上的实际问题的技能,以减低压力和增强自信,重整自我概念。

另外抑郁症的作业治疗还包括:日常生活活动训练、社交技能训练、小组治疗、就业行为的技能训练、职业康复等。

三、边缘性人格障碍

(一) 概述

边缘性人格障碍(borderline personality disorder),是人格障碍中的一个类型。与神经症患者相比,人格障碍患者在临床表现上似乎功能受损较少,但实际上刚好相反。在表面上患者多似情绪平和、有较稳定的工作,聪明以及似能应付生活上的压力,但患者往往存在着深层的适应不良的行为形态及应付压力的方法。他们更容易拒绝康复治疗和寻求帮助,以致病情更趋严重。

(二) 临床表现与障碍

人格障碍患者常出现以下症状:缺乏做事动机,易紧张或激动,操纵性强,外显或内隐性诋毁他人,被动领悟,情绪障碍。

边缘性人格障碍患者常出现较大的情绪波动和人际关系及自我形象不稳定性。此症多出现于青年期。情感可能表达不适当,如反映在缺乏对愤怒的自控能力,或出现自残及自杀的念头,做事较冲动、缺乏深思熟虑及惧怕被遗弃。自我形象问题常反映于性取向、长远计划及价值观念当中。患者也容易染上抑郁症及滥用药物的行为。

(三) 检查与评估

边缘型人格障碍的患者经常感到被误解,觉得孤独、空虚、无望。他们常常充满了自我厌恶和自我憎恨。因此首先要对患者进行边缘性人格的明确诊断,一般来讲,考虑为边缘性人格障碍的患者,至少有 5 条下列表现:强烈的害怕被抛弃;不稳定的关系情况;自我印象的不稳定;冲动行为和自我毁灭行为;自杀行为或者自我伤害;情绪起伏大;长时间的感情空虚;强烈的愤怒;时段性的偏执,与现实失去联络。

在诊断明确后对边缘性人格患者的评定主要有患者的情绪发展过程、人际交往关系及患者的自我价值观等。

(四) 方案与实施

1. 治疗目标　除针对一般生活、工作、社交、学业、余暇等问题外,患者的自我概念、自信心及价值观念的矫正与重整,也是治疗的目标。

2. 治疗方法　其内容主要包括:

(1)小组治疗:治疗小组的目标在于重建个人的性格和人格系统。治疗小组本身以一种象征的方式再现个人的原生家庭,以便使每一个成员的历史在小组面前重演。同时,小组通过对原生家庭的再创造,帮助成员解决家庭给他们造成的问题,通过成员与小组带领者的关系,了解成员与家庭中重要人物的关系动力。治疗过程在于再创造、分析、讨论、解释过去经验和解释潜意识层次上发生的防卫和抗拒,解决成员在儿童期产生的功能失调的模式,并在新领悟的基础上做出新的决策。

(2)心理情感抒发、支持及咨询:治疗师辅助患者认清自己的内、外世界,纠正不合理的逻辑及社会观、价值观,重建患者的自信与价值观。

(3)社交技巧训练及行为矫治:通过外界环境的社交行为训练让患者及时的、系统的建立对正确行为的认识,并不断调整以加强巩固。

(4)日常生活技巧训练。

(5)通过各类文娱活动,强化患者团队合作及独立处理问题的能力,促进患者社交水平、增强自信能力。

学习小结

1. 学习内容

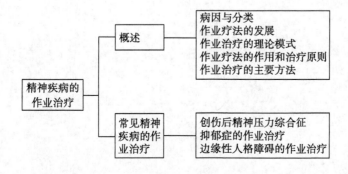

2. 学习方法

认真阅读、理解文中阐述的相关理论知识,如精神疾病的病因与分类、作业治疗发展、理论模式及主要方法,掌握创伤后精神压力综合征、抑郁症、边缘性人格障碍等疾病的作业治疗方法。

(李　丽)

复习思考题

1. 精神疾病的定义是什么?
2. 精神疾病作业治疗的理论模式是什么?
3. 抑郁症的作业治疗包括哪些内容?

第十四章　职业康复

学习目的

　　通过学习,形成全面康复的理念,理解职业康复在康复医学中的目的和意义。并尽可能地掌握职业能力评估的常用方法和关于职业技能训练、心理训练及工作重整的知识。为今后在实际康复工作中对伤残患者的就业指导及工作安置等工作起到积极的理论充实作用。

学习要点

　　职业康复的概念;职业康复的原则;职业能力评估及职业适应性评估的主要方法。

第一节　概　　述

　　职业康复是作业治疗的重要内容之一。职业康复通过康复的手段,使残障人士或伤病者就业或再就业,从而促进他们参与或重新参与社会。作为全面康复的重要组成部分,职业康复在残障人士就业与回归社会中发挥着重要作用,特别是在国内近年兴起的工伤康复中发挥着巨大的作用,是工伤康复的最终目标和发展方向。从某种程度上说,职业康复水平的高低反映了一个国家康复整体水平的发展状况。

(一)相关概念

　　1. **职业**　是指人从事的各种工作,并从中获得相应的报酬;从国民经济活动所需要的人力资源角度来看,职业是指不同性质、不同内容、不同形式、不同操作的特定的劳动岗位。

　　2. **职业康复**　是指利用现代康复的手段和技术,为残障人士提供服务,最大限度地恢复和提高他们的身体功能和职业劳动能力,从而促进残障人士重返工作岗位,自食其力,使他们更好地融入社会。

　　职业康复(vocational rehabilitation)牵涉范围很广,需要很多不同的专业参与当中,互相协调,提供服务(multi-disciplinary services)。其中包括卫生界、教育界及社会服务界等不同专业。在残障人士的职业康复服务中,作业治疗师主要是针对个别残障人士的能力和个体的需要,对其学习及工作上的要求做出分析评估,从而设计及提供训练、辅助器材或环境模拟上的支持,以增强他们在工作方面的适应性和独立能力。

　　因此,职业康复是以个体的职业能力提高和工作上的适应性为治疗宗旨。针对影响上述职能的功能成分(performance components),如运动功能(motor functioning)、感觉功能(sensory functioning)、认知功能(cognitive functioning)、心理功能(psychological functioning)和社交功能(social functioning),选择不同的治疗活动,包括治疗性活动(therapeutic activities)、辅助器具(adaptive aids)的使用、环境改善及适应性训练(environmental modification)、教学活动(teaching and learning process)和小组活动(groups activities)等协助残障

人士适应工作岗位及工作环境上对他们能力上的要求。

职业康复服务机构包括医院、康复中心、辅助就业以及职业技能训练中心等不同层次的康复服务机构,均应当有职业治疗服务的设立。

3. 工伤 是指劳动者在从事职业活动或与职业活动有关的活动时所造成的不良因素的伤害和职业病伤害。目前国际上比较规范的"工伤"定义包括两个方面的内容,即由工作引起并在工作过程中发生的事故伤害和职业病伤害。

(二)职业康复的发展

1. 职业康复的发展及起源 在 20 世纪 30 年代以前,对残障人士的照顾,被视为家庭本身的责任,社会为他们所提供的服务非常有限,仅仅限于维持生存的食宿。随着第二次世界大战后社会的发展,有关为残障人士提供的服务逐渐得到重视。但直至 20 世纪 60 年代初期,服务的重点仍着重于起居生活的训练及照顾,服务的范围也仅限于福利的施与。20 世纪 70 年代后,发达国家对残障人士康复服务的概念发生快速地演变,把重点放在残障人士所具有的能力上,而非其个体水平上的残疾。给予其培训的机会,发展其潜能,使他们能达到就业、融入社会、与健康人一样,为社会作出贡献。

2. 职业康复的历史和现状

(1)职业康复的有关国际公约:国际社会在对待残障人士职业康复和再就业方面非常重视,相继出台了很多相关的政策法规,如《社会保障最低标准公约》、《患者职业康复建议书》、《工伤事故和职业病津贴公约》、《职业康复和就业建议书》、《职业康复和就业公约》、《患者权利国际公约》等。通过这些政策法规来帮助他们重返社会,使他们实现真正的人格自尊和经济的独立,为社会创造物质财富和精神财富。

(2)我国的职业康复状况:我国的职业康复事业主要是随着残障人士事业的发展而逐步发展起来的,伴随着相关政策条例的实施,如《残疾人保障法》、《就业促进法》、《残疾人劳动就业条例》、《工伤保险条例》等,残障人士在一定程度上获得了平等就业的权利。

相对于亚太区其他国家而言,我国香港地区的康复工作在政策、建构及服务规划上较为完善,尤其重视拓展社区康复项目及其服务模式,恰当回应残障人士及其家人的需要,支持残障人士对社区生活的参与。同时切实解决残障人士长期高失业率的问题,大力鼓励和推动私营企业聘用残障人士,研究并采取更积极的可行方案及措施,包括可仿效其他欧美国家以立法引入就业配额制度。

(三)职业康复与职业教育

1. 职业康复 职业康复的对象是所有年满法定就业年龄、病情基本稳定、有就业欲望的残障人士。因此职业康复不是简单的工作安置,其中心内容应是协助残障人士妥善选择能够充分发挥其潜在能力的合适职业,并帮助他们能够适应和充分胜任这一工作,取得独立的经济能力并贡献于社会。职业康复是一项复杂而又系统的工作,作业治疗师应全面了解职业康复的评定方法、就业心理、就业态度、康复指导方法和职业适应性训练的方法,以及如何帮助残障人士选择和介绍职业,如何安置工作和如何进行就业后的随访等。职业康复应用的手段和原则包括医疗、康复、训练、教育、预防、心理干预、协调组织等。

2. 职业教育 职业教育具有养成教育的特点,接受生活教育,进行职业陶冶,是一种生涯教育。职业教育训练的总目标是使残障人士重新获得一定的劳动知识和技能,能够顺利地从事技术性或非技术性的工作,自食其力,实现残障人士的自我价值。

（四）职业康复的目的、作用及意义

1. 职业康复的目的　尽最大可能使残障人士尽早重返工作,从而最大限度地减轻他们给个人、家庭、用人单位和社会所造成的压力和负担,促进其参与社会活动,使其成为社会的一份子。

2. 职业康复的作用

(1)通过职业康复可提高残障人士的肌力和耐力,增强身体基本功能,改善活动能力。

(2)通过职业康复提高残障人士职业技能、面试技巧等,提高就业或再就业的能力,并使其有能力维持适当的工作。

(3)提高残障人士的工作素质,包括遵守工作纪律和规程、正确处理人际关系、团结协作等。

(4)通过职业康复可调节情绪、增强信心、获得成就感和自我认同感,改善心理功能。

(5)对残障人士进行工作环境改造、人体工效学等方面的指导,预防工作中再次损伤。

（五）残障人士的就业方式和影响因素

1. 我国残障人士的就业方式　根据我国现行法律规定,残障人士的就业方式主要包括集中就业、按比例就业、个体就业、灵活就业、工伤保护性就业等方式。

(1)集中就业是指残障人士在各类福利场所、机构等单位劳动就业。

(2)按比例就业是指各有关单位如机关、团体、企业事业单位、城乡集体经济组织,按照一定比例安排接收残障人士就业,并为他们选择适当的工作和岗位。

(3)个体就业是指残障人士从事个体生产、经营活动,取得劳动报酬或经营收入。

(4)灵活就业指依照个人主观愿望或通过一定的组织,参与社区的便民利民服务以及社区公益性劳动。所从事的岗位包括保洁、保安、车棚管理和报刊收发等工作。

(5)工伤保护性就业指原用人单位按国家工伤保险政策相关规定,有责任妥善安排工伤职工从事力所能及的工作,不得因工伤而解雇伤残职工。

前四种就业方式适于残障人士,第五种就业方式适于工伤职工。

2. 影响残障人士就业的因素　影响残障人士就业的因素主要包括自身因素、社会因素、环境因素等,各因素之间相互影响、相互作用。自身因素指残障人士个人的身体和心理功能,包括伤残程度、肌力、耐力、灵活性、协调性、活动幅度、记忆力、自我感知、自我认同、性格特征、职业技能掌握程度、就业意愿等。社会因素指社会大环境对于残障人士就业的影响,包括社会经济发展状况(如失业率)、社会公正、政府政策和用人单位的接纳程度等。环境因素指上下班过程中和工作场所中的环境因素,包括无障碍设施和工作场所适应等。

第二节　职业康复的主要内容

职业康复的工作程序主要有:职业评定、职业咨询、职业训练和就业指导。职业评定可以了解残障人士目前的身体和心理状况以及实际的工作能力;职业咨询可以帮助残障人士进行职业规划,针对他们的性格、爱好,以及目前的实际情况,运用科学的测评工具提供全面的信息、策略与方法,引导残障人士客观地认识自己,了解自己的发展潜能,选择合适自己的职业发展方向;职业培训就是为适应自身经济独立和社会发展的需要,在残障人士确定了自身的职业发展方向之后,按照国家职业分类和职业技能标准进行规范性培训,提高其素质和职业能力;就业指导可以帮助残障人士如何进行面试,适应新的工作环境,处理复杂的人际关系,培养残障人士的职业道德,并创造条件,尝试创业。

职业康复流程见图 14-1:

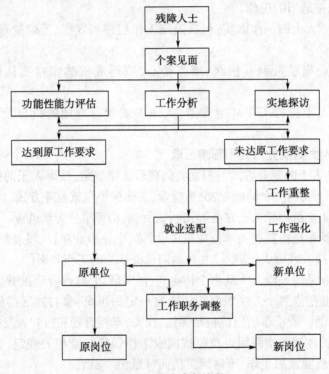

图 14-1　职业康复流程

(一) 职业评定

残障人士完成了全部的临床康复治疗后,不论是身体还是心理都恢复到了一个稳定的水平,进入了康复治疗的平台期,在能力和技能方面也有一定的恢复,因此,此时应该帮助残障人士制订一个重返工作岗位的计划和去向,也就是对残障人士进行一个就业前的职业评定。

根据麦法臣(Leonardo N. Matheson)的工业康复阶段模型(stage model of industrial rehabilitation),残障人士(尤其是工伤患者)的职业康复可分为 8 个阶段,麦法臣指出,第一至第三阶段(*)主要是医疗及康复治疗界所关注和介入的领域,第六至第八阶段(#)则主要是职能训练所专注的范围,而第四及第五阶段则两者均有参与的地方(表 14-1)。

表 14-1 麦法臣工业康复阶段模型

阶段(stage)	评估/影响范围 (area assessed/affected)	评估基准 (measured by)
*1	伤病(pathology)	身体组织/心理的病变
*2	生理/心理的伤害(impairment)	对生理/心理造成伤害
*3	功能受限(functional limitation)	失去某些正常功能
*#4	职业残疾(occupational disability)	不能担当某些社会角色(如雇员)
*#5	就业的可行性(vocational feasibility)	拥有基本就业能力
#6	一般就业能力(employability)	拥有被雇用的能力及条件
#7	个别职业的就业能力(vocational handicap)	拥有受雇某职业的能力及条件
#8	谋生/赚钱的能力(earning capacity)	能以工作赚取足够金钱去过理想生活

职业评定主要包括职业能力评估和职业适应性评估。职业能力评估主要指对残障人士的智力、操作能力、逻辑推理能力、记忆力、综合分析能力、注意力等方面进行基本功能评估(performance components assessment/training),同时对残障人士进行职业评估(vocational/work assessment)、工作环境评估(work environment assessment)、工作分析(job analysis)等。职业适应性评估的主要方法是微塔法。它通过12种测试手段来评定5个方面的职业能力。同时,将世界现有8000个左右的工种浓缩成40个职业群和13个职业领域的职业群分布。这样通过评估,便可以按照这个分布为不同的残障人士找到适当的工作岗位。

1. 影响工作能力的因素

(1)躯体因素:残障人士因病、伤、残等原因可使工作能力下降或缺损,甚至永久性缺失,导致残障人士在出院后不能满足具体工作对躯体、认知以及情绪方面的要求(例如肌力、耐力、协调性、灵活性、关节活动度等)。因此,治疗师的工作就是最大可能的帮助残障人士改善和加强躯体的功能,或挖掘和开发正常部位的代偿功能,而且,近来的趋势是将工作进行重新设计或改造以适应残障人士病残后所具备的能力。

(2)心理因素:心理社会事件或因素可以造成暂时或永久性中断个人的工作能力,如离婚、严重疾病、丧失亲人或工作状况的变化等可能激发潜在的心理障碍,如注意力不集中、记忆力下降、绝望、沮丧、情绪易激动、烦躁、焦虑、抑郁,甚至发展为精神方面的疾病。心理因素对残障人士健康的恢复和信心的重建是很关键的,躯体的不适甚至残损给残障人士带来的负面影响是巨大的,负性的心理又会加重躯体正常功能的恢复,不仅如此,还可能影响残障人士使其以后进入社会不能有效地应对工作的压力和紧张,以及满足工作所需的各项要求,从而形成恶性循环。因此,心理因素引起的工作障碍问题并非少于甚至远远大于躯体因素对工作能力的影响。

(3)社会因素:社会文化因素、社会福利及保险体系和制度可能影响残障人士重返工作岗位的机会、途径和信心,周围舆论对残障人士的议论和评价、甚至歧视都会严重影响残障人士重返社会工作的可能性,另外老龄和对年龄的限制也会影响残障人士重返工作。因此,社会因素对残障人士的影响也不容忽视。

2. 功能性能力评估 功能性能力评估(functional capacity evaluation,FCE)是对残障人士的身体体能和功能进行系统的评估以确认其目前的体能状况和功能缺陷。通过评估所获取的信息可用于：比较残障人士残余能力与具体工作要求之间的差距；为制订康复目标和计划提供依据；为工作场所进行适应性改造或选择重返合适的工作提供依据；为评定伤残等级和赔偿标准提供依据。功能能力评估又包括躯体功能评估、认知功能评估、社会心理评估、工作行为评估等内容。

(1)躯体功能评估：利用不同的仪器评估活动能力、肌力、感觉、手功能和手眼协调性及心肺功能等项目，从而判断残障人士整体的功能状况。具体内容包括肌力、耐力、关节活动度(ROM)、平衡、协调、手功能、感觉、日常生活活动能力(ADL)等功能评估。

(2)认知功能评估：认知功能评估包括注意力、记忆力、判断能力、思维能力、组织能力、学习能力、执行任务能力、交流能力、解决问题能力等。从而评估出其工作上的认知功能，对于脑部受损的残障人士尤其重要。常用韦氏智力测验，从常识、领悟、算术、相似性、背数、词汇、数字符号、填图、积木图案、图片排列、物体拼凑11个方面进行智能评定，评定结果经过转换成标准分，进一步换算成智商。以智商表示被评定者智力发展水平，以智力剖面图表示被试者智力结构上的特点。

(3)社会心理评估：社会心理评估主要是对残障人士的就业意向和处理社会问题的能力进行评估。常采用心理测试的方法，如利用残障人士就业意向调查表、残障人士就业动机调查表等。

(4)工作行为评估：工作行为评估则是利用不同的方法，客观地测试以反映残障人士在工作上的行为表现，也可评估其工作意向及工作上所需的精神状态，加上工作场所的现场观察，从而评估出残障人士的实际工作行为情况。内容包括工作动力、自觉性、守时性、计划性、仪表、自信心、服从管理能力、接受批评能力、创造力、承受压力能力、行为-反应一致性等。

3. 工作分析　工作分析(job analysis)是一种收集工作职位信息的方法，可以找出组成一份工作的各种工作细节，以及包含的相关知识、技巧和残障人士完成工作任务所需的能力；可以根据残障人士身体功能、工作范畴、机器或工具、物料和产品、残障人士的才智和性格特征之间的关系，系统地分析一份工作。

(1)工作分析的目的

1)逐步分解指定的工作任务。

2)找出指定工作的主要工作要求。

3)确定影响人体工效学的因素，这些因素可能与工作方法、工作场所设置、工具使用或设备的设计有关。

4)分析改良设备的需要、工作方法或工作场所，这样可使残障人士工作更加安全，更有效率。

(2)常用工作分析方法介绍：本章以加拿大GULHEMP工作分析系统和美国职业分类大典(dictionary of occupational titles,DOT)工作分析系统进行介绍。

GULHEMP工作分析系统：由加拿大Leon F. Koyl博士提出，GULHEMP为英文字母的缩略词，包含7个部分的内容，分别为G(general,一般体格情况)、U(upper limp,上肢)、L(leg,下肢)、H(hearing,听力)、E(eye,视力)、M(mentality,智力水平)、P(personality,人格特征)。每一部分代表一个功能区域。每部分都分为7级，从完全适合(1级)到完全不适合(7级)。评估员可以使用GULHEMP工作分析系统来评估工人在这七个部分的职业能力，同时获得的数据可以用来评估工作的功能要求特性。通过该方法可以很容易地完成这7部分里面残障人士能力和工作要求之间的比较(表14-2)。

表14-2 GULHEMP工作分析系统

分级	一般体格情况(G)	上肢功能(U)	下肢功能(L)	听力(H)	视力(E)	智力(M)	人格特征(P)
1	适合重体力的工作,主要工作包括经常性的挖掘,提拉,攀爬	适合大力物体至水平,肩部或以上水平,主要工作包括挖掘或者大力拖拉重物,如可以驾驶很重的汽车,如推土机	主要工作中可以持续的跑步,爬,跳,挖掘和推,例如,可以驾驶很重的拖拉机和推土机	对于任何职业来说,听力都很好	对于任何职业来说在没有眼镜的帮助下能够看得很清楚,包括即使因为工作的原因需要很好的视力	IQ 130 或 130 以上,或具备:①优秀的语言技巧,口语和书写能力;②灵活性,有创造性的解决问题的能力;③高级的(或适合的)教育水平;④领导能力的技巧和经验	稳定,可肯定的行为;能够利用智慧和才能作出快速和合理的决定,实现自我尊重;良好的判断,作出合乎逻辑的决定;与其他人相处良好时成绩;满活力;取得良好成绩;能够推动雇员做到最好
2	适合体力工作,包括偶然发生的,类似G1的重体力工作,能够交班工作	适合大力提拉物体至肩部或以上水平,挖掘,推或者大力拖拉,适合体力工作,适合偶然地在U1中出现的重体力工作	适合重体力劳动,可以完成偶然出现的在L1的水平的站立,跑步,爬,跳制和推	能够适合任何职业,且敏锐的听力不是就业的主要要求	对于任何职业来说在佩戴眼镜的情况下能够看得很清楚,除了工作要求需要好的视力外	IQ 110 ~ 129,或①良好的语言技巧,口语和书写能力;②灵活性,创造性的问题解决能力;③比一般学历更高学历,有能力根据工作接受某种水平训练	类似以上的P1,但是可能在生产力上或人际关系上有一些小问题,导致某种程度上的受限,在适合的情况下能够稳定地执行某行来方向发展

续表

分级	一般体格情况（G）	上肢功能（U）	下肢功能（L）	听力（H）	视力（E）	智力（M）	人格特征（P）
3	除了重体力工作以外适合所有的职业，有可能恶化（如果因为经常交班工作而致就餐不规律或者就餐休息不够）	适合中等强度的提拉或装载工作，如可以驾驶轻型卡车	适合中等体力劳动，包括推拉和挖掘（较长时间的）脚部用力有可能出现疲劳），例如，能够驾驶轻型货车	能够就业，即使有中度的听力丧失	使用一个眼睛的视力已可以应付工作，没有要求需要两眼的视力	IQ90～109 或具一般语言技巧：①②一般教育水平；③有能力较快地学习一般的工作要求	总体上，可靠和一致；很好地承担责任，但是仅仅局限于个人工作，而不是在一个或管理能力层面；由于个性或升上受到限制的原因晋升工的分类
4	适合轻便工作，有规律的工作时间和就餐时间	单侧残疾，允许有效率的轻体力工作	严重的单侧残疾或者少于双侧残疾，允许有效率的久坐或轻便工作	能够听清楚，虽然有严重的听力丧失，但不妨碍	在佩戴眼镜的情况下使用一个眼睛的视力已可以应付工作，除了近距离的工作；没有快速进行性疾病	IQ80～89，或具备：能够阅读和书写日常材料；能够学会简单的日常工作，除了一般方面有可能出现恶化	需要鼓励和（或）指引；没有很好地承担责任，对压力过度反应，有时在伙伴或同事之间产生矛盾
5	适合受限制的工作或者兼职工作，有身体残疾的人在家工作或在户外工作	双侧残疾或者完全的单侧残疾，仅允许几个粗大或相对低效率的工作，允许担任受限制的或兼职的工作（有残疾的人）	双侧或严重单侧残疾，允许相当低分工作效率，仅移动和允许受限制的工作，只适合久坐的工作	功能上完全聋，但没有额外的症状且能够看懂唇语	在佩戴眼镜的情况下使用一个眼睛的视力已可以应付工作，有快速进行性疾病	IQ70～79，或具备：①有口语和书写障碍；②读写能力受限严重；③明显的智力减退，如非常差的记忆能力	需要更多的鼓励，指引和监督；无法抵抗一般的压力；没有很好地适应改变；工作生产力的仅仅局限于熟悉的工作；需要保护性监督

续表

分级	一般体格情况(G)	上肢功能(U)	下肢功能(L)	听力(H)	视力(E)	智力(M)	人格特征(P)
6	仅仅适合自我照顾	可以进行部分处理，或许能够自我吃饭	因为严重残疾的原因不能够再就业	功能上完全聋，且有进行性的疾病，不善于看懂唇语	能够模糊看见物体开关，或盲但接受过训练	IQ60～69，或具备：①严重的沟通障碍，例如：严重的讲话或语言障碍；严重的学习能力障碍；②几乎具备所有的读写能力障碍	经常受心理影响和（或）情绪上的崩溃；经常和其他同事有严重的冲突；仅仅完成部分工作；在自我挫折或制造麻烦上消耗大部分的精力；严重的性格缺点
7	卧床不起——不能照顾自己	不能自理	卧床不起	功能上完全聋，且有进行性的疾病，看不懂唇语	严重的，进展性的疾病，或盲没有接受过训练	IQ59以下，或完全无能力的精神障碍或沟通障碍	由于严重的精神方面的疾病不能再就业

美国职业分类大典(DOT)工作分析系统:主要依据 1991 年美国劳工局出版的《美国职业分类大典》,该系统已设计好收集工作相关信息所需要的各种不同的评估表格,在该系统里,工作分析主要是由工作特性和工人特性两部分构成。任何一个包含工作特性和工人特性的组合或任何单一的工作特性或工人特性的要素都可成为职业能力评定的要求。例如,在工伤职业能力评估中多侧重于工人特性里的身体要求和环境条件两要素,因为工伤事故往往具有突发性,工人发生工伤事故后我们首先需要了解的问题是:该受伤工人身体功能受限情况,安全地返回原工作岗位的可能性,环境因素的影响等。但从社会上残障人士职业能力评定的角度看,可能需要涉及较多的工作特性和工人特性的要素,如残障人士的适应能力、兴趣爱好、工作的对象等。所以,需要从多角度看待职业能力所需评定的内容。如:根据力量的不同,DOT 将工作体力要求分为 5 个等级(表 14-3)。

表 14-3 DOT 中力量的分级

等级	标准
极轻 (坐位工作)	最大提举 10 磅(4.5kg)和偶尔提举或运送,例如文件、账簿或细小工具。尽管极轻工作往往被定义为经常坐位下的工作,但是一定程度的步行和站立是必须的。假如一份工作只是偶尔需要步行和站立,且符合其他极轻工作的条件,那么该份工作是极轻的工作
轻	最大提举 20 磅(9.0kg)和经常提举和(或)运送 10 磅(4.5kg)的物体。尽管提举的重量常常被忽略,轻工作分类为:①明显需要步行或站立;②大部分的时间需要久坐但必须承担涉及手臂和(或)腿的推和拉的动作
中度	提举最大 50 磅(22.5kg)和经常提举和(或)运送 25 磅(11.2kg)重的物体
重	提举最大 100 磅(45kg)和经常提举和(或)运送 50 磅(22.5kg)重的物体
极重	提举物体重量超过 100 磅(45kg)和经常提举和(或)运送 50 磅(22.5kg)或以上的物体

4. 工作模拟评估 主要根据各种基于工作任务而涉及的身体活动,尽量设计和模仿现实工作生活中实际的工作任务进行评估,从而得出能否重返工作岗位的职业能力建议。工作模拟评估一般包括以下三种形式:

(1)器械评估:包括 BTE(Baltimore therapeutic equipment) 工作模拟器、Lido 工作模拟平台等,该类工作模拟训练器利用多种工具配件来模拟大部分工作所需要的基本动作,工具配件可根据工作的实际需要而采用不同的阻力进行评估,此类器械一般配备电脑系统,可保存评估数据并打印报告。BTE 工作模拟系统已开始在国内部分机构应用。

(2)Valpar 工作模拟样本评估:Valpar 工作模拟样本(Valpar work samples)包含 20 多种不同设备,主要用于职业评估和职业训练,可以独立使用或设备间配合使用。该系统可以预测一个人的工作能力是否适合于大部分工业或生产行业的要求。该工作模拟样本需配合美国劳工局的职业分类大典进行评估工作。我国已有部分单位使用该系统,但还没有与国人的职业要求相匹配。

(3)模拟工作场所评估:治疗师特别设计不同的工作场所,如搬运工、木工、电工等工作场所,在实际或模拟工作环境中,评估残障人士的工作潜能或应付一般工作要求的能力表现。进行该类评估时,可以在评估前先对残障人士伤病前工作环境进行现场工作探访,既可以向其雇主或同事了解该工作的详细的工作任务,也可以实地了解其工作环境,便于设计更真实的工作场所进行评估。

5. 注意事项　同一残障人士首次或之后的评定所采用的评估手段工具及方法内容等要一致。

(二)职业咨询与指导

1. 职业咨询(vocational counseling)　是在就业问题方面向残障人士提供咨询的过程。其目的是针对职业评定得到的资料、残障人士的特殊情况和就业相关的问题,进行综合考评,帮助残障人士解决就业中出现的问题。一般来说,一个完整的职业咨询应该包括初访、案例分析、咨询、二次咨询、跟踪指导。

职业咨询是残障人士和职业康复工作者的初次会面,工作人员要本着尊重残障人士及其愿望的原则,通过咨询、了解和掌握残障人士的情况,写出咨询印象,提出职业康复建议,建立咨询档案。系统的评估具体工作对工人体能、智力、社交及心理的要求。包括查阅康复档案、填写咨询表格、了解就业要求、写出咨询报告4个步骤。

职业咨询的具体内容:工作项目、目标、步骤、人数、时间表、要求、环境、固定或移动的设备清单、个人保护性装备、环境、每项任务的描述以及完成所需的步骤。需要了解的情况包括:①首先要了解残障人士的身体状况;②其次要了解残障人士的职业兴趣、个人爱好、就业史和家庭成员、家庭生活情况、社区环境等;③最后再根据具体情况提出职业选择和就业方向的建议。

2. 职业指导　是指根据残障人士的职业技能和职业适应性,根据职业安置政策或市场需求情况,帮助他们获得并保持适当的职业。

残障人士职业指导的工作内容包括:①查阅职业康复档案:了解残障人士的身体状况、精神心理状况、职业能力、兴趣爱好、性格气质等特点,并了解他们的家庭背景、经济情况、学业成绩、课外活动等。②提供劳动市场信息:提供就业信息,如招聘广告等,并协助了解特定工作岗位的职业性质、条件要求、工资待遇、工作条件、提升的可能性等。③提出就业方向建议:帮助残障人士正视自己的职业能力、树立正确的择业观。根据他们的个人特点和劳动市场的需要提出职业选择的具体建议。④工作环境改造指导:包括物理工作环境改造指导和工序调整等。物理环境改造是指对工作台、工具、工作场所环境等的改造。工序调整指根据残障人士的功能情况,改变工序以促进其工作的完成。⑤职业性伤害预防指导:进行职业健康教育、人体工效学以及工伤预防知识等方面的指导,预防职业性伤害。⑥跟踪服务:残障人士从事一定的职业后,应进行有计划的指导和跟踪调查,帮助其解决工作中遇到的问题,以更好地适应和保持工作。

(三)职业训练

职业训练可以根据所选的职业类型、应用方法以及实施训练方案的地点不同,分为在医疗机构内进行的工作能力强化训练,以及在工厂、企业内实施的现场工作强化训练。

1. 工作能力强化训练　工作能力强化(work hardening)是指通过循序渐进的具有模拟性或真实性的工作活动来逐渐加强残障人士在心理、生理及情感上的忍受程度,继而提升他们的工作耐力、生产力及就业能力。工作能力强化侧重于与实际工作密切相关的劳动和生产能力(如速度、准确性、效率)、安全性(遵守安全法则和使用安全性设备的能力)、身体耐力(耐力、重复性工作的能力)、组织和决策能力等。

工作能力强化的显著特点是利用真实或模拟的工作活动,以分级的方式经过一定时间的治疗和训练,逐步重建残障人士与实际工作相匹配的工作能力。工作强化的治疗时间一般是 6 周左右,每周 3~4 次,每次 1~2 小时。也可以根据每个人的具体情况制订针对性的训练和治疗时间。

工作能力强化包括工作重整及强化、工作模拟训练、工具模拟训练和工作行为训练等方面内容。

(1)工作重整及强化训练

治疗目的:工作重整的目的是让残障人士参与运动,重新建立工作的习惯、能力、动力和信心。工作强化的目的是集中提升工作能力,以便残障人士能够安全、有效地重返工作岗位。

治疗常用的方法及器具:指导残障人士运用合适的方法(例如正确的姿势、人体动力学原理、工作方法调整等)来控制工作过程中可能受到的来自症状的困扰;计算机或自动化的器材,例如 BTE 工作模拟器;一些能模拟实际工作所需的体能要求的器材,例如模拟工作台、多功能组装架等。

(2)工作模拟训练:主要是通过一系列的仿真性或真实性的工作活动来加强残障人士的工作能力,从而协助他们重返工作岗位。

治疗常用的器具:最常用的是 Valpar 工作模拟样本;计算机或自动化的工作模拟器;运用各种不同的模拟工序,运用各种不同的工作样本来模仿残障人士在日常工作中的实际要求,尽量模拟实际工作上所要求的工序;与雇主联系,或安排他们到实际的工作场地及岗位进行训练。

治疗模拟工作站:运用实际或模拟的环境,来评估及训练残障人士的工作潜能及能力,使其能够面对一般工作上的要求。模拟工作站包括一般工作站和行业工作站。一般工作站:包括提举及转移工作站(不同姿势体位)、提举及运送工作站(平滑路面步行,崎岖路面步行)、组装工作站、推车工作站等。行业工作站:包括建筑工作站(粉墙、翻沙、铺地板、铺砖)、木工工作站、电工工作站、维修工作站、驾驶工作站、厨师工作站、文职工作站、护理工作站、清洁卫生工作站等(图 14-2)。

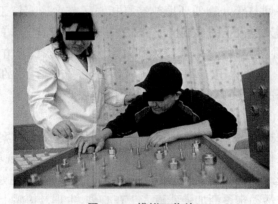

图 14-2　模拟工作站

(3)工具模拟使用训练:治疗师安排残障人士使用一些手动工具,如螺丝刀、扳手、手锤、木刨、钳子等,使其通过使用实际工具或者模拟工作器具,增加工具运用的灵活性及速度。通过模拟使用工具,可以协助他们重新找回原工作中使用工具的感觉,有利于残障人士重新树立"工作者"角色。

(4)工作行为训练:此训练集中发展及培养残障人士在工作中应有的态度及行为,例如工作动力、个人仪表、遵守工作纪律、自信心、人际关系、处理压力或控制情绪的能力。训练中也会培养他们一些良好的工作习惯,例如在工作中应用人体功效学原理,工作模式及程序的简化。

2. 现场工作强化训练 残障人士由于长时间没有参加工作,身体功能下降,因为身体能力及工作习惯未能适应工作岗位的要求,使他们返回工作后再次受伤的几率增大。现场工作强化训练通过真实的工作环境及工作任务训练,培养他们重新建立工作习惯,提高他们受伤后重新参与工作的能力,协助他们尽早建立"工作者"角色。使用人单位能够更早、更妥善地接纳他们,减少社会资源的浪费。现场工作强化训练内容及流程包括:

(1)现场工作评估:实际上用人单位工作环境与残障人士对现场工作强化训练的需求仍存在着不同。治疗师首先需要确定在现场治疗中需要提供怎样的特殊服务。为了确定一个现场工作强化方案的特殊需求,治疗师需要收集以下信息,包括:残障人士的身体健康及功能康复情况;残障人士的就业意愿及期望;残障人士的伤情处理进展;雇主的态度;用人单位的服务性质及相关制度,尤其是用人单位已经实施的有关职业健康和安全的项目;现场训练中能够安排的工作内容、工作岗位;残障人士工作的流程及方法;残障人士工作需使用的劳动工具、机器设备;工作环境中的人体工效学风险因素;用人单位可以提供的资源和协助。

收集这些资料最好的方法是联系关键人员。这些关键人员包括残障人士、用人单位负责人或人力资源主管、生产安全主管等,以及卫生保健部门的医护人员,这些人员可以为治疗师提供他们所需要的信息。

进行现场评估后,治疗师就可以确定在用人单位进行的工作强化方案,由治疗师设计出项目服务计划,筛选出会产生受伤风险的工作任务。

(2)选择训练设备和空间:工作性质为体力劳动,容易发生腰背、肩关节和膝关节等受力较大的部位损伤。而工作强度较轻的生产行业(如生产线上装配零件)则有上肢劳累性损伤的风险。这些风险因素会影响到现场治疗所使用的设备和空间。

评估时至少需要为残障人士提供一个单独的隔离区域。治疗师需要利用机器设备和工作空间来评估工作所涉及的身体能力要求。也可能用到临床上用来评估残障人士工作的工具,如秒表、握力计、推拉力、卷尺、磅秤等。无论在工作现场还是在医疗部门,在职业康复中有一个很重要的原则是关注功能,治疗师需把关注点放在提供工具给残障人士,使他们具有管理自己健康的能力上。

不要在工作场所过度使用残障人士不熟悉的工具。现场工作强化训练尽量少用传统的康复器材,但这并不是说需要远离传统的治疗器材。治疗师可以使用一些轻便的工具,这些工具可以方便地带到不同的地方。

(3)实施现场工作强化训练:根据残障人士工作内容的不同,选择在真实的工作环境中安排残障人士进行工作强化训练。治疗师将选出工作流程中关键性的工作任务,或者残障人士身体能力上未能完全符合其要求的工序,通过安全筛选后安排给残障人士进行训练。训练内容包括体力操作处理、设备使用、工作姿势及方法、操作耐力和同事协作等。

训练强度需循序渐进,强调注意残障人士的训练反馈。

通过真实的工作环境、劳动纪律制度及工作任务训练,提高残障人士的实际操作能力,更有利于残障人士重新适应工作。现场强化训练要求参与的残障人士遵守公司的正常作息制度,治疗时间通常建议安排为全职或半日的工作训练。残障人士的现场治疗期因个体差异而有所不同,但每个训练疗程建议至少持续1周以上。

(4)受伤管理及预防:工作行为教育应用于受伤管理的实践中,是用来培训残障人士预防再次受伤,包括针对其他职员的工伤预防服务。内容包括如肌肉骨骼系统评估、训练计划和工作行为教育等。另外,还包括现场治疗师提供功能性能力评估、现场工作分析评估、工作强化训练及工作适应等服务。在一些案例中,治疗师也能提供个案管理服务,从而充当用人单位、医护人员、社保及工人之间的协调人员。

现实工作中,预防活动经常被现场工作强化的治疗师忽略。预防和治疗经常是重叠的。现场工作分析用来评估残障人士的能力与工作所要求的能力之间的配对,它同样用于鉴定一个伤害预防项目中的潜在风险因素。同样,工作适应和工作任务调整可用于让残障人士安全地重返工作。在一个工伤预防项目中,工作调整用于更广泛的工人群体,用来减少影响健康的危险因素。

在一些情况下,治疗师是唯一的现场医护人员,由于一些用人单位只有有限的资源和空间,这时就需要治疗师在提供服务时能够灵活并且有创造力。

(5)工作安置建议:现场治疗后,为用人单位及残障人士提出工作调整建议或转换工作岗位建议是协助残障人士安全返回工作岗位的一个重要项目。

从事这种工作的治疗师处在一个独一无二的位置,因为他们能够影响残障人士是否快速地返回工作岗位,这种情况带来了早期的干预和预防效果。提供的服务可能因不同的劳动单位而异,但是常常包括传统的评估及治疗服务,另外涉及个案管理、现场工作评估、工伤预防、残障人士宣教、工作调整等工作内容。

职业培训是围绕残障人士所希望的职业目标,在职业技术、工作方法、工作速度、产品质量、劳动保护、人际关系、工作适应能力等多方面进行训练。主要组成部分:基本职能恢复训练(work conditioning)、职能强化操练(work hardening)、工作习惯训练(work habit/behavior training)、职前技能训练(prevocational skills training)、表现能力训练(performance component training)、职业健康教育(education on the occupational health)、求职技巧训练(work acquisition skills training)、工作适应能力训练(work adjustment skills training)及工作指导(job coaching)、对就业环境的适应、社会活动能力、人际关系训练。其中劳动环境和人际关系方面,如果有社会康复的密切配合会明显提高训练的效果。

(四) 重返工作的心理行为矫正

残障人士因伤病或病损造成工作能力一度中断,经过系列的治疗、医学康复、职业康复、伤残鉴定、工伤赔偿后最终走上工作岗位。整个过程中任何一个环节都会影响到残障人士的心理状态。身体的病损是否完全治愈,康复是否恢复身体功能,职业康复是否能让自己完全适应将来的工作,鉴定是否准确,赔偿是否让自己满意,这些都或多或少地影响残障人士的心理和情绪。而且,在重返工作中出现的慢性疼痛对残障人士造成的身体不适感,生活规律的打乱、生活角色的改变都会加重残障人士的负性心理。因此,对残障人士重返工作岗位的心理行为矫正干预是必要的。心理行为矫正又称心理行为改变或心理

行为治疗,措施如下:

1. 针对残障人士的具体问题进行再学习 让患者了解引起自身问题的原因,例如,疼痛让自己身体不适,那么就要求他们了解和学习疼痛的相关知识,并掌握在工作中如何应对和减轻疼痛的方法,以及防止再次受到伤害的技术;如果是医疗过程让他们不满意,那么治疗师有义务让他们了解整个医疗过程,并解释回答他们的问题,最终让其满意,解除心理阴影。

2. 对残障人士进行心理咨询 倾听和了解残障人士的苦楚和心理问题,帮助他们排解忧愁和分析造成目前问题的原因,尽可能找到解决方法,引导他们采取积极向上的心态,建立正确的工作生活观念,排除负性的心理干扰。如残障人士不适应生活角色的改变,由于长期生病休息,已不适应繁忙的工作和紧张的压力,因此,要帮助他们适应对自身角色的重新调整和转变。

3. 要求残障人士自我调节和治疗 "授人以鱼不如授之以渔",每个患者都应建立独立生活的意识和目标,因此,要尽量教授他们独自应对各种问题的方法。如果是身体上的疼痛或其他不适,则教会他们进行肌肉和软组织牵拉、身体放松和关节活动等训练方法;如果是心理上的困惑和压力,则传授患者如何进行自我排解以及排解方式,如:可以通过与他人聊天或运动出汗来缓解心理压力。

(五)职业指导及跟踪服务

1. 职业指导 职业指导(vocational guidance),也称"就业指导",指给残障人士就业或重返工作岗位提供咨询、指导及帮助。治疗师帮助残障人士进行自我评价。结合残障人士曾经的工作经验、教育背景、性格特征、智力状况、目前的身体条件、社会资源等各种因素,治疗师再提供有关劳务市场、就业方向等信息,为残障人士制订职业选择计划,研究分析所选择职业的可行性等。并对残障人士在职业发展道路上可能遇到的复杂情况(如取舍、策略、次序、轻重、缓急等),提出中肯的建议或意见。

就业方向中最理想的是残障人士能重新返回原工作岗位,相对不理想的是残障人士仍存有功能障碍,而不能从事原有工作。当残障人士功能条件适合返回原工作并且自己也愿意返回时,治疗师可以提供必要的协助,如与单位联系为残障人士的工作岗位做出风险评估以避免再次受伤等;当残障人士不能重返原工作岗位时,治疗师可以与单位联系,了解残障人士工作岗位调整或重新设计的可能性,以协助残障人士返回原单位能够从事符合受伤后能力及技能所能完成的工作;如果残障人士不能返回原单位,可以建议尝试其他工作的选择,必要时需对残障人士重新进行接受新工作的能力强化训练。

就业指导是职业康复的最后一环。工作人员审阅职业康复档案,提供劳动场所信息,通过评估数据和训练表现,向残障人士提出就业方向建议,并且进行一段跟踪调查。要特别强调我国现有的法律和政策,强调残障人士的就业环境。

2. 跟踪服务 跟踪服务是整个职业康复的最后阶段。当残障人士经过医疗康复和职业康复终于回归工作岗位时,治疗师的工作还没有结束,还要对已成功就业的残障人士进行跟踪服务,掌握其就业情况,当前的身体、心理、工作状况,身体功能能否适应工作强度,心理能否适应环境的改变,人际关系能否处理好,精神状态有没有调整到最佳等。了解了这些问题后,治疗师需要尽早帮助他们解决,并随时调整他们的精神状态,为其提供全面的帮助。如果残障人士不适应新的工作,还要尽量提供新的市场工作信息便于残障人士尝试其他工作。总之,职业康复不但要解决残障人士的就业问题,而且要对那些已经就业的残障人士的工作心态和在工作中出现的问题提供一个交流平台,更好地稳定残障人士现有的工作,尽可能地帮助残障人士重返社会,重返工作岗位,只有这样,才能从物质和精神上树立残障人士继续工作和生活的信心。

(六) 职业康复的社会保障

我国政府制定了一系列的劳动保障和劳动福利等相应政策,扶持、鼓励残障人士参与职业康复。具体体现在以下方面:

1. 工作环境的配合 残障人士接受职业康复后最理想的结果就是重新获得与伤前相同或近似的工作能力,从而顺利返回原单位并从事原工作。如果他们的工作能力经过康复之后仍不能满足原工作岗位的需求,可以考虑对原有工作及环境进行改造以配合残障人士的能力。改造的前提是需要获得雇主或单位相关负责人的配合和支持。康复专业人士对工作场所及环境进行实地探访后从专业角度提出改造或调整的意见和方案,也可以主动参与和实施改造和调整。工作场所和环境改造的目的是为了使工作的要求能与残障人士的能力相匹配。可行的工作环境改造的内容主要包括:降低工作强度;调整工作程序和步骤;调整工作或休息的时间;使用辅助性的工具或设备;应用人体功效学原理对工作场所中的物品或工具进行适当的调整或改造等。

2. 促进残障人士的职业自立、改善残障人士的经济环境和生活质量。

3. 制定有关的法律法规。

4. 营造良好的社会道德氛围。

(七) 职业康复的原则

1. 早期康复 始于损伤或病患的早期并持续到损伤或病患经临床治疗后情况基本稳定为止。

2. 平等原则 不分民族、种族、性别、职业、病种,每个人都有工作的权利和接受职业康复服务的权利。平等原则是职业康复的最基本原则。

3. 实用原则 所治疗内容应符合病、伤、残者的现实情况,具有可操作性,能真正解决他们的实际就业问题。

4. 个体化原则 残障人士由于损伤的部位和程度不同,因此在职业康复的能力上个体差异很大,这就要求我们在进行职业康复时必须按照个体特点从需要和可能两个方面进行,康复手段和方法应与残障人士的伤病情况相对应并与临床治疗相配合。

5. 循序渐进 由于残障人士各方面能力均较正常人有不同程度的功能障碍,因此对他们的职业康复必须循序渐进。从大的方面讲,职业康复的训练必须贯彻残障人士终身,从技术培养阶段讲,也要坚持小步子、多重复,使残障人士逐步掌握职业康复技能。

6. 全程协助 职业康复是一项长期而艰巨的任务,需要残障人士面向社会和家庭,使他们多参与社会活动,以提高适应能力。此外,他们的职业教育训练必须得到社会与家庭的全程支持。因此,把家庭、医疗康复机构和社会纳入职业教育训练的轨道,构成同步教育整体系统。

(八) 案例分析

1. 基本情况 张某,男,26 岁,从舞台摔下致颈部摔伤,当时患者出现四肢运动及感觉障碍,双上肢运动能力明显减退,双下肢活动及感觉完全丧失,大小便失禁,伤后外院急救并行颈椎(C_6)次全切术及植骨融合钢板内固定术,病情稳定后住院康复治疗。

入院时情况:患者四肢运动及感觉障碍,双上肢运动能力明显减退,双下肢运动及剑突下感觉完全丧失,大小便失禁。

2. 功能评定　入院第二天行作业评定:①ADL 能力评定;②上肢功能;③下肢功能;④躯体自 T_3 平面以下痛、触觉丧失;⑤工作能力丧失。

3. 治疗方案　根据评估结果,入院后 1 个月内作业治疗方案为:入院宣教,建立康复意识;良肢位摆放指导;床边运动及翻身训练:1 周内完成长坐位。2 周辅助下完成床与坐轮椅间转移能力,4 周完成 ADL 训练(进食、穿衣等),学会矫形器应用,生活能力达到 55分;3 个月根据 GULHEMP 工作分析系统评估,患者的上下肢功能为 4 级,智力和人格特征为 3 级,并根据患者损伤前的职业背景为相声演员,给予患者电脑操作训练,鼓励患者进行相声创作职业康复。每半个月至一个月进行再次评定并调整治疗方案。后进行户外集体活动训练、职业强化、模拟训练等内容。

4. 出院时情况　6 个月后患者出院,生活能力大部分自理;借助支具可进行各种日常基本活动;出院后重返相声演员岗位。

附:职业教育

一、职业教育训练的目标

残障人士职业教育训练的总目标是:使残障人士重新获得一定的劳动知识和技能,能够顺利地从事技术性或非技术性的工作,自食其力,实现残障人士的自我价值。

二、职业教育的基本内容

目前,对于残障人士的职业教育,主要采用"全面发展"理念的技能训练模式,即由不同专业的康复工作者,如职业辅导员、教师、工厂技师、社会工作者、康复治疗师等,以小组形式,本着同一信念与目标,协助残障人士在不同领域上有均衡而全面的发展,使残障人士达到愉快地就业,有意义地生活。

(一)职前基本能力的教育

在确保残障人士临床病情稳定的情况下,通过职业教育最大限度地发挥其残余能力。尽最大可能使其生活自理,学会家务劳动,掌握基本文化知识,具有交往能力。具体表现在残障人士的职业选择、康复治疗进程、就业准备、择业与工作适应等的事情上,需要职业辅导员在不同的阶段,按照个人的需要,给予相应的辅导。在辅导的过程中,我们着重建立与加强残障人士以下各方面的能力:

1. 自信　残障人士来自不同背景,有着不同种类与程度的残疾,他们大多自我形象较低,自信心不足,对未来就业前景没有太大的希冀,要改变这些情况,需要重建患者的自信心。

2. 自立　是指在社会上就业所需的心智与能力,是公开就业的先决条件。因此,在适当的时间,安排残障人士到各种机构参与实习工作,使他们能在真实的环境中体验工作、学习的过程,以帮助残障人士适应社会,进一步锻炼他们的自立能力。

3. 自强　在日常生活中,残障人士会面对人生的各种挑战与困难,如选择何种职业、是否能够经济独立、失业后怎么办等,残障人士的挫败,可能较普通人更多。残障人士在训练期间遇到的挫败困难,职业辅导员应与他们一起去经历、处理和学习,锻炼他们对经历困难的承受能力,处理困难的能力,以及持续学习的毅力,从而增强他们不屈不挠,自强不息的能力。

(二) 劳动基础知识

认识劳动的价值、作用、工作态度、工作纪律,懂得劳动者的权益和职业道德;认识并能正确使用常用的劳动工具,有基本的劳动技能。

(三) 服务劳动

能在生产单位从事勤杂工作,学会在餐厅帮厨、端菜洗碗、打扫,在商店做服务员等,出院后可从事一般的服务性工作。轻度功能障碍残障人士可学习打字、复印等技能。

(四) 工业劳动

能整理、装配产品,取送货物,掌握缝纫、钉扣、折叠、纺织编织、小五金、包装、手工操作等今后可能从事的工业劳动的一般技能。

(五) 农业劳动

了解农业生产,学会种植,环境绿化,喂养家禽等以后可能从事的农业劳动的一般技能。

三、职业教育实施的阶段

残障人士的职业训练分为渗透期、准备期和适应期三个阶段。

四、职业教育的途径

职业教育采取总体教育与定向培训相结合的方法。总体教育是指使所有在院的残障人士都能接受到职业基本知识技能的教育与训练;定向培训则是根据接受单位的工种和意向及残障人士的特长而确定的。

(一) 总体教育

1. 在日常生活中进行渗透　着重培养残障人士的日常生活自理能力。

2. 在康复治疗过程中进行渗透　在康复治疗过程中实行"以残障人士为中心"的原则,着重培养残障人士的主观能动性,使残障人士积极参与康复治疗。这个原则贯穿于职业教育的全过程。

3. 在兴趣活动中渗透　科室广泛开展兴趣活动,注重引导、激发残障人士对某一项目的兴趣,并加以专门培养,以利于其形成专长。

(二) 定向培训

1. 在医院内建立实践基地　如工作室、实验工厂、烹饪教室、缝纫教室、打字室、家政室等,利用残障人士进行康复治疗的时间,挑选适合每位残障人士特点的工种或残障人士的劳动特长进行培训。

2. 专项编组辅导　作业治疗师按照每位残障人士的工作特点有针对性地对残障人士实施分组教学的职前培训。根据定向培训的工种,相同工种的残障人士编为一组,由作业治疗师对残障人士进行某项劳动技能的训练。

3. 请厂方人员来医院指导,放慢进度、分层要求、个别辅导,其间还应视情况适当调整。

4. 进入工厂实习,培养操作能力 一般在残障人士掌握了一定操作技能后,医院按确定培训的工种选择合适的残障人士到工厂实习,实习结束后要进行多方面的评估、小结。

学习小结

1. 学习内容

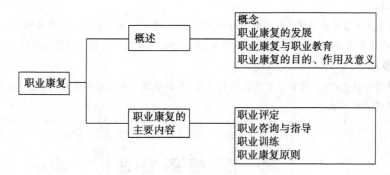

2. 学习方法

理解职业康复的基本概念、职业康复的发展及职业康复的目的、作用等基本理论知识,在此基础上培养职业评定、职业咨询与指导、职业训练、职业康复原则等实践能力。

(李 丽)

复习思考题

1. 职业康复的概念是什么?

2. 如何早期介入职业康复?职业康复的目的是什么?

3. 职业康复的流程主要有哪些环节?

第十五章 疼痛管理与临终关怀

学习目的

通过学习疼痛管理和临终关怀的概念和有关知识点,使学生在掌握基本理论知识的基础上,学会作业治疗在疼痛管理与临终关怀中的应用和意义,为培养疼痛管理与临终关怀的实践能力打下基础。

学习要点

疼痛管理的概念;临床康复中常见的疼痛管理;疼痛管理中作业治疗的应用和影响;临终关怀的概念;临终关怀中的作业治疗。

第一节 疼 痛 管 理

疼痛管理属于症状控制范畴,尤其在慢性疾病的晚期,使用相当普遍。例如在晚期癌症患者的症状中,疼痛是第二大症状,临终阶段的疼痛对患者的影响特别大,许多患者都认为,疼痛甚至比死亡更让人觉得恐惧。

一、概　　述

(一) 疼痛的定义

1986 年,国际疼痛协会(IASP)定义为:"疼痛是机体受到损伤时发生的一种不愉快的感受和情绪体验,伴随现有的或潜在的组织上损伤。"疼痛包含痛觉和痛反应。痛觉是一种复杂的生理心理反应,其主观体验以及伴随的各种反射和反应,常因周围环境、机体状态,甚至因主观愿望和心理活动的不同而有显著差异;痛反应是指机体对疼痛刺激产生的一系列生理病理变化,如呼吸急促、血压升高、瞳孔扩大、出汗等。疼痛可引起神经系统在分子、细胞、心理及社会等多层次产生调节失常。

(二) 疼痛的分类

按疼痛的组织来源、发生的原因和性质可分为末梢性疼痛(浅表痛、深部痛和牵涉痛)、中枢性疼痛和精神性疼痛;按疼痛的病程可分为急性疼痛和慢性疼痛;按疼痛的程度可分为微痛、轻痛、甚痛和剧痛;按疼痛的性质可分为钝痛、锐痛;按疼痛的解剖部位广义上可分为躯体痛、内脏痛和心因痛,狭义上又可分为头痛、颌面痛、颈项痛、肩背痛等。

(三) 疼痛的影响因素

疼痛包括生理、心理、社会、精神四个因素,并且四个因素间也存在相互作用,比如生理疼痛主要是疾病引起的,心理性疼痛的原因包括恐惧、抑郁等。如果生理性疼痛得到控制,心理上的焦虑、抑郁等情绪也会缓解,同时心理上的安抚也能缓解患者的疼痛。

知识链接 ▶

全方位疼痛(total pain)

20 世纪 60 年代早期医学界首次出现"全方位疼痛"(total pain)的概念,其强调疼痛是多方面因素的结果,包括:躯体的、心理的、社会的和精神的因素,因而可以说是复杂性疼痛。20 世纪 80 年代中期,total pain 已经成为临终关怀领域中的中心概念,并在临床、教学、科研中得到验证。total pain 的提出有助于鼓励医护人员关注患者痛苦的不同层面,除了对止痛剂的需求以外,患者仍需要人性化的关怀和社会的帮助。

(四) 疼痛管理的定义

疼痛管理就是根据生理、心理、社会、精神四个因素,使用药物、心理安抚、社会行为和精神调节等方式综合控制疼痛,缓解患者痛苦,提高生活质量的一种方法。

(五) 疼痛的评估

1. 视觉模拟评分法(visual analogous scale,VAS)　该法比较灵敏,有可比性。具体做法是:在纸上面划一条 10cm 的横线,横线的一端为 0,表示无痛;另一端为 10,表示剧痛;中间部分表示不同程度的疼痛。让患者根据自我感觉在横线上划一记号。表示疼痛的程度。轻度疼痛平均值为 2.57 ± 1.04;轻度疼痛平均值为 5.18 ± 1.41;重度疼痛平均值为 $8.4l \pm 1.35$。此法个体随意性大。

2. 口述评估法(verbal report)　Melzack 拟定了 1 份形容疼痛程度词汇,如轻度疼痛、重度疼痛、阵痛、可怕的痛及无法忍受的疼痛等来帮助患者描述自己的疼痛,使患者更好地把疼痛加以表达。按 0 ~ 10 分次序报告,0 分表示无痛,10 分表示剧痛。此法简单,但不易发觉细微变化。

以上方法还需辅以疼痛部位的评估。了解疼痛发生的具体部位,或者以人体正反面线条图,请患者在感到疼痛的部位划阴影,并在最痛的部位做标记。

(六) 临床康复中常见的疼痛管理

临床康复之中,疼痛是最常见的症状,如何有效地避免患者遭受疼痛的折磨,对患者的身心功能康复和生活质量提高,有着十分重要的价值。以下以两个常见种类进行说明。

1. 老年慢性疼痛的管理　慢性疼痛在老年人中很普遍,慢性疼痛的存在严重影响老年人的生活质量,并可引起心理和精神状态的改变,导致抑郁、焦虑、自卑甚至厌世情绪的发生。因此有效的疼痛管理对于提高老年人生活质量尤其重要。

(1)慢性疼痛的特点

1)疼痛持续时间较长。

2)病因有时不明确。

3)伴有疼痛行为(呻吟、面部疼痛表情、步态和体位改变等)。

4)无交感神经兴奋的临床表现。

5)一般存在心理和神经因素的影响。

6)治疗比较困难,常不能以单一药物或方法缓解,需要综合治疗。

持续且难以消除的疼痛影响老年人生活的各个方面,造成睡眠紊乱、抑郁、社会退缩、活动能力受损、社会交往减少,增加卫生保健费用和家庭的负担。所有这些进一步降低了老年人的生活质量。

(2)老年患者疼痛评估

1）常规评估：几乎所有用于评估普通成人慢性疼痛的基本方法都可以用于老年患者，而其疼痛评估最重要的依据也是患者的主诉。正常老年人甚至轻、中度认知损害的老年人对自身疼痛的陈述基本可靠。但是有些老年人会把疼痛看作是衰老的正常现象，而且很多老年人在疼痛的同时会伴有其他症状。为了全面评定老年人疼痛的情况和影响因素，除了要了解他们的疼痛部位、疼痛程度、疼痛性质和疼痛行为，还要从心理、经济、文化和社会因素等多方面进行全面评估。一些老年患者的某些疼痛行为表现不一定明显，而家庭成员能帮助辨认出表示疼痛及其严重程度的行为或表情。如果患者病情太重或存在感知、认知与运动的改变而不能表达疼痛时，家属可在其情感或行为改变征象的基础上用量表协助估计患者的疼痛情况。

2）对于存在认知障碍的老年患者的疼痛评估：对于此类患者的评估，有更针对性的办法，如果患者有抑郁、痴呆等问题，其认知能力受到损害，评估其疼痛存在一定的困难。但是，也有许多学者提出，存在认知障碍的患者，甚至是老年痴呆者，也会通过某种特定的方式表达自己的疼痛感受。对于确实不能运用主观测评的方法评价疼痛的患者，可根据一些非语言的方法对其疼痛情况进行评估。有时可选定一些"特定的"行为活动作为评价患者疼痛的指标，如行走、肢体活动，由坐位变为站位，穿衣等。

评价存在认知障碍老年患者的疼痛，有以下的策略：①充分考虑到可能导致疼痛的各种生理或病理因素。②记住确定患者是否存在疼痛比确定是否存在认知障碍更重要。③可能的话从家属处获取病史资料。④观察患者的日常活动。⑤观察患者是否存在某些特定行为表现。⑥选择合适的疼痛评估工具。⑦对同一患者应始终由同一治疗师使用同一方法进行疼痛评估。⑧注意观察患者对止痛药的反应。

评估疼痛的最后一步是经验性的镇痛试验，当怀疑有疼痛存在时，适当地使用一些镇痛药可能是有益的。

（3）老年人慢性疼痛管理原则：老年人慢性疼痛的治疗目的是减轻疼痛、改善功能、提高生活质量。对老年人疼痛的治疗，一般应遵循以下3点原则：

1）尽可能地针对病因进行治疗。

2）治疗病理和心理因素同步进行：老年人一般较为孤独，与外界和社会的联系相对较少，其生理及心理上的痛苦难以得到倾诉和理解，因而存在相当程度的心理问题。在进行治疗时，应对其心理状况进行评估，并同时给予治疗。

3）尽量采取多种方法进行综合治疗以达到较好的疗效。

对慢性疼痛而言，其病程长而掺杂因素较多，单一方法治疗往往难以奏效，而多种方法的综合治疗则可达到较好的疗效。根据患者的爱好和耐受性，个体化选择治疗方法，个体化确定治疗剂量。

老年人慢性疼痛的评估和处理是一个富有挑战的问题，评估时不应仅简单地评估疼痛，而应从生物、心理、社会和认知行为方面全面评估患者。针对慢性疼痛的治疗应个体化选择，让患者能自我管理疼痛，从而提高生活质量。

2. 术后康复的疼痛管理　术后疼痛是一种急性疼痛，是机体对疾病和手术造成组织损伤的一种复杂的生理心理反应。术后疼痛控制不佳，可导致呼吸和心血管系统并发症，不利于术后康复。随着现代康复理念的更新，术后疼痛引起了康复治疗人员的高度重视，解除术后疼痛已成为康复治疗工作的重要内容之一。

剧烈疼痛使患者睡眠不足、情绪低落,血压升高,导致心肌缺血、梗死,伤口出血等。疼痛刺激通过脊髓介质,交感神经反射可引起肌肉、血管收缩,致切口呈缺血状态,引起机体代谢异常,影响切口愈合。

药物治疗控制疼痛的原则是及早使用止痛药,阿片类药物是术后疼痛控制最常用的药物。术后早期定时给药,能防止严重疼痛的发生,提高止痛有效性。当疼痛程度较轻(疼痛评估≤5)时,治疗师应该选择权限范围内的方法止痛。

治疗师应注意观察患者的各种疼痛的表现,然后针对患者的不同表现采取相应的心理疏导方式,充分控制疼痛,减轻患者痛苦,增加患者在心理上和生理上的舒适感。给予患者诚挚的心理安慰,消除其顾虑,减少消极暗示。

术后疼痛是一种急性疼痛,剧烈的疼痛不仅给患者造成身心的双重创伤,引起机体各系统发生相对应的变化,严重时会直接影响患者的恢复。作为疼痛控制实施者的医护人员,应该在提升自己的业务水平,尽可能为患者解除疼痛的同时,尊重患者的知情同意权,把控制疼痛的利与弊告知患者,取得患者的配合,和患者、家属共同创造一个舒适、微痛甚至无痛的康复环境。

(七) 疼痛管理中的常规治疗

1. **药物治疗**　药物治疗的第一步是使用非阿片类药物治疗,可以为单一镇痛药(如对乙酰氨基酚)和(或)非甾体类抗炎药(NSAIDs);第二步采用弱阿片类药物;第三步为强阿片类药物(只有当非阿片类药物不能满足镇痛需要时才选择阿片类药物);辅助用药包括三环类抗抑郁药和膜稳定药(如抗惊厥药、局部麻醉药和抗心律失常药);辅助全身治疗(如局部麻醉阻滞和区域麻醉阻滞)。

2. **物理疗法**

(1)冷热疗法:能缓解肌肉痉挛而减轻疼痛。冷热施于神经终板及周边神经纤维上均可提高疼痛的阈值,或是透过刺激大的神经纤维以"关闭"小纤维的疼痛传导。

(2)按摩:按摩止痛的原理同冷热疗法。按摩具有两种效果:反射和机械。反射的效果是通过刺激周边皮肤感受器使神经冲动传递至脑部,在那里愉悦及放松的感觉被接受到,于是肌肉的放松可减低压力与焦虑。按摩的另一个生理效果是镇静,也会因而出现按摩的机械效果——加强血液及淋巴液回流至循环系统中,循环的增加有助于移除代谢物及废物。

(3)经皮神经电刺激疗法(TENS):采用电脉冲刺激仪,通过放置在身体相应部位皮肤上的双电极,使低电压电流透过皮肤对机体神经末梢进行温和的刺激,以达到提高痛阈、缓解疼痛的目的。目前 TENS 已广泛用于慢性疼痛的治疗。

(4)体育活动:改善肌肉紧张度和活动性,是治疗慢性疼痛的重要措施。

(5)针刺疗法:不少康复治疗师也开始使用针刺疗法,如果疼痛部位不能按摩,则可在其身体对侧相应部位给予刺激,鼓励患者试用针刺疗法。因针刺疗法可刺激机体产生内啡肽和脑啡肽,刺激粗大的神经纤维产生冲动,减少和阻断细小神经传导的疼痛感。

二、疼痛管理中的作业治疗

对于疼痛的全方位认识,包括生理、心理、社会、精神等多重因素,促进使用药物、心理安抚、社会行为和精神调节等综合康复方式来控制疼痛,随着康复对象疼痛管理的全方位深入发展,作业治疗师在临床康复疼痛管理中发挥的作用也越来越显得重要。

(一)疼痛管理中的作业治疗师的功能

1. 详细及全面的疼痛评估。

2. 患者和家属的教育。

3. 帮助控制躯体疼痛。

4. 帮助疏导心理性疼痛。

5. 帮助疏导社会性疼痛。

6. 安抚精神性疼痛。

作业治疗联合药物治疗、物理治疗等能促进疼痛管理的综合疗效,减轻药物治疗的不良反应,优化疼痛管理整体策略。

(二)常用作业疗法

1. 松弛疗法　又称放松疗法、放松训练,是指通过一定的肌肉松弛训练程序,有意识地控制自身的生理心理活动,降低唤醒水平,改善躯体及心理功能紊乱状态,达到治疗疾病的作用。适于各种原因引起的慢性疼痛以及疼痛伴有的焦虑、恐怖、疑病、抑郁等精神因素。

(1)基本要求

1)治疗房间安静、整洁、光线柔和、环境适宜。

2)指示语应低沉、轻柔和愉快。

3)让患者坐在沙发上或平躺床上,尽量使自己感到舒适愉快,并轻轻地闭上眼睛,闭目息神,平静呼吸。

4)语言引导患者,使患者放松,随治疗师的引导调整自身状态,按指令依次放松全身肌肉。

(2)注意事项

1)治疗的目的是让患者躯体和精神放松,缓解疼痛症状。

2)治疗时要求患者的心理状态对过去淡然置之,对未来不忧心忡忡,对目前顺其自然,使机体处于无意识的自由飘荡状态。

3)事先告知患者在松弛状态下可能出现一过性的躯体感觉,如沉重感、温暖感、飘荡感等,以免引起患者的担心和不安。

4)在掌握放松训练的程序之后,可给患者提供书面指示语或录音磁带,要求患者回家或在病室里自行练习,每日 1~2 次,每次 15 分钟,并要求患者持之以恒,循序渐进,坚持训练,最终会取得较好疗效。

2. 认知行为疗法

(1)主要目标及意义

1)使行为和认知达到一致。

2)增进适应性,有目的地逐渐增加选择性活动。

3)正确应用认知规则,坚定成功信念。

4)逐渐撤离镇痛剂。

5)传授应对策略和放松技巧。

6)鼓励患者增强自我意识。

（2）认知行为策略：帮助患者认清自己的思想和增强改变现状的信念。帮助过程相当于一个临床心理学家与患者之间的交流行为，因为长期的慢性疼痛使患者认为这是一种灾难，态度倾向于悲观，变得没有处事能力。通过应用认知行为策略，使患者正确对待无助的想法，树立向疾病挑战和实施锻炼计划的信心。因此，认知行为策略对个体在慢性疼痛锻炼过程的管理和影响可能有长期的作用，包括放松技术、分散注意力、指导意象、催眠、生物反馈等。选择何种非药物治疗方法，要依据患者的喜好个体化选择，且有利于患者及其家人在家使用。

3. 想象疗法　让患者分散注意力，使其思想集中于愉快的刺激，而不是注意疼痛和负面的情感；此法操作方便简单，适用于各种原因造成的疼痛。具体操作时，让患者坐在舒适的椅子上，闭上双眼，全体身心进入放松状态，回想自己从前经历过的一些有趣的事情或是任何值得自己回忆，可以让自己进入愉快的回忆之中的一些记忆。一般每次可进行 15 分钟，事后闭目静坐 2～5 分钟，继续放松心身，以使愉悦的感受传遍全身。

若患者无法马上进入状态，则可以根据患者的喜好以及性格特点等，选择放一些轻松愉快的音乐，让患者欣赏音乐的同时随节奏做一些拍打或振动摇摆身体的动作。或是让患者自己听一些笑话、相声、幽默，看看喜剧视频等，当然如果能够声情并茂的给患者进行合适的讲述，效果将会更好。与之同时配合深呼吸的方法，深深地吸，慢慢地呼，将十分有助于全身心的放松，增强对疼痛的调控能力，减轻焦虑和烦躁的情绪，缓解身心疼痛。

4. 康复教育培训　疼痛管理的康复教育培训的对象包括作业治疗师和患者。

（1）作业治疗师：针对作业治疗师的康复教育培训内容，包括：疼痛管理理念，疼痛的基础知识，包括疼痛的概念、病理生理、疾病疼痛对患者的影响等；疼痛管理教育的评估方法，如视觉模拟评分法、脸谱法等；以及目前主要的镇痛方式等。

教育培训能改变治疗师对待患者疼痛的态度、纠正治疗师对镇痛知识存在的偏差和正确评估患者的疼痛，对患者免除疼痛和促进康复有着重要的意义。

治疗师可以通过不断给患者讲述其他患者顺利调控疼痛的事例，暗示患者如果按照这些成功的方法进行自我调节，配合好康复治疗，就一定能够战胜疾病，使患者能够增强生活的勇气，完成好各种日常生活活动，进行必要的康复训练，摆脱悲观绝望的消极情绪，充分调动机体的自我康复能力，促进康复。

（2）患者：患者的管理教育内容包括止痛药的正确使用、如何正确报告疼痛、疼痛管理技能的培养等，进行相关教育有利于患者真实正确的表达其疼痛感觉和配合康复治疗，提高康复疗效。

疼痛常使患者出现脆弱、焦虑、恐惧、消极被动等心理反应，这些负性心理反应是使疼痛加重的因素。有研究结果表明，疼痛与焦虑水平呈正相关，且疼痛和焦虑（恐惧）相互影响，形成恶性循环。生理心理学家研究发现：焦虑、恐惧、失望或不耐烦等会使痛阈下降；而愉快、兴奋、有信心等可使痛阈提高。

因此，作业治疗师在心理上积极面对患者的需求，关心体贴患者，技术上利用多种心理学干预措施和身体康复方法，采取多元化的康复治疗，综合干预，帮助患者进行疼痛管理，促进功能康复。

第二节　临终关怀

全世界正面临着前所未有的挑战——老年化,20 世纪的短短一百年里,世界人口净增 45 亿,比过去几百万年历史中增长总额还多 3 倍。世界人口正在加速老化。生育率在下降,而人的寿命在延长。1999 年 10 月 12 日为世界人口日,全球人口达到 60 亿,而目前 60 岁以上的人口已经达到 6 亿,到 2025 年,几乎 14% 的人口将是老年人,从现在起到 2050 年之间,60 岁以上的人口将从大约 6 亿增至 20 亿,其中 80 岁以上的高龄老人将是增长非常快的一个群体。迅速增长的人口老龄化对社会的经济、生活和政策各方面产生非常大的影响,使得全世界的政府、社区和家庭面临前所未有的挑战。

人口老龄化的深刻影响之一是卫生保健,卫生保健产业要为这一老龄化的人口提供必要的资源。例如,中国人口老龄化程度最高的上海,1992 年 60 岁以上老人中重病患者占 3%,生活不能自理的老人加上老年痴呆患者预计占 6.3%(12 万人),需要照料,其中一部分是临终患者。生活不能自理的老人 80% 左右依靠家属照料,家属面临困难极大,众多垂危老人呼唤临终关怀。同时,人们也认识到,对于临终老年人来说,传统的、机构化的卫生保健形式可能并不是帮助他们最有效的途径。对于一些临终的人来说,尽管卫生保健系统不断有技术革新,却没有强调减轻患者的痛苦和提供尊严。每一个社会对待死亡有其不同的习惯和态度,然而人们一致赞同:临终的人,应该以舒适和尊严的方式度过他们最后的日子。临终关怀正是在这种人口与文化的变迁的背景中产生的。

有调查表明,大部分临终患者在医院度过最后时光,由于我国经济条件的限制,独立的临终关怀医院难以大范围推广,而在当今医院自主经营、自负盈亏的形势下,经济、医疗费用等问题影响了医院附属的临终关怀病房的建立。另外我国社区护理还在起步阶段,家庭临终关怀在现阶段还没有基础。

一、概　述

(一) 定义

临床上预计生存期少于 6 个月,称为临终阶段。临终关怀,英文即 hospice,原意是朝圣者中途休息的地方,也是教会照顾有病而无人照料者设立的收容所。临终关怀是指对临终患者和家属提供缓和性和支持性的医护措施,以缓解患者的痛苦,最大限度提高患者舒适度、维护患者尊严为宗旨的一种医疗保健服务。

(二) 目标

临终关怀目标是提高患者的生命质量,通过消除或减轻病痛与其他生理症状,排解心理问题和精神烦恼,令患者内心宁静地面对死亡。同时,临终关怀还能够帮助患者家人承担一些劳累与压力。

(三) 服务对象

大部分是癌症患者,其次为预后不良的各种疾病晚期患者,如艾滋病、运动神经元疾病、心肺肝肾等慢性疾病患者。

(四) 任务和标准

1. 主要任务　包括对症治疗、控制疼痛、减轻或消除患者和家属的心理负担和消极情绪。临终关怀不同于安乐死,这既不促进也不延迟患者死亡。不以延长临终者生存时间为宗旨,而是以提高患者临终阶段的生命质量为宗旨。

2. 美国老年病学会1996年制定临终关怀八要素,进一步明确了临终关怀应该达到的标准。主要包括以下几个方面:

(1)减轻患者肉体和精神症状,以减少痛苦。

(2)采取能让患者表现自己愿望的治疗手段,以维护患者尊严。

(3)避免不适当的、有创伤的治疗。

(4)在患者还能与人交流时,给患者提供充分时间相聚。

(5)将家属的医疗经济负担减少到最低程度。

(6)给予患者尽可能好的生命质量。

(7)所花医疗费用要告知患者。

(8)给死者家属提供治丧方面的帮助。

临终时对疼痛的恐惧是普遍的,这也是有些人要求安乐死的主要原因。因此,可以说,缓解和消除痛苦是临终关怀的重点之一。

(五) 特点

临终关怀既不促进也不延迟患者死亡。其主要任务包括对症治疗、家庭护理、缓解症状、控制疼痛、减轻或消除患者的心理负担和消极情绪。所以临终关怀常由医师、治疗师、社会工作者、家属、志愿者以及营养学和心理学工作者等多方面人员共同参与。

在临终阶段,患者除了生理上的痛苦之外,更重要的是对死亡的恐惧。美国的一位临终关怀专家就认为"人在临死前精神上的痛苦大于肉体上的痛苦",因此,一定要在控制和减轻患者机体上的痛苦的同时,做好临终患者的心理关怀。

患者进入濒死阶段时,开始为心理否认期,这时患者往往不承认自己病情的严重,否认自己已病入膏肓,总希望有治疗的奇迹出现以挽救死亡。当患者得知病情确无挽救希望,预感已面临死亡时,就进入了死亡恐惧期,表现为恐惧、烦躁、暴怒。当患者确信死亡已不可避免,而且瞬间即来,此时患者反而沉静地等待死亡的来临,也就进入了接受期。一般说来,濒死者的需求可分三个水平:①保存生命;②解除痛苦;③没有痛苦地死去。因此,当死亡不可避免时,患者最大的需求是安宁、避免骚扰,亲属随和地陪伴,给予精神安慰和寄托,对美(如花、音乐等)的需要,或者有某些特殊的需要,如写遗嘱,见见最想见的人,等等。患者亲属都要尽量给予患者这些精神上的安慰和照料,使他们无痛苦地度过人生最后时刻。

(六) 临终关怀目前存在的障碍

1. 大家庭支持的减少　在许多国家,包括一些已经有临终关怀计划的国家,都或多或少存在一些妨碍最大限度地发挥临终关怀效益的障碍。例如,在许多发展中国家,包括一些发达国家,大家庭支持的减少使得临终关怀照料对于许多在家中接受照料的个人变得更加困难。

2. 谈论死亡　谈论死亡是长期存在的一个困难。许多个人不愿意承认医生对他们达到临终状态的诊断,他们坚持接受通常被证明是无效的多余治疗。许多家庭成员也对讨论濒死持犹豫态度。美国国家临终关怀组织在1999年4月发现,45岁以上的美国人中1/4的人说他们不愿提出与他们的父母死亡有关的问题,甚至当父亲或母亲已经得了不治之症并且活不到 6 个月时也不愿谈及此事。尽管社会上有一些人忌讳讨论临终问题，但是研究发现当面临不治之症时美国人很清楚他们希望什么。美国人最主要的倾向是：①有一个获得服务的选择；②对患者和家属情感的和精神的支持；③根据患者的意愿控制疼痛；④患者在自己家中或某个家庭成员的家中死亡的选择。

3. 由医院来评估　在美国，因为临终关怀的条件包含在医疗保险之中，需要由医院来评估一个患者对临终关怀服务的需要并通知患者获得临终关怀服务。许多医生在需要通知他们的晚期患者的病情时也很犹豫，因为他们不愿打击患者继续治疗的希望。除此之外，要准确预测一个患者的余寿时间事实上并不容易。

4. 列入事业发展规划　按联合国的标准，60 岁以上的人口超过 10% 就进入了老龄化社会。中国在 2000 年进入了老龄化国家。据统计，2005 年我国 60 岁以上的老年人已经达到 1.45 亿，占总人口的 11%，而且每年还在以 3.3% 的速度增加。到 2050 年，80 岁以上的老人将超过 1 亿。中国社科院的资料表明，未来中国的老年人口总量会是世界第一，老年人口的比重也会是世界第一。养老无疑将是中国即将承受之重。其中，高龄重病老人的生活照料和医疗护理更是未来养老问题中的难点。

民政部资料表明，中国的全部失能老人有 940 万，部分失能老人有 1894 万。由于缺乏社会护理，一个失能老人最少影响两个家庭，所以中国现在至少有几千万家庭被失能老人的护理问题所困扰。中国政府和社会在逐步地考虑养老问题。1992 年卫生部就准备将临终关怀作为我国医疗卫生第三产业的重点之一，列入事业发展规划，促使其健康发展。2004 年，国内有的地区医院评审标准中新增了临终关怀的内容，从政策导向上予以重视。

(七) 发展方向

人口老龄化对社会的影响在各国是相通的，不仅在发达国家，而且在发展中国家，同样有对临终关怀的需求。随着中国人口老龄化的发展，特别是城市独生子女大量涌现，社会对临终关怀的需求将越来越强烈。美国的经验表明，临终关怀是一个节省费用的有效照料方法，是解决濒危患者家庭照料困难的一个重要途径。鉴于计划生育成为中国的一项基本国策，社会在提倡优生优育的同时，也要注重临终关怀，使濒危老人尽量获得善终的条件，有尊严和安详地告别人生。

知识链接 ↘

临 终 关 怀

20 世纪 50 年代，英国护士桑德斯(Cicely Saunders)在她长期从事的晚期肿瘤医院中，目睹垂危患者的痛苦，决心改变这一状况。1950 年，她照顾了一个年轻的癌症患者大卫，大卫在去世前留给她 500 英镑作为基金。1957 年桑德斯创办了世界著名的临终关怀机构——圣·克里斯多佛临终关怀院(St Christopher's Hospice)，"点燃了临终关怀运动的灯塔"。20 世纪 70 年代后期，临终关怀传入美国，创建了第一个 Hospice 方案，随后世界上许多国家和地区如加拿大、澳大利亚、日本、荷兰、法国等相继开展了临终关怀服务实践和理论研究，目前世界上已有六十多个国家和地区成立了临终关怀机构和组织，仅美国的临终关怀机构就达到两千多个，每年接受临终关怀服务的患者和家属达 14 万人。中国香港于 1992 年建立了第一个独立的善终服务机构——白普理宁养中心。1988 年引入中国内地，天津医学院崔以泰率先倡导成立了第一家临终关怀研究中心，从此中国临终关怀事业迈出了关键性的第一步。

二、临终关怀中的作业治疗

正如著名的精神医学学者伊莉莎白·罗斯(Elisabeth Kubler Ross)在她的《死亡与临终》中说的:"一件最后重要的事是,今天的死亡过程在许多方面都是更为可怕和令人厌恶的,就是说,更加孤独,机械化及非人化……死亡的过程变成孤立而缺乏人情味,绝症患者被迫从自己熟悉的环境中运出,匆匆忙忙送到医院。"在这个过程中,人们所能做的是让死亡变得有尊严一些。

根据临床经验表明,临终期大约会持续280天,这与每个人在子宫里孕育的时间是一样的,也是280多天,十月怀胎,经过一生的成长,最后成了"老小孩",临终关怀医院成为一种特殊的"社会子宫",为临终者提供最后的关怀,让老人真正带着尊严,甚至愉快地完成生命的最后成长。康复医学本着功能为中心的宗旨,面对相当一部分的康复对象群体,涉及临终阶段,康复治疗的方法和手段也渗透到临终关怀阶段,作业治疗的各种方法已经越来越多地被应用。

(一)临终阶段的作业治疗

临终关怀的目的,可以通过临终作业治疗来实现,作业治疗师是临终关怀作业的主要成员之一。临终阶段的作业治疗原则:Cure(治疗) — Care(关怀):临终关怀作业治疗的重点:关注患者的疾病——关注患者的痛苦,使患者舒适。

在临终阶段,作业治疗师面对的是特殊人群。临终关怀服务对作业治疗师的自身素质具有较高的要求。要求作业治疗师具有丰富的医学、康复学、作业学、护理学、心理学、社会学知识和娴熟的护理操作技术,更强调作业治疗师要有良好的综合素质和高尚的医疗道德。

从事临终关怀的作业治疗师长期围绕临终患者工作,没有强烈的责任感和道德标准,便难以胜任此项工作。而临终关怀的作业治疗师必须懂得尊重患者,应具有为患者服务是自身价值体现的思想。

(二)临终关怀中作业治疗的目的

1. 以照料为中心　对临终患者来讲,治愈希望已变得十分渺茫,而最需要的是身体舒适、控制疼痛、生活作业和心理支持,因此,目标以由治疗为主转为以对症处理、照顾和作业行为为主。

2. 维护人的尊严　患者尽管处于临终阶段,但个人尊严不应该因生命活力降低而递减,个人权利也不可因身体衰竭而被剥夺。只要未进入昏迷阶段,仍具有思想和感情,医护人员和作业治疗师应维护和支持其个人权利,如保留个人隐私和自己的生活方式、参与医疗护理方案的制订等。

3. 提高临终生活质量　有些人片面地认为临终就是等待死亡,生活已没有价值,患者也变得消沉,对周围的一切失去兴趣,甚至,有的医护人员也不知该如何处理这些问题。临终关怀则认为:临终也是生活,是一种特殊类型的生活,所以正确认识和尊重患者最后生活的价值,开展合适的作业行为,提高其生活质量是对临终患者最有效的服务。

4. 共同面对死亡　有生便有死,死亡和出生一样是客观世界的自然规律,是不可违背的,是每个人都要经历的事实,正是死亡才使生存显得有意义。而临终患者只是比我们早些面对死亡的人,他们的现在也是我们以后要面临的。死赋予生以意义,死是一个人的最终决断,所以,我们要珍惜生命、勇敢面对。

(三)临终关怀作业的内容

1. 常规作业

(1)创造良好的日常生活环境和生活氛围:保证良好环境和氛围的同时,也尽量满足患者的要求,比如遗嘱、死亡地点的选择、将患者的愿望降低到能达到的水平等,同时协调关系,做好后事准备。

(2)日常生活训练:正常的日常生活可以让患者保持合理的生活秩序和生活信心,对身心整体的状态有着不可或缺的作用,许多临终患者存在着生活没有意义的想法,这种想法破坏了正常的生活秩序,同时,对身心造成的负面影响又反过来加重了患者的疼痛,所以应尽可能地保持日常生活,这是非常重要的。

(3)心理治疗:又称精神治疗,有广义和狭义之分。狭义的心理治疗是指专业人员运用心理学的理论和技术治疗心理或心身疾病的方法。从广义上讲,在整个治疗过程中,临床医护人员采用心理学的理论、技术和方法,通过谈话、接触等方式,来解除患者的心理问题,都是心理治疗。

临终关怀患者的心理治疗是一个长期过程,需要多方面的协助,对其实施心理治疗时医生应有主动性并时刻注意患者的心理变化,针对不同的心理采取相应的治疗方法加以处理。按照心理治疗进行的方式,可分为一般性心理治疗、个别心理治疗、集体心理治疗等。一般性心理治疗具有支持和加强患者防御功能的特点,能使患者减少焦虑和不安,减轻抑郁和忧伤,增强安全感和信心。常用的一般治疗方法有解释、鼓励、安慰、保证、暗示等。个别心理治疗是医生有计划、有步骤地通过会谈方式和患者一对一进行的一种心理治疗。其主要内容是广泛收集患者的有关资料,找出引起患者心理问题和障碍的原因,在患者家属和其他方面的协助和配合下,采取解释、鼓励、安慰等方法,克服患者的不良情绪,促进康复能力。

集体心理治疗是指治疗者和患者是一对几或几对几的方式,即一名医生与两名以上的患者进行谈话、示范或讨论。通过宣教,提高患者对临终关怀的认识,增强生活信心,缓解患者的心理压力。此外,集体心理治疗还包括患者自发组织起来,患者之间互为治疗者和被治疗者的治疗团体。

(4)放松训练:又称松弛训练或自我调整疗法,是一种通过机体的主动放松来增强对机体的自我控制能力的有效方法。如我国的气功、印度的瑜伽、日本的坐禅等。该疗法是在一个安静的环境中按一定的要求完成某种特定的动作程序,通过反复练习,使人们学会有意识地控制自身的心理生理活动,以达到降低机体的唤醒水平,增强适应能力,调整那些因紧张所造成的紊乱的心理生理功能。常用的放松疗法有:静默法、松弛反应、自生训练、渐进性放松等。

(5)音乐疗法:音乐治疗是运用音乐特有的生理、心理效应,使求治者在音乐治疗师的指导下,通过各种专门设计的音乐行为,经历音乐体验,达到消除心理障碍、修复或增进身心健康的目的。音乐治疗对人的心理和生理产生影响,可以调节精神心理、脑功能、神经内分泌功能、内脏功能等人体组织功能,起到镇静、改善人的情绪、个性特征和行为方式、增强记忆力等作用。

音乐疗法是中医传统疗法之一,在中医经典著作《黄帝内经》中就提出了五音应五脏的学说。天布五行(木、火、土、金、水),生五音(角、徵、宫、商、羽),地有五季(春、夏、长夏、秋、冬),应五化(生、长、化、收、藏),人有五脏(肝、心、脾、肺、肾),生五志(怒、喜、思、忧、恐)。天地五行、五音、五季、五化的变化,影响着人体内气机运行,从而导致人们情绪、情志、心态和健康的变化。不同音调的音乐可对人的心理和行为产生不同的影响。早在我国西汉时期,班固就在《白虎通德论》中指出:"闻角声莫不恻隐而慈者,闻徵声莫不喜养而好施者,闻商声莫不刚断而立事者,闻羽声莫不深思而远虑者,闻宫声莫不湿润而宽和者。"天地阴阳五行之气和人体气机运行会因季、因时而发生变化,人还会因季节、时辰、年龄和体质的不同而出现气机运行的不平衡。根据不同的类型施加以相应的调节音乐,使得平和类型顺畅自然,过度和不足类型回归平和,达到身心的动态平衡。

现代康复医学研究成果也认为,良性的音乐之声可提高大脑皮质的兴奋性、激发人的感情、陶冶人的情操、加强人们对人生意义的认识、增强自信心、改善情绪、有助于减轻或消除各种应激原产生的不良应激反应。临终阶段患者常有紧张、恐惧、焦虑、压抑、狂躁等不良情绪反应,因此,可根据患者出现的不同情绪和病症,选择合适的疗法以及乐曲进行调理。

(6)园艺劳动:植物容易让人联想到生命力和自然,而园艺种植则可以让患者亲身体会培育生命的乐趣,将患者的注意力从自身的痛苦转移到象征着美好、有生命力的事物上,可以激发患者的生存欲望。

(7)书画琴棋疗法:临终阶段患者可根据个人爱好,选择练习书法、绘画、对弈或抚琴弹唱等,以锻炼身心、陶冶情操,使生活充满乐趣和希望,促进患者状态逐渐康复。如练习书法讲求端坐凝神、专心致志、心无杂念,可使患者精神处于相对纯净的状态,冲淡因临终引起的精神紧张和负担,减轻疼痛。绘画则强调到大自然中去观察各种事物,于观察中享受自然之美,以开阔眼界、振奋精神。鼓琴、弹奏、击打乐器等可通经活络,令人恬淡悠闲,心安神宁。现代医学证明,优美的乐曲,可使大脑皮质松弛,刺激人体分泌酶和激素,使内脏及躯体活动得到调节。

(8)快乐疗法:快乐疗法亦称愉快疗法,在欧美称之为"幽默疗法",通过善于言谈、颇有感染力的幽默大师或笑疗专家的引导,能有效改善患者的身心健康。当患者接受幽默疗法和放松情绪的治疗后,可使机体内免疫功能改善,比如淋巴细胞增加而增强免疫功能,从而起到防止和抑制癌肿生长的作用。医学心理的现代研究还表明,对于手术后的恶性肿瘤患者,乐观的情绪可以延缓甚至抑制癌瘤的生长,减少放疗、化疗的副作用,从而提高患者的生存质量,延长患者的生命。

(9)体育疗法:各种临终阶段患者在经过多种治疗后,一般身体都比较虚弱,其中,相当一部分患者还并发有各种后遗症,为了尽快促使患者恢复,提高生存质量,坚持有计划、有目的的锻炼有助于临终阶段患者比较快乐开心地生活,体现出生命的尊严。如我国传统的体育疗法,包括:导引、五禽戏、八段锦、太极拳、易筋操、体操、慢跑等,都有较好的辅助治疗效果。

2. 社会层面的作业参与　鼓励患者参加社会活动如协会、病友支持组织、宗教信仰等,争取亲人、病友、朋友及社会的支持,利用和扩大积极的心理情感,阻断不良的循环。

(1)社会组织:在发展临终关怀机构的过程中,既要注意多渠道,又要注意其福利性,更需要由政府出面组织发展。发达国家的临终关怀医院尽管有不同的类型,但大多数属于非营利机构,具有明显的福利性。

(2) 社会宣传：加强宣传临终关怀的理念，让社会重新认识并帮助面临生命终结的个人有尊严和舒适地死亡，强调家庭成员或照料者对濒死者提供富有爱心的帮助。濒危患者需要多方面的服务，临终关怀将家庭成员的工作转移到社会，使照料工作社会化，实质上是将家庭责任转由社会来承担。

从美国的临终关怀发展过程来看，仅有雄厚的经济基础是不够的，临终关怀的推广需要人们在观念上进行一场革命。一是要改变死亡的传统观念。每一种文化对于死亡的态度有所不同。在忌讳谈论死亡的文化中，是无法开展临终关怀服务的。濒死患者、家属及医生都要坚持唯物主义，当死亡来临时，应该面对现实，承认死亡，承认进一步的治疗无效，只有在这种情况下，临终关怀才能具体实施。二是要改变使用卫生资源的传统观念。临终关怀一改过去对任何患者无例外一律实施医治的做法，承认医治对某些濒死患者来说是无效的客观现实，通过为他们提供舒适的照料来替代卫生资源的无谓消耗，它实质上体现了对患者及大多数人真正的人道主义精神。因此，临终关怀不仅是社会发展与人口老龄化的需要，也是人类文明发展的标志。

(3) 社会制度的规范：在发达国家，比如美国的临终关怀服务大部分纳入到医疗保险之中，从而扩大临终关怀服务的覆盖面，使得更多的患者享受这一福利。在具体操作中，通过严密的规章制度，全方位的服务保证享受者收益，又完全从现实的财力出发，循序渐进，逐步扩大。将提供的服务仅限于经济条件允许的范围之内，确保临终关怀服务健康、有序、持久地运转。

尽管临终关怀需要社会支付较多的服务费用，但对于那些身患不治之症的患者来说，接受临终关怀服务可以减少大量的甚至是巨额的医疗费用。如果将少数人的高额无效的费用转移到其他多数人有结果的治疗上，医疗保险费用能够获得最大的效益。因此开展临终关怀的关键，还必须从基本的医疗保险制度改革开始，这无疑是今后社会康复系统发展的重要命题。

(四) 晚期癌症康复的作业治疗

临终患者是指濒临死亡寿命不超过 10 个月的患者。据美国临终关怀组织统计，临终关怀对象 60% 为癌症患者。疼痛折磨是临终患者的最大痛苦，疼痛控制是癌症康复临终关怀中的重要内容。疼痛控制与否直接关系到临终患者的生活质量。由于"带瘤生存"的新治疗模式的提出，促进了肿瘤康复整体疗法的发展，作业治疗的应用越来越广泛。对于晚期癌症的康复患者来说，作业治疗师必须综合理解疼痛管理和临终关怀的宗旨，来综合运用作业治疗。

1. 疼痛管理　晚期癌症康复中的疼痛管理是临终关怀的重要内容，其目的不在于治愈疾病而在于使患者免遭难以忍受的疼痛。此阶段，作业治疗师必须首先协调康复医生来进行，以科学的手段，用姑息、支持疗法最大限度地控制和缓解临终患者疼痛等症状。应以最大限度地减轻患者疼痛、增加舒适度为原则。对临终患者来说，所有不必要的药物都可停用，只有镇静、镇痛、解痉药是必需的，用药原则是根据患者的疼痛性质和镇静镇痛的特点选择用药。此外，应考虑药物作用的持续时间。同时可根据病情选用辅助药物，如抗焦虑药、抗抑郁药及神经阻滞类药等其他辅助药物。

2. 作业治疗　作业治疗的目标就是使用各种方法，来帮助癌症患者减轻痛苦，令患者舒适。从身心两方面的作业治疗共同着手，改善临终阶段癌症康复患者的生存质量，让临终患者真正带着尊严,安详、平静地走过人生最后的阶段。

(1)家庭康复:研究表明,40%患者临终期是在家中度过的。77%的临终患者死于家中,所以患者学会在家中自行止痛有很重要的意义。据国家临终组织统计,90%的临终照料是家庭提供的,家庭护理由患者的亲属、朋友提供。

所以作业治疗师应指导癌症患者与其看护人员学会在家中止痛,以便帮助患者缓解痛苦。应教会患者和看护人员关于疼痛、药物治疗、成瘾性和耐受性方面的知识,向患者介绍各种简单的非药物处理,如热疗和冷疗、按摩、自我物理治疗和疏导、松弛训练、经络操等。

(2)心理康复:临终患者心理复杂,多有焦虑、抑郁、愤怒等不良心理反应,这些情绪可降低痛阈,加重痛感,疼痛又加重心理反应,形成恶性循环。一般患者的需求常用语言来表达,但是临终阶段的康复患者的需求多通过非言语方式表达。

作业治疗师需要特别学习心理学,加强患者非言语行为的观察,如体态姿势、神态、面部表情、眼神等。满足患者的各种心理需求,并根据患者的病情、病程及心理特征,以亲切、科学、可信的言语去帮助患者面对现实,正视死亡,使人们从容地接受死亡。

美好的希望在成功对抗疾病和改善患者生活质量方面有重要作用。在患者临终阶段,希望仍可存在。患者的这些希望可由如下因素支持:对患者价值的欣赏;加强和改善患者与家庭、朋友的关系;帮助他们探索精神问题;控制他们的症状。

另外,由于临终患者对死亡有着极大的恐惧,医护人员应通过各种方式分散患者的注意力,转移其对死亡的恐惧心理。如聊天、听音乐、做游戏、看电视等,让患者在营造的和谐氛围中忘却疾病和死亡。

(3)教育康复:普及死亡教育是前提。我国的死亡教育应首先在医学院校开展相关课程,同时在社会群体中,尤其是老年人中开展死亡知识科学教育,通过各种信息渠道,开展关于"优死"的教育,通过文章和影像资料的学习,引导人们科学地、艺术地、理智地、现实地、从容地认识死亡。

(4)社会康复:尊重和保护临终患者的各种权利,中国传统观念认为,应隐瞒患者病情及预后。相关研究却表明患者渴望了解病情真相,告诉患者预后应是治疗师的责任。有学者认为隐瞒疾病真相不但影响医患之间的交流,也造成护理者自身的伦理冲突。研究发现,不知情的临终患者会变得多疑、孤独、易怒或毫无准备地死去。晚期患者应有权了解其病情及预后。

学习小结

1. 学习内容

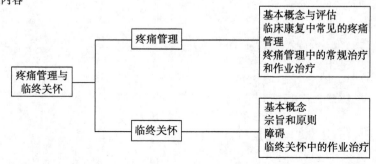

2. 学习方法

通过学习疼痛管理的概念、评估、临终关怀的基本概念、宗旨和原则等基本理论知识,掌握疼痛管理中的常规治疗和作业治疗及临终关怀中的作业治疗等实践技能。

（余　瑾）

复习思考题

1. 疼痛管理的概念和分类是什么？
2. 临终关怀的概念、目标和现状是什么？
3. 作业治疗在疼痛管理中如何应用？
4. 作业治疗在临终关怀中如何应用？
5. 晚期癌症康复中作业治疗应用的意义是什么？

第十六章 环境、社区与辅助技术

学习目的

通过本章学习,学生应了解环境因素的重要性及干预方法,在临床实践中能够进行简单的环境改造、家庭成员教育、社区康复计划的制订及提供或应用必要的辅助技术,促进康复治疗效果,提高服务对象的独立生活能力。

学习要点

无障碍环境要求和改造方法;社区康复的原则和内容;社区作业治疗的内容;辅助技术的概念及分类;轮椅的选择和使用;助行器的选择和使用;自助具及简单矫形器的制作。

第一节 环境与改造

一、环境的概念

环境(environment)是指围绕着人类的生存空间,是人类赖以生存和发展的外部条件的综合体,是可以直接、间接影响人类生存和发展的各种自然因素和社会因素的总体。世界卫生组织(WHO)2001 年发布的国际功能、残疾和健康分类(ICF),将环境因素定义为构成个体生活背景的外部或外在世界的所有方面,并对个体的功能发生影响。环境因素包括自然界及其特征、人造自然界、与个体有不同关系和作用的其他人员、态度和价值、社会体制和服务以及政策、规律和法律。

人与环境的关系密不可分,可以说人类的所有活动都发生在相应的环境之中,人们试图通过这些活动去适应、影响和改造环境,使之更适合人类的生存。另外,环境也在某种程度上支持和限制着人类的活动,使人类的活动符合相应的环境条件。

环境对健康与功能的影响越来越受到重视。ICF 将环境列为影响人类功能、活动和参与的重要的因素。良好的环境有利于人体结构和功能的恢复,促进活动和参与功能,如,良好的医疗条件可以加快疾病康复进程,减少并发症和后遗症的发生;良好的家庭和社会支持利于患者重新参与社会活动;无障碍的环境为残疾人重返社会创造了良好的条件。反之,不佳的环境限制着人类的活动,如连年的战乱令伊拉克人民饱受战乱之苦,人民健康水平下降,恶劣的自然和经济环境让许多非洲贫困儿童生命受到威胁,更不用说健康成长了。

作业治疗基本模式之一:人-环境-作业模式(PEO)将环境列为重要的一方面,人的活动发生在特定的环境背景下,人的活动影响着环境,环境又影响着人类的作业表现。

二、环境的分类

加拿大作业表现模式（CMOP）中将环境划分为物理环境（例如天气、建筑、地形、温度、物件）、制度环境（例如法律、经济和政治）、文化环境（传统、仪式、庆典、食物、习俗、态度和信仰）、社会环境（如与个人、家庭、朋友和他人的关系）四个主要方面。

ICF中将环境分为物理环境（人造环境、自然环境、设备、技术），社会环境（社会支持和社会态度），文化、制度和经济环境等方面。并从：①用品和技术；②自然环境和对环境的人为改变；③支持和相互联系；④态度；⑤服务体制和政策等方面进行分别限定。

三、环境的影响

（一）环境对作业活动的影响

环境对作业活动的影响可以概括为供给和限制两方面。

1. 供给（affords）　指的是周围环境为作业活动的进行提供了一定程度的选择和机会。例如，宽阔的公路给了行人和汽车行动的自由，只要是在安全和法律规定范围内，车辆可以自由行驶。

2. 限制（presses）　是指环境对个体在进行某些具体的作业活动时有一定的约束和要求。这可能是物理环境本身的限制，也可能是制度或文化的限制。例如，在公路上开车，要求遵守交通规则，不可以超速驾驶，要礼让和顾及行人安全；另外，不同路面本身也对车辆的行驶进行着限制，如弯路较多的路段就要求车辆减速慢行。

（二）环境对心理和情绪的影响

环境的支持或限制程度不同，会对人的心理和情绪造成一定的影响。如家人的鼓励和支持会给伤病者战胜困难的信心和勇气，使他们积极进行治疗和正确面对困难。但如果家人过于苛刻地要求伤病者一定要像伤病前一样去完成活动，稍有差错便进行指责，会令他们承担极大的压力，丧失信心，令他们变得焦虑或抑郁，可能反而反抗甚至拒绝治疗。家属对伤病者过于纵容又容易使他们依赖心理加重，放松对自己的要求，不积极进行治疗。当环境的支持和挑战恰到好处时，人们的表现和能力会达到最佳状态，经过努力最终达到目的会给人们带来成就感，令他们更加自信。

（三）环境对行为技巧和习惯的影响

环境的限制是多方面的，有的限制可以克服，有的限制则必须服从。从总体上讲，随着时间的推移，环境的限制会影响个人的行为技巧和行为习惯的形成。比如，伤残人士康复后回一个新的工作单位，需要一段时间去了解周围的环境和人，熟悉新的工作制度，以便对自己的行为和习惯进行调整，适应新的工作环境。

（四）环境对个体的影响

环境对个体的影响包括支持和限制。环境对人类作业活动的影响因人而异，不同的人有不同的兴趣、习惯、角色、能力和价值观，因而，对环境的判断和反应也会有所不同，人们会选择不同的行为方式和途径去达到自己的目标。

四、环境改造

环境改造（environmental modification）是通过对环境的适当调整，使环境能够适应残疾人的生活、学习或工作的需要。环境改造是作业治疗的重要工作之一,也是患者能否真正回归家庭和社会的重要条件。对于部分重度伤残患者,环境改造是关系到他们能否生活自理和回归家庭与社会的重要内容。

(一) 环境改造的历史和相关法规

1. 国际环境改造的历史

20世纪30年代初,瑞典、丹麦等国家已建有专供残疾人使用的设施。

1961年美国制定了第一个无障碍设计标准。

1968年美国国会通过《建筑无障碍条例》,提出无障碍设计要求。

1973年美国国会通过《康复法》,规定政府投资项目必须实施无障碍设计。

1993年日本大阪府制定了无障碍规定。

2. 我国环境改造的历史和相关法规

1976~1984年香港多次修订《香港残疾人通道守则》。

1985年3月中国"残疾人与社会环境研讨会"提出为残疾创造便利生活环境的倡议。

1985年4月全国人大六届三次会议提出"建筑设计时应考虑残疾人的特殊需要"。

1988年建设部、民政部、残联共同发布了《方便残疾人使用的城市道路和建筑物设计规范》。明确规定了公共场所必须设立残疾人无障碍设施,为残疾人重返社会提供了制度上的保障。同样,残疾者的家庭也需要进行必要的环境改建,以使其在家庭内独立,提高生活质量。

1990年《中华人民共和国残疾人保障法》规定了城市道路建筑应该采用无障碍设计。

1998年4月建设部发布《关于做好城市无障碍设施建设的通知》。

1998年6月,建设部、民政部、中残联发布《关于贯彻实施方便残疾人使用城市道路和建筑物设计规范的若干补充规定的通知》。

2001年《城市道路和建筑物无障碍设计规范》正式实施。

(二) 环境改造的分类

据Christiansen(1997)分类,环境的改造可以分成四个类型:辅助器具的使用、环境物理结构的改造、物件的改造和作业活动的调整。

1. 辅助器具的使用　辅助器具主要是为患者的自理提供一个有效和重要的帮助,以减少患者对他人的依赖。辅助器具是物理环境中的人工物件的一种,因此,辅助器具的使用也是环境改造的一部分。如,轮椅或助行器具的使用可以使部分残疾人到达所需要到达的位置,并且无安全方面的顾虑。

2. 环境物理结构的改造　环境物理结构的改造包括非房屋结构的改造和房屋结构的改造。非房屋结构的改造指的是治疗师帮助患者找一些更安全的地方去存放那些可能引起危险的物品、家具,或重新摆放物件以腾出更多的空间方便日常生活活动。另一方面就是房屋结构上的改造,例如:门口、通道和楼梯的改造。改造的目的是为了增加活动的安全性,如,在楼梯上增加斜坡,修补破损的地面,增加门的宽度以便于轮椅通过,浴室和厕所的改造等。

3. 物件的改造　物件改造的目的是使物件更实用、易于使用或更易于拿取。在考虑物件的实用性时,必须要注意所选择物件的外观不能太怪异和唐突,同时又要有效地弥补环境的缺陷与不足。另外,物件的使用要配合患者的感觉运动能力和认知功能水平,例如,在楼梯上加装高度适合的扶手,可以弥补患者肌力和关节活动度的不足。对于有认知障碍的患者,可以在扶手上加一些简单的指引或图片,以便于患者理解扶手的使用。

4. 作业活动的调整　作业活动的改造也是环境改造的重要内容,治疗师可以从以下几方面考虑:

(1)简化作业活动:作业活动的复杂程度应与患者的功能水平有关,如果患者无法完成整个作业活动,可以进行简化以适合患者的功能状况。例如,穿带纽扣的衬衫时,可以先将纽扣扣上,作为套头衫穿上。

(2)预定活动流程:提前计划好活动流程,设定好活动的步骤以及所需的时间,规范活动并记录下来,使得作业活动步骤清晰明了,并对有功能障碍的患者进行反复练习。例如,将穿衣活动分解成若干步骤,逐一记录下来,遵照步骤反复强化训练,形成习惯化。

(3)调节活动结果:指降低完成活动的质量和数量要求,以使患者独立完成活动。如,允许患者用比平时更长的时间穿衣,在穿衣活动中也不一定要求穿得和未生病时一样好。

(4)节省体力训练:改变活动形式以节省患者的体力消耗和降低完成活动的技能要求。例如,取高处物体,不必手举过头顶,可以站在凳子或梯子上去取物;需移动重物(如椅子等)时,不必抬起重物,可以在地面拖动或推动,其间可以多次停顿休息。

(5)注重活动协作:活动可以单独完成,也可以和别人合作完成,必要时可通过多人协作完成本来只需一人就能完成的活动。如,抬桌子、备餐、洗衣服均可由多人合作完成。

(三) 环境改造的流程

环境改造时,首先要对环境和患者的功能状况进行详尽的评估。在对环境进行评估以后,要根据患者的能力水平和治疗的目标对环境干预进行设定。根据目标设定的目的不同,环境可以略低于患者目前水平,或稍高于目前水平。如果治疗目标是提高患者对自己的作业活动的满足感和成就感,增强自信以减少患者的焦虑,环境干预的目的就应设定为在环境干预后的环境对患者的要求略低于患者目前的技巧和能力水平。反之,如果治疗目标是通过环境提高患者能力,环境干预的目的就应设定为在环境干预以后,环境对患者的要求要稍微超越患者目前的能力水平,使其能力在不断的实践中得到提高。具体决定是否需要环境改造可以参见图16-1。表16-1介绍了不同功能水平环境改造的例子。

(四) 家居环境改造的基本要求

1. 通道　供瘫痪者通行的门不宜采用旋转门和弹簧门,最好使用自动门或趟门,门锁的高度和开启的力度要符合患者的能力水平,最好去掉门槛,门扇开启的净宽不得小于0.80m。有易进出的通道,如水平的路面、较少的台阶、合适的扶手等;通道无障碍物,光线充足,夜间或天气不好时有足够的照明;楼梯每阶不超过0.175m高,至少要有0.279m深,表面最好进行防滑处理;必要时安装扶手,扶手的高度根据患者的实际情况而定;如室内需要装斜坡,其长度与高度之比不应小于12:1,表面防滑处理,两侧安装扶手。

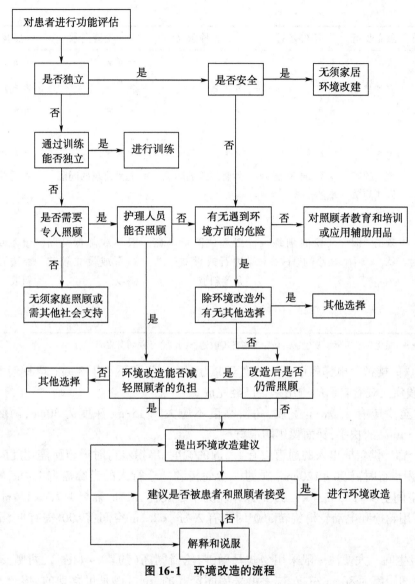

图 16-1 环境改造的流程

表 16-1 不同功能水平患者家居环境改造比较表

功能水平	独立步行	不能步行	轮椅独立	轮椅受限	电动轮椅独立
ADL 水平	独立/监护	监护/帮助	转移独立/监护	转移帮助/依赖	转移需或不需帮助
需要空间	最小	适合助行架 + 照顾者的空间	轮椅尺寸**最小或反向转移空间**：直径 = 轮椅对角线长度 +5cm **通道最小尺寸** = 轮椅最大宽度 +2 倍肘的宽度	轮椅/浴缸/便盆尺寸 + 辅助者所需空间 **最小或反向转移空间**：直径 = 轮椅对角线长度 +2cm **通道最小尺寸** = 轮椅最大宽度 +2cm	轮椅空间 + 制动空间 ± 辅助者所需空间

续表

功能水平	独立步行	不能步行	轮椅独立	轮椅受限	电动轮椅独立
能否达到	★	★★	★★★	★★★	★★★
功能独立	★★★	★★	★★★	★	★★★
照顾者技术	★	★★★	★	★★★	★★
安全性	★★	★★★	★★	★★★	★★★
类型	现场的间隔或简单修改	次要的家居环境的修改	主要建筑的间隔	主要建筑的间隔	主要建筑的间隔
例子：改变地面水平，如马路边石/台阶	现场的训练	现场的训练±较小的修改	毁坏或降低马路边石或设立适当角度斜坡	毁坏或降低马路边石或设立较陡斜坡	毁坏或降低马路边石或设立斜坡

注：★★★:最优先考虑环境改建;★:最后考虑环境改建;★★:介于前两者之间

2. 电梯、楼梯　电梯的深度和宽度至少为1.5m,门宽不小于80cm,电梯迎面应有镜子,以便残疾人观看自己的进出是否已经完成。

楼梯至少应有1.2m的宽度,每阶高度不应大于15cm,深度为30cm,两侧均需有0.65～0.85m高的扶手,梯面要用防滑材料。

3. 走廊　供轮椅出入的通道应有1.2m的宽度,单拐步行时通道所需宽度应为70～90cm,双拐步行时需90～120cm。通过一台轮椅和一个行人的走廊需宽1.4m,轮椅旋转90°所需空间至少为1.35m×1.35m;以车轮为中心旋转180°时需要1.7m×1.7m的空间;偏瘫患者用轮椅和电动轮椅旋转360°时需有2.1m×2.1m空间;转90°需有1.5m×1.8m的空间。

4. 卫生间　大便池一般采用坐式马桶,与轮椅同高(约40～48cm),两侧安装扶手,两侧扶手间距离为80cm左右,扶手可采用固定式的,也可以是可移动的,移开一侧以便轮椅靠近。

洗手盆底最低处应不低于69cm,以便使用轮椅的患者的大腿部进入池底,便于接近水池洗手和脸。池深不必大于10cm,水龙头采用长手柄式,以便操作,排水口应位于患者够得着处,镜子中心应在离地105～115cm处,以便乘轮椅患者应用。

在靠近浴位处应留有轮椅回转空间,卫生间的门向外开时,卫生间内的轮椅使用面积不应小于1.20m×0.80m。在浴盆的一端,宜设宽0.30m的洗浴坐台。在大便器及浴盆、淋浴器邻近的墙壁上应安装扶手。

5. 室内安排　轮椅进入的房间至少要有1.5m×1.5m的空间供轮椅转动,厨房桌面或餐桌的高度在可供轮椅进入的前提下不能高于0.8m;通过一辆轮椅的走道净宽度不宜小于1.20m。床应固定不动,床前至少要有1.5m×1.5m的空间供轮椅转动;床的高度应与轮椅的座位高度相当。对于非轮椅使用者,床的高度应以患者坐在床边,在髋和膝关节保持约90°时,双脚能平放在地面为宜。床垫要坚固、舒适,应在床边设置台灯、电话以及必要的药品。电源插座、开关、电话应安装在方便、安全的位置,电源插座不应低于0.5m,开关高度不应高于1.2m。

室内外的照明要好,室内温度要能够调节,因部分患者可能存在体温调节障碍,如脊髓损伤患者和烧伤患者。

6. 厨房　台板的高度应适合轮椅使用者的需要,台面较理想的高度不应大于79cm,从地面到膝部的间隙应是69.8~76.2cm,台子的深度至少应为61cm。台面应有利于将重物从一个地方移到另一个地方。桌子应能使轮椅使用者双膝放到桌下,其高度最好可以升降。最好配备一个带有脚轮的小推车,把一些物品能够很容易地从冰箱或其他地方移到台上。

7. 地面　室内的地面应平整,地面宜选用不滑及不易松动的材料。室内地板不应打蜡和放置地毯,要保证患者能够从一个房间进入到另一个房间的通道没有阻碍,所有的物件要保证安全。门把手最好为向外延伸的横向把手,以利开关;入口处擦鞋垫的厚度和卫生间室内外地面高差不得大于20mm。供视力残疾者使用的出入口、地面,宜铺设有触感提示的地面块材或涂刷色彩艳丽的地面提示图标。

第二节　社区与家庭

社区与家庭是构成个人生活的基本单位,在功能障碍者康复中发挥着重要作用,以往在国内的康复治疗实践中,更多的是重视功能康复,而对活动和参与层面重视程度不足。家庭和社区是活动和参与的最基本和最主要的场所,因而家庭和社区康复是残疾人能否真正回归社会的前提。

一、社区与社区康复

(一)基本概念

1. 社区(community)　世界卫生组织于1974年对的社区定义为:社区是指一个固定的地理区域范围内的社会团体,其成员有着共同的兴趣,彼此认识且互相来往,行使社会功能,创造社会规范,形成特有的价值体系和社会福利事业。每个成员均经由家庭、近邻、社区而融入更大的社区。

2. 社区康复(community-based rehabilitation,CBR)　是世界卫生组织向世界各国,尤其是发展中国家建议的一种新型、经济、有效的康复服务形式。社区康复是我国实现"2015年人人享有康复服务"这一目标的重要措施之一。

2004年,世界卫生组织(WHO)、国际劳工组织(ILO)、联合国教科文组织(UNESCO)对社区康复的定义为:为残疾人康复、机会均等、减少贫困及增加包容性的社区发展的一种策略。社区康复通过多方参与来实施,包括残疾人本身、家庭、社区以及适当的卫生、教育、职业及社会机构共同来贯彻执行。

(二)社区康复的结构

根据世界卫生组织2010年发布的《社区康复指南》内容,社区康复的基本结构包括健康、教育、谋生、社会、赋能五个方面,如图16-2所示。

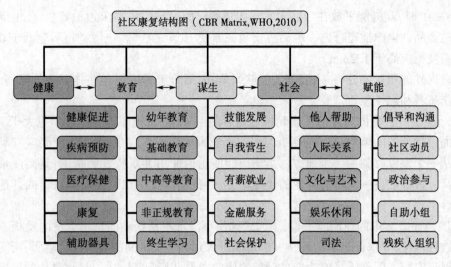

图16-2 社区康复结构图

(三) 社区康复的特征

1. 给残疾人提供就近的服务。

2. 全面考虑 考虑到活动性、交流、无障碍环境、教育、工作、社区生活技巧、社会意识等各个方面。

3. 动员和利用当地资源。

4. 具备有效的转介系统。

5. 推动残疾意识和社区态度的正向变化。

6. 倾听残疾人的声音,使残疾人参与到计划制订、实施、评估中去。

7. 获得政府支持(具可持续性)。

(四) 社区康复的总体原则

根据 WHO《社区康复指南》,社区康复的原则为:

1. 尊重固有尊严和个人自主,包括自由做出自己的选择,以及个人的自尊。

2. 不歧视。

3. 充分和切实地参与和融入社会。

4. 尊重差异,接受残疾人是人的多样性的一部分和人类的一份子。

5. 机会均等。

6. 无障碍。

7. 男女平等。

8. 尊重残疾儿童逐渐发展的能力并尊重残疾儿童保持其身份特性的权利。

9. 倡导。

10. 维持。

(五) 社区康复的目标与任务

1. 总体目标 社区康复的最终目标是改善残疾人或慢性病患者的生活质量,具体包括以下方面:

(1)尽可能服务更多的残疾人。

（2）确保满足基本的需要。

（3）帮助他们走出家门,参与到家庭和社区生活中去。

（4）充分利用社区资源。

（5）培养自尊、自爱和赋能(enpower)。

（6）残疾人有主要的发言权。

2. 具体目标 《社区康复指南》针对健康、教育、谋生、社会和赋能五个方面分别制定了详细的目标、任务、预期结果、关键概念和建议的活动,本节仅就健康方面进行举例说明(表16-2)。

表16-2 健康领域社区康复的目标与任务

	目标	任务	推荐的活动
健康	残疾人达到他们能实现的最高健康状况	与医疗卫生部门紧密合作,确保残疾人及其家人在健康促进、预防、医疗保健、康复和辅助器具方面的需求得到满足;与残疾人及其家人合作,帮助他们获得健康服务并与相关部门合作,确保他们的需求得到满足	
健康促进	残疾人及其家属的健康潜力得到认可,并增强他们改善和维持现有健康水平的能力	寻找当地、区域或国家水平的健康促进活动,并与相关部门合作,确保这些活动对残疾人及其家人的包容性和可获得性。确保残疾人及其家人知道维持健康的重要性,并鼓励他们积极参与到健康促进的活动中去	1. 支持健康促进活动 2. 增加个人的知识和技巧 3. 引导人们与自助小组建立联系 4. 教育医务工作者 5. 创造有利的环境 6. 变成一个健康促进机构
疾病预防	残疾人与其残损有关或无关疾病的机会减少;家属或社区其他成员患与残疾相关的疾病和损伤风险减少	确保社区和相关部门把重点放在为残疾人和非残疾人而设的预防活动上。为残疾人及其家属提供支持,确保他们得到为提高健康水平和预防一般疾病及其伴发病(并发症)的服务	1. 促进参与现在的预防项目 2. 推广健康的行为和生活习惯 3. 鼓励预防免疫 4. 确保适当的营养 5. 促进母婴保健服务的获得 6. 提倡清洁的用水和卫生设施 7. 帮助预防受伤 8. 帮助预防并发症
医疗保健	残疾人能获得基于他们个体需要的医疗保健服务,包括普通和专科服务	与残疾人、家属和医疗部门合作,确保残疾人能得到疾病和残损诊断、预防、限制和治疗服务	1. 收集关于医疗服务的资讯 2. 帮助早期发现 3. 确保获得早期治疗 4. 协助获得手术治疗 5. 推广慢性病的自我管理 6. 与医疗服务提供者建立良好关系

	目标	任务	推荐的活动
康复	残疾人获得有助于整体健康、融入和参与的康复服务	在社区水平推广、支持和实施康复活动,并协助转介到更专业化的康复服务	1. 确定需求 2. 协助转介和提供随访 3. 促进康复活动(为儿童的发育提供早期的治疗活动;鼓励功能独立;促进环境的改造;建立自助小组之间的联系)。 4. 编写和发放资料并提供培训
辅助器具	使残疾人得到适用的且质量好的辅助器具,并使他们能够参与家庭生活和工作以及社区活动	和残疾人及他们的家庭一起工作来确定他们对辅助器具的需求,促进他们能得到辅助器具并确保需要时能维护、修理和更换	1. 培训社区康复人员 2. 建立个人及家庭的能力 3. 培训当地的工匠 4. 促进获得辅助器具 5. 应对环境里的障碍

(六) 社区康复的内容

1. 家居训练　根据患者及伤残人士的需要,作业治疗师协助他们制订日常生活活动计划,进行日常生活技能训练及娱乐活动训练。例如,协助有认知障碍的脑卒中患者设计日常生活时间表,帮助他们及照顾者应付日常生活需要,让他们可选择有意义的生活。此外,作业治疗师也会在家庭中实地提供自我照顾及家务训练,使训练能更有效地贴近他们的日常生活需要,提高独立生活能力。

2. 社区训练　社区训练包括购物训练、财政预算训练、使用交通工具的训练、认识社区资源及使用公共设施的训练等。

3. 社区无障碍设计　协助功能障碍者进行社区环境改造,使他们能走出家门,参与社区活动,具体要求可参照本章第一节内容。

4. 家居环境改造　为减少环境障碍及家居危险,提高家居安全及自我照顾能力,常需对长期病患者进行家居环境改造。作业治疗师通过了解患者及伤残人士的个人情况、自我照顾能力及生活所需,在家庭中进行实地的环境评估,提供适当的家居改造建议,并协助他们利用当地资源,解决资金及实施等问题。具体内容见本章第一节。

5. 辅助器具评估及训练　使用适当的辅助器具能维持及提高病伤残人士的独立生活能力和减轻照顾者的负担。作业治疗师需要对患者的辅助器具需求、辅助器具适合性及使用情况进行评估,指导患者购买及正确使用辅助器具,并跟进他们使用辅助器具的情况,确保能正确及安全地使用辅助器具。

6. 照顾者培训　除了为患者及伤残人士提供训练外,作业治疗师还需要对照顾者提供适当的照顾技巧训练。如,教会照顾者如何转移患者、如何协助患者进行 ADL 活动、出现特殊情况(如癫痫)应如何处理等。

7. 社区资源运用以支持患者及家人的需要　治疗师需要认识社区资源的种类及其服务内容,在提供专业评估和治疗的同时,治疗师要了解患者及家人的需要和困难,及时寻找或转介合适的社区资源予以解决,支持患者及家人在社区生活。

8. 转介患者予适当的服务　作业治疗的理念是全面性的,故此社区作业治疗师除了提供作业治疗服务外,也会按患者及伤残人士的个别需要,适当地转介患者至其他相应的服务机构。如为困难家庭向残联申请辅助器具补助,转介有需要者到社区康复中心等。

以下活动通常被视为最有帮助的社区康复活动:①社会辅导;②运动和日常生活活动技巧训练;③促进贷款申请;④提高社区认知;⑤促进职业训练/学徒计划;⑥促进本地自助小组、家长会和残疾人组织的组成;⑦促进和领导的联系;⑧促进入学(学费/老师的接受等)。

知识拓展

社区康复研究与循证结果

1. 研究证实,社区式康复项目是有效的甚至是高效的。其效果包括增加了残疾人的独立、提高了活动能力、增强了交流能力,也是很好的投资-效益指标。

2. 研究证明,社区康复对脑损伤康复至少是有效的或比传统方法更有效,有更好的社会心理结果,获得更高的残疾人及其家庭的接受度。

3. 与社区康复有关的就业干预增加了残疾人及其家庭的收入,增加了他们的自尊和社会包容度。

4. 在教育方面,社区康复有助于残疾儿童和成人得到教育公平和融合。

5. 社区康复能建设性地促进社区工作者在提供服务方面的训练。

6. 社区康复活动具有正面效果,能影响社区对残疾人的态度,提高社会包容性和公平。

二、社区作业治疗

社区作业治疗(community occupational therapy)是社区康复的重要组成部分,是指在社区为患者或残疾者提供与其日常生活活动、休闲娱乐活动或学习、工作等相关的训练和指导,实地评估和改造家居和社区环境,是医院康复服务的一项重要延伸。旨在帮助患者或残疾者提高日常生活、社会生活或工作的独立能力,提高生存质量,使患者真正融入家庭和回归社会。

(一)社区作业治疗的原则

根据社区康复及社区作业治疗的概念和意义,社区作业治疗的基本原则可概括为如下几点:

1. 立足社区　患者是在家庭或社区的层次上进行的康复治疗或作业治疗,让其家庭及社区对患者和残疾者的生存质量及其全面的康复,承担起责任。

2. 共同参与　患者或残疾者与其家庭成员或社区人员共同参与作业治疗活动。

3. 经济实用　鼓励应用简便、经济、实用、有效的手段和方法,因地制宜地开展作业治疗。

4. 共享资源　充分利用社区的各种资源,通过当地的医疗卫生保健系统,为患者或残疾者提供康复服务。

5. 完善系统　应建立较完善的转诊系统并要有医院康复资源中心的支持,定期对患者或残疾者进行康复评估和提出指导性建议。

(二)社区作业治疗的工作内容

社区作业治疗的服务全面而广泛。从患者计划出院时开始,到回到社区后的长期跟进,社区作业治疗师均应参与评估、提供训练及治疗,促进患者的康复及协助他们重返社区。社区作业治疗大致上可以分为出院前准备、出院后跟进及社区长期随访三个阶段。

1. 出院前准备　对拟出院的患者,作业治疗师应提供相应的作业治疗指导,协助患者及家人做好出院前准备,使患者能早日安全地回到熟悉的家居环境。具体内容如下:

(1)了解患者的病情、身体功能、活动能力、生活自理能力和家庭环境,与家属、医生、护士及其他相关人员进行讨论,制订出院计划。

(2)根据患者及家人需要,为患者提供训练,包括:①教会家人照顾患者的方法;②提供适当的辅助器具并进行相关指导;③查找社区资源,进行转介服务。

(3)安排出院前家访,评估家居环境及提出环境改造建议,为患者准备一个无障碍的家居环境,利于促进患者早日出院,重返社区。

2. 出院后跟进

(1)评估出院前计划的成效,修改训练计划及强化照顾者照顾技巧等。

(2)详细评估患者辅助器具方面的需要和使用方法,确保他们安全、正确地使用辅助器具,减少照顾者的负担及提高患者的自我照顾能力。

(3)重新评估家居及社区环境和患者适应情况,检讨及修改环境改造建议和社区训练方法,使患者克服环境困难,融入社会。

(4)转介患者到相应的社区治疗服务机构。

3. 社区长期随访　提供长期随访服务,以确保患者及伤残人士能在家中及熟悉的社区中得到持续性的治疗服务,从而令他们能健康、安全地继续于家中及社区生活,有效降低他们的再入院率。使长期患者或伤残人士能维持身体、心理、社交三方面的健康,促进他们重投社区生活。

三、家庭与家庭康复

1. 家庭　家庭是以婚姻和血缘关系为纽带的基本社会单位,成员包括父母子女及生活在一起的其他家属。家庭支持在康复中发挥着十分重要的作用,家庭成员对伤病者或其他事务的看法和态度将影响到其个人的行为。

2. 家庭康复　是以家庭为基地进行康复的一种措施。帮助患者具有适应家庭生活环境的能力,参加家庭生活和家务劳动,以家庭一员的身份与家庭其他成员相处,使家庭康复成为康复医疗整体服务中的一个组成部分。在专业人员的指导下由家庭训练员(患者家属)负责。主要开展家庭康复训练,内容有疾病知识介绍和防治处理方法、简易康复器材的使用、康复性医疗体育训练、家务活动训练等。

3. 家庭成员在康复中的作用

(1)提供基本的治疗和生活条件:家庭成员有对伤病者提供基本生活保障和医疗的责任和义务,而基本生活和医疗保障是康复的前提。在目前国内医疗保险不能覆盖大部分康复治疗项目的情况下,家庭支持尤为重要。

(2)监督、鼓励或协助患者参与康复治疗活动:家庭成员最了解患者的情况,在康复治疗过程中起监督、沟通、帮助的作用。没有家庭成员参与的康复治疗是不成功的治疗。

(3)治疗的直接实施者:家庭成员是部分治疗项目的实施者,特别是对于慢性病、长期伤残者,出院后或病房内的康复治疗的主要实施由家庭成员承担。

（4）资源整合者：家庭成员是患者康复治疗资源的整合者，特别是出院后的患者，家庭和社区康复资源主要通过家属进行整合，以合理利用资源，达到最佳治疗效果。

（5）辅助器具的保养和维护者：通常，家庭成员承担着保养和维护辅助器具的任务，需掌握轮椅等辅助器具检查和简单维修技巧以确保安全应用。

（6）功能评估和治疗计划参与者：由于与患者共同生活，家庭成员更了解患者的功能变化，对患者功能状态和治疗效果进行基本评估，协助治疗方案的调整。

4. 家庭成员的教育　由于家庭成员在康复中起着举足轻重的作用，在整个康复进程中对家庭成员的宣传教育十分必要。教育内容包括：

（1）让家庭成员了解患者病情、治疗及预后等情况，取得理解与配合。

（2）指导家庭成员协助患者进行日常生活和治疗。如教会家属安全地将患者从轮椅转移到床上的方法。

（3）教育家属对患者进行鼓励和支持。

（4）指导家属整合康复资源。

（5）指导家属进行家庭环境改造（包括辅助器具使用、物理环境改造、物件的合理摆放、活动方式调整等）。

（6）教会家属基本护理和训练技巧，如体位摆放、排痰训练等。

第三节　辅 助 技 术

辅助技术在全面康复中发挥越来越重要作用，特别是当一些疾病或损伤造成不可逆转的功能障碍时，如完全性脊髓损伤、截肢等，传统的强化和促进方法已不能解决所有问题，但辅助技术为这些人正常的活动和参与创造条件，使之成为可能，如脊髓损伤者可利用轮椅生活自理并能正常工作，截肢者利用假肢可实现正常步行。

一、基 本 概 念

1. 辅助技术（assistive technology，AT）　是指用来帮助残疾人、老年人进行功能代偿以促进其独立生活并充分发挥他们潜力的多种技术、服务和系统的统称。其内涵包括三方面：①技术：硬件（器具）、软件（方法）；②服务：适配服务和供应服务；③系统：包括研发、生产、供应、服务和管理。辅助技术可概括为辅助器具（assistive device，AD）和辅助技术服务（assistive technology service，ATS）两个方面。

2. 辅助器具（AD or technical aid，TA）　2004年所发布的国家标准《残疾人辅助器具分类和术语》中残疾人辅助器具的定义是"残疾人使用的，特别生产的或一般有效的，防止、补偿、减轻、抵消残损、残疾或残障的任何产品、器械、设备或技术系统"。在2001年世界卫生大会通过的国际功能、残疾和健康分类，以活动和参与为主线对功能、残疾和健康进行分类，将辅助技术定义为"改善残疾人功能状况而采用适配的或专门设计的任何产品、器具、设备或技术"。

3. 辅助技术服务（ATS）　根据联合国身心障碍者平等机会法，辅助技术服务是指"任何协助个体在选择、取得及使用辅助器具过程中的服务，都称为辅助技术服务"。其内容包括需求评估、经费取得、设计、订做、修改、维护、维修、训练及技术支持等。

联合国 1993 年提出身心障碍者平等机会法案(*Standard Rules on the Equalization of Opportunities for Persons with Disabilities*)第一章(平等参与的前提,Preconditions for equal participation)规则四(支持性服务)规定:

"国家应保障支持性服务的发展与供给,包含身心障碍者的辅助器具,以助其在日常生活中增加独立性并能行使权力。

(1)国家应依身心障碍者的需要,保障辅助器具的供应、提供个人协助与翻译服务,作为达到机会均等的重要标准。

(2)国家应支持辅助器具的发展、制造、分布及服务,以及传播辅助器具相关知识。

(3)为达成以上目标,应利用相关的工业知识,在高科技工业国家,应充分利用其相关产业,以增进辅助器具的标准性及有效性,国家应尽量利用当地本身的物资及生产设备,来发展及生产简单与低价位的辅助器具,而身心障碍者本身也许可以参与其中。

(4)国家应了解到所有的身心障碍者应该得到正确的辅助器具(其中包含经济上的协助),这表示应该是免费提供或是以很低的价格提供给身心障碍者。

(5)在康复服务中提供有关辅助器具服务时,国家应考虑残疾儿童的特殊需要,其中包含设计、耐用程度、适用年龄等考虑。

(6)国家应支持针对重度残疾及多重障碍者有关个人协助计划(personal assistance program)及翻译服务(interpretation services)的发展与供给,这类计划将增加身心障碍者在家中、在工作上、在学校以及休闲活动上的参与程度。个人协助计划应设计成对身心障碍者有决定性的影响。"

二、辅助技术的作用

辅助技术的应用,在一定程度上消除或抵消了残疾人的缺陷和不足,克服了他们自身的功能障碍,在一定程度上消除了残疾人重返社会的物理障碍,实现残疾人的平等、参与和共享。辅助技术服务则促进了辅助器具作用的实现。辅助器具的作用包括:

1. 代替和补偿丧失的功能　如假肢可代替所丧失的肢体的功能,助听器、助视器可补偿视听功能。

2. 提供保护和支持　如矫形器可用于骨折的早期固定和保护。

3. 提高运动功能,减少并发症　如轮椅、助行器等可以提高行动和站立能力,减少长期卧床造成的全身功能衰退、压疮和骨质疏松等。

4. 提高生活自理能力　如个人卫生辅助具和自助具能够提高衣、食、住、行、个人卫生等生活自理能力。

5. 提高学习和交流能力　助听器、书写、阅读、电脑、打电话自助具可提高学习和交流能力。

6. 节省体能　如助行器具的使用减少了步行时的体能消耗。

7. 增加就业机会,减轻社会负担　如截瘫患者借助轮椅和其他辅助具完全可以胜任一定的工作。

8. 改善心理状态　如患者可借助辅助器具重新站立和行走,脱离终日卧床的困境,可平等地与人交流,大大提高患者生活的勇气和信心,改善心理状态。

9. 节约资源　缩短住院时间,减少人、财、物力浪费。

10. 提高生活质量　运动能力的增强、独立程度的增加、心理状态的改善可使病伤残者平等地参与社会、生活、娱乐和工作,从而提高生活质量。

三、辅助技术分类

(一) 辅助器具分类

1. 按使用人群分类　不同类型的残疾人需要不同的辅助器具。根据《中华人民共和国残疾人保障法》,我国有七类残疾人,加上部分有需要的老年人,分别需要不同的辅助器具,包括如下:

(1)视力残疾辅助器具:如助视器、眼镜和导盲杖等。

(2)听力残疾辅助器具:如助听器。

(3)言语残疾辅助器具:语训器、沟通板。

(4)智力残疾辅助器具:如智力开发的器具和教材。

(5)精神残疾辅助器具:如手工作业辅助器具或感觉统合辅助器具等。

(6)肢体残疾辅助器具:如假肢、矫形器、轮椅等。

(7)多重残疾辅助器具:根据残疾情况,可能需要上述多种辅助器具。

(8)老年人辅助器具:如老花镜、手杖、轮椅等。

这种分类方法的优点是使用方便,有利于使用者,缺点是反映不出这些辅助器具的本质区别。特别是许多辅助器具并不局限于上述某一人群使用,属于通用辅助器具。

2. 按使用环境分类　不同的辅助器具用于不同的环境,根据辅助器具的使用环境分为以下几类:

(1)生活用辅助器具。

(2)移乘用辅助器具。

(3)通讯用辅助器具。

(4)教育用辅助器具。

(5)就业用辅助器具。

(6)文体用辅助器具。

(7)宗教用辅助器具。

(8)公共建筑用辅助器具。

(9)私人建筑用辅助器具。

该分类方法的优点是使用方便、针对性强、对康复医生写辅助器具建议时很实用,缺点是反映不出这些辅助器具的本质区别,而且有些辅助器具如电脑辅助器具,在许多不同的环境下都需要,所以不是唯一使用环境。

3. 按使用功能分类　目前,残疾人辅助器具分类的较新的国际标准为国际标准化组织(ISO)的 *Technical aids for persons with disabilities- Classification and terminology*(ISO9999: 2007 IDT),该标准按辅助器具的功能分为 11 个主类、129 个次类和 725 种辅助器具。

(1)个人医疗的辅助产品(04)。

(2)训练技能辅助产品(05)。

(3)矫形器和假肢(06)。

(4)个人护理和防护辅助产品(09)。

(5)个人移动辅助产品(12)。

(6)家务辅助产品(15)。

(7)住家和其他场所的家具及其适配件(18)。

(8)沟通和信息辅助产品(21)。

(9)处理物品和器具的辅助产品(24)。

(10)环境改善辅助产品,工具和机器(27)。

(11)休闲辅助产品(30)。

*注:括号内为该类辅助器具的国际编码。

该分类方法的优点是每一类辅助器具都有自己的6位数字代码,是唯一的,此种分类通过代码就能反映出各种辅助器具在功能上的联系和区别,有利于统计和管理。

(二)辅助技术服务分类

根据美国1998年辅助科技法的内容,辅助技术服务包括下列6个项目:

1. 对功能障碍者的辅助技术服务需求评估。

2. 辅助器具的取得　包括采购、租用或其他途径。

3. 与辅助器具使用有关的服务　如选择、设计、安装、定做、调整、申请、维护、修理、替换。

4. 整合医疗、介入或服务的辅助器具资源。

5. 为使用者提供辅助器具使用的训练或技术协助　对身心障碍者家庭成员的训练或技术协助,如果适合的话也可以包括监护人、服务提供者或法定代理人。

6. 为相关专业人员提供辅助器具使用的训练或技术协助　为专业人员(包括提供教育和康复服务人员)、雇主、或其他提供服务、雇用、或深入涉及身心障碍者主要生活功能的人提供训练或技术协助。

四、辅助技术应用流程

辅助器具选配必须由专业人员经严格的评定、使用前后训练、必要的环境改建、安全指导和随访等环节,不适当的辅助器具或使用不当不仅造成资金的浪费,还可能导致残疾加重,甚至带来严重安全问题。所以康复辅助器具需进行严格管理,规范流程,以便最大限度地发挥辅助器具的功能和减少不必要的浪费。

(一)筛选并确定服务对象

提供辅助技术服务前应了解以下信息:

1. 决定辅助器具需求的适合性

(1)转介来源:由谁转介,转介的目的是什么?

(2)筛选信息:包括障碍的程度、年龄及障碍发生时间、障碍进展、可能的辅助器具经费来源等内容。

(3)未来辅助器具介入会变更的可能性,如手术、搬家、药物改变等。

2. 了解使用者的需要,确认使用者的目标及想要的结果。

3. 记录使用者基本需求及问题所在。

4. 决定是否可由辅助技术满足使用者的需求。

5. 开始搜集适当的基本资料。

（二）辅助技术评估

功能障碍不同,所需使用的辅助器具也不同,进行辅助器具选配前一定要进行系统的评定,了解使用者的目前功能及预后情况,以选择最适合使用者的辅助器具。除身体功能评估外,还应对活动和参与功能进行评估,如,需要使用辅助器具进行什么样的活动,活动的场所、过程等。当然,并不是所有评定由作业治疗师完成,也可以由康复治疗组的其他成员完成相应的工作。

1. 运动功能评定 肌力、耐力、ROM、平衡、转移能力、ADL 能力等。
2. 感觉功能评定 深浅感觉、复合感觉(实体觉)、视觉、听觉等。
3. 认知功能评定 注意力、记忆力、学习能力、理解力、沟通能力、应变力。
4. 心理功能评定 抑郁、焦虑等。
5. 情绪行为评定 有无攻击行为、自伤行为、过激行为等。
6. 环境评定 家居环境、学习环境、工作环境、社区环境等。
7. 活动和参与水平的评定 会进行哪些活动、哪些人参与、场所、时间、过程等。

（三）辅助器具处方

根据评估结果,决定如何提供辅助技术服务,决定是租用、制作(订做)还是购买,出具辅助器具处方。辅助器具处方主要考虑辅助器具类型、尺寸、材料、使用范围。如需购买,需包含辅助器具名称、型号、尺寸、材料、颜色、承重、其他配件、特殊要求等。如需制作,则需提供辅助器具名称、尺寸、材料、承重、其他配件、特殊要求、图纸等内容。

此外,还要考虑使用者的意愿、操作能力、安全性、重量、使用地点、外观、价格等问题。

（四）选配前训练

在配置前应进行系统训练,以利于日后更好地应用辅助器具。训练内容根据功能评定结果选择,一般包括:肌、耐力训练、ROM 训练、平衡训练、转移训练、感觉训练、认知训练、心理治疗等。

（五）制作或选购

需考虑的因素如下:制作的时间、体位、使用者的耐受程度、配装过程、安全性、是否符合人体功效学和生物力学原理、制造商的信誉、维修保养等。最好能给使用者提供样品并试用,以便其选择最喜欢并且适合其功能的产品。

（六）辅助器具使用训练

训练应包括穿戴或组装、保持平衡、转移、驱动、利用辅助器具进行 ADL 活动等内容。

（七）使用后评定

配备了辅助器具并进行适当训练后一定要进行再次评定,以了解是否达到了预计的功能,使用者能否正常使用,是否需要进行改良,有无安全方面的顾虑等,如存在问题应及时进行处理。

经评定,如果使用者可以安全独立地使用辅助器具,就可交付使用并给予详细的使用保养指导;如果达不到功能需要,则需要对辅助器具进行改装;如果存在环境方面的限制而影响使用,应进行环境的改良并进行环境适应训练;如果使用者不能独立使用而需要他人护理,则应教会护理者正确的使用及保养方法。

（八）随访

辅助器具交付使用后要根据产品情况定期进行随访,了解使用过程中存在的问题及是否需要进行跟踪处理,随访最好以上门服务的形式进行,也可以委托社区康复人员进行,或通过电话、问卷等进行。

五、辅助技术应用注意事项

(一) 从使用者的需要出发

1. 与辅助器具使用者建立良好的合作关系。
2. 作好解释和说明,鼓励使用者参与讨论,避免使用专门术语、艰涩词句。
3. 目标制订过程要有辅助器具使用者及团队的参与。
4. 辅助器具使用者是使用何种辅助器具最终的决定者。

(二) 确保安全,不可造成伤害

1. 所提供的辅助技术在满足功能需要的同时,确保产品安全和使用过程安全。
2. 适当的时候可与其他专业人员共同合作。
3. 随时注意自己与使用者的卫生、安全事项。

(三) 注重使用者的能力及潜力

1. 辅助技术应用的主要目的是让使用者进行活动和参与,而非以康复治疗为主。
2. 辅助技术最终目的是增加功能独立,同时降低疾病的影响。
3. 提供辅助技术者在考虑服务对象能力的同时,还需要考虑其潜力。

(四) 介入或解决问题方法需简单有效

1. 通过全面评估,从整体看使用者的问题。
2. 考虑多方面的解决方法。
3. 考虑短期、长期的辅助器具应用与可能结果。
4. 考虑使用者特殊需求的个别化处理方法。
5. 尽量与使用者原来代偿方式不要差异太大。
6. 寻求最简单但是有效率的方法。

(五) 考虑阶梯化的辅助器具处理介入原则

1. 首先,重新修改活动。
2. 其次,发展或训练必需的技巧或能力。
3. 在市面上寻找给一般人使用的产品,或发挥创意使用。
4. 在市面上寻找给身心障碍者使用的产品。
5. 修改市售产品,给身心障碍者使用。
6. 量身定制或重新生产制作全新的产品。

六、常用辅助器具

作业治疗常用的辅助器具包括矫形器、轮椅、助行器、生活自助具等。

(一) 轮椅

轮椅是步行或转移困难者的有效代步工具,对于一些严重功能障碍者来说(如脊髓损伤),轮椅是他们赖以行动的双腿。但轮椅的作用绝不仅仅是肢体伤残者的代步工具,更是使他们参与社会活动的工具,在残疾人重返社会中发挥着重要的作用。

1. 轮椅的基本结构　轮椅的基本结构为一般轮椅均具有的结构,普通轮椅的基本结构如图 16-3 所示。

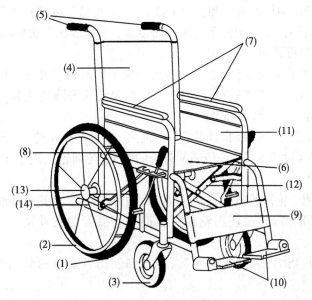

图 16-3 轮椅的基本结构

注:(1)大轮;(2)手轮圈;(3)小轮(脚轮);(4)靠背;(5)手推把机遇;(6)椅座;(7)扶手;
(8)刹车;(9)腿托;(10)脚踏板;(11)侧板;(12)轮椅架;(13)轮轴;(14)倾倒杆

(1)轮椅架:指轮椅的框架结构,有固定式和可折叠两种,固定架轮椅较牢固,折叠架轮椅方便放置、携带和运输。材料可以是铁质、不锈钢、铝合金或其他轻金属。承受力以不锈钢为最强,重量以铁质为最重。

(2)轮胎:有硬胎(实心胎)、充气胎及 PU 实心胎三种。充气胎具有良好的避震功能,较适合在户外使用,但容易被尖锐物品刺破,有时需要经常充气;实心胎结实耐用,应用方便,不需充气,但避震效果差,主要适合室内或平坦路面使用。PU 实心胎介于两者之间,结实耐用又有一定的防震效果,目前使用较多。

(3)大轮:大轮常为轮椅的后轮,大小一般由直径 18~26 英寸(20.32~66.04cm)不等,一般手推轮椅常见的尺寸是 20 英寸(50.8cm)及 24 英寸(60.96cm),配有手轮圈。手轮圈是轮椅驱动部分,应有适度摩擦力,不宜太光滑,以便于自行推动。大轮的轮辐有两种形式,一种是钢线轮辐,另一种是玻璃纤维轮辐。前者重量较轻,但需经常检查及调整钢线的张力,且较容易受损;后者的优点是不需要维修及保养,但重量较重。

(4)小轮:小轮常为轮椅的前轮,也称脚轮。大小由直径 4 英寸(10.16cm)至 8 英寸(20.32cm)不等,最常见的是 6 英寸(15.24cm)或 8 英寸(20.32cm)。直径过小则难以通过障碍物,直径过大则容易触碰脚部,不方便轮椅转向。

(5)刹车系统:利用杠杆原理来锁住轮子运动的装置。为方便使用者侧面转移,刹车手柄高度不应超出椅面。上肢肌力不足的患者,可用加长手柄或使用折叠手柄。

(6)座椅系统:包括椅座与靠背两部分。由于轮椅的设计与使用目的不同,有多种不同的材质与设计。常用的有布质或皮革材料的软座垫、靠背和以硬板为底上面加上其他材质做成的硬座垫或靠背。软质座椅系统较舒适和便于轮椅折叠,硬质座椅系统较能提供较好的支撑,避免骨盆倾斜产生继发脊椎侧弯。

(7)扶手:用于限制椅座宽度和支撑上肢,分为固定型及可移开型两类;后者又分"可拆卸"及"后掀式"两种,以方便使用者从侧面转移。根据形状及功能不同可分为普通型、运动型、桌型及高度可调型。

(8)腿托与脚踏板:腿托有固定式及可旋开取下式两种。可旋开取下式腿托可以使轮椅更接近转移目标,让患者较安全轻松地转移,又分为升降腿托和单纯旋开取下式腿托。脚踏板又包括一般脚踏板和带固定环脚踏板。

(9)倾倒杆:主要用于帮助推动轮椅者(他人)抬起轮椅小轮,方便上下台阶或过障碍。加长的倾倒杆则为防倾杆,一般还配备小的轮子(防翻轮),用于防止轮椅向后翻,确保轮椅使用的安全。

2. 轮椅的功能 轮椅的基本功能是提高行动能力,同时也具有其他功能,具体如下:

(1)改善行动能力:通过使用轮椅可提高病伤残者的行动能力,这是轮椅的基本功能。

(2)增强肌力、耐力:通过驱动轮椅,可增强使用者上肢的肌力及耐力,改善运动功能。

(3)改善呼吸,提高心肺耐力:通过使用轮椅进行适当活动,可改善心肺功能。

(4)改善膀胱控制能力:通过坐位下活动,促进膀胱排空,改善膀胱控制能力。

(5)预防压疮等并发症:轮椅活动减少卧床时间,有助于避免一些骨突部位长期受压,减少了压疮的发生机会。

(6)改善血管舒缩能力:适当的体位变换有助于改善血管舒缩能力,对治疗直立性低血压有一定的帮助。

(7)增强躯干控制能力:维持轮椅坐位需要躯干控制的参与,有助力提高躯干控制能力。

(8)改善心理状态:轮椅使重度伤残者摆脱了长期卧床的困境,并且可以平等地参与许多日常生活活动和社会活动,有助于改善使用者的心理功能。

(9)提高 ADL 能力:轮椅的应用使使用者可以完成多种转移及活动,部分使用者可借助轮椅达到生活完全自理。

(10)提高工作能力:轮椅的使用使病伤残者有机会进入到职场,增加就业或再就业的机会。

(11)促进参与社会活动:通过轮椅的使用,可促进使用者参与到社会活动中去,如集会、旅游、访友等。

(12)提高生活质量:通过轮椅的使用,可协助改变身体功能、心理状态,促进活动和参与,有助于提高生活质量。

3. 轮椅的分类 根据我国国家标准(国标)GB/T 16432-2004/ISO 9999:2002,除非特别说明,轮椅是指由使用者操作的轮椅,包括站立轮椅(使人站在有轮子的平台上的框架里的移动辅助具)和站起轮椅(将人从坐姿移动到站姿的辅助装置),有以下几种类型:

(1)由护理者手动的轮椅(manual attendant controlled wheelchairs):由护理者手动。

(2)双手后轮驱动轮椅(bimanual rear-wheel-driven wheelchairs):由使用者操纵的轮椅车,用双手在后轮或后轮的手轮圈推动。

（3）双手前轮驱动轮椅（bimanual front-wheel-driven wheelchairs）：由使用者操纵的轮椅车，用双手在前轮或前轮的手轮圈推动。

（4）双手摆杆驱动轮椅（bimanual lever-driven wheelchairs）：用双手操作的摆动杆来驱动的轮椅。

（5）单侧驱动无动力轮椅（single-side-driven non-powered wheelchairs）：两个手轮圈在同一侧，使用者只用一只手驱动的轮椅。

（6）脚驱动轮椅（foot-driven wheelchairs）：使用者只用脚驱动的轮椅。

（7）外部动力由护理者操纵的轮椅（powered attendant-controlled wheelchairs）。

（8）手动转向的电动轮椅（electric-motor-driven wheelchairs with manual steering）：直接由不带辅助动力的机械连杆转向的电动轮椅。

（9）动力转向的电动轮椅（electric-motor-driven wheelchairs with powered steering）：由轮椅车提供动力系统来转向的电动轮椅。

（10）机动轮椅（combustion-motor-driven wheelchairs）：由发动机提供动力的轮椅。

（11）轮椅车系统（wheelchair systems）：该系统有一个基本的车架，通过改变车轮和座高可以组成两种或更多种不同类型的轮椅。

以上分类为国际标准分类，但许多产品在日常生活中并不常见，日常生活中较为常用的分类为：普通轮椅、高靠背轮椅、坐便轮椅、运动轮椅、电动轮椅、特殊轮椅（如升降轮椅、站立轮椅、爬楼梯轮椅）等。

4. 轮椅的选择

（1）选择原则：轮椅选择的基本原则为：①安全：需考虑质量、刹车、边缘、防翻轮、保护带等内容；②实用：适合使用者的功能、使用环境、转移及护理需要；③使用方便：尺寸合适，方便转移和驱动，方便保养和维护；④位置稳定：需考虑椅座、靠背、头托、坐姿维持、固定带等维持坐姿稳定的部件或因素；⑤舒适：椅座、靠背、坐垫、扶手、脚踏、坐姿维持等利于使用者舒适地应用轮椅；⑥压力分布均匀：提供合适的椅座、坐垫、坐姿维持、脚踏，使使用者均匀地分布压力，特别是臀部压力分布均匀，减少压疮发生的风险。

（2）根据使用者驱动轮椅的能力选择

1）完全不能操纵者只能选用他人推动的轮椅。如双侧上肢完全瘫痪以及有严重智力障碍者等。

2）双侧上肢虽无驱动轮椅的力量，但有残余能力可推/拉动小手把或按动开关者可选用普通电动轮椅。

3）极严重肢体功能障碍而不能通过手和上肢控制轮椅者，可选用颌控、气控或声控电动轮椅。

4）肩、肘肌有驱动力量，但手的握力不够者可在手轮圈上包塑料海绵，或选用带有突起的手轮圈。如 C_5 脊髓损伤者可利用肱二头肌的肌力操作水平推把；而肩手关节活动受限者可选用垂直推把；手指屈曲运动受限而不易握拳时选用加粗推把。

5）只有一只手能驱动轮椅者，可选用单侧驱动轮椅或选用电动轮椅。

6）偏瘫患者可以选用低座的普通轮椅，用健手驱动手轮圈，健足着地控制方向。

7）双上肢肌力差者应安装延长杆以便于操作车闸。

8）躯干控制较好，坐位平衡佳者（如残疾运动员）可选运动轮椅进行竞技运动。

（3）根据使用者的姿势和体位选择

1）髋关节强直者应选用可倾斜式靠背轮椅。

2）膝关节强直者应选用可抬起的脚托支架。

3）双下肢完全瘫痪者应选择带腿托的轮椅,在腿托上还应有脚跟环。

4）有可能发生压疮者应加用轮椅座垫。

5）下肢截肢特别是双侧大腿截肢者,要把轮椅的车轴后移,安装后倾杆。

6）不能维持坐位稳定者应加用安全带固定。

7）躯干肌麻痹伴有严重麻痹性脊柱侧弯者宜选用手动式担架车。

8）不能长时间维持坐位或不方便减压者可选用可站立式电动轮椅。

9）由于工作或生活需要而需经常拿取高处物体者可使用可升降式电动轮椅。

（4）不同疾病、损伤与轮椅选择

1）偏瘫:如果无认知障碍、有较好的理解能力和协调性者可选单侧驱动轮椅;病情严重者选用他人推动轮椅。平衡功能好者可选用座椅较低的标准轮椅,安装可拆卸式脚踏板和腿托,以使脚充分着地,用健侧的上下肢完成操作。若需要帮助转移者最好选用可拆卸式扶手。

2）截瘫:除高位胸髓损伤者需考虑躯干的平衡控制问题外,对轮椅的要求基本相同。普通轮椅(标准轮椅)基本可满足日常生活的需要,扶手和脚踏板最好选用可拆卸式以方便转移。若需要从后方完成转移动作,可在靠背上安放拉链或选择可倾倒式靠背的轮椅;踝部有痉挛或阵挛者需增加脚踝带、脚跟环。生活环境的路面状况较好时选用实心轮胎以提高速度,并配合较厚的坐垫防震。

3）四肢瘫:C_4 及以上损伤者可选择气控或颏控电动轮椅或由护理者操作的轮椅。C_5 以下损伤者可通过上肢的屈曲操作水平把手,故可选择前臂控制高靠背电动轮椅,功能较好者可选用轻便的手动轮椅。有直立性低血压者应选用可倾斜式高靠背轮椅,安装头托,并配合选用膝部角度可调的开合可卸式腿托。车轴要尽可能靠后,安装倾倒杆,并选择较厚的坐垫。

4）截肢:双下肢截肢者轮椅坐位时身体重心后移,轮椅易向后方翻倒。解决办法有:①把轮椅车轴后移以使人体重心落在车轴前方,防止向后方倾倒;②在脚踏板上加砂袋或其他重物以使轮椅重心前移;③加装防翻轮;④在早期可使用大车轮在前的轮椅,若有假肢时要安装腿托和脚托。此外,在截肢早期,轮椅上应配有帮助维持下肢良好体位的配件,如小腿截肢者轮椅坐位时在腿下加一长的腿托,以使膝关节保持在伸直位,避免膝关节屈曲挛缩而影响日后的步行功能。

5）帕金森综合征:病情严重者选用多功能轮椅(高靠背轮椅)。

6）脑瘫:多选择儿童轮椅并配坐姿保持系统。

7）老年人:普通轮椅或护理者推动轮椅。

8）下肢伤残及其他:下肢伤残者一般选用标准轮椅;年老、体弱、病情严重者一般选用他人推动轮椅。其他障碍要根据残疾或损伤的程度、关节活动情况、肌力以及体重、躯干平衡、生活环境等综合考虑。

5. **轮椅处方** 轮椅处方是康复医师、治疗师等根据残疾者的年龄、疾病及损伤的程度、健康状况、转移能力、生活方式等开具的轮椅选择方案。

轮椅处方应包含的内容有:一般情况、轮椅型号、尺寸、材料、驱动方式、轮胎、座位、靠背、扶手、脚踏、颜色、承重、其他配件等方面。

轮椅的基本尺寸要求如下:

(1)座位宽度:测量坐下时两臀间或两股之间的距离,再加上5cm,坐下后两边各有2.5cm的空隙。如果座位太窄,上下轮椅比较困难,臀部及大腿组织受到压迫,此外,舒适度也受影响;如座位太宽则操作不便,进出窄的门口和通道困难,且坐位稳定性受影响。

(2)座位长度:测量坐下时后臀部至小腿腓肠肌之间的水平距离,将测量结果减6.5cm,即乘坐轮椅时小腿后方上段与座椅前缘间应有6.5cm的间隙。如座位太短,体重主要落在坐骨上,局部易受压过多;座位太长会压迫腘窝部,影响局部血液循环,并易刺激该部皮肤。对大腿特短或髋膝屈曲挛缩的患者,使用短座位较好。

(3)座位高度:测量坐下时足跟(或鞋跟)至腘窝的距离,再加4cm,在放置脚踏板时,板面至少离地5cm。普通轮椅的座位高度一般为45~50cm。如座位太高轮椅不能进入桌面下;太低时坐骨结节承受的压力过大。为了舒适和防止压疮,座位上可放置坐垫。

(4)扶手高度:取舒适坐位,上臂自然下垂屈肘90°,肘下缘至椅面的距离加2.5cm为扶手的高度,一般为22.5~25cm。使用坐垫时应事先加上坐垫的高度。

(5)靠背高度:一般采取中等高度,通常测量座椅面至两肩胛骨中央下部的距离,也可以测量从座椅面到腋窝的实际距离再减去10cm。高靠背的高度则采取从座面到肩部或后枕部的实际高度。

(6)脚踏板高度:与座位高度有关。一般要求在轮椅坐位时大腿远端后侧应与坐垫保持2~3cm距离,以免影响血液循环。为了上下斜坡及台阶方便,脚踏板与地面应至少保持5cm的距离。

6. 轮椅的使用

(1)平地驱动:操纵前先将刹车松开,身体向后坐下,眼看前方,双上肢后伸,稍屈肘,双手紧握手轮圈的后半部分。推动时,上身前倾,双上肢同时向前推并伸直肘关节,当肘完全伸直后放开手轮圈,如此重复进行。对一侧肢体功能正常,另一侧功能障碍的患者,如偏瘫、一侧上下肢骨折等,可以利用健侧上下肢同时操纵轮椅。方法如下:先将健侧脚踏板翻起,健足放在地上,健手握住手轮圈。推动时,健足在地上向前踏步,与健手配合,将轮椅向前移动。

(2)上下斜坡:上斜坡时注意保持上身前倾,重心前移,其他方法同平地推轮椅。如果上坡时轮椅后倾,很容易发生轮椅后翻。如不能将重心足够前移,则可退行上斜坡。下斜坡时则反之:上身向后靠,重心后倾。

(3)大轮平衡技术:是指在小轮悬空离地大轮支持的情况下,保持轮椅平衡而不致摔倒的一种技术。这种技巧对越过环境障碍帮助极大,如上下台阶或人行道。大轮平衡只适用于双手健全、手眼协调正常的患者。开始学习这种技术时,应在治疗人员的指导和保护下进行,以保证训练时安全。

具体技术分准备、启动、保持平衡3个步骤。①患者端坐轮椅中,头稍后仰,上身挺直,双上肢后伸,肘稍屈,手紧握手轮圈,拇指放在轮胎上;②先将手轮圈向后拉,随后快速向前推,此时小轮便会离地;③根据轮椅倾斜方向,调整身体,如果轮椅前倾,则上身后仰同时向前推手轮圈;如果轮椅后倾,则需上身前倾同时向后拉手轮圈。

(4)轮椅上减压:为减少臀部尤其是坐骨结节处过度受压,预防压疮的发生,轮椅坐位时应定时进行减压。一旦患者可坐轮椅就需学习如何减压,并应指导患者和家属养成定时减压的习惯,每半小时至少减压 10 秒。不同节段损伤因残留功能不同需使用不同的减压技术,具体做法参考如下:

1)C_5 完全损伤:用一侧肘部从后方绕过轮椅手推把并勾住手推把,利用屈肘的力量将身体拉向同侧并使躯干前屈,从而使对侧减压,然后进行另一侧。

2)C_6 完全损伤:无肱三头肌功能患者可将一侧肘关节绕过手推把,手支撑于大轮上,利用肘部的被动锁定支撑身体上抬,完成一侧减压,然后进行另一侧。

3)C_7 完全损伤:患者有一定的伸肘功能,可将手支撑于一侧扶手上,另一侧屈肘,前臂支撑于扶手上,用伸肘的力量将同侧躯干上抬进行减压,然后进行另一侧。

4)C_8 完全性损伤:可一手支撑于扶手上,另一手支撑于对侧大轮,双侧同时伸肘,使支撑于扶手侧的手充分减压,然后进行另一侧。

5)$T_1 \sim T_4$ 完全性损伤:双上肢可同时支撑于两侧大轮上,使躯干上抬,但由于躯干上部力量及平衡的影响,还不能将手支撑于轮椅扶手上将躯干充分抬高。

6)T_5 及以下完全损伤:患者双上肢肌力足够,上部躯干控制良好,可直接将手支撑于两侧扶手上充分抬高躯干进行减压。

7)帮助下减压:部分患者由于损伤严重、体重过重、并发症等原因不能进行自我减压,需要照顾者帮助进行。方法为:①帮助者跨步站立于轮椅后面,患者双臂交叉放于胸前,帮助者双手从患者双腋下穿过,抓住患者的前臂;②帮助者双臂紧贴患者胸壁,伸直髋部,利用躯干和下肢的力量抬起患者,此时应注意不能将患者重量放在腋部以免造成肩部损伤;③抬高 20 ~ 30 秒后慢慢放下。若帮助者力量或身高不足,不能完成上述动作,也可将患者轮椅后倾数秒,通过改变受力点位置来完成减压。

(二)助行器

辅助人体支撑体重、保持平衡和行走的器具称为助行器(walking aids),也可称为步行器、步行架或步行辅助器等,是下肢损伤者常用的辅助器具,具有保持身体平衡,减少下肢承重,缓解疼痛,改善步态,改进步行功能等作用。

1. 助行器的作用

(1)保持平衡:如老年人、非中枢性失调的下肢无力、下肢痉挛前伸不佳、重心移动不能的平衡障碍者站立平衡的维持。

(2)辅助行走:用于辅助下肢无力者、平衡欠佳者以及体力虚弱者步行,这也正是使用助行器的最主要目的。

(3)支持体重:用于下肢无力、类风湿关节炎及关节病等致负重而疼痛时,或下肢骨折早期不能支撑体重时等。

(4)增强肌力:由于使用助行器时需经常用手或上肢支撑身体,因此有增强上肢伸肌肌力作用。

(5)警示作用:可提醒他人了解使用者存在摔倒或受伤的危险,注意避免与其碰撞,如盲人所使用的导盲杖等。

2. 助行器的分类　根据分类方式的不同,助行器有不同的分类方法。

(1)根据助行器的结构和功能分类:根据结构和功能的不同,可将其分为无动力式助行器、功能性电刺激助行器和动力式助行器。

(2)根据操作方式进行分类:我国目前所使用的国家标准采用按操作方式进行分类的方法。2004年中国国家标准化管理委员会所使用的国家标准《残疾人辅助器具分类和术语》(GB/T16432-2004)根据国际标准化组织(ISO)《残疾人辅助器具分类标准》(ISO9999:2002 IDT),将助行器归为个人移动辅助器具主类,包括单臂操作助行器和双臂操作助行器。

1)单臂操作助行器(walking-aids manipulated by one arm):指用单臂操作的单个或成对使用的助行器,通常称为拐杖,包括手杖、肘(拐)杖、前臂支撑拐、腋(拐)杖、多脚拐杖和带座拐杖。

2)双臂操作助行器(walking-aids manipulated by both arms):单个使用的需用双臂进行操作的助行器,常称为步行器,包括助行架、轮式助行架、助行椅以及助行台。

3. 助行器的选用原则 选用助行器时应考虑的因素包括:使用者的一般情况(如身高、体重、年龄、诊断、环境、生活方式、使用目的等)、使用者的功能状况(包括认知能力、平衡能力、下肢负重能力、步行能力、步态、握力和上肢力量)。选用的原则如下:

(1)符合功能需要:助行器首先应满足使用者的功能需要,因此需对使用者进行系统的功能评定,包括身体功能、认知心理功能、环境和社会等方面。

(2)美观、安全、耐用:因使用者存在下肢肌力不足、平衡障碍或疼痛,存在损伤或摔倒的危险,故选择助行器时一定要保证安全,此外,在保证安全的基础上可结合使用者的个人爱好选择适合其使用的产品。

(3)使用方便,易操作:目前市售产品基本能符合这一要求。

(4)轻便、舒适:在安全的前提下尽量选用轻便的产品,如铝合金材料的助行器,此外,握把、臂托、腋托尽量选用舒适的外形和材料。

(5)价格合理:考虑使用者的经济能力和必要性,一般国产产品均能符合使用者需要,因此不一定需要多花两到三倍的价格去购买进口产品。

(6)购买维修方便:为方便使用者日后的使用,售后服务也是需要考虑的内容之一。

4. 助行器的选择

(1)单足手杖:适用于握力好、上肢支撑力强的使用者,如偏瘫患者的健侧、老年人等。

(2)多足手杖:用于平衡能力欠佳、但抓握能力较好的使用者。

(3)前臂拐:主要适用于握力差、前臂力较弱或平衡功能稍差而不能使用手杖,但又不需要使用腋拐者,如部分脊髓损伤、脊髓灰质炎患者。

(4)腋拐:主要适用于截瘫或较严重的下肢伤病患者。

(5)助行架:适用于立位平衡差、下肢肌力差而不宜使用拐杖的患者或老年人。

(6)轮式助行架:适用于上肢肌力差,单侧或整个提起步行器有困难的下肢肌力不足或立位平衡差的使用者。

(7)助行椅:主要适于老年人和下肢肌力不足或立位平衡较差的使用者社区活动或购物时使用。

(8)助行台:主要适于步行不稳的老年人、全身肌力低下者、脑血管疾病引起的步行障碍者、慢性关节炎患者以及长期卧床者的步行训练等。

5. 助行器长度(高度)的选择与调节

(1)手杖长度的选择

1)一般使用者:使用者穿鞋(需使用下肢矫形器者需穿矫形器)站立,地面到大转子的高度即为手杖的长度。

2)肢体畸形者:若使用者的下肢或上肢有短缩畸形时让患者穿上鞋或下肢矫形器站立,肘关节屈曲30°,腕关节背伸,小趾前外侧15cm处至背伸手掌面的距离即为手杖的长度(图16-4)。

3)直立困难患者:患者仰卧,双手置于体侧,肘关节屈曲30°,测量自尺骨茎突到足跟的距离,然后加2.5cm,即为手杖高度。

(2)前臂拐长度的选择

1)把手到地面的长度:把手位置的确定同手杖。

2)把手至前臂托的长度:腕背伸,手掌面至尺骨鹰嘴的距离。

(3)腋拐长度的选择

1)确定腋拐长度最简单的方法是身长减去41cm即为腋拐的长度。

2)站立时腋窝至地面的高度即为腋拐的长度。

3)下肢或上肢有短缩畸形,可让患者穿上鞋或下肢矫形器仰卧,将腋拐轻轻贴近腋窝。在小趾前外侧15cm处与足底平齐处即为腋拐最适当的长度(图16-5)。

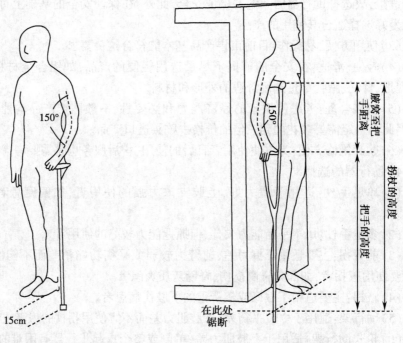

图16-4 手杖长度的选择 图16-5 腋拐长度的选择

4)把手位置:确定方法同手杖。

(4)助行架:高度选择见图16-6,把手的高度与手杖高度相同。轮式助行架、助行椅高度选择与助行架相同。

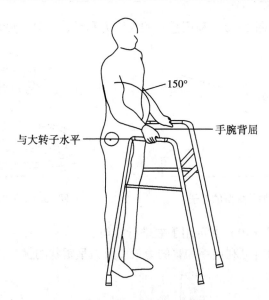

图 16-6 助行架高度的选择

（5）助行台：助行架的高度应以身体直立，肘屈曲 30° 的状态下，将前臂放在平台上为宜。

（三）自助具

自助具是一类利用患者残存功能，无须外界能源，单凭患者自身力量即可帮助患者独立完成日常生活活动的器具。自助具多与上肢功能和日常生活活动有关，自助具的使用不仅是一种积极的治疗手段，而且还有助于树立患者重返社会的信心。

1. 自助具的种类　自助具种类繁多，一般可分为：

（1）进食类：匙、叉、筷子、碟、盘和杯子等。

（2）梳洗修饰：如带"C"形手柄牙刷、改装指甲剪、带吸盘刷子等。

（3）穿着类：穿衣棒、扣纽扣自助具、拉锁环、穿袜器、鞋拔。

（4）阅读书写类：如翻书器、书架、书写自助具、折射眼镜等。

（5）通讯交流类：如敲键杖、改装键盘、改装鼠标、沟通板等。

（6）炊事类：如特制砧板、开关水龙头自助具、改装刀具等。

（7）取物类：如拾物器、长柄夹等。

（8）文娱类：如持牌器、改装游戏手柄等。

（9）沐浴类：如长柄刷、带套环毛巾、特殊手套等。

（10）其他：如开门自助具、特殊柄钥匙等。

2. 常用的自助具

（1）进食类自助具

1）加装弹簧的筷子（图 16-7）：在筷子尾端加装一弹簧片，筷子在松手后由弹簧的张力自动分离，用于手指伸肌无力、力弱或灵活性较差不能自行释放筷子的患者。

2）加长把手的叉、匙：适用于上肢活动受限，达不到碟或碗的患者。

3）加粗把手的叉、匙：适用于指屈曲受限或握力不足的患者。把手加粗后即易于握持。

4)倒"T"形锯刀(图16-8):利用垂直的大压力和呈锯状等优势来克服切割的困难。

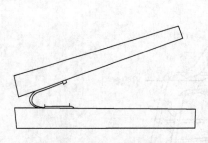

图16-7 加装弹簧的筷子

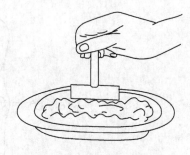

图16-8 倒"T"形锯刀

5)"L"字形刀(图16-9):亦可用手握进行摇切。

6)锯刀(图16-10):可利用手和臂的力量以及刀呈锯状的优势,来克服切割的困难。

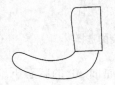

图16-9 "L"字形刀

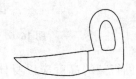

图16-10 锯刀

7)配有碟档的碟子(图16-11):其作用为防止食物被患者推出碟外,适合单手操匙者和手灵活性和稳定性欠佳者。

8)"C"形握把的杯子(图16-12):适用于握力不足的患者,用时四指一起穿入"C"形的中空部分。

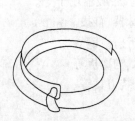

图16-11 配有碟档的碟子

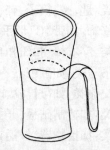

图16-12 "C"形握把的杯子

9)带吸管夹及吸管的杯子(图16-13):适合手无法持杯的患者喝水或饮料。

(2)梳洗修饰类自助具

1)加长手柄工具:主要用于关节活动受限者。

2)加粗手柄工具:用于指抓握力量不足者或手因指屈曲受限而抓握不足者。

3)"C"形手柄工具:用于无法抓握或握持者,如四肢瘫患者。

(3)穿着类自助具

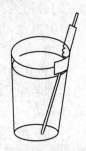

图16-13 带吸管夹及吸管的杯子

1）穿衣棒（图16-14）：为偏瘫和截瘫者常用的穿衣自助具。一端为"?"形钩,另一端为推拉钩,用于关节活动受限或坐位平衡障碍者穿脱衣裤。

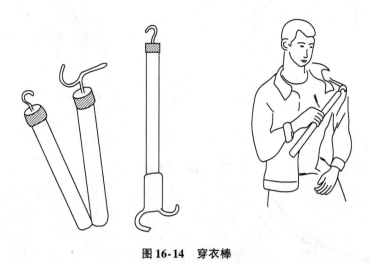

图16-14　穿衣棒

2）扣纽扣自助具（图16-15）：用于手精细功能障碍者扣纽扣。

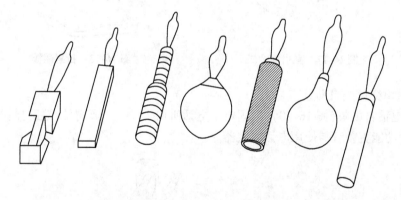

图16-15　扣纽扣自助具

3）拉锁环：为一环形结构,可固定于拉链上,将手指套入扣环完成拉拉链动作。用于手抓、捏功能较差者。亦可使用环形带子,使操作更为方便。

4）穿袜器（图16-16）：用于弯腰困难或下肢关节活动受限者。将袜子套入穿袜器后拉动绳子便能将袜子穿于脚上。

5）鞋拔:用于平衡功能较差或躯干及下肢关节活动受限者。

（4）阅读书写类自助具

1）翻书器（图16-17）：用于手功能障碍者阅读时翻书。

2）书架:用于不能持书者阅读时固定书,同时有助于保持良好的阅读姿势。

3）折射眼镜（图16-18）：用于卧床者阅读。

4）书写自助具（图16-19）：用于手功能障碍者书写,可根据使用者的功能和材料进行多种变化。

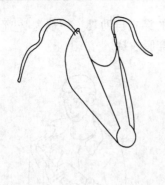
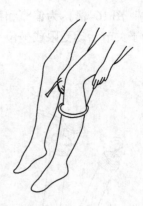

图 16-16　穿袜器

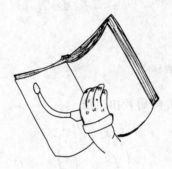

图 16-17　翻书器

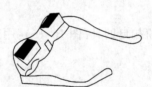

图 16-18　折射眼镜

(5)通讯交流类自助具

1)打电话自助具(图 16-20):为固定于电话听筒上一"U"形物品,帮助抓握困难者持电话,而手功能更差者需使用电话固定器。

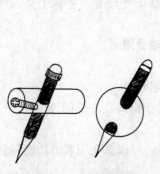

图 16-19　书写自助具

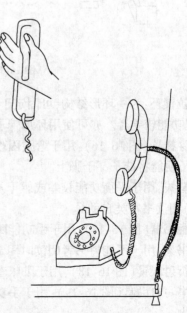

图 16-20　打电话自助具

2）敲键杖（图 16-21）：用于手指功能差而不能敲击键盘者，将其固定于手掌上通过腕关节屈曲或尺偏完成输入，对于上肢功能严重障碍者可以使用头棍或口棍（图 16-22）输入。

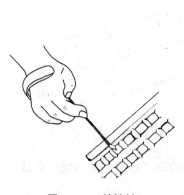

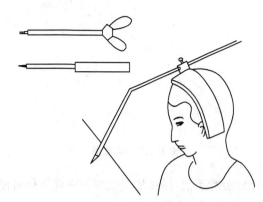

图 16-21　敲键杖　　　　　　　　　图 16-22　头棍或口棍

3）改装键盘：用于手功能障碍者，可根据需要选用单手输入键盘、加大键盘等。

4）改装鼠标：用于手功能障碍者，可根据功能需要选用追踪球、摇柄式鼠标、吹吸口控鼠标等。

5）沟通板：用于严重认知障碍或言语障碍而不能通过语言沟通者。

（6）炊事类自助具

1）特制砧板（图 16-23）：通过一些突起的钉子，可很好地固定食物。主要用于偏瘫或一侧上肢截肢者。

2）开关水龙头自助具（图 16-24）：固定于普通水龙头上，使手功能障碍者可利用加长的手柄轻松开启和关闭水龙头。

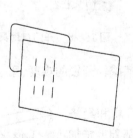

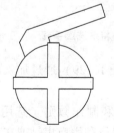

图 16-23　特制砧板　　　　　图 16-24　开关水龙头自助具

3）改装刀具：主要用于手功能障碍者。

（7）取物类自助具

1）拾物器（图 16-25）：一端为控制握把，另一端为可开合的叉状开口，通过绳索相连，通过控制握把可拾起地上或稍远处物品。主要用于不能弯腰拾物者，如脊髓损伤者或强直性脊柱炎患者。

2）长柄夹：作用类似于拾物器，但没有绳索结构。

（8）文娱类自助具

1）持牌器（图 16-26）：用于手功能障碍者，可固定扑克牌于持牌器上而无须用手持牌。

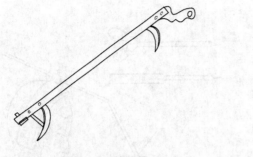

图 16-25　拾物器

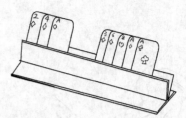

图 16-26　持牌器

2）游戏手柄：通过加粗或加长游戏手柄可使手功能障碍者亦能轻松玩电子游戏。

（9）沐浴类自助具

1）长柄刷：主要用于偏瘫者或上肢关节活动范围受限者清洗后背。

2）带套环毛巾：在普通毛巾的两端加上套环，用于手抓握毛巾有困难者清洗背部。

3）特殊洗澡手套（图 16-27）：用于手抓握困难者，可通过手套擦洗身体或涂抹肥皂。

（10）其他自助具

1）开门自助具（图 16-28）：固定于门把手上，通过下压手柄开关门而无须旋转门把手，主要用于手功能障碍者。

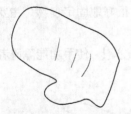

图 16-27　特殊洗澡手套

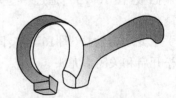

图 16-28　开门自助具

2）特殊柄钥匙（图 16-29）：通过加长加大的手柄减轻开锁的难度，用于手捏力不佳或精细动作障碍者。

3. 自助具的选用和制作原则　选用以实用、可靠和经济为原则，有市售产品尽量利用市售品或在市售品的基础上稍加修改。如无现成的市售品可用则需自制。一般认为制作自助具应遵循以下原则。

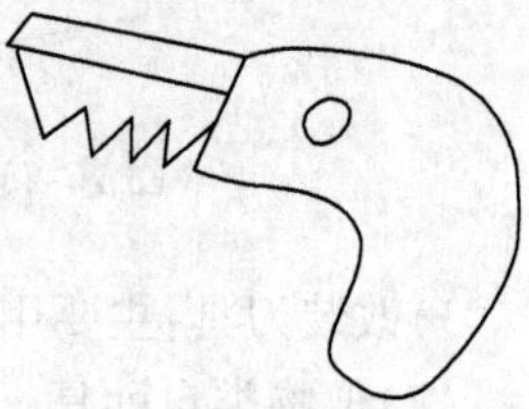

（1）应能达到其使用目的，并能改善患者生活自理能力。

（2）简便、易制作、易学：尽量选用结构简单，易制作、易使用的自助具。

图 16-29　特殊柄钥匙

（3）美观、坚固、耐用：多数患者需长期使用自助具，因此自助具应坚固耐用，外形美观可提高患者使用的积极性，所以应力求美观。

（4）使用的材料易清洁：生活自助具使用频率较高，且与人体直接接触，因此需经常清洗,以保证卫生,所以自助具的材料应易清洁,易保存。

(5)易于调节:自助具应为可调性的,以满足患者的需要,并在患者长大或体形发生变化时也能调节使用。

(6)轻便、舒适:因患者多数存在运动功能障碍,尤其常见的是肌力不足,所以自助具应尽量做到轻便。但对于协调障碍者,有时需加重自助具的重量以增加动作的稳定性。

(7)材料价格低廉,购买方便:尤其对于经济条件不佳的使用者,如 C_6 脊髓损伤患者,使用带"C"形夹的勺子完全可独立进食,而没有必要花费几万元去购买自动喂食器。

4.常用自助具的制作及应用

(1)制作工具:常用的制作工具有剪刀、穿孔机、钳子、铁锤、老虎钳、锉、恒温水箱、电吹风、万能胶等。

(2)制作材料

1)低温热塑材料:其热变性温度在 60~80℃,在热水中或干燥器中软化、成型,易于操作,且可制作成各种形状。

2)泡沫塑料制品:具有重量轻、稳定性好等特点,所制作产品美观舒适。

3)尼龙搭扣:主要用于自助具的固定。

4)木材、钢丝、金属:用于自助具的主体或配件。

(3)常用自助具的简易制作与应用

1)多功能"C"形夹(图 16-30):"C"形夹为形状类似英文字母"C"的结构,可帮助抓握功能较差者有效握持工具,使用时可直接固定于工具手柄上或配合 ADL 套使用。其形状有多种,有的为宽型,其中带有 ADL 套,套口有"V"形缺口,以便将叉、匙、刀、笔等的把沿图中箭头的方向插入;有的为封闭型,无开口;还有的为开口型,带有可以转动的 ADL套,可根据需要改变 ADL 套的方向。"C"形夹可直接固定于工具手柄上单独使用,也可和长对掌矫形器配合应用。

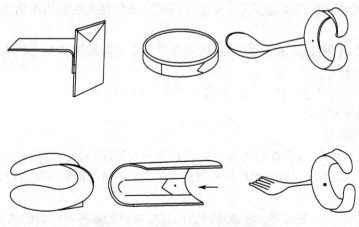

图 16-30　多功能"C"形夹

制作时用宽度约 2~3cm 的条形低温热塑板材,在恒温水槽中加热至软化后,敷贴在患者手上成形、修剪,再用铆钉固定于工具手柄上,或在其掌面固定上可旋转或固定的ADL 套,如有需要可使用魔术贴加固。

2)万能袖带:也称多功能固定带,其基本结构为一环绕手掌的硬质皮带,采用尼龙搭扣固定,在皮带的掌侧有一插口,用来插食具或牙刷的手柄(图16-31)。用于握力减弱或丧失者。使用时直接将牙刷或勺子插入手掌部的插口即可。

制作方法:选用硬布或皮质材料,裁成宽2~3cm的长条状,其长度大于手掌沿掌横纹处周长约5cm,在掌侧制作一条形袋用于插工具手柄,然后在背侧加尼龙搭扣固定。

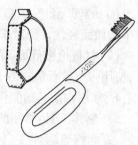

图16-31 万能袖带

3)各类特殊手柄工具:根据需要可制作以下常用手柄:如加粗手柄、加长手柄、带弯手柄、环状手柄等。

制作方法:①加粗手柄:可直接将工具手柄缠上纱布或棉布加粗,也可选用粗木柄、橡胶柄、塑料柄套或自行车把手等材料进行改造。②加长手柄:可直接用长木柄或橡胶柄、塑料柄加长工具手柄,也可选用铝合金条、钢条或低温板材固定于工具手柄上来加长手柄。③带弯手柄:直接用塑料或低温板材加热后弯成需要的形状,也可用木条、铝合金条加铆钉来达到弯曲的效果。④环状手柄:用塑料或低温板材加热后弯成环状后固定即可。

(四) 矫形器

矫形器(orthosis)是在人体生物力学的基础上,作用于人体四肢或躯干,以保护、稳定肢体,预防、矫正肢体畸形,治疗骨关节、神经与肌肉疾病及功能代偿的体外装置,用于上肢的矫形器也称夹板(splint)。

1. 矫形器的基本作用

(1)稳定与支持:通过限制异常运动保持关节的稳定性,以恢复肢体的承重能力。

(2)固定和保护:通过对病变肢体的固定和保护,促进病变痊愈。

(3)预防和矫正畸形:矫形器具有预防、矫正肢体的畸形或防止畸形加重的作用。

(4)代偿功能:通过某些装置(橡皮筋、弹簧等)来代偿失去的肌肉功能,使麻痹的肢体产生运动。

(5)免负荷作用:应用承重矫形器,能部分或完全免除肢体或躯干的承重,促进组织修复,促使病变愈合。

(6)抑制痉挛:通过控制关节运动,抑制肌肉反射性痉挛。

2. 矫形器应用流程

(1)准备和制作

1)病情检查和诊断:检查的内容包括患者的一般情况、病史、体格检查、ROM、肌力、目前使用矫形器的情况。康复治疗组根据患者各方面的情况拟定康复治疗方案和矫形器处方。

2)矫形器处方:康复医师应掌握矫形器的基本知识和各种矫形器的结构原理及其适应证。根据患者的情况开具最合适的矫形器处方。处方要求明确,切实可行,要将目的、要求、品种、材料、固定范围、体位、作用力的分布、使用时间等写明。

3)矫形器装配前的治疗:主要用以增强肌力,改善关节活动范围和协调功能,消除水肿,为使用矫形器创造较好的条件。

4)矫形器制作:包括设计、测量、绘图、取模、制造、装配等程序。

（2）训练和使用

1）试穿（初检）：了解矫形器是否达到处方要求、舒适性及对线是否正确、动力装置是否可靠，必要时进行调整。

2）矫形器使用训练：包括教会患者穿脱矫形器、穿上矫形器进行一些功能活动，根据不同的品种进行适当的训练，如用屈指铰链矫形器进行抓握各种不同大小和形状的物体练习，熟练掌握外部动力矫形器的操纵。

3）终检：由康复医师负责。检查矫形器的装配是否符合生物力学原理，是否达到预期的目的和效果，了解患者使用矫形器后的感觉和反应。矫形器合格后方可交付患者使用。

（3）随访：对需长期使用矫形器的患者，应3个月或半年随访1次，以了解矫形器使用效果及病情变化，需要时应对矫形器做修改调整。

3. 低温板材矫形器的制作过程　矫形器有多种分类方法，作业治疗最为常用的是上肢低温板材矫形器，故本节仅介绍低温板材矫形器的制作步骤。

（1）画纸样：在决定了要制作具体的矫形器后，第一步工作是画纸样，需要根据患者肢体形状绘制轮廓图，以轮廓图为依据，绘制出符合要求的矫形器纸样。具体步骤如下：①绘制轮廓图；②标记标志点；③画出所需纸样：测量肢体尺寸，以肢体轮廓线为基础，适当放大轮廓的尺寸，然后按所设计的矫形器画取相应图样；④剪纸样：沿纸样图剪下纸样。

（2）试样：将剪好的纸样放在肢体上查看是否符合所需要的尺寸。

（3）取材：将纸样放于板材上，沿周围将纸样画于板材上并剪下。

（4）加热及塑形：将裁剪好的板材放入60~70℃的恒温水箱中，待材料充分软化后取出，平整地放于桌面上，用毛巾吸干水分；操作者试温后置于患者治疗部位进行塑形。

（5）修整、边缘打磨：观察初步塑形好的矫形器有无偏斜和旋转，关节角度是否达到要求，关节是否保持正常对线和其他治疗需要。如有差异，需在局部加温软化后进行调整，甚至重新塑形。当矫形器的基本形态完成后，应将多余的边缘剪去，并对边缘进行处理以使其光滑。

（6）加装固定带及附件：将处理好的矫形器在肢体上试戴，无明显问题后加装固定带及需要的附件（如弹簧、金属配件、橡皮筋等）。

（7）试穿：将做好的矫形器佩戴于患者肢体上，约10~15分钟后取下检查，无不适及无压迫点后，交会患者穿戴和使用方法及注意事项后，交付使用。

4. 矫形器应用注意事项

（1）制作前，必须清楚了解治疗要求及患者的基本情况，查阅患者资料，特别是影像资料（如X线片），以弄清骨、神经、肌腱的稳定情况。

（2）制作前进行必要的解释和说明，使患者了解所要制作矫形的作用、形状、材料、价格等。

（3）制作时需特别注意角度和力量的控制，尽可能使矫形器在满足功能需要的基础上，既合身又舒适。

（4）矫形器的设计要符合三点力学原理及杠杆原理，增加机械效益。

（5）保持重要解剖结构，如保持掌弓，同时应避免骨突处受压。

（6）制作后要教会患者矫形器的穿戴方法、使用时间、注意事项等，最好提供书面材料以确保矫形器得到正确使用。

（7）定期随访并及时调整矫形器,以适应不同时期和不同功能下的需要。

（8）注意安全:注意制作和使用中的安全,配件固定牢固,边缘处理平滑,角度及力量合适。

5. 常用矫形器的制作及应用

（1）手功能位/休息位矫形器:主要作用是使腕关节与手指保持在功能位/休息位,适用于周围神经损伤、弛缓性或痉挛性瘫痪、腕关节骨折、腕关节挛缩、腕关节烧伤患者等。手功能位/休息位矫形器由前臂托和手部共同组成,将腕关节固定于30°（功能位）或10°~15°（休息位）,拇指外展对掌位,掌指关节、指间关节屈曲位（图16-32）。功能位与休息位矫形器制作方法相同,只是腕关节和手部角度要求不同。

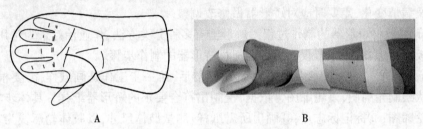

A   B

图16-32 腕手功能位矫形器
A. 矫形器纸样图;B. 矫形器实例图

（2）手部抗痉挛矫形器:手部抗痉挛矫形器主要作用是对抗手屈肌痉挛,降低屈肌张力,适用于脑卒中、脑瘫、颅脑损伤等痉挛型患者。抗痉挛矫形器由前臂为开口朝向背侧的"U"形臂托和手掌托组成,使腕关节背伸10°~30°,各指伸直并分开（图16-33）。如果患者肌张力过高而难以在患者手上操作,可以选择相近的正常人手作为模型,塑好型后再根据患手情况进行修改。穿戴时需先将手腕及手指缓慢伸展,待松弛后再戴上矫形器。

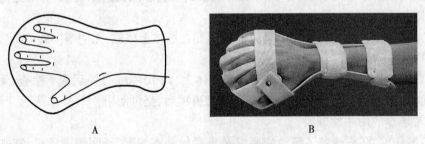

A   B

图16-33 抗痉挛矫形器
A. 矫形器纸样图;B. 矫形器实例图

（3）掌侧腕背伸矫形器:掌侧腕伸展矫形器是指位于前臂及腕关节掌侧,将腕关节固定于背伸位的矫形器（图16-34）。其作用为维持腕关节于功能位,但又不影响手指活动。适用于伸腕肌麻痹、腕关节损伤、桡骨茎突炎,偏瘫等患者,也是动态屈指矫形器的支托部分。

（4）背侧腕伸展矫形器:背侧腕伸展矫形器指固定于手臂背侧,开口朝向掌侧,使腕关节维持在功能位的矫形器（图16-35）。其作用是保持腕关节在功能位,同时允许手指

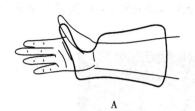
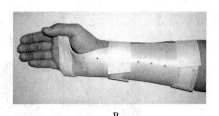

图 16-34　掌侧腕伸展矫形器

A. 矫形器纸样图；B. 矫形器实例图

进行自由活动。适用于桡神经损伤、臂丛损伤、肌腱损伤、多发性肌炎、偏瘫等,尤其适合掌侧面有伤口的患者,也可作为伸腕肌麻痹助动矫形器的基础。

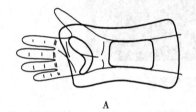
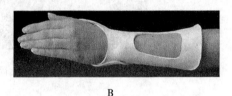

图 16-35　背侧腕伸展矫形器

A. 矫形器纸样图；B. 矫形器实例图

（5）拇指对掌矫形器:是维持拇指于对掌位的矫形器,其作用是使拇指与示指保持在对掌位,利于手部进行抓、捏等功能活动,防治拇内收肌挛缩。适用于正中神经损伤、内收肌挛缩、大鱼际肌损伤、拇指挫伤、腱鞘炎等患者。拇指对掌矫形器制作时将材料裁成"裤子"形,"裤腰"部分在拇指两侧对接固定拇指,两个"裤腿"分别在手掌手背两侧塑形,将拇指置于对掌位(图 16-36)。

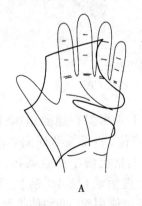
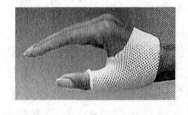

图 16-36　拇指对掌矫形器

A. 矫形器纸样图；B. 矫形器实例图

（6）手指固定矫形器(图 16-37):手指固定矫形器是手指受损后固定常用的矫形器,其作用是使伤指制动,有利于组织修复,还可以利用三点力作用原理,对 DIP、PIP 过伸或过屈的手指进行矫正。适用于指关节炎、指骨骨折、指关节损伤、手指畸形、屈指肌腱术后、屈指肌腱挛缩等。手指固定矫形器包括远指关节固定矫形器、近指关节固定矫形器、掌指关节固定矫形器等。制作容易,使用方便。

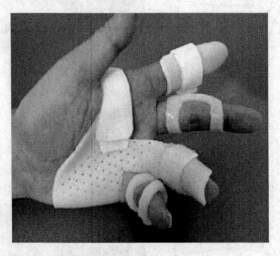

图 16-37　手指固定矫形器

(7)拇指外展矫形器:指将拇指固定于最大外展位的矫形器,主要用于烧伤、手外伤后虎口挛缩的预防和治疗。制作时将拇指固定于掌侧外展与桡侧外展中间(45°)最大外展位,为达最好效果,需连同示指掌指关节一起固定(图 16-38)。

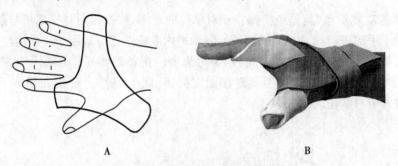

A　　　　　　　　　　　　　　　　　　　　　　B

图 16-38　拇指外展矫形器
A. 矫形器纸样图;B. 矫形器实例图

(8)屈肌腱损伤矫形器:为手指屈肌腱损伤手术后保护肌腱组织、防止组织粘连的矫形器。通过矫形器将腕关节固定于屈曲 30°位,掌指关节屈曲 70°位,指间关节伸展位。穿戴时还需将患指戴上指套或在指甲上粘上细小的金属钩,利用橡皮筋牵引,诸指的牵引方向均指向舟骨,使之更符合生理活动(图 16-39)。弹力筋止于前臂近 1/3 处,牵伸力量以手指能较容易伸展为好。使用时,主动伸指至掌指关节屈曲 70°位,通过橡皮筋的拉力将手指屈曲至全范围,从而避免了因屈肌主动运动或过度的伸展运动导致的肌腱再次断裂的发生,又防止了组织的粘连,适用于屈肌肌腱术后的早期应用。

(9)尺神经损伤矫形器:该矫形器能克服因尺神经麻痹致第 4、5 掌指关节过度伸展,主要针对尺神经损伤引起的爪状指畸形。制作时,采用低温热塑材料或金属条在手掌做

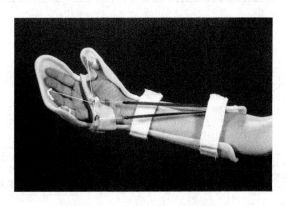

图 16-39　屈肌腱术后矫形器

一个半开口的环形箍,开口在尺侧,另采用低温热塑材料在第 4、5 近指骨中段塑成两个并连在一起的指箍,通过一根弹簧于手的尺侧将手掌箍与指箍连结起来,指箍的力量压向掌面(图 16-40)。

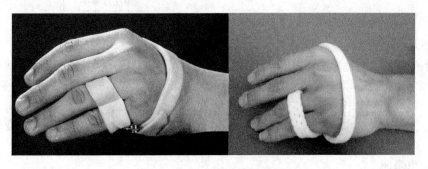

图 16-40　尺神经损伤矫形器

(10)桡神经损伤动态伸指矫形器:是指将腕关节固定于背伸 30°位,预防及纠正桡神经损伤后垂腕垂指的矫形器。制作时一般在背侧腕背伸矫形器的基础上加上钢丝,手指可对抗钢丝的阻力主动屈曲,放松时在钢丝的牵拉达至伸展位。制作时根据患者情况腕关节可采取固定于 30°位或使用弹簧圈制作动态腕关节部分(图 16-41 大图)。如仅为桡神经前臂段损伤,临床表现为腕关节活动正常或稍差,仅存在垂指,此时矫形器则不需腕关节及前臂部分,仅需手部部分(图 16-41 小图)。

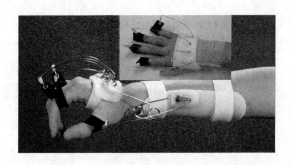

图 16-41　桡神经损伤动态伸指矫形器

学习小结

1. 学习内容

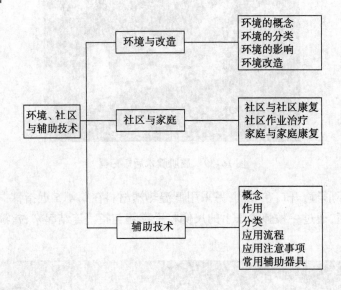

2. 学习方法

环境改造及社区康复部分可采用讲授与家访相结合的方法,同学分组进行评估并给出初步解决办法;辅助技术部分建议采取讲述与实践操作相结合的方法,使学生真正掌握常用辅助器具的选择、矫形器的制作、自助具的制作方法。

(李奎成)

复习思考题

1. 试分析一个 T_{10} 完全性脊髓损伤患者如能在家中独立生活,家居环境方面有什么基本要求。

2. 请为一个脑卒中后半年,即将出院的患者制订完整的社区作业治疗计划(注:功能情况:男,48岁,家庭支柱,与70岁母亲、妻子、15岁儿子共同生活,病前为司机。诊断:脑出血恢复期,右侧肢体偏瘫,可独立步行但步行稳定性差,ADL部分自理,无明显认知障碍)。

3. 请为一个 C_6 完全性脊髓损伤后一年的患者选择一台合适的轮椅及可能需要的生活自助具,并出具轮椅处方。

4. 试分析不同助行器的适应证及高度/长度的选择方法。

第十七章　健康促进与作业公正

> **学习目的**
>
> 　　通过学习生存质量与健康相关生存质量的概念、健康和健康促进的概念、健康促进在作业疗法中的作用等基本概念,使学生掌握作业公正的概念,理解作业工作对作业疗法发展的意义。
>
> **学习要点**
>
> 　　健康促进以及相关生存质量的概念;作业公正的概念,在作业疗法中的作用;健康促进与作业公正对作业治疗发展的影响。

第一节　健　康　促　进

一、生存质量及健康相关生存质量

概念

1. 生存质量　随着社会经济、科学水平的发展和医学诊疗技术的进步,人们对于健康的要求也在不断地提高和变化。现代医学的发展,使生命延长、生存率提高,各种慢性病患者、残疾者的康复医疗重点逐渐集中于提高患者的生活质量。患者不仅关心疾病能否治愈、生存期有多长,而且关心自身的生活质量。近年国际上对医学结局的研究日益重视,生存质量是医学结局的重要指标,已成为评价一些药物和治疗方案的关键指数。

生存质量(quality of life,QOL),它泛指人们对健康状况的满意程度及疾病对人们日常生活的影响。研究医疗干预对患者生活治疗影响时,生命的"质量"与生命的"数量"相对。例如,实施某种干预治疗可延长患者生命的时间为一年(即生命数量),这一年内患者如何生存的问题(即生活治疗如何?)。由于医疗评价中采用的生活治疗一般都与健康状况密切相关,所以有人亦将其称为"与健康状况相关的生存质量"(health related quality of life,HRQOL)。

世界卫生组织将 QOL 定义为:QOL 是一个人在其生活的文化和价值体系的背景下,对其所处的地位和状况的综合感觉。它与个人的目标、期望、标准和所关心的事物有关。它是一个范围很广的概念,是一个人的机体健康、心理状态、独立生活水平、生活关系、个人信念以及与明显的环境特征有关的复杂内容的集合。简单地说,QOL 是一个人在社会生活和日常生活活动中功能能力和主观感觉的表现。主要包括两方面内容,即躯体与精神能力,是一个包括生物医学和社会心理学在内的集合概念的反映。

生存质量一般可以分为两个层次:第一层次是一个人对于生活的满意程度和对个人健康状况的主观感觉,是一种总体感觉,而不是对疾病影响生存质量的某个方面进行细致的探讨;第二层次是从若干方面研究生存质量。一般概括为四个方面:

（1）身体功能：如体力，身体活动状况，是专业人员通常用来衡量患者机体状况的指标。

（2）心理状况：主要包括对于自己健康状况的评价及通常使用的心理指标，如抑郁、焦虑、恐惧等。

（3）社会关系：包括处理人与人之间的关系及在社会上的能力，如与家庭成员的关系、有无亲密朋友、与同事相处的如何等。

（4）身体感觉：主要包括影响人们日常生活的一些身体内的不适感觉，如腹痛、恶心、气短等。

生存质量的研究是伴随着对健康的不断深入认识而发展的。将生存质量作为测定功能结局的指标不能不提两位先驱的工作者：David Karnofsky 和 Sidnet Katz。1948 年，Karnofsky 根据 WHO 关于健康的概念，设计了一个评定"行为状态"的量表，受到临床医生的普遍欢迎，得到广泛应用。该量表与其他测量良好状态、社会功能和躯体功能的量表相关性很高。尽管在现在看来，它过于强调躯体功能，效度粗糙，但在当时，它的思想和方法，与常规评定预后的方法显著不同，对以后的工作产生了深远的影响和启迪。1963 年，Katz 提出"日常生活活动量表"（activity of living scale），简短而且很容易理解、效度好。Katz 认为：日常生活中的躯体功能对功能结局十分重要；临床工作中，患者的功能状况水平应该被评价，而且能够被测量。

此后，专业人员对生活质量的兴趣在逐渐增加。从 20 世纪 80 年代开始，在许多特殊疾病中，有一明显趋势是把生存质量作为各种治疗干预的结局。这些特殊的疾病是：癌症、终末期肾病、高血压、心脏病、呼吸系统疾病、关节炎、听力残损及某些精神疾病等。进入 20 世纪 90 年代后，这一趋势变成事实。如美国食品药物管理局规定，癌症等新药物治疗必须要有 QOL 的指标，生存质量在不同疾病中应用十分广泛。

2. 生存质量的评定　随着社会的发展，人们对健康的理解越来越全面。健康不仅仅意味着生理上的无疾，还包括良好的心理状态和社会关系。制定生存质量测定量表是世界卫生组织为实现"人人健康"而实施的众多计划之一。世界卫生组织与健康有关生存质量测定量表（WHOQOL）是由世界卫生组织研制的、用于测量个体与健康有关的生存质量的国际性量表。目前，已经研制成的量表有 WHOQOL-100 和 WHOQOL-BREF。量表是在世界卫生组织的统一领导下，由 15 个处于不同文化背景、不同经济发展水平的国家和地区的研究中心共同研制的。主要是评价不同文化和价值体系中的个体对与他们的目标、期望、标准以及所关心的事情有关的生存状况的体验。它在近 15 个不同文化背景下经数年的通力协作研制而成，并已在 37 个地区中心进行了考核。它含有 100 个问题，有相应的 29 种语言版本在世界各地使用。它是一个包含不同领域和不同方面的生存质量调查表。

WHOQOL-100 和 WHOQOL-BREF 可以用于医疗实践、医学研究、医疗考核、政策制定、不同疗法的疗效及其特色的评价。它们也可以用于评价不同文化背景下和（或）比较同一文化下，亚群之间的生存质量的差异；测量生活环境改变后时间效应的生存质量变化。

WHOQOL-100 包含涉及生存质量的 24 个方面，每个方面含有 4 个问题；另外，再加上 4 个有关总体健康和总体生存质量的问题，共计 100 个问题。到目前为止，已研制了

WHOQOL-100 的近 30 种不同语言版本。其他语言版本的研制工作,仍在进行中。

医学预后研究健康状况调查问卷(SF-36),是美国波士顿健康研究所研制的简明健康调查问卷,被广泛应用于人群的生存质量、临床试验效果评价以及卫生政策评估等领域,也是常用的生活满意度量表。SF-36 已经在许多疾病中应用,包括卒中,更加快速简便,有 8 个亚类。

(1)生理功能:测量健康状况是否妨碍了正常的生理活动。

(2)生理职能:测量由于生理健康问题造成的职能限制。

(3)躯体疼痛:测量疼痛程度以及疼痛对日常生活的影响。

(4)一般健康状况:测量个体对自身健康状况及其发展趋势的评价。

(5)精力:测量个体对自身精力和疲劳程度的主观感受。

(6)社会功能:测量生理和心理问题对社会活动的数量和质量所造成的影响,用于评价健康对社会生活的效应。

(7)情感职能:测量由于情感问题所造成的职能限制。

(8)精神健康:测量四类精神健康项目,包括激励、压抑、行为或情感失控、心理主观感受。

除了以上 8 个方面外,SF-36 还包含另一项健康指标:健康变化,用于评价过去一年内健康状况的总体变化情况。

3. ADL 与 QOL 的关系　ADL 评定是康复医学中必不可少的重要项目。随着 QOL 概念的引入,康复的最终目标——由最大限度地提高 ADL 能力向提高 QOL 转变,重视、改善和提高 QOL 的观点越来越受到重视,许多治疗师都认识和体会到 ADL 和 QOL 是一个事物的两个方面,相互依赖而且不可分离。康复从业人员必须从他们的服务对患者的日常生活会产生什么影响的角度来考虑,而不只是达到短期目标。生存质量并不是通过有力量、能够达到一定运动范围、动作有协调能力和平衡能力就能取得的。生存质量的取得来自拥有有意义的关系;有工作;做个好父母和能有闲暇等。所有这些均需要认知能力、力量、耐力和活动能力,需要获取新的技能和新的解决办法。HRQOL 支持作业治疗工作者们运用评估与干预手段来提升患者的健康与作业表现。

二、健　康　促　进

(一) 概念

1. 健康　健康的含义并不仅是传统所指的身体没有病而已,根据 WHO 的解释:健康不是仅指一个人身体有没有出现疾病或虚弱现象,而是指一个人生理上、心理上和社会上的完好状态,这就是现代关于健康的较为完整的科学概念。

健康的含义是多元的、广泛的,包括生理、心理和社会适应性 3 个方面,其中社会适应性归根结底取决于生理和心理的素质状况。心理健康是身体健康的精神支柱,身体健康又是心理健康的物质基础。良好的情绪状态可以使生理功能处于最佳状态,反之则会降低或破坏某种生理功能而引起疾病。身体状况的改变可能带来相应的心理问题,生理上的缺陷、疾病,特别是痼疾,往往会使人产生烦恼、焦躁、忧虑、抑郁等不良情绪,导致各种不正常的心理状态。作为身心统一的人,身体和心理是紧密依存的两个方面。

2. 健康促进　健康促进是能让人们更好的掌控与提升自己的健康的一个过程。为了达到一个生理、心理与社会生活的完美状态，人们或者团体必须能够认识到自己的需求与渴望，满足自己的需求，以及能够适应环境与社会。因此，健康应该被视为生活的源头，而不是生存的目的。健康应该是一个积极的概念，它强调了社会与个人以及生理功能三个源头。

（1）健康促进是使人们提高控制能力以及改善自身健康的过程。

（2）健康是日常生活的源泉，而不是生活的目标。

（3）健康是一个正面的概念，它强调社会和个人资源及体质。

（4）健康促进不仅仅是卫生部门的责任，并且将人类生活方式由健康上升到幸福安康。

（5）个人或团体必须能够确定并实现自己的理想，去满足需求，去改变或者是适应环境。

《雅加达宣言》中对21世纪健康促进的优先条目包括以下政策和做法：避免伤害人身健康；保护环境，确保资源的可持续利用；限制本质上有害商品和物质的生产和销售，比如说烟草、军备，反对不健康的营销手段；保障公民在公共场所中的人身安全，保障个人在工作场所中的人身安全；包括公正的健康影响评估，把它作为政策发展不可分割的一部分。

健康促进有不同的四种途径，如下：

（1）促进普通人群的健康、幸福及提高其生活质量，预防对健康产生损害的行为和疾病发生。

（2）促进已遭受健康损害人群的健康、幸福及提高其生活质量，影响其行为改变或者延缓疾病的恶化。

（3）促进患有慢性疾病或者残疾人群的健康、幸福及提高其生活质量。

（4）促进患有绝症人群的健康、幸福及提高其生活质量。

3. 幸福　健康是一个正面的概念，它强调社会和个人资源及体质。健康促进不仅仅是一种健康范畴内的要求与责任，更是超越健康生活模式的幸福状态。

幸福，英文名词为 well-being、happiness 等，即心理欲望得到满足时的状态，是一种持续时间较长的对生活的满足和感到生活有巨大乐趣并自然而然地希望持续久远的愉快心情。幸福是一个总称，涵盖了人类生活的全部领域，它包括生理、心理及社会三方面（包括教育、就业、环境等），它们共同构成了我们所说的"美好生活"，而健康领域只是人类生活全宇宙领域（看、说、记忆等）的一个子集而已。

（二）作业促进健康与幸福的途径

在2008年，AOTA 在《作业治疗操作指南》中提出身体完好、健康以及疾病预防皆是作业治疗活动的有利产物。

1. 行为研究　实际康复活动之中，可以通过多种作业形式来提高人们的健康与幸福，这些作业形式可以包括训练、鼓励、协助、引导、聆听、提示或是反省。对于健康促进的作业，有特别需要把握的思考点，如下：

（1）人们应该做什么？

（2）他们是通过做什么来与外界和他人互动的？

（3）他们觉得什么是需要去做的，但又是做不了的？

（4）什么事情是人们现在或者未来珍视并想去做的？

（5）他们是如何理解自己所做的事情与自身健康状况的关系的？

（6）他们是如何评价他们所做的事情的？

（7）他们是如何改变他们所做的事情的；或是对自己所做的什么样的事情感到自豪？

作业行为研究，需要对新技能或是新做事方式进行学习，还需要技能培训计划去指导实践，去使参与者间进行有效地交流；去研究和探索问题的背景来理解问题；去做决定；去按照自己的想法去做；去实践新的做事方式等。随着社会发展或是自我主观能动性，为谋求个人发展，而进行各种作业行为活动，包括咨询或是集体活动等。

2. 社会研究　随着行为研究的深入，必然会涉及作业行为的社会研究，比如社会政策的导向在很大程度上影响社会作业。研究影响人们决定去做什么和不做什么的那些因素，可能涉及大众传媒宣传活动或是突出立法问题，也可能包括旨在改变作业行为的健康教育活动。有两个思考点可以促进作业治疗师对这方面的认识：

（1）文化、经济、政治意识形态及政治活动是如何影响我们能做什么的？

（2）流行言论和思想是怎样对作业价值、技能发展及工作、娱乐、权利等问题的观念产生影响的？

世界卫生组织的观点是，"健康不是生活的目标，良好的健康是社会、经济、个人发展的主要源泉，也是评价生活质量的重要方面"，那么找出能使尽可能多的人促进健康，并得以享受生活的方法，就显得特别有意义了。依赖使用药物的方式去驱除疾病，有可能会出现适得其反的情况。后者是目前事物发展的方式。使用药物去修复损伤是十分昂贵的，而科学技术的进步使得费用不断地增加。然而，如果管理部门制定政策来更好地去资助、宣传和推广促进健康和幸福的建议和方案，那么无论是货币形式还是精神上的花费都将大大地减少。

在发达国家和地区之中，政府提供的媒体广告会联系到世界卫生组织和公共卫生部门，鼓励人们多做运动。这些会对一些人产生影响，但对于那些最需要帮助的人们来说，这些是远远不够的，他们可能需要专业的方案来改变他们的生活。在同一时期，日趋明显的是，公益基金赞助的有关生态维持的广告逐渐成为日常生活的一部分。所有的健康专业工作者和行为研究社区工作者应该加强这方面的信息，需要一个解决"能有效促进健康的途径"这个具体问题的清单，这个问题将会随着自然、社会政治、体育、科技、家庭、文化、精神环境的改变而改变。

精神健康的促进是另外一个主要努力的方向。世界卫生组织认识到，"大多数的医疗资源都被用在了对精神病患者的专门治疗和护理上了"，而在社区医疗和康复服务上，相对花费了较少的资源，而花在促进精神健康方面的基金就更少了。

健康是日常生活的源泉，而不是生活的目标。人类生活就是作业生活，作业是健康的源泉，我们可以通过作业努力实现维持及改善自然健康。个人或团体都必须能够确定并实现自己的理想，去满足需求，可以通过努力改善自身的健康状况，最大限度地发挥潜能去改变或者是适应不同环境。

健康促进是使人们提高控制能力以及改善自身健康的过程，所有人都可以促进自身生理上、心理上、社会上、作业上的健康及幸福。运用整体的、多样化的思想提出了许多不同的、互动的途径去促进健康及幸福，健康促进使人们从健康生活方式升华到生理上、心理上、社会上、作业上的幸福状态。

人们需要能指引他们达到生理上、精神上及社会上等方面的幸福信息和援助,有关促进生理上、心理上、社会上、作业上幸福的研究及信息都应该总结,提炼出一个基于行为、社会、环境及作业科学的综合作业方法体系。政府、卫生行业等应该把工作重心放在健康促进上。健康促进及幸福促进不仅仅是卫生部门的责任,还需要来自社会各领域的行动以有助于政策的落实及促进健康和幸福,比如媒体、教育、商业等领域都可以发挥巨大的作用。

第二节 作业公正

一、概　述

近十年以来,作业治疗师和专家们开始关注公平和作业公正与幸福的关系。不论患者处于何种经济境况,是否患病,生活状况如何,通过对他们的耐心宣传,促进了关注全体患者这样的道德和伦理形成。

作业治疗专业是以关注患者的幸福和平等作为出发点的,作业治疗师主张有需要的人们应该同时接受药物和非药物的治疗,他们关注在这个社会中对患者的生活治疗和公平参与作业的影响因素。其中有研究提出社会公正主要是就适应社会关系和生活状况而言,而作业公正主要是考虑人们应该如何解决生活质量和人际关系的问题。

二、作业公正

(一)作业公正的概念

作业公正定义为"确认和提供作业需求,为个人和团体创造一个公平有活力的社会环境",也可以描述为"公平的机会和资源使人们能够参与丰富多彩的社会生活"。

知识链接 ↘

作业公正的起源

　　1993 年加拿大学者 Elizabeth Townsend 提出关于促进"社会公平与个人作业潜能发展"的观点,她发现作业治疗师在治疗过程中会遇到很多不同的有挑战性的个体,包括接受专业内科治疗的人,以及在医院外围、诊所、学校和社区中难以接受卫生保健的人。为了提高专业意识,她提出作业治疗师需要面对并力求解决的人本治疗的实践。另一位国际作业治疗学家,澳大利亚人 Wilcock,在当时也提出类似的观点。Townsend 和 Wilcock 是在 1997 年会面之后,一起研究整合出作业公正这个词语,要通过作业治疗师和他们对个体和团体的治疗,加强全体公民的身体健康,并促进整合思想,思考作业的公正和不公正。Wilcock 开始考虑作业活动对人类健康的深层影响,并将作业健康和个体安康凝聚成一个相关的概念。之后作业公正这个概念,通过作业科学、作业治疗学以及相关学科的发展,而不断成熟。最后由 Townsend 和 Wilcock 在 2000 年的《作业专业术语》中正式提出。在 1999 ~ 2002 年期间的相关研讨会,有 3 个主要问题被提出来,什么是作业?什么是公正?什么是作业公正?内涵包括:可行性,以及作业平均分配的权利和机会,参与丰富多彩活动的机会;平等生存、工作、在一个安全有保障的环境中游戏等。

(二)作业公正与社会公正

作业公正与健康的关系目前尚很少被人考虑到,主要因为其概念还是处于早期而且大部分人士对其缺乏了解。但是,作业公正在现在已经在某种程度上被认定为是作业治疗中一种主要有用的项目。虽然关联到社会公正的那部分已经被严重忽视,作业公正仍然可以说是一种关于健康促进的社会公正技术。

通过理解社会公正和作业公正的关系,可以帮助作业治疗师在面对如解决社会变动对人们参加日常作业活动的影响、改善生活质量和为客户提供服务等问题时更加得心应手。

弱势群体面临失业、歧视、承受低级待遇等困难,这些社会不公正的因素间接导致了他们职业上的不平等。许多治疗师发现,残疾人由于经历作业不公,无法参加工作。于是或许社会公正的地位被放大了,对于它的等级的重要性的关注变得过高。像 Townsend 这些理论家,对作业治疗这个专业和从事这个专业的专家们提出了挑战,希望他们能把这个专业和社会公正的关系探究明白。她鼓励作业治疗专业的人更好地区分"社会公正"和"作业公正"的细节。当然,辨别这两个概念,也是由客人的总体需求来决定的。

社会公正的主要决定因素是来自财产、人种、阶层等等影响机会和评估公平的条件,而作业公正则是由残疾或健康等个人能力决定的。作业治疗就是帮助残疾人获得同等参与作业活动的机会,从而使他们享受作业公正,他们试图为残疾人设立健康促进计划,这说明了作业治疗这个专业,是源于训练患者参加有益的作业活动,来帮助他们获得公平机会。但是并不是所有治疗,都能反映作业公正。

这个专业面临最大的难题,是如何运用作业疗法帮助患者在其所处的环境下认识作业公正。在继续学习和研究案例的过程中,作业治疗师可以意识到作业公正的重要性。他们也会采取行动,改变阶层差异所带来的作业不公。同时,也会使作业治疗师懂得应该从帮助客人的具体哪一方面入手(如知识、技能等等),来提高客人得到作业公正的能力。客人在这些全面的帮助下,可以获得正面的力量,融入社会。最重要的是,这也促使了他们能够向别的患者、其他学科比如健康关怀社团,宣扬作业公正对残疾人的重要性。

学习小结

1. 学习内容

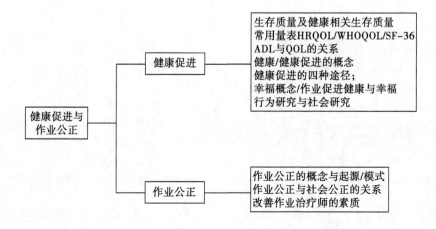

2. 学习方法

通过学习健康促进及作业公正的相关基本理论知识,深刻理解健康促进的途径及社会公正与健康的关系,以不断提高作为作业治疗师的基本素质。

（余　瑾）

复习思考题

1. 健康促进与健康的概念各是什么?

2. 作业公正的概念和范围是什么,与作业训练有什么关系?

3. 作业公正与健康促进的关系如何,前者是如何加强后者的?

4. 作业中促进健康与幸福的途径有哪些?

第十八章　作业科学及中国传统文化

学习目的

通过学习作业科学的概念、作业科学的最新进展等理论知识,理解作业科学与作业疗法的相互关系,以及作业科学的特点,以探讨和研究中国传统文化对作业活动以及作业模式的影响。

学习要点

作业科学的概念与基本框架;作业科学的特点,以及与作业疗法的关系;中国传统文化对作业活动以及作业模式的影响。

第一节　作业科学

一、概　述

作业科学,是在康复医学与治疗学发展过程中,随着作业疗法研究的不断深入,结合实践需求,与其他学科知识体系交融后而发展起来的,它的诞生在作业疗法发展的历史中,是一个符合形势的必然演变。通常,作业疗法是在作业模式的指导下进行评估,安排具体的作业活动。随着作业实践的发展,发现这依然不足以处理很多有复杂背景的作业难题,除了单纯在作业治疗层面的技术处理外,还需要结合更深层次的人类行为学、文化学和社会学等研究成果,来指导作业实践,方能取得良好的效果。

(一) 定义

作业科学是对作业行为本质的人类行为、生物、文化和社会学等方面的综合研究,揭示人类作业行为本质的规律,并支持和指导作业治疗实践的一门学科。

最初,作业科学是作为一门基础学科来构想的。正因如此,作业科学被描述为"研究作业治疗的普遍问题,而不必关注其在作业治疗中的直接应用"。相比之下,作业疗法作为一门应用科学,重点会研究治疗疗效以及治疗手段。有现代作业康复研究提出,需要将作业科学与作业疗法作一个明确的划分,一方面明确各自的重点及形式,另一方面,可以使各自专注于自己的工作。这样,作业科学家将不再涉及治疗方面的工作,而作业治疗师除了研究治疗疗效之外,将不再把重点放在作业科学研究上。然而,一个没有理论基础的作业治疗师很难创造出新的作业治疗知识体系,这必然阻碍了作业治疗师为作业治疗知识的提炼发展作贡献。从其创立至今,作业科学家有一种自然的气势为作业治疗进行总结研究。

(二) 特点

作业科学有针对性地研究作业治疗,探索人类行为和生命架构的核心意义,开启了作业治疗研究的新领域。当今的作业科学家从事着广泛的定量和定性研究,来回答诸如此类的问题:作业健康促进的益处是什么？性别、阶级以及其他社会因素是怎样影响作业发展的？作业日常流程的生物学基础是什么？世界上不同类型的参与行为是怎样改变神经生物学的结构和进程的？

作业科学强调日常作业活动的参与是健康生活的基本元素之一,并系统地分析了日常作业与健康促进,以及幸福生活之间的关系,逐渐成为现代作业治疗的哲学基础之一。广大作业疗法和康复医学工作者,也逐渐意识到作业科学的重要性,并逐渐通过学术研究,促进这门学科不断得到发展,并为其营造一个创造性的、与现有作业知识相结合的发展环境。

(三) 作业科学与作业疗法的关系

作业科学以其独特的主题和重点,构成了与通常作业治疗概念上不同领域的研究。作业科学特有的传统基础蕴藏在作业治疗的实践中,其对参与作业的残疾人的关心,体现在向残疾人提供个性化的疗法。作业科学的原则维持着与作业治疗实践的共生关系,当作业科学研究成果需要付诸实践的时候,作业治疗可为其提供实践研究平台。

用后现代观点来看,不要把研究和实践看成是基于不同研究模式的独立活动,而要把它们看成是有目的的活动及行为的统一交互系统。因此,作业治疗师与作业科学家们将会把作业科学与作业实践融会贯通。可以这样说,作业治疗实践是作业科学的基础,作业科学是作业治疗实践的重要基础支持和指导。因此,作业科学的研究重点在人类作业本质的存在形式、功能及意义等的全部领域。

知识链接 ↘

作业科学产生背景

作业科学是一门新兴的学科,站在生物学与社会科学的十字路口,致力于研究人类作业活动的规律。从 20 世纪 70 年代起,一些知名的作业治疗学家发现,在作业治疗界,现代医学还原主义哲学势力日渐强大,即把人体看作用科学技术可以操控和被操控的机械生物的指导思想,逐渐取代原来专业基于道德治疗的哲学——即人的整体观和人本主义观念。如果继续发展下去,作业治疗原本独特而伟大的思想将被纯医学的技术哲学一扫而空。作业治疗界意识到必须要有改变,因为缺乏以自身独特专业理念为基础的科学、实践理论和科研,作业治疗专业很难在医疗卫生界有立足之地。回归本源的运动开始兴起,随着研究的深入发展,各种作业治疗的成果,包括新理论和新模式纷纷出现。

作业科学(occupation science),一门支持作业治疗实践的基础科学,开始萌生于 1989 年,Elizabeth Yerxa 与她在南加州大学的教授们共同创立了一门研究作业科学的博士课程,标志着作业科学的正式创立。之后,作业科学的学术成果从美国向全世界传播,对作业科学的兴趣和研究在世界范围内流行,各个国家都有了自己关于作业治疗科学如何发展的一段历史。随着作业科学的发展,全球学者所作的共同努力都为作业科学的发展添砖加瓦。

二、作业科学研究

(一) 研究方法

作业科学研究主要使用主观的、定性的调查方法。作业科学是一门以作业为重点的科学,并不是以传统意义上的科学发展起来的,它并不被实证主义的观点所约束。典型的实证主义主要是使用实验性的、客观性的理论验证手段,运用数学及统计学语言把知识表达出来,在公众调查中使用系统步骤对象。

作业科学对于非数学的、主观的调查研究是十分开放的,虽然其在公众调查中使用系统步骤对象。事实上,被认为是作业科学创始者的 Elizabeth J. Yerxa 相信,对于作业科学的研究,采用主观的、定性的调查方法比实验性的方法更合适。

因为作业科学的研究中,常常探讨和研究拥有丰富象征意义的行为,以及在作业行为中的伦理根源。假设,一项关于母亲与婴儿间的共同作业研究。其中一种方法可以是:客观地观察母亲整天与婴儿做些什么,然后显示出每项作业所花的时间,这代表了一种纯粹的、定量的方法,而且可以采用这种方法去衡量各式各样的母亲在特定活动中所花费的时间。然而,这样的一种研究方法会带来这样一个疑问:同样是进行洗澡这项活动,每个母亲的完成质量之间具有可比性么?

随着研究的进一步深入,作业科学家还会系统地研究婴儿沐浴以及日常作业的其他领域,与政治哲学观点的长远发展之间的关系。这种类型的研究可能探索出新的方法,比如针对生活历史的研究,就是在社会学和行为学成果支持下,即使在数据不足的情况下,仍能够解释复杂事物内在本质的研究方法。

作业科学研究在一定程度上能够被系统化、被复制,并受到公众的监督。当今作业科学的发展方向与最近查默斯(Chalmers)提出的对科学的定义是相一致的,他从科学自身的根本目的上这样定义科学——科学是产生知识的手段,这种手段必须是系统化的,以及遵循例行步骤,研究方法以及研究结果都必须可以被其他人所复制重复,并受到公众的监督。作业科学,正是基于这种规则而发展起来的一个新兴科学领域。

(二) 研究范围

有关作业科学范围的理论问题,在解决作业研究系统的中心问题时被发现。各阶段人类系统有赖于作业的输出。被确定的人类系统包括物理、生物、信息处理、社会文化、象征性的评价以及人类未知的系统。这些系统及其之间的关系为理解在不同级别的作业(行为意义)提供了框架,而三个低层系统(物理、生物、信息处理系统)则为理解物理空间环境能力提供了框架。物理系统(包括解剖上的运动神经的子系统),支持作业的运动。作业行为常被描述为在人类行为中的种种人文的或有个人意义的行为活动。每个层次的作业行为可被分为更细的单位,而这些小单位每个都可组成更大的单位。作业常常被解释为工作、游戏、空闲和自我维护,上述每个理论单位都能被分割为混合的作业行为。混合的单位们也可被分解为逐渐变小的单位。例如,看家的作业行为中涉及备餐,而备餐中涉及做布丁,而在做布丁中又涉及搅拌,搅拌中又涉及把握和操作一个勺子和稳住一个碗。

(三) 作业科学的学科意义

作为康复医生或者作业治疗师,在目前的或未来的实践过程中,都会遇到大量与作业科学有关的信息和问题,虽然这些信息和问题,可能无法形成可以马上应用于临床的新型治疗技术,但是那些有助于知识不断发展的信息和问题,正是作业科学的研究基础。

作业科学的宗旨,结合多学科成果,总结作业治疗实践成果,提炼生成和完善大量新的知识,并进一步指导作业治疗的临床应用。创建一个学科的过程不同于学术职业技术的持续发展。在近 50 多年来,作业治疗的技术培训和教育在不断发展,强调学科发展并不意味忽略专业技术。在任何应用领域,要成为一名称职的临床专业人员,一定要学好技术技能。

作业科学这门学科所探讨的核心问题,不是作业治疗师是否应该学好哪项临床技能,而是探讨这些作业技术技能来自于哪里?什么理论在引导着作业专业技术的实践?当学术技术和学科理论充分联接的时候,新的技术就会从界定清楚的和发达的作业科学知识库中衍生而出,而这个发达的知识库就是由作业科学系统研究产生的,作业科学知识库是用来指导和提炼作业技术专业实践的,同时也为作业治疗专业体系的完善提供论据,包括作业治疗专业自主权、设定作业治疗执业标准的权利等。

作业科学就是在作业疗法实践基础上发展起来的知识库,可以提供作业治疗专业发展的蓝图,可以指出目前的位置和未来发展的方向。如果不清楚作业治疗专业发展的方向,单纯的作业专业技术将无的放矢,难以把握结果。

第二节　中国传统文化背景下的作业和作业治疗模式思考

一、作业活动中的中国文化

人类通过作业活动,维系生存状态,发展生活技能和技巧,与周围的世界产生关系,进而发展出种种文化。文化源自生活,也影响着生活中的种种作业活动,文化影响作业,表现在作业活动各个方面,比如衣食住行、个人自理和睡眠等日常生活活动,以及休闲娱乐、职业工作等社会交流活动。不同的文化体系在各种生活作业活动中的形式和思维模式都截然不同。

作业科学是在作业治疗长期实践的基础上发展起来的,尤其重视基础研究,对人类存在的本质以及文化影响等方向十分有兴趣,它欣赏并尊重由于文化不同而形成的人群多样性与个体差异性,重视就不同文化信仰、习俗对作业活动和参与性的影响,展开深入的研究。现代作业治疗模式经过现代康复医学多年来的发展,已经形成一些成熟模式,特别强调人与环境之间相互作用的关系,比如 PEP/PEPO 等模式。还有学者结合文化提出新的模式,比如 Iwama 创立的 Kawa 模式,带有鲜明的东方文化特点,符合作业疗法和作业科学研究的未来发展方向。

中国是四大文明古国中唯一保持相对完整文化体系的国度。几千年来,中国文化已经渗透了生活的方方面面,体现于作业活动方面。现从三个方面来表述:

(一) 精神追求

中国传统文化十分重视精神追求,提炼体现中国传统文化的特征,可谓一个"和"字。无论从大自然到社会生活,或者人内在调节以及外在关系的万事万物中,在强调人与环境本是一个整体之余,更深刻地追求一种内在的和谐状态,一种人自身整体和谐,以及人与自然环境和社会环境的和谐关系,在此种和谐自然状态中,获得幸福,实现人生的存在价值和意义。和谐的本质,不是混合,而是和而不同,在差异性中找到协同点,比如在对立之中找到平衡点,经典太极图所表达的意思即是如此。动静本是对立不同的两种行为,中国传统文化中则强调动静结合,动中求静,或静中求动,动静互根互用,积极进取之中自然稳重,在宁静中致远等。中国作业活动的对立平衡观,对于处理矛盾对立双方的协调应用的智慧演绎,无疑是十分全面的。

（二）物质生活

中国传统文化认为,形而上者谓之道,形而下者谓之器。物质是属于形而下的事物,物质为形,是载道之器,是基础,是工具。强调人与自然,人与外界物质环境的和谐统一。通过对环境的调适,达到完美的生活状态。强调合理的利用自然环境,并使用系统方法来分析和了解自然环境,通过协调人与周围环境的关系,充分利用自然环境的有利条件来帮助人类达到最佳的生存状态。古人称之为"天人合一"的整体状态。

在人体内环境中物质生活,也就是人体之形和生命精神,两者相互统一。南北朝范缜在《神灭论》中说:"神即形也,形即神也。是以形存则神存,形谢则神灭也。"又称:"形者神之质(实体),神者形之用(作用)。"明确指出形体的产生、存在和变化与精神的产生、存在和变化的同一性和协调性。内在形神的协调状态,反映出心身的良好关系,是人体生命功能状态的体现。

合一观体现了万物和谐的思想,也印记在物质生活的各个方面之中。北京的故宫在三主殿上,标记名称为"太和"、"中和"、"少和"。现代中国提出的"和谐社会"建设理念也是延续这一观念,其对中国社会乃至世界人类社会生活模式产生深远的影响。

（三）社会贡献

中国传统文化,强调人类作业活动必须一步步来实现,而且是从自己做起,到家庭和社会。儒家经典《大学》说:"格物致知,诚意正心,修身、齐家、治国、平天下。"指的是对家庭、对社会的贡献。子曰:"幼有所养,老有所依。",则强调了对老人与儿童的关怀,进而引出大量社会作业活动,以帮助这些类别的人群。

在中国社会生活之中,儒家文化的影响无疑是最为深远的,其代表思想为中庸之道,儒家认为:"不偏之谓中;不易之谓庸。"中者,天下之正道。庸者,天下之定理。"中"不是中间的意思,不是在两个极端中间找到中间的哪一个,而是找到最适合的哪一个,中庸之意就是要找到处理问题最适合的方法。中庸思维模式在社会交流的互动情境中,表现最为明显。在交流之中,一方面隐含了个人本身的自我感受,另一方面也隐含了外在给予的要求,此思维特质中还包括了人际互动的情境脉络。中庸思维可以通过对自我和外在情境的省察,对他人行为的感受,对自身行为的把握,使人灵活处在不同的情境中,表现出不同的行为和面貌,因而促进个人的适应能力。中庸思想深刻地影响并塑造了中国人的社会交流时的内在思维模式以及行动方式。

二、中国传统文化背景下的作业模式思考

1. 作业活动的安排

(1)基础作业活动方面:可以把中国文化渗透的日常生活活动形式与 ADL 训练结合起来,形式上的应用,并结合中国文化中特有的精神内涵。

举例而言,最能体现中国文化影响的日常作业活动中,莫过于饮食,民以食为天,俗语说"柴米油盐酱醋茶"就属于饮食范畴,比如饮食活动的工具使用,中国人日常进食一般都是用筷子,中国是筷子的发源地,以筷进餐少说已有 3000 年历史,是世界上以筷子进食的母国,使用筷子比使用刀叉需要更为精细的平衡控制能力,因此,在患者功能康复向独立生活转化的时候,治疗师可以引导患者练习使用筷子,一方面可以很好地锻炼手的灵活性,另一方面有利于促进大脑功能重组。至于制作饮食的形式,比如包饺子可以锻炼手指

精细活动能力,调动人体肢体与大脑的活动和协调能力,多人协助配合锻炼团队协作能力等,可以从多感官途径激活大脑神经系统潜能,促进功能重组。

中国菜讲究的色香味,则体现出丰厚的文化底蕴,展示中国文化"和"的内在韵味,在烹饪中,"色"是第一印象,是最初的感官直觉,要给人以美感,因材制宜,例如新鲜蔬菜的烹调,要追求一种有光泽的翠绿。还有白、红、黄、黑等多种颜色,可以展示出几十种不同的类别和深浅色泽,经过巧妙的组合,而给人最佳感受。饮食的味道讲究五味调和,酸、苦、甘、辛、咸各有其味,单一的味道给人的感受并不全面,五味调和,取长补短,相互作用,达到适口和芳香,食物材料通过适当的搭配,去其有余,补其不足,才能荤素和谐,令人回味无穷。

在烹饪过程中,水、火的运用更是一种高超的艺术,烹调中讲究的火候,就是对不同菜肴、不同原料做到适宜的处理,既不欠火,也不过火,达到最合适的状态,最后体现在味道,给人一种美感和快乐。《尚书·顾命》曾称巧匠为"和",厨师也可以说是巧匠,"和"的实践即是技巧,体现着丰富的文化。患者可以操作烹调,也可以直接通过饮食的品味,享受美味。同时也熏陶品味着文化,《道德经》中说"治大国如烹小鲜"。比喻做事不火不急不着痕迹,精妙细致,举重若轻,就是在烹调之中进一步悟到社会活动的奥秘。在觉悟的快乐之中,体验人生存在的意义和价值,有效地促进功能康复。

(2)社会活动方面:中国传统文化中的高雅活动,比如琴棋书画诗茶酒花等,除了有调节自己心身的作用外,还可以进行丰富的社会交流。另外,包括传统智力游戏,比如麻将,华容道,九连环等可以作为认知训练,除了促进认知和智力发展,还可以进行社会交流,具有鲜明的文化特色。

2. 中国文化影响作业模式的思考　文化影响行为和心理,中国文化传承数千年,人口十几亿,在世界文明之林中占据重要位置。对中国文化精神在作业疗法中的应用,必然可以影响并造就新的特色作业模式。

(1)对立平衡理论:对立平衡思想可以应用在人类生命作业活动的方方面面,指导作业活动促进生命力之发展。小至内在的器官组织,大至外在的社会交流,无不充满着各种对立的模型。

组织上表现在原动肌与拮抗肌的平衡。屈肘动作,包含了肱二头肌的屈,以及与之相对立的肱三头肌的伸,同时的运动平衡的结果,才能导致合适的行为。

精神心理方面,一方面是自强不息的精神,以进取为要;另一方面是厚德载物的精神,以退守为主,两者不偏不倚,根据情况而采用不同的精神与策略。对待社会生活,职业工作等方面的策略时,传统文化提倡时机合适,则进而兼济天下;时机不利,则退而独善其身。举例,比如一位截瘫患者,在康复的后期阶段,一方面鼓励其自强不息,另一方面,在肢体功能不可能完全恢复的情况下,则鼓励其厚德载物,顺其自然,取得代偿。

(2)知行合一理论:在实践的过程中,对事物进行不断的感性认识,并提炼为理性认识,指导实践,再产生新的认识和实践,形成一种不断的循环。康复的对象每一个都是不同的,因此,面对每一个个性化的功能障碍对象,我们都应该遵循知行合一的模式,从患者的需求和实际,来进行新的生命认识,制订好个性化的功能锻炼方案。在实践之中完成对生命心身功能的康复,体现了评估-实践-再评估-再实践的康复过程。

(3)人天整体观:人与自然的协调,可以应用在作业活动之中。"人法地,地法天,天法道,道法自然",即取法于大自然阴阳的变化,来保卫养护生命力。古老的日出而作,日落而息的生活规律,被认为是符合人体生命活动规律的。人体活动与自然时间序列指导活动,体现阳进阴退的法则,阳主动,阴主静,动静适宜,时间上来看,比如日出后的白天可以操作以兴奋为主的功能训练活动,日落后的晚上,可以操作以抑制为主的功能训练活动。"夫百病之生也,皆生于风寒暑湿燥火",太过或不及的风、寒、暑、湿、燥、火就是"六淫",六淫致病。作业活动之中,尤其户外活动要善于避开六淫之邪气。在作业治疗功能活动中激活人体的状态,促进康复。

(4)自康复模式:传统医学康复作业活动中,强调通过作业活动,调节人体内部和外部的和谐,调节内在的自我心身调控能力,围绕人体内在生命力之核心,激活潜能状态,养护生命力,促进自康复能力,进而达到改善具体功能的目的。"形者,生之舍也",即人体生命的"房子";"神者,生之制也",即人的自组织、自康复能力,是生命的主宰(制);"气者,生之充也",气是沟通形与神之间关系的使者,属于生命调控信息范畴。三者构建成稳定的生命结构,不可或缺,"一失位,三者俱伤也"。《淮南鸿烈》说:第一,"将养其神";第二,"和弱其气";第三,"平夷其形"。这三者之间的关系非常密切,轻重有别但又缺一不可。《黄帝内经·素问·上古天真论》:"上古之人,其知道者,法于阴阳,和于术数,食饮有节,起居有常,不妄作劳,故能形与神俱,而尽终其天年,度百岁乃去。"这些论述,非常概括地阐明了生命活动中形气神的三者关系。心身一元的生命体,具体而言就是精神心理-气血能量-形体组织,这个三角结构的核心是人体生命力,其中与康复相关的就是自我康复能力。自康复模式的本质是,强调人体自我生命力的保护、改善和提升。

通过自康复模式指导下的康复作业活动,强调形体的激活,包括皮肤、经筋、脉穴、骨骼、肌肉等形体五部的锻炼和治理,促进气血流通,进一步予以气血的补益,呼吸吐纳对气机的调整,进而调整精神心理的良好状态,实现健康。传统中国体育运动,例如八段锦、太极拳等轻缓舒展的活动,符合这一原则,可以用这种形式非常温和,具有心身综合调整力量的方式,帮助筋骨柔韧,气血流通充盈,"形与神俱",尽享天年。在和谐之中实现康复。

中国特色的作业模式可以结合中国传统文化,总结出作业疗法的可能模式,博大精深的中国传统文化体系,将为中国作业治疗活动和作业模式提供广泛的研究天地,引起了国外学术界的密切关注,也值得中国作业治疗师深入思考和实践。

中国康复的作业科学研究,正刚刚起步,虽然幼小,但是对中国作业治疗的未来发展影响,意义深远。一方面积极吸收外来先进文明的成果,另一方面根植于中国丰富的传统优秀文化宝库,系统总结行为学、文化学和社会学等各方面的精华,建立中国特色的作业治疗学实践体系,勾画未来专业特色发展的蓝图。

> **知识链接** ↘
>
> ### 中国传统文化中的幸福观
>
> 儒家幸福观——提倡与自然天道相应,对外自强不息,齐家、治国、平天下,求取功名,向内修身养性,形成仁、义、礼、智、信等良好的道德品质。把握中庸之道,不走极端,达到和谐自然的幸福。
>
> 道家幸福观——主张清静,崇尚返归自然,由无为而达到无不为的境界,在生活之中顺其自然,趋利避害,而达到天真自然的幸福。
>
> 佛家幸福观——主张觉悟心灵的"空性",不执着于世间一切形相,从而彻底摆脱痛苦的"生死轮回",由自在空性之中把握根本的幸福快乐。

学习小结

1. 学习内容

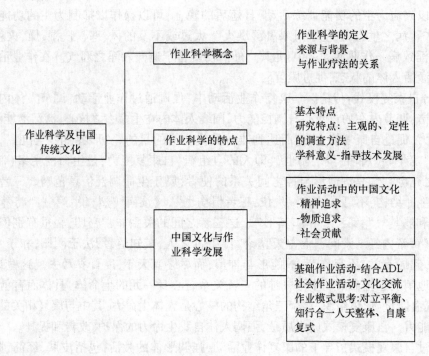

2. 学习方法

学习有关作业科学概念、作业科学的特点及中国文化与作业科学发展等基本理论知识,同时理解作业科学与作业疗法的关系、作业科学具备的学科指导意义,体会作业活动中的中国文化。

（余　瑾）

复习思考题

1. 作业科学是如何发展起来的?

2. 作业科学的研究特点有哪些?

3. 作业科学与作业疗法的关系如何?

4. 中国文化中的作业活动有何特点?

5. 中国文化背景下作业活动模式可以有哪些改进?

附　录

一、作业治疗创始人和对其发展有深远影响的人物

（一）Herbert Hall

在 19 世纪末 20 世纪初,因工业的迅速发展,大量人口汇集在城市居住,也因此导致慢性疾病、神经衰弱、传染病、工伤意外的患者数量急剧升高。毕业于美国哈佛医学院的内科医师 Herbert Hall 创新了一种运用美术和工艺作为治疗手段的新方法,他通过运用治疗性的工艺活动帮助患者恢复健康并获得了一定程度的经济独立。当时神经衰弱是一种常见病,尤其是在妇女当中多发,严重影响患者的工作和生活。常见的治疗方法是要求患者绝对休息,而很多患者因此无法继续工作。Herbert Hall 在 1904 年马萨诸塞州的一个小镇上成立了一个治疗机构,并把美术和工艺工作当成治疗的一部分,他用这种方法取代当时的"休息疗法",获得了非常好的效果。患者首先参与一些低难度和低体力消耗的工作,之后随康复的情况逐渐增加工作量,直到患者能进入工艺工厂从事编织、陶瓷等工艺品的制作。Herbert Hall 把这种方法叫做"工作治疗法"(work cure),并在 1906 年获得 1000 美元,进行"以渐进和分级式职业技巧治疗神经衰弱"的研究。Herbert Hall 没有出席当年作业治疗成立的大会,但他的贡献被其他创始人普遍认同,并于 1920～1923 年担任全国作业治疗促进协会的主席。

（二）George Edward Barton

作为一名有才华和充满活力的建筑师,George Edward Barton 一直在英国促进美术与工艺运动。之后,他回到美国波士顿并加入波士顿美术与工艺协会。不幸的是,他接下来经历了肺结核、足部截肢和左侧身体偏瘫的病痛,期间他亲身感受到工艺美术活动的疗效,于是下决心推广这个新兴的治疗方法。1914 年 Barton 在纽约开设了一家专门收容恢复期患者的收容所,并在这里提供作业治疗作为康复手段。此后,Barton 积极研究康复医学并与患者接触。因受道德治疗运动的影响,尤其致力于改变当时精神病院的环境条件。也是美国作业治疗促进协会的创办人之一。

（三）William R. Dunton

William 的父亲是一名精神科医师,受父亲影响他利用作业治疗的方法来治疗精神科患者,而被称为作业治疗之父。早在 1891 年,他在美国马里兰州的一个疯人院担任助理医师,花费了大量时间和精力来研究早期的作业治疗方法,并在该疯人院也进行了实践。在 20 世纪 10 年代,该疯人院开始接受工艺疗法,虽然传统的医疗程序和环境没有根本改变,但因患者能在工厂工作而以较积极的态度参与到康复过程中。William R. Dunton 最为人所熟知的就是他在作业治疗方面的各种论著。1915 年他出版的《作业治疗:护理人员工作手册》,阐述了护理人员可用于促进患者康复的简单活动。他在美国作业治疗促进协会中担任过财务总监和会长,并负责协会期刊的编写长达 21 年。

（四）Adolf Meyer

Adolf Meyer 虽然没有参加第一次的成立会议，但他的贡献在于帮助正在形成的作业治疗找到了哲学基础。Adolf 是一名瑞士医生，于 1892 年移民到美国，并成为约翰霍普金斯大学的精神科教授。他强调对待精神科患者采取整体观和精神生物疗法，主张每一个患者都应被视作一个完整和统一的整体，而不是被看成一堆零件来处理。他坚决认为参与有意义的活动是人类独有的特征，并且有目的的活动可以促进健康。在 1921 年美国巴尔的摩举行的美国作业治疗促进会第五次年会上，他发表了名为"作业治疗哲学"的专题演讲，并被刊登在次年出版的学会第一本期刊上。他在演讲中指出"……生活中有许多节律是需要我们去调整适应的；大的方面如同白天和黑夜、睡眠与清醒……而最后是四大节律——工作、娱乐、休息和睡眠，即使在困难的情况下，我们的生物体也必须能够平衡这些节律。而唯一能使这些节律平衡的方法就是实际去做，实际演练，以有利于健康生活的计划作为健康本身情感、思考、想象力和兴趣的基础"。此理论为作业治疗的发展奠定了基础和方向。

（五）Eleanor Clarke Slagle

Slagle 被后人称为作业治疗之母。在学生时代，她的专业是社会工作，在 1908 年参加了一次芝加哥的公民与慈善事业培训班，然后到美国密西根和纽约州的医院服务过。1912 年，她到马里兰州约翰霍普金斯医院工作，指导一个刚刚成立的作业治疗部门。在这里，她创办了为后人熟知的"习惯训练"（habit training），该方法是"一种克服不良习惯的再教育过程，目的是修正不良习惯，建立新的习惯模式以恢复和保持健康"。此训练方式需要一天 24 小时，全体医护人员都需要参与，Slagle 称"这种训练是一种定向的活动，和其他治疗方法不同，是促进患者朝病情改善的方向逐步加强"。1914 年，她回到芝加哥开设公民和慈善事业培训班，并为长期失业者建立了一所工作坊。不久，她开办了 Henry B. Flavill 作业治疗学校，是全美第一所作业治疗的专门学校。

Slagle 一生都在为作业治疗专业无私地奉献，这从她家是美国作业治疗促进协会的第一个非官方总部就可以看出，以后的生涯中她积极协助协会在全国各地成立办事处，并担任执行秘书长达 14 年。1953 年，美国作业治疗协会（AOTA），专门设立一枚以她的名字命名的奖章，以纪念她的贡献。今天，AOTA 仍将这枚代表至高荣誉的奖章颁发给在作业治疗领域有重大贡献的人士。

（六）Susan Tracy

Tracy 是一名护理学教师，对美术与工艺治疗的应用非常投入，并在培训护士的过程中也加入了作业治疗的内容。她于 1905 年在马萨诸塞州的一所小型精神病院里工作，内容包括指导护理学院，促进作用治疗的发展和督导护理研究生的工作。她撰写的《伤残职能的研究》一书，是第一本专门关于作业治疗的书籍，书中描述了如何针对患者选择和实际应用美术和手工艺活动。在她的职业生涯中，她参与了很多学校课程的教学工作，认为只有受过专门训练的人士才能开展作业治疗，并尝试将作业治疗转变成一项护理专科技能。Tracy 未能参加美国职能治疗促进会的第一次会议，但其后她担任教学方法委员会的主任委员。

（七）Susan Cox Johnson

Johnson 是一位毕业于加州大学伯克利分校的设计师，同时也是一名美术及手工艺技术教师。后来,她担任纽约公共慈善部的作业治疗部门主管,期间她积极向社会展示作业治疗能改变公立医院和收容所患者的身心状态,提高道德水准,并能对健康机构的发展作出贡献。她又担任纽约教师学院的老师,在护理系和健康科学系讲授作业治疗,主张培养高标准有能力的从业人员,而不是大量没有正式资质的工作人员。

(八) Thomas Kidner

Kidner 是一名建筑师,也是 George Barton 的好朋友,他在作业治疗领域的贡献主要是在职业康复和结核病的治疗方面。1915 年,他担任加拿大军医院委员会的职业康复秘书,为第一次世界大战中受伤的加拿大退伍军人制定职业康复系统。作为一名建筑师,他在许多建筑中加入了无障碍通道和作业治疗工作坊的设计,并因此大受好评。第一次世界大战中伤残的很多患者也都被诊断出患有结核病,他推动住院结核病患者的康复运动,并为加拿大和美国两地设计了很多结核病专科医院,也曾担任美国结核病协会秘书。

二、基础代谢与基础代谢率

基础代谢与基础代谢率(BMR)

1. 基础代谢　是指人体在清晨、清醒、静卧,未做肌肉活动,禁食 12 小时,前夜睡眠良好,室温 20~25℃,体温正常情况下的能量消耗。主要用于呼吸、心跳、氧气运输、腺体分泌、肾脏过滤、肝脏解毒,维持肌肉紧张度、细胞功能等基本生命活动所需的能量。

2. 基础代谢率(BMR)　是指处在基础代谢条件下,人体每小时每平方米体表所散发的热量千焦数(1kcal≈4.18kJ)。不超出或不低于正常值的 15%,均属正常。

3. 基础代谢和 BMR 的测定　测定方法包括公式计算和仪器测量两种。常用公式有:

(1)基础代谢率% =(脉率 + 脉压) -111(Gale)

(2)基础代谢率% =0.75 ×(脉率 + 脉压×0.74) -72(Read)

(3)基础代谢率% =1.28 ×(脉率 + 脉压) -116(Kosa)

(4)每日基础代谢所需的能量(kcal):男性≈体重(kg) ×24 - 年龄 ÷10

女性≈体重(kg) ×22 - 年龄 ÷10

(5)WHO 按体重计算的基础代谢能量值的公式:见下表。

年龄(岁)	基础代谢率(kcal/d)	
	男	女
10 ~	17.5m + 651	12.2m + 746
18 ~	15.3m + 679	14.7m + 496
30 ~	11.6m + 879	8.7m + 829
60 ~	13.5m + 487	10.5m + 596

注:m 千克体重

4. BMR 的影响因素　　BMR 是维持人体主要器官运作所需的最低能量,短期内很少发生改变,但是,性别、年龄、身高、体重、体形、体温、疾病、环境温度、承受压力的水平等因素,均会影响 BMR 的水平。通常男性的 BMR 水平高于女性;在成人期,18 ~ 25 岁 BMR 的水平最高,25 岁以后,每 10 年大约下降 2%;在相同体重的情况下,体瘦者比体胖者的 BMR 水平高;发热时,体温每升高 1℃,BMR 可以增加 12%;某些疾病如甲状腺功能亢进、恶性肿瘤,可以导致 BMR 水平的提高。

主要参考书目

1. 王玉龙. 康复功能评定学[M]. 北京:人民卫生出版社,2008.

2. 王锦帆. 医患沟通学[M]. 北京:人民卫生出版社,2003.

3. 李奎成. 作业疗法[M]. 广州:广东科技出版社,2009.

4. 南登崑,黄晓琳. 实用康复医学[M]. 北京:人民卫生出版社,2009.

5. 窦祖林. 作业治疗学[M]. 北京:人民卫生出版社,2008.

6. American Occupational Therapy Association (AOTA). Occupational therapy practice framework:Domain and process[M]. 2nd ed. Bethesda:AOTA Press,2008.

7. Ann A. Wilcock,Bappscot Graddipph. An occupational perspective of health[M]. Thorofare:Slack,2006.

8. Clare Hocking,Nils Erik Ness. 世界作业治疗师联盟作业治疗师教育最低标准[M]. 胡岱,译. 香港:香港职业治疗学会,2008.

9. Charles H. Christiansen, Carolyn M. Baum, Julie D. Bass. Occupational therapy:performance,participation,and well- being[M]. Thorofare: Slack,2005.

10. David Seedhouse. Health promotion:philosophy,prejudice and practice[M]. 2nd ed. New York:John Wiley & Sons,2004.

11. Elizabeth B. Crepeau,Ellen S. Cohn,Barbara A. Boyt Schell. Willard & Spackman's occupational therapy[M]. 11th ed. New York:Lippincott Williams & Wilkins,2009.

12. Gary Kielhofner. A model of human occupational therapy:Theory and application[M]. Baltimore:Lippincott Williams & Wilkins,2002.

13. Lorraine W. Pedretti,Mary B. Early. Occupational therapy:practice skills for physical dysfunction[M]. 5th ed. Maryland Heights:Mosby,2001.

14. Madeleine Mooney,Claire Ireson. Occupational therapy in orthopaedics and trauma[M]. New York:John Wiley & Sons,2009.

15. Marjorie E. Scaffa,Maggie S. Reitz,Michael A. Pizzi. Occupational therapy in the promotion of health and wellness[M]. Philadelphia:F. A. Davis,2010.

16. Mary V. Radomski,Catherine A. Trombly. Occupational therapy for physical dysfunction[M]. 6th ed. New York:Lippincott Williams & Wilkins,2008.

17. Paula Kramer,Jim Hinojosa,Charlotte B. Royeen. Perspectives in human occupation:Participation in life[M]. Baltimore:Lippincott Williams & Wilkins,2003.

18. Ruth Zemke,Florence Clark. Occupational science:the evolving discipline[M]. Philadelphia:F. A. Davis,1996.

19. Sylvia Rodger,Jenny Ziviani. Occupational therapy with children:Understanding children's occupations and enabling participation[M]. Hoboken:Wiley- Blackwell,2006.

教 材 书 目

序号	教材名称	主编	主审
1	大学语文(第2版)	李亚军	许敬生
2	中国医学史	梁永宣	李经纬
3	医古文(第2版)	沈澍农	
4	中医各家学说	朱邦贤	严世芸 鲁兆麟
5	中医基础理论(第2版)	高思华 王键	李德新
6	中医诊断学(第2版)	陈家旭 邹小娟	季绍良 成肇智
7	中药学(第2版)	陈蔚文	高学敏
8	方剂学(第2版)	谢鸣 周然	王永炎 李飞
9	内经讲义(第2版)	贺娟 苏颖	王庆其
10	伤寒论讲义(第2版)	李赛美 李宇航	梅国强
11	金匮要略讲义(第2版)	张琦 林昌松	
12	温病学(第2版)	马健 杨宇	杨进
13	医学统计学	史周华	
14	医用化学	武雪芬	
15	生物化学(第2版)	于英君	金国琴
16	正常人体解剖学	杨茂有	严振国
17	生理学(第2版)*	李国彰	
18	病理学	李澎涛 范英昌	
19	医学伦理学	张忠元	
20	医学心理学	孔军辉	
21	诊断学基础	成战鹰	
22	药理学(第2版)	廖端芳	
23	影像学	王芳军	
24	免疫学基础与病原生物学	关洪全 罗晶	
25	组织学与胚胎学(第2版)	郭顺根	
26	针灸学(第2版)	梁繁荣 赵吉平	石学敏

序号	教 材 名 称	主 编	主 审
27	推拿学	房 敏 刘明军	严隽陶
28	中国传统文化	张其成	
29	中国古代哲学	李 俊	
30	医学文献检索	高巧林	
31	科技论文写作	李成文	郑玉玲
32	中医药科研思路与方法	刘 平	
33	康复疗法学	陈红霞	
34	中医养生康复学	郭海英 章文春	
35	中医临床经典概要	张再良	
36	医患沟通学基础	周桂桐	
37	循证医学	刘建平	
38	中医学导论	何裕民	
39	医学生物学	王明艳	
40	神经生理学	赵铁建	李国彰
41	中医妇科学(第2版)	罗颂平 谈 勇	夏桂成 欧阳惠卿
42	中医儿科学(第2版)	马 融 韩新民	
43	中医眼科学	段俊国	廖品正
44	中医骨伤科学	樊粤光 詹红生	
45	中医耳鼻咽喉科学	阮 岩	
46	中医急重症学	刘清泉	姜良铎
47	西医内科学	熊旭东	
48	西医外科学	王 广	李乃卿
49	中医内科学(第2版)	张伯礼 薛博瑜	
50	中医外科学(第2版)	陈红风	唐汉钧 艾儒棣
51	解剖生理学	邵水金 朱大诚	
52	中医学基础	何建成 潘 毅	
53	中成药学	阮时宝	
54	中药商品学(第2版)*	张贵君	
55	中药文献检索	张兰珍	
56	医药数理统计	李秀昌	
57	高等数学	杨 洁	

续表

序号	教 材 名 称	主　　编	主　　审
58	医药拉丁语	李　峰	
59	物理化学	张小华　夏厚林	
60	无机化学	刘幸平　吴巧凤	
61	分析化学	张　凌　李　锦	
62	仪器分析	尹　华　王新宏	
63	有机化学	吉卯祉　彭　松	江佩芬
64	药用植物学	熊耀康　严铸云	
65	中药药理学	陆　茵　张大方	
66	中药化学	石任兵	匡海学
67	中药药剂学	李范珠　李永吉	
68	中药炮制学	吴　皓　胡昌江	叶定江
69	中药鉴定学	王喜军	
70	中药分析学	蔡宝昌	
71	药事管理与法规	谢　明　田　侃	
72	药品市场营销学	汤少梁	申俊龙
73	临床中药学	王　建　张　冰	张廷模
74	制药工程	王　沛	
75	波谱解析	冯卫生	
76	针灸医籍选读	徐　平	李　鼎
77	小儿推拿学	廖品东	
78	经络腧穴学	沈雪勇　许能贵	李　鼎
79	神经病学	孙忠人	胡学强
80	实验针灸学	余曙光　徐　斌	朱　兵
81	推拿手法学(第2版)	王之虹	
82	刺法灸法学	方剑乔　王富春	石学敏　吴焕淦
83	推拿功法学	吕　明　金宏柱	
84	针灸治疗学	杜元灏　董　勤	石学敏
85	推拿治疗学(第2版)	宋柏林　于天源	罗才贵
86	生物力学	杨华元	
87	骨伤科学基础	冷向阳	王和鸣
88	骨伤科影像学	尹志伟	

续表

序号	教 材 名 称	主 编	主 审
89	创伤急救学	童培建	
90	中医正骨学	黄桂成 王庆普	
91	中医筋伤学	马 勇	
92	骨伤内伤学	刘献祥	
93	中医骨病学	张 俐	
94	骨伤科手术学	黄 枫	
95	实验骨伤科学	王拥军	
96	中西医临床医学概论	施 红	杜 建
97	中西医全科医学导论	姜建国	王新陆
98	中西医结合外科学	谢建兴	
99	预防医学	王泓午	
100	急救医学	罗 翌	王一镗
101	中西医结合妇产科学	连 方 齐 聪	肖承悰
102	中西医结合儿科学	虞坚尔	时毓民
103	中西医结合传染病学	范昕建 黄象安	
104	健康管理	李晓淳	
105	社区康复	彭德忠	
106	正常人体学	张志雄 孙红梅	
107	医用化学与生物化学	金国琴	
108	疾病学基础	王 易 王亚贤	
109	护理学导论	杨巧菊	
110	护理学基础	马小琴	
111	健康评估	张雅丽 王瑞莉	
112	护士人文修养与沟通技术	张翠娣	
113	护理心理学	李丽萍	刘晓虹
114	中医护理学	孙秋华 孟繁洁	
115	内科护理学	徐桂华	
116	外科护理学	彭晓玲	
117	妇产科护理学	单伟颖	
118	儿科护理学	段红梅	申昆玲
119	急救护理学	许 虹	

续表

序号	教 材 名 称	主 编	主 审
120	传染病护理学	陈 璇	
121	精神科护理学	余雨枫	
122	护理管理学	胡艳宁	
123	社区护理学	张先庚	
124	康复护理学	陈锦秀	
125	局部解剖学	张跃明	
126	运动医学	褚立希	严隽陶
127	神经定位诊断学	张云云	
128	中国传统康复技能	苏友新　冯晓东	陈立典
129	康复医学概论	陈立典	
130	康复评定学	王诗忠　张 泓	陈立典
131	物理治疗学	金荣疆　张 宏	
132	作业治疗学	胡 军	
133	言语治疗学	万 萍	
134	临床康复学	唐 强　张安仁	
135	康复工程学	刘夕东	

注:教材名称右上角标有 * 号者为我社"十一五"期间已出教材。